Der diabetische Fuß

A. Eckardt
R. Lobmann
(Hrsg.)

Der diabetische Fuß

Interdisziplinäre Diagnostik und Therapie

2., aktualisierte Auflage

Mit 178, teilweise farbigen Abbildungen

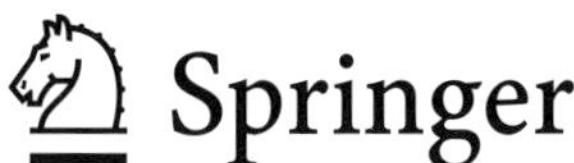

Herausgeber:
Anke Eckardt
Hirslanden-Klinik Birshof
Münchenstein, Schweiz

Ralf Lobmann
Klinikum Stuttgart
Stuttgart, Deutschland

ISBN 978-3-642-38424-0 ISBN 978-3-642-38425-7 (eBook)
DOI 10.1007/978-3-642-38425-7

Die Deutsche Nationalbibliothek verzeichnet diese Publikation in der Deutschen Nationalbibliografie; detaillierte bibliografische Daten sind im Internet über http://dnb.d-nb.de abrufbar.

Umschlaggestaltung: deblik Berlin
Fotonachweis Umschlag: © fotolia, Edenwithin

Gedruckt auf säurefreiem und chlorfrei gebleichtem Papier

Springer-Verlag ist Teil der Fachverlagsgruppe Springer Science+Business Media
www.springer.com

Geleitwort

Unverändert stellt das diabetische Fußsyndrom eine wesentliche Komplikation des Diabetes mellitus dar. Ebenso unverändert gilt leider auch, dass diese Komplikation in hohem Maße die Lebensqualität des Patienten beeinträchtigt und zu einer deutlich erhöhten Morbidität und Mortalität führt.

Die Pathogenese dieser Komplikation ist hoch komplex mit einem Ursachenspektrum in mikro-/makroangiopathischen, neuropathischen und inflammatorischen Prozessen respektive auch deren Interaktionen. Dies bedeutet, dass nicht nur das Verständnis dieser Erkrankung, sondern auch die Herangehensweise multimodal sein muss und einer hohen und interdisziplinären Expertise bedarf.

Wie für alle Komplikationen des Diabetes gilt auch hier, dass präventive Maßnahmen von größter Bedeutung sind; Früherkennung, gezielte Vorsorge sowie frühzeitige Erfassung und Behandlung der relevanten Risikofaktoren können die Häufigkeit des Auftretens und damit das Leid der Patienten vermindern. Zu einer erfolgreichen Prävention und Behandlung und damit Vermeidung von Amputationen gehört daher, dass das Spektrum der Therapie von gezielten infrastrukturellen Maßnahmen (Behandlungsorganisation) bis hin zu aus der Biologie der Wundheilung abgeleiteten innovativen Therapiestrategien reicht.

Vor dem Hintergrund dieser komplexen Pathogenese und der Notwendigkeit eines multimodalen Therapieansatzes ist es auf das Ausdrücklichste zu begrüßen, dass Frau Prof. Anke Eckardt (Münchenstein, Schweiz) und Herr Prof. Ralf Lobmann (Stuttgart) dieses wichtige und umfassende Handbuch zum diabetischen Fußsyndrom herausgegeben haben. Beide Herausgeber sind auf das vorzüglichste in der Diagnostik und Therapie dieses Krankheitsbildes ausgewiesen und haben gemeinsam mit den von ihnen gewonnenen Autoren ein Lehrbuch verfasst, dass man ohne Einschränkung als deutschsprachiges Standardwerk zu dieser Thematik bezeichnen darf.

Das Anliegen der Herausgeber, die Komplexität dieses Krankheitsbildes anschaulich zu vermitteln und die Notwendigkeit der interdisziplinären Herangehensweise zu betonen, ist somit in vorbildlicher Weise umgesetzt worden.

Den Herausgebern und dem Verlag sei auf das Herzlichste gedankt und diesem Lehrbuch die ihm gebührende größtmögliche Aufmerksamkeit gewünscht.

Prof. Hendrik Lehnert
Lübeck, im Februar 2015

Vorwort

Das diabetische Fußsyndrom stellt leider weiterhin eines der wichtigsten Probleme in der Diagnostik und Therapie der diabetischen Langzeitkomplikationen dar. Die Anzahl an nicht traumatischen Amputationen bei Diabetikern liegt immer noch bei über 50.000 pro Jahr und ist und bleibt weiterhin zu hoch. Damit verbunden ist für den Betroffenen immer ein erheblicher Verlust an Lebensqualität und zumeist auch Selbstständigkeit. Auch die hohen Kosten für die in der Regel längeren stationären Behandlungs- und Rehamaßnahmen sind nicht zu vernachlässigen.

All dies, obwohl es seit längerem moderne Konzepte der Diagnostik und Therapie des diabetischen Fußsyndroms gibt, die es ermöglichen, die Amputationsfrequenz deutlich zu senken. Hier konnte sich in der Vergangenheit bereits beweisen, wie erfolgreich ein konzertiertes, interdisziplinäres Vorgehen sein kann.

Nur in einem ausgewogenen Zusammenspiel von nicht operativ und operativ tätigen Ärzten verschiedener Disziplinen sowie den entsprechenden medizinischen Assistenzberufen ist eine umfassende und die Extremität erhaltende Therapie möglich. Angesichts der weiter steigenden Prävalenz von Diabetes mellitus wird ohne aufeinander abgestimmte Strukturen eine effektive – und in zunehmendem Maße auch die Ökonomie berücksichtigende – Behandlung im Rahmen der bestehenden sozialen Sicherungssysteme nicht mehr zu gewährleisten sein.

Die zweite Auflage dieses Buches widmet sich also erneut den interdisziplinären Behandlungsansätzen und hebt deren Wichtigkeit hervor. Allen an der Betreuung des diabetischen Fußsyndroms beteiligten Disziplinen wird neben der Vertiefung des Wissens im eigenen Spezialgebiet auch ein Einblick in die benachbarten Fachgebiete ermöglicht und somit das gegenseitige Verständnis gefördert.

Wir hoffen, dass diese integrierte Darstellung der Probleme um das Diabetische Fußsyndrom helfen wird, die notwendigen administrativen und organisatorischen Strukturen für ein kollegiales, interdisziplinäres Vorgehen im Sinne unserer Patienten erfolgreich zu gestalten.

Anke Eckardt
Ralf Lobmann

Herausgeber

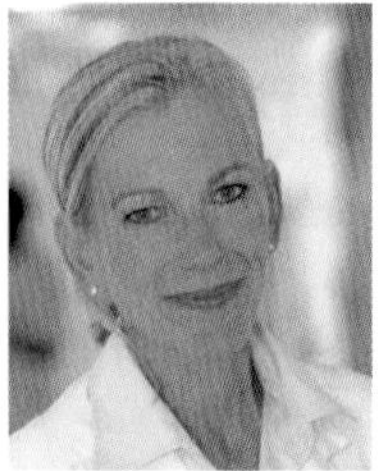

Prof. Dr. med. Anke Eckardt

- 1981–87 Studium der Medizin an den Universitäten Regensburg, Aachen und Düsseldorf, danach bis 1992 Assistenzärztin in der Chirurgie/Unfallchirurgie.
- 1992 bis 2005 Wissenschaftliche Angestellte an der Orthopädischen Universitätsklinik Mainz, Ausbildung zur Orthopädin mit den Schwerpunkten spezielle orthopädische Chirurgie, Rheumatologie, Osteologie, spezielle Schmerztherapie u. a.
- 1997 Habilitation, 2001 bis 2005 Leitende Oberärztin und Stellvertreterin des Klinikdirektors.
- 2005 bis 2008 Chefärztin der Klinik für Orthopädische Chirurgie der Kliniken des Landkreises Lörrach, Kreiskrankenhaus Rheinfelden.
- Seit 2009 in selbständiger Praxis orthopädische Belegärztin der Hirslanden Klinik Birshof, Münchenstein, Basel-Landschaft.
- Im Rahmen der Tätigkeit an der Universität Mainz enge interdisziplinäre Zusammenarbeit in der Therapie des Diabetischen Fußsyndroms mit dem Schwerpunkt Endokrinologie und Stoffwechselerkrankungen der I. Medizinischen Klinik, der Klinik für Herz-, Thorax- und Gefäßchirurgie, der II. Medizinischen Klinik, der Klinik für Neurologie und der Klinik für Radiologie der Universität Mainz.

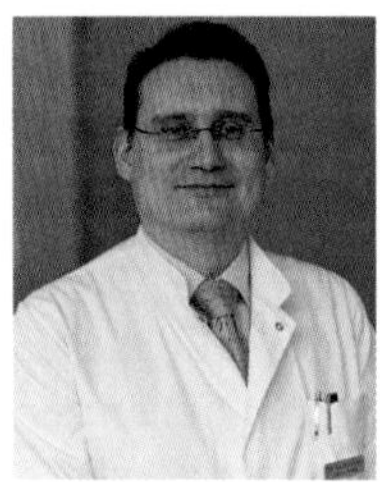

Prof. Dr. med. Ralf Lobmann

- 1994 Abschluss des Studiums der Humanmedizin an der Johannes Gutenberg-Universität Mainz und Promotion zum Thema diabetischer Fuß.
- Von 1995 bis 2008 Aus- und Weiterbildung an der Klinik für Endokrinologie und Stoffwechselkrankheiten der Otto-von-Guericke Universität Magdeburg; zuletzt dort als kommissarischer Direktor der Klinik tätig.
- 2001 Anerkennung als Facharzt für Innere Medizin;
  2003 Schwerpunktsbezeichnung Endokrinologie/Diabetologie,
  2004 Diabetologe DDG, 2008 Subspezialisierung Andrologie und Erwerb der Subspezialisierung Geriatrie 2011.
- Habilitation 2004 und Lehrauftrag und Verleihung des Titels eines (apl.) Professors durch die Eberhard Karls Universität Tübingen 2010.
- Seit Mai 2008 Ärztlicher Direktor der Klinik für Endokrinologie, Diabetologie und Geriatrie am Klinikum Stuttgart.
- Neben den wissenschaftlichen Themen der diabetesassoziierten Komplikationen und insbesondere den molekularen und zellulären Aspekten der Störung der Wundheilung bei Patienten mit einem Diabetes mellitus ist er seit 2006 im Vorstand der Diabetic Foot Study Group der EASD und in der Periode 2012-2016 deren Chairman. Er ist weiterhin im Vorstand der AG Fuss der DDG, Mitglied der Zertifizierungsgruppe und seit 2010 Erster Sprecher dieser Arbeitsgemeinschaft.

Inhaltsverzeichnis

Autorenverzeichnis

Ambrosch, Andreas, Priv.-Doz. Dr. med.
Institut für Labormedizin, Mikrobiologie
und Krankenhaushygiene
Krankenhaus Barmherzige Brüder Regensburg
Prüfeninger Str. 86
93049 Regensburg
andreas.ambrosch@barmherzige-regensburg.de

Beischer, Wolfgang, Prof. Dr. med.
Ehem. Ärztlicher Direktor
der Medizinischen Klinik 3
Klinikum Stuttgart Bürgerhospital
70191 Stuttgart

Betz, Ulrich, Dr. rer. physiol.
Universitätsmedizin der Johannes Gutenberg-Universität
Institut für Physikalische Therapie, Prävention
und Rehabilitation
Langenbeckstr. 1
55101 Mainz
Ulrich.betz@unimedizin-mainz.de

Birklein, Frank, Prof. Dr. med.
Johannes-Gutenberg-Universität
Klinik und Poliklinik für Neurologie
Langenbeckstr. 1
55101 Mainz
Frank.Birklein@unimedizin-mainz.de;
birklein@uni-mainz.de

Eckardt, Anke, Prof. Dr. med.
Hirslanden Klinik Birshof
Fachärztin für Orthopädische Chirurgie
und Traumatologie des Bewegungsapparates
Reinacherstr. 28
CH-4142 Münchenstein
anke.eckardt@hirslanden.ch

Espinola-Klein, Christine, Univ.Prof.
Universitätsmedizin der Johannes Gutenberg-Universität
II. Medizinische Klinik und Poliklinik
Langenbeckstr. 1
55101 Mainz
espinola@uni-mainz.de

Greitemann, Bernhard, Prof. Dr. med.
RehaKlinikum Bad Rothenfelde
Klinik Münsterland
Auf der Stöwwe 11
49214 Bad Rothenfelde
michaela.joswig@DRV-Westfalen.de

Hanel, Wolfgang, Dr. med.
Klinikum Stuttgart – Bad Cannstatt
Klinik für Endokrinologie, Diabetologie
und Geriatrie
Akademisches Lehrkrankenhaus
der Universität Tübingen
Prießnitzweg 24
70374 Stuttgart
w.hanel@klinikum-stuttgart.de

Heisel, Jürgen, Prof. Dr. med. Dr. h.c.
m&i-Fachkliniken Hohenurach
Immanuel-Kant-Str. 33
72574 Bad Urach

Hierl, Franz Xaver, Dr. med.
Praxis Dr. Fuchs, Dr. Hierl
Diabetologie, Endokrinologie, Innere Medizin
Weißenburger Platz 8
81667 München

Horch, Raymund, Prof. Dr. med.
Universitätsklinikum Erlangen-Nürnberg
Frührehabilitation
Krankenhausstr. 12
91054 Erlangen
irma.goldberg@uk-erlangen.de

Hoppe, Heinz-Dieter, Dr. med.
HoppeConsult
Maxim-Gorki-Str. 9
06484 Quedlinburg
kontakt@gandersheimer-modell.de

Kersken, Joachim, Dr. med.
St. Marien-Krankenhaus Ahaus-Vreden
Wüllener Str. 101
48683 Ahaus
kersken@marien-kh-gmbh.de

Kopp, Jürgen, Dr. med.
Diakoniekrankenhaus Friederikenstift gGmbH
Klinik für Plastische, Hand- und Mikrochirurgie
Marienstr. 37
30171 Hannover
juergen.kopp@ddh-gruppe.de

Krämer, Heidrun H., Prof. Dr. med.
Justus-Liebig-Universität
Zentrum für Neurologie
Klinikstr. 33
35392 Gießen
Heidrun.Kraemer@neuro.med.uni-giessen.de

Kraus, Oliver, Dr.
Praxis für Innere Medizin, Diabetologie
Bismarckstr. 13
97877 Wertheim

Lobmann, Ralf, Prof. Dr. med.
Klinikum Stuttgart – Bad Cannstatt
Klinik für Endokrinologie, Diabetologie
und Geriatrie
Akademisches Lehrkrankenhaus
der Universität Tübingen
Prießnitzweg 24
70374 Stuttgart
r.lobmann@klinikum-stuttgart.de

Morbach, Stephan, Dr. med.
Marienkrankenhaus gGmbH
Abteilung Diabetologie und Angiologie
Widumgasse 5
59494 Soest
s.morbach@mkh-soest.de

Neufang, Achim, PD Dr. med.
Arzt für Gefäßchirurgie
Direktor der Klinik für Gefäßchirurgie
Ludwig-Erhard-Str. 100
65199 Wiesbaden
neufang@uni-mainz.de

Rümenapf, Gerhard, Prof. Dr. med.
Diakonissen-Stiftungs-Krankenhaus
Gefäßzentrum Oberrhein
Paul-Egell-Straße 33
67346 Speyer

Schadmand-Fischer, Simin, Dr. med.
Johannes-Gutenberg-Universität
Klinik und Poliklinik für diagnostische und
interventionelle Radiologie
Langenbeckstr. 1
55101 Mainz
schadman@uni-mainz.de

Stofft, Eckhart, Prof. Dr. med.
Johannes-Gutenberg-Universität
Anatomisches Institut
Becherweg 13
55099 Mainz
stofft@uni-mainz.de

Türk, Herbert
Loßburger Str. 9
72250 Freudenstadt

Waldecker, Ute, Dr. med.
St. Nikolaus-Stiftshospital GmbH
Akademisches Lehrkrankenhaus
der Universität Bonn
Hindenburgwall 1
56626 Andernach
utewaldecker@googlemail.com

Zimny, Stefan, Priv.-Doz. Dr. med.
HELIOS Kliniken Schwerin
Klinik für Allgemeine Innere Medizin,
Endokrinologie und Diabetologie
Wismarsche Str. 393–397
19049 Schwerin
Stefan.zimny@helios-kliniken.de

Pathogenese, Epidemiologie und Klassifikation des diabetischen Fußsyndroms

S. Morbach, G. Rümenapf, R. Lobmann

A. Eckardt, R. Lobmann (Hrsg.), *Der diabetische Fuß*,
DOI 10.1007/978-3-642-38425-7_1, © Springer-Verlag Berlin Heidelberg 2015

Das diabetische Fußsyndrom (DFS) ist ein ernsthaftes Problem, von dem noch immer viel zu viele Menschen mit Diabetes mellitus betroffen sind. Unter dem Begriff des DFS werden verschiedene Krankheitsbilder zusammengefasst, die durch unterschiedliche Ätiologie und Pathomechanismen gekennzeichnet sind. Allen gemeinsam ist, dass Verletzungen am Fuß des Patienten mit Diabetes mellitus zu Komplikationen führen können, die bei verzögerter oder ineffektiver Behandlung die Amputation der gesamten Extremität zur Folge haben können (Morbach et al. 2009). Dabei ist das diabetische Fußsyndrom nicht ausschließlich eine klassische Spätkomplikation des Diabetes, sondern kommt bereits bei neu diagnostizierten Diabetikern vor (New et al. 1998).

Ursächlich für die Entstehung von Fußläsionen bei Menschen mit Diabetes ist in der Regel die Kombination mehrerer gleichzeitig auftretender Faktoren (»multifaktorielle Genese«). Eine Trias aus einem sensorischen Defizit bei Neuropathie, einer Fußdeformität und eines (häufig unbemerkten) minimalen Traumas liegt zwei Drittel der Fälle zugrunde (Reiber et al. 1999). Bei etwa der Hälfte der Patienten mit DFS liegt zudem eine periphere arterielle Verschlusskrankheit (PAVK) vor (Prompers et al. 2007).

Die Prävalenz eines diabetischen Fußsyndroms beträgt in Deutschland etwa 3% (Samann et al. 2008), die jährliche Inzidenz zwischen 2 und 6%. Außerhalb interdisziplinär und transsektoral organisierter Versorgungsstrukturen endet die Behandlung dieser Patienten noch immer viel zu oft in einer so genannten Major-Amputation (Amputation oberhalb des Sprunggelenkes), wohingegen aus spezialisierten Fußbehandlungseinrichtungen mittlerweile ein Rückgang der Major-Amputationsraten auf etwa 4% berichtet wird (Lobmann et al. 2014; Weck et al. 2013). Auch populationsbasierte Studien und deutschlandweite Analysen von Krankenhaus-Abrechnungsdaten weisen mittlerweile auf einen beginnenden Rückgang der Anzahl von Major-Amputationen hin (Santosa et al. 2013; Trautner et al. 2007).

Das diabetische Fußsyndrom ist eine lebenslange Bedingung, bei der sich aktive Ulkusphasen und Remissionszustände abwechseln, und die durch das Risiko verfrühten Versterbens gekennzeichnet ist. Laut neuerer Literatur ist die Sterblichkeitsrate von Diabetikern mit einem diabetischen Fußsyndrom mehr als doppelt so hoch wie die der nicht-diabetischen Durchschnittsbevölkerung (Iversen et al. 2009). Nach einer Major-Amputation aufgrund eines diabetischen Fußes beträgt die 30-Tages-Sterblichkeit 10%, mehr als fünf Jahre überleben weniger als 35% der Betroffenen (Icks et al. 2011). Bei vielen, vor allem älteren Patienten, führt die Amputation eines Beines zum dauerhaften Verlust ihrer Unabhängigkeit und zur Gehunfähigkeit. Aber auch nach primär erfolgreichen Amputationen bleiben rund 30% der Beinstümpfe nicht dauerhaft belastbar. Von den für die Solidargemeinschaft entstehenden Kosten durch Diabetes mellitus entfallen – mit steigender Tendenz – mittlerweile etwa 25% auf das diabetische Fußsyndrom.

1.1 Risikofaktoren und Pathogenese

1.1.1 Risikofaktoren für Fußkomplikationen

Bei der Diskussion der Risikofaktoren für den diabetischen Fuß ist es wichtig, zwischen Faktoren zu differenzieren, die sich auf eine periphere Neuropathie und eine periphere arterielle Verschlusskrankheit beziehen, sowie solchen, die mit der Entwicklung von Fußulzera in Verbindung stehen und solchen, die mit der Amputation in Zusammenhang gebracht werden. In den meisten Fällen werden die Risikofaktoren für die Entwicklung eines Fußulkus mit denen für die untere Extremitätenamputation gleichgesetzt. Dass diese tatsächlich identisch sind konnte jedoch bisher nicht nachgewiesen werden.

Das Vorliegen eines Schutzverlustes bei sensomotorischer diabetischer Neuropathie, hohes Patientenalter sowie ein bereits vorausgegangenes Ulkus gelten als Hauptrisikofaktoren für diabetesassoziierte Fußläsionen. Weitere relevante Faktoren sind Strukturdeformitäten des Fußskelettes (z. B. Ganglion, Hammerzehen, Krallenzehen, Hallux valgus) sowie eine gleichzeitig vorliegende periphere arterielle Verschlusskrankheit (PAVK) (Boyko et al. 2006; Lavery et al. 2008; Prompers et al. 2007). Risikofaktoren zweiter Ordnung sind die Diabetesdauer, männliches Geschlecht und das

Vorliegen sonstiger diabetischer Spätkomplikationen (z. B. Retinopathie oder Nephropathie) oder makrovaskuärer Komorbiditäten (Adler 2001; Armstrong et al. 1998; Lavery et al. 1998; Litzelman et al. 1997; Londahl et al. 2008; Sims et al. 1988). In den vergangenen Jahren berichteten zudem mehrere Autoren über die Bedeutung einer Depression für Auftreten und Verlauf von Fußulzera bei Menschen mit Diabetes mellitus (Gonzalez et al. 2011; Gonzalez et al. 2010; Ismail et al. 2007; Williams et al. 2010).

1.1.2 Ätiopathogenese

Die Hauptursache des diabetischen Fußsyndroms ist der Verlust von Schutzmechanismen im Kontext einer diabetischen Polyneuropathie (PNP) in Kombination mit erhöhten plantaren Drucken. 80–90% der in Querschnittsuntersuchungen beschrieben Fußläsionen geht zudem ein (Bagatell)trauma voraus (Macfarlane u. Jeffcoate 1997; Reiber et al. 1999). Ein immer wiederkehrendes Problem hierbei ist – trotz umfangreicher Aufklärungs- und Schulungsmaßnahmen – das Tragen von ungeeignetem Schuhwerk durch die Patienten, oder die Tragebeschränkung speziellen Schuhwerks auf Aktivitäten außerhalb des häuslichen Bereiches (Arts et al. 2014; Burns et al. 2002; Litzelman et al. 1997). Nahezu alle Fälle des diabetischen Fußsyndroms weisen die PNP als kausale Teilkomponente auf, in bis zu 50% der Fälle liegt zusätzlich eine PAVK vor (Caselli et al. 2002; Day u. Harkless 1997; Frykberg et al. 1998; Moulik et al. 2003; Prompers et al. 2007; Veves et al. 1992). Die resultierende Gewebsischämie ist zwar nur in Ausnahmefällen alleiniger Auslöser einer diabetischen Fußläsion, aber entscheidend für ihre kurzfristige Prognose (Pecoraro et al. 1990).

Faktoren, die das Entstehen eines diabetischen Fußsyndroms begünstigen

1. Vorausgegangene Fußläsion oder Amputation
2. Sensomotorische Neuropathie
3. Autonome Neuropathie
4. Ischämie bei peripherer arterieller Verschlusskrankeit (PAVK)
5. Biomechanische Aspekte
   a. Eingeschränkte Gelenkmobilität
   b. Knochenvorsprünge
   c. Diabetesbedingte und diabetesunabhängige Fußdeformierungen/Osteoarthropathie
   d. Hyperkeratosen
6. Komorbiditäten
   a. Einschränkung der Sehfähigkeit (z. B. bei diabetischer Retinopathie)
   b. Chronische Niereninsuffizienz, Nierenersatztherapie (z. B. bei diabetischer Nephropathie)
   c. Depression
7. Diabetesdauer
8. Güte der Stoffwechseleinstellung
9. Patientenalter
10. Männliches Geschlecht
11. Kardiovaskuläre Faktoren
    a. Hyperlipidämie
    b. Arterielle Hypertonie
    c. Nikotinkonsum
    d. Hyperinsulinämie
12. Sozioökonomische Faktoren
    a. Niedrige soziale Stellung
    b. schlechter/fehlender Zugang zu Gesundheitsleistungen
    c. Fehlende Compliance/Vernachlässigung
    d. Niedriger Bildungsstand
    e. Keine bzw. unzureichende Schulung

1.1.3 Aspekte der diabetischen Polyneuropathie

Die Neuropathie der distalen unteren Extremität kann dabei in eine sensorische, motorische und periphere autonome Komponente unterteilt werden (Delbridge et al. 1985; McFadden et al. 1991).

Zeichen einer *sensorischen Neuropathie* sind ein Verlust des Vibrationsempfindens sowie Sensibilitätsausfälle und Parästhesien (Meijer et al. 2003; Sosenko et al. 1999). Eine besondere und für den Patienten meist stark belastende Form der diabetischen Neuropathie ist das sog. »burning feet syndrome«, das besonders nachts auftritt und mit erheblichen Schmerzsensationen einhergeht (Boulton et al. 2011; Dyck et al. 1992; O'Brien et al. 1998).

Die *motorische Neuropathie* äußert sich in einer Atrophie der kleinen Fußmuskeln; häufig überwiegt, v. a. im Bereich der kleinen Fußmuskeln und der Binnenmuskulatur, die Innervation der Extensoren im Vergleich zu jenen der Flexoren. Dies wiederum bewirkt eine Fehlstellung der Zehen im Sinne sog. Hammer-, Haken- oder Krallenzehen.

Außerdem kommt es zu Paresen und einem Verlust der Muskeleigenreflexe, wobei der Ausfall des Achillessehnenreflexes eines der Frühsymptome einer motorischen Neuropathie ist. Zusammenfassend resultiert aus der motorischen und sensorischen Komponente der peripheren Neuropathie eine Fußfehlbelastung und Gangunsicherheit für den betroffenen Diabetiker (Ahroni et al. 1999; Frykberg et al. 1998). In der Folge von Neuropathie und erhöhter Druckbelastung bilden sich Hyperkeratosen aus. Durch subepidermale Hygrom- oder Hämatombildung kommt es an typischen Prädilektionsstellen zur Entstehung eines *Malum perforans*.

Durch eine *periphere autonome Neuropathie* kommt es zu einer Vasomotorenlähmung mit Eröffnung von arteriovenösen Shunts im Bereich der Wade; Folge ist eine periphere Luxusperfusion mit Minderperfusion im Fußbereich. Ein weiteres Zeichen ist eine Störung bzw. ein Verlust der Schweißsekretion (Sudomotorenparese). Auch die Entstehung einer Mediasklerose, der diabetischen Osteo- und Arthropathie, die neuropathische Ödembildung und Veränderungen der Hautdicke sind mit einer autonomen Neuropathie bei Diabetes mellitus assoziiert (Boyko et al. 1999; Forst et al. 1994; Forst et al. 1995; Forst u. Pfutzner 2004; Gilmore et al. 1993; Pfutzner et al. 2001; Uccioli et al. 1992; Winkler et al. 2000).

Die Entstehung des klassischen *neuropathischen Ulkus* beim Patienten mit einem Diabetes mellitus ist als Resultat des Verlustes der Schmerzwahrnehmung mit nachfolgender, unbemerkter (Mikro-) Traumatisierung, einer Sudomotorenparese (Entwicklung von Rhagaden und Hyperkeratosen) und funktioneller Mikrozirkulationsstörung anzusehen. Zusätzlich führen die Störungen der motorischen Nerven und der daraus sich entwickelnden Fußdeformierungen zu einer plantaren Druckumverteilung mit Aufbau unphysiologisch hoher Druckbelastung unter Metatarsale I und dem Fersenbereich, die typische Prädilektionsstellen für das diabetische Fußsyndrom darstellen (◘ Abb. 1.1; Abbott et al. 2002; Bowering 2001).

1.1.4 Aspekte der Mikro- und Makroangiopathie

Ein weiterer pathogenetischer Faktor bei der Entstehung und insbesondere bei der Progression der diabetischen Fußkomplikation ist die verringerte Durchblutung mit Gewebeanoxie aufgrund einer Mikro- oder Makroangiopathie (Arora u. Logerfo 1997; Arora et al. 2002; Boyko et al. 1999).

Die hohe Prävalenz der *Makroangiopathie* bei Patienten mit einem Diabetes mellitus steht in engem Zusammenhang mit dem Vorhandensein weiterer Risikofaktoren wie der Hyperlipidämie und der arteriellen Hypertonie (Basit et al. 2004; Boulton 2000; Boulton et al. 1999).

Typisch für die Arteriosklerose beim Patienten mit einem Diabetes mellitus ist das Auftreten als Mehretagentyp, wobei Verschlüsse der Becken und Beinarterien bis zu 6-mal häufiger sind. Auch sind meist mehrere Segmente gleichzeitig betroffen. Rund 70% der Verschlüsse befinden sich im Unterschenkelbereich, während der Arcus plantaris und die A. dorsalis pedis meist nur geringgradig arteriosklerotisch verändert sind. Dies ermöglicht beim diabetischen Fußsyndrom grundsätzlich weitergehende gefäßrekonstruierende Maßnahmen mit meist guten Erfolgsaussichten (Kraus et al. 2002; Sumpio et al. 2003; Van Gils et al. 1999).

Bei Knöchelverschlussdrucken von 40–50 mmHg oder einem $TcpO_2$ (transkutaner Sauerstoffpartialdruck) von weniger als 25 mmHg ist eine spontan einsetzende Wundheilung nicht zu erwarten. Es besteht dann die dringliche Indikation zur arteriellen Revaskularisation (American Diabetes Association (2003; Kalani et al. 1999; Lepantalo et al. 2011; LoGerfo et al. 1992; Padberg et al. 1996).

Die diabetische *Mikroangiopathie* führt nicht zu einem erhöhten peripheren Gefäßwiderstand, ist also nicht obstruktiv (Chantelau u. Ibeling 1992).

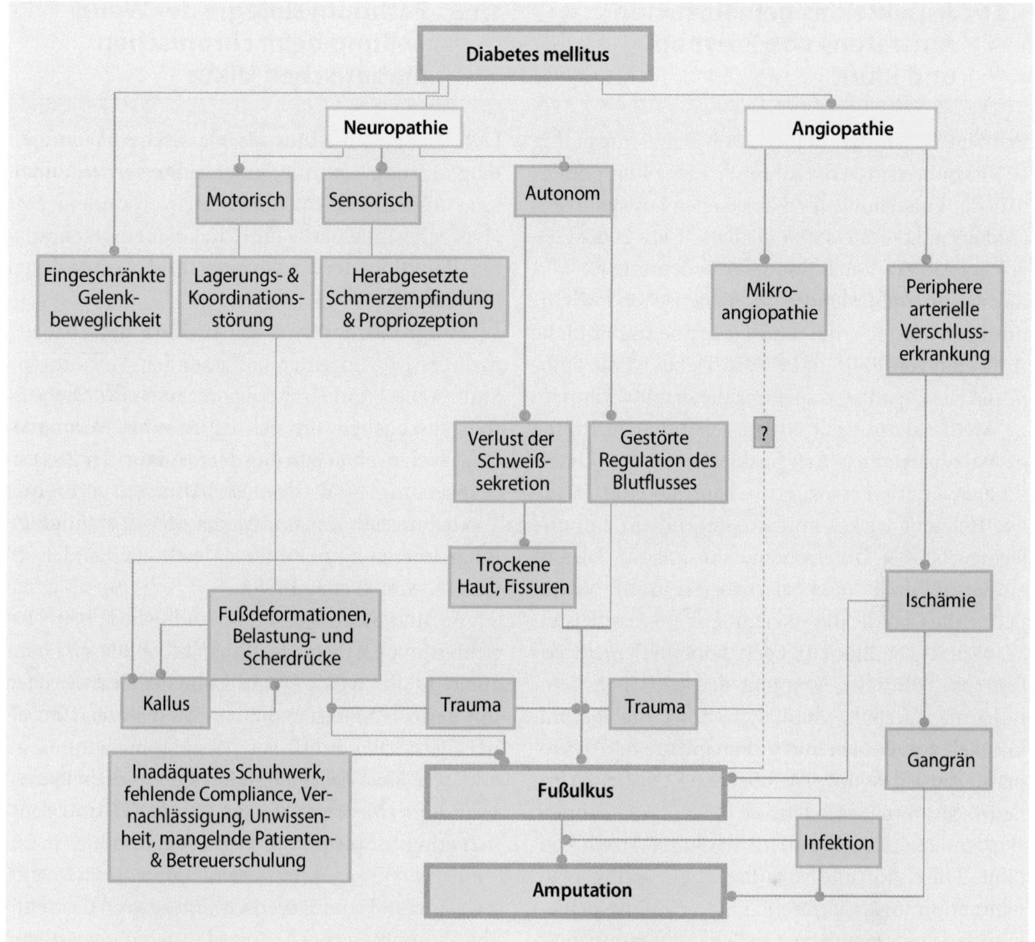

Abb. 1.1 Pathophysiologie der Entstehung eines diabetischen Fußulkus. (Adaptiert nach Morbach et al. 2004)

Sie geht aber mit einer Verdickung der Basalmembran einher, was die Diffusion von Sauerstoff ins Gewebe erschwert.

Zusätzlich zur Makro- und Mikroangiopathie kommen bei Patienten mit DFS funktionelle mikrozirkulatorische Störungen hinzu (Jorneskog et al. 1995). Infolge des Funktionsverlustes sympathischer Nervenfasern kommt es zur Weitstellung von arteriovenösen Shuntgefäßen in der Haut, was zur Minderversorgung des Gewebes mit Sauerstoff führt (»chronic capillary ischemia«; Jorneskog 2012). In Kombination mit der sensiblen Neuropathie kommt es bei Diabetikern häufig zu einer asymptomatischen Extremitätenischämie mit hoher Infektions- und Amputationsgefahr (Jorneskog 2012).

Bei ca. 50% der Patienten mit DFS besteht eine Verkalkung der Tunica media (*Mediasklerose*, Mönckeberg-Sklerose), die oftmals schon auf Röntgenaufnahmen von Unterschenkel und Fuß zu erkennen ist. Die Mediasklerose macht die Messung des Knöchel-Armindexes bei Patienten mit DFS oftmals unmöglich. Sie vermindert die Elastizität der arteriellen Gefäßwand und scheint auf diesem Wege die Entstehung einer Arteriosklerose zu begünstigen (Chantelau et al. 1995). Sie ist direkt mit der autonomen diabetischen Neuropathie vergesellschaftet und scheint mit einem erhöhten Ulkus- und Amputationsrisiko verbunden zu sein (Forst et al. 1995; LoGerfo et al. 1992). Ob sie die Sauerstoffversorgung des Gewebes per se behindert, ist nicht geklärt.

1.1.5 Aspekte des gemeinsamen Auftretens von Polyneuropathie und PAVK

Prinzipiell ist die diabetische Polyneuropathie (PNP) unbestritten die führende Einzelkomponente in der Entstehung des diabetischen Fußsyndroms (Akbari u. LoGerfo 1999; Diabetes Care 2003; Hile u. Veves 2003). Von besonderer Bedeutung für Manifestation und Prognose des diabetischen Fußsyndroms ist jedoch das häufige gemeinschaftliche Auftreten von PNP und PAVK. Dabei ist die autonome Neuropathie, respektive die damit verbundene Mediasklerose mit einem gehäuften Auftreten der stenosierenden Arteriosklerose in den Unterschenkelarterien assoziiert (Chantelau et al. 1995). Die Ischämie wirkt somit vorwiegend am Fuß und weniger an der Unterschenkelmuskulatur. Dies ist ein Grund dafür, dass bei Diabetikern mit Neuropathie die Claudicatio intermittens (»Schaufensterkrankheit«, Stadium II nach Fontaine) nicht das führende klinische Symptom der kritischen Beinischämie darstellt. Zusätzlich führt die Gefühllosigkeit von Beinen und Füßen infolge der Neuropathie dazu, dass die pAVK bei den Betroffenen erst beim Auftreten von Ulzera bzw. einer Gangrän symptomatisch wird, also im Stadium IV nach Fontaine. Durchführung von Revaskularisationsmaßnahmen in fortgeschrittenen Stadien der Gefäßerkrankung mit ungünstigeren Behandlungsergebnissen bei diesen Patienten sind die Folge. Um die Prognose der kritischen Fußischämie bei Diabetikern mit Neuropathie zu verbessern, verlangen führende Experten, dass neue Strategien entwickelt und angewandt werden (Lepantalo 2012). So basiert die Einschätzung des Ischämiegrades in der kürzlich publizierten WIFi-Klassifikation zur Beschreibung »bedrohter Extremitäten« nicht mehr auf klinischen Symptomen (Schmerz) sondern auf hämodynamischen Messwerten (ABI, systolischer Knöcheldruck, Zehendruck oder transkutane Sauerstoffpartialdruckmessung). Patienten mit neuroischämischen Fußkomplikationen sind die klassische Zielgruppe dieser Einteilung (Mills et al. 2013).

Einzelne Studien geben zudem Hinweise darauf, dass die PNP bei koexistenter PAVK rascher fortschreitet (Akbari et al. 1997; Veves et al. 1996).

1.1.6 Pathophysiologie der Wundheilung beim chronischen diabetischen Ulkus

Der Diabetes mellitus als klassische »Wundheilungsstörung« ist mit verschlechterter Wundheilung und hoher Infektionsrate verbunden; eine Hyperglykämie per se führt zu einer eingeschränkten Funktion der Leukozyten und verminderter Nutrition.

Aufgrund des Systemcharakters des Diabetes mellitus ist von einer umfassenden Störung von Stoffwechsel und Funktionsprozessen des Organismus auszugehen, die sich neben einer Verminderung auch in einer Störung der Struktur, der Zusammensetzung und des Verhältnisses einzelner Wachstumsfaktoren und Mediatoren der Wundheilung (Interleukine, Proteasen etc.) zueinander äußert (Nwomeh et al. 1998).

So sind Störungen der Wundheilung beim Patienten mit Diabetes mellitus auf zellulärer Ebene zunächst durch eine Dysfunktion der Granulozyten mit gestörter Freisetzung von Mediatoren und einem gestörten Profil von Wachstumsfaktoren zu erklären. Zum Beispiel finden sich in diabetischen Wunden erniedrigte Spiegel von *PDGF* und deutlich erhöhte Spiegel von *Proteasen*, und hier in besonderer Weise *Matrix-Metalloproteasen* (MMP). Im weiteren Heilungsverlauf sind sowohl das zeitliche Zusammenspiel gestört als auch die jeweiligen Konzentrationen der Faktoren im Wundgewebe verändert (Mast u. Schultz 1996).

Alle diese Wachstumsfaktoren haben eine große chemotaktische Aktivität. Bemerkenswert ist eine ausgesprochene Spezifität der dabei von den einzelnen Faktoren stimulierten Zellen. Durch diese Faktoren wird die Mitoserate der an der Wundheilung beteiligten Zellreihen aktiviert und schließlich die Synthese von extrazellulärer Matrix (z. B. via MMP) erhöht. Entscheidend in der ersten Phase der Wundheilung scheinen besonders TNFα, TGFβ und »platelet derived growth factor« (PDGF) zu sein, wobei insbesondere PDGF auch in den sich anschließenden Phasen eine maßgebliche Rolle spielt (Lynch et al. 1989).

Studien fokussieren sich zunehmend auf die Untersuchung über des präzisen Zusammenspiels und die Konzentration von *Wachstumsfaktoren*.

Insbesondere stehen »epidermal growth factor«, »keratinocytes growth factor«, »fibroblast growth factor«, »transforming growth factor« und PDGF im Fokus der Forschung. Zusammenfassend konnte festgestellt werden, dass gerade das zeitliche und konzentrationsabhängige Zusammenspiel dieser Faktoren eine grundlegende Bedeutung für eine normale Wundheilung besitzt (Mast u. Schultz 1996; Tarnuzzer et al. 1995; Tarnuzzer u. Schultz 1996).

Die Wundheilung erfordert eine ausgewogene Interaktion von Wachstumsfaktoren, Zytokinen, Proteasen und extrazellulärer Matrix erfordert. Gerade in chronischen Wundsekreten (Ulcus cruris, diabetisches Fußsyndrom) ist eine deutlich erhöhte Proteasenaktivität festzustellen, die zu rund 90% den Matrix-Metalloproteasen zuzuordnen ist (Yager et al. 1996).

In der ersten Phase der Wundheilung sind die Proteasen für das zelluläre Wunddebridement und die Fenestrierung der Basalmembran verantwortlich. Dadurch wird die Zellmigration in das Wundgebiet gefördert. In den späteren Phasen der Wundheilung, der Granulation und des Remodelings sind MMP entscheidend für den geordneten Matrixaufbau, die Fibroblastenstimulation und insbesondere für die Angiogenese.

Im Verlauf dieser Gewebsreparation kommt es mit fortschreitender Heilung zu einem Anstieg der Inhibitoren der Matrix-Metalloproteasen (TIMP-1, TIMP-2) und schließlich zum Abschluss der Wundheilung.

Persistierend hohe Konzentrationen der MMP können hingegen zu einer Chronifizierung von Wunden führen, indem neben der protrahierten physiologischen Wirkung der Proteasen eine hohe MMP-Aktivität geeignet ist, Wachstumsfaktoren und auch deren Rezeptoren zu denaturieren (Nwomeh et al. 1998; Trengove et al. 2000; Trengove et al. 1999).

Gegenüber der normalen Wundheilung findet sich bei schlecht heilenden oder chronischen Wunden eine verlängerte inflammatorische Reaktion. Beim diabetischen Fußsyndrom ist eine solche Entwicklung durch die bakterielle Kontamination und durch die rezidivierenden schmerzlosen Traumatisierungen des Gewebes zu erklären. Durch bakterielle Endotoxine, Fragmente der extrazellulären Matrix und Zelldetritus wird die Inflammation aufrechterhalten. Ersichtlich wird dies durch eine hohe Zahl von Neutrophilen im Wundbereich. Diese wiederum sezernieren verschiedene Wachstumsfaktoren, insbesondere TNFα und Interleukin-1β (IL-1β). Beide sind in der Lage, die Synthese von Matrix-Metalloproteasen direkt zu stimulieren. Zusätzlich stimuliert TNFα seine eigene und die Sekretion von IL-1β, wodurch der Kreislauf der persistierenden Inflammation weiter unterhalten wird (Mast u. Schultz 1996; Nwomeh et al. 1998).

Die erhöhten Spiegel von Proteasen im Wundgebiet führen zu einer unkoordinierten Wundheilung mit gleichzeitigen Auf-, Um- und Abbauprozessen der Matrix und der Zerstörung der die Wundheilung unterhaltenden Wachstumsfaktoren (▣ Abb. 1.2; Lobmann et al. 2003).

1.2 Epidemiologie

Das diabetische Fußsyndrom betrifft bis zu 25% aller Diabetiker und ist die Komplikation des Diabetes mellitus, die am häufigsten zu einer Krankenhauseinweisung führt (American Diabetes Association 1999; Mayfield et al. 2003; Singh et al. 2005).

Die jährliche Inzidenz des diabetischen Fußsyndroms liegt bei Menschen mit einem Diabetes mellitus bei mindestens 2%. Bei Vorliegen einer peripheren diabetischen Neuropathie – als dem führenden Risikofaktor für die Ulkusentstehung – steigt sie auf 5–7,5% an (Abbott et al. 2002; Abbott et al. 1998).

Typ-1-Diabetiker sind vom diabetischen Fußsyndrom gleichermaßen betroffen; die kumulative 20-Jahres-Inzidenz liegt in dieser Gruppe bei etwa 10% (Moss et al. 1999).

Ausgehend von einer Prävalenz des diabetischen Fußsyndroms von 3% (Samann et al. 2008), muss bei derzeit rund 8 Millionen von einem Diabetes mellitus betroffenen Menschen in Deutschland von wenigstens 240.000 Patienten mit einer manifesten diabetesassoziierten Fußläsion ausgegangen werden. Dies stellt eine erhebliche Belastung des Gesundheitswesens dar. Fußulzera sind für

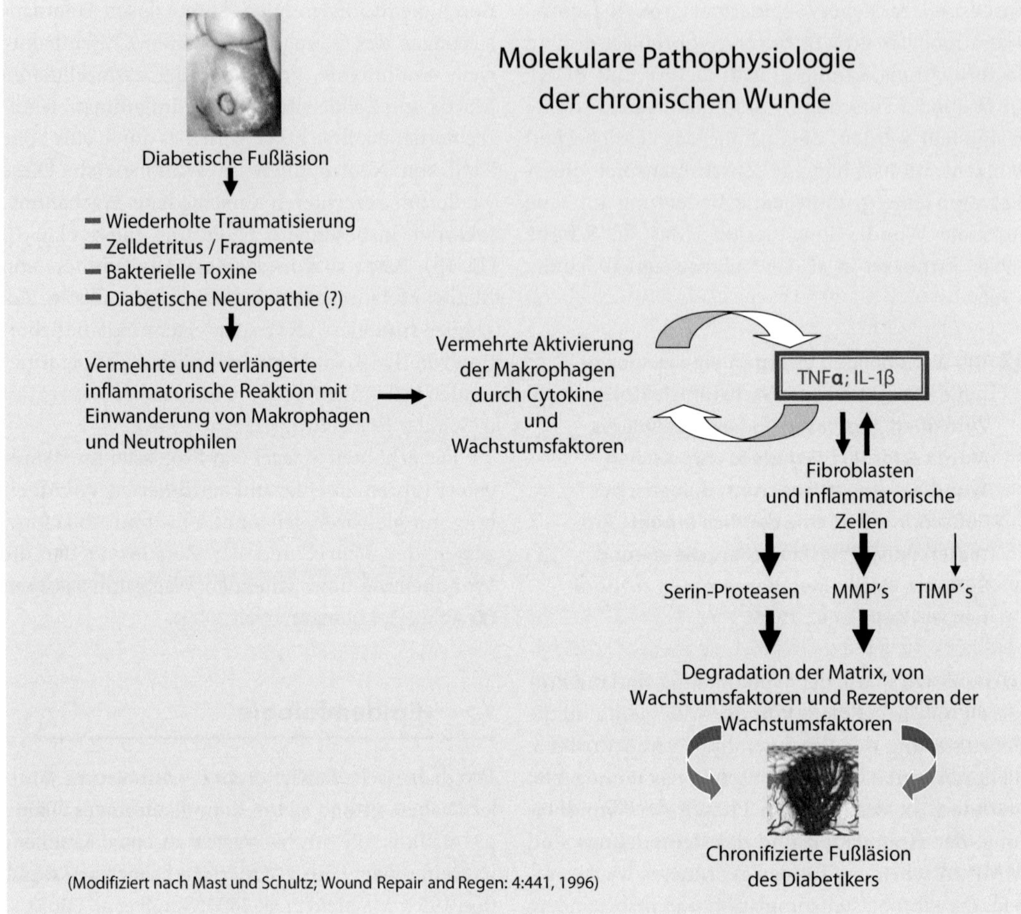

Abb. 1.2 Pathophysiologie der chronischen Wunde beim Patienten mit Diabetes mellitus

ca. 20% der Krankenhauseinweisungen von Diabetikern und 50% der Krankenhaustage verantwortlich (Williams 1985). Die stationäre Liegezeit ist im Mittel 60% länger als bei Patienten ohne ein DFS.

1.2.1 Amputationen

Im Jahr 2001 wurden in Deutschland mehr als 43.000 Amputationen der unteren Extremitäten durchgeführt, davon etwa 44% (19.000) oberhalb des Knöchels. Etwa 2/3 dieser Amputationen wurden bei Menschen mit Diabetes durchgeführt (Heller et al. 2004). Während zu dieser Zeit das Risiko einer Major-Amputation für einen Patienten mit Diabetes mellitus 30- bis 40-mal höher angenommen wurde als das der nicht-diabetischen Durchschnittsbevölkerung (Reiber et al. 1998; Schaper et al. 2003), finden sich in der neueren Literatur Hinweise, dass dieses Exzessrisiko mittlerweile in Deutschland etwa auf ein Verhältnis von 1:9 bei Männern bzw. 1:6 bei Frauen zurückgegangen ist (Icks et al. 2009).

Die Erfordernis einer Amputation zeigt dabei eine deutliche Abhängigkeit von der Genese der Ulzeration. Sie liegt bei rein neuropathischen Ulzerationen innerhalb von 5 Jahren kumulativ bei etwa 10%, bei zusätzlichem Vorliegen einer PAVK bei 25% und bei rein angiopathischen Fußläsionen bei ca. 30% (Moulik et al. 2003). Wurde die perioperative Mortalität nach Amputationen Ende der 1990er Jahre noch mit bis zu 25 Prozent angegeben (Larsson et al. 1998; Lavery et al. 1998), liegt die 1-Monats-Überlebensrate einer aktuellen deutschen Studie zufolge bei Diabetikern nach Major-Amputation mittlerweile bei 90% (Icks et al. 2011).

Auch nach einer erfolgreichen Amputation haben die Patienten eine hohe Wahrscheinlichkeit einer *Reamputation* oder einer weiteren Amputation am anderen Bein. Neueren Untersuchungen zufolge beträgt das Reamputationsrisiko über einen 5-Jahres-Zeitraum über 60% (Faglia et al. 2001; Frykberg et al. 1998; Izumi et al. 2006). Rund 30% der Beinstümpfe bleiben nicht dauerhaft belastbar (Morris et al. 1998).

1989 wurde in der St.-Vincent-Deklaration eine Reduktion der diabetesbedingten Amputationsraten in den Ländern Europas um 50% in einem Zeitraum von 5 Jahren gefordert (Diabetes Care and Research Group in Europe 1990). Während sich in einer poulationsbezogenen Untersuchung in der Stadt Leverkusen für den Zeitraum von 1990 bis 1998 kein Rückgang der Inzidenz von Amputationen fand, zeigte sich in den darauf folgenden Jahren eine signifikante Reduktion der Amputationen von 3% pro Jahr (Trautner et al. 1996; Trautner et al. 2007; Trautner et al. 2001). Eine aktuelle Analyse von DRG-Kodierungen aus den Jahren 2005–2010 weist, bei allen methodischen Einschränkungen der Untersuchung, einen ähnlichen Trend auf (Santosa et al. 2013). Anzumerken ist allerdings, dass dieser beobachtete Rückgang von einer im europäischen Vergleich relativ hohen Amputationsinzidenz ausgeht, und sich in den deutschen Daten auffallend viele Major-Amputationen fanden (Heller et al. 2004; Trautner et al. 1996; Trautner et al. 2001). In letztgenannter Untersuchung zeigte sich zudem eine Verschiebung von Major-Amputationen zu lokal begrenzten Amputationen unterhalb des Sprunggelenkes (Minor-Amputation) (Santosa et al. 2013). Dies wiederum führt zu einer Zunahme von Versorgungen mit speziellen und aufwendigen orthopädischen Schuhzurichtungen und Orthesen.

1.2.2 Sozioökonomische Folgen

Das diabetische Fußsyndrom stellt einen wesentlichen sozioökonomischen Faktor unter den Komplikationen des Diabetes mellitus dar.

Von den für die Solidargemeinschaft entstehenden Kosten durch den Diabetes entfallen – mit steigender Tendenz – mittlerweile bereits 25% auf das diabetische Fußsyndrom und es ist für 50% der diabetesassoziierten stationären Liegetage verantwortlich (Liebl et al. 2001; Meyer-Heintze 1999). Auch die Folgekosten der Behandlung, insbesondere sofern eine Amputation notwendig wurde, müssen beachtet werden. Neben der Invalidität und möglichen Erwerbsunfähigkeit jüngerer Patienten werden rund 35% der Patienten nach einer Major-Amputation pflegebedürftig (Meyer-Heintze 1999).

Eine aktuelle europäische Multizenterstudie gibt die Summe aus direkten und indirekten Kosten mit 7.722 € für zur Abheilung gelangte Patienten, 8.653 € für vor Abheilung verstorbene Patienten und 25.222 € für Patienten die eine Major-Amputation erlitten an. Die höchsten Kosten pro Patient wurden durch Krankenhausaufenthalte, Antibiotikabehandlung und jegliche Form operativer Eingriffe verursacht. Patienten mit Ischämie und Infektion verursachten beinahe viermal höhere Kosten als Patienten ohne diese beiden Komplikationen (Prompers et al. 2008). Die durchschnittlichen jährlichen Kosten, die durch Patienten mit einem diabetischen Fußsyndrom entstehen, werden mit 15.000 € beziffert (Girod et al. 2003; Harrington et al. 2000; Holzer et al. 1998; Ollendorf et al. 1998).

1.3 Klassifikation

Zur genaueren Beschreibung des diabetischen Fußsyndroms und zur Ableitung von Handlungsempfehlungen, wurden im Laufe der Zeit unterschiedlichste Klassifikationen entwickelt. Exemplarisch sollen nur die gebräuchlichen wie die von Wagner (Wagner 1981) und die University of Texas-Klassifikation (»Armstrong«) (Armstrong et al. 1998) beschrieben werden.

Entsprechend den Leitlinien der Deutschen Diabetes Gesellschaft (DDG) (Morbach et al. 2009) und der Empfehlung der Arbeitsgemeinschaft Fuß der DDG kommt derzeit in Deutschland eine kombinierte Klassifikation nach *Wagner* (Wagner 1981) und *Armstrong* (Armstrong et al.1998) zur Anwendung (Oyibo et al. 2001).

Klassifikation nach Wagner/Armstrong

	0	1	2	3	4	5
A	Prä- oder postulzerative Läsion	Oberflächliche Wunde	Wunde bis zur Ebene von Sehne oder Kapsel	Wunde bis zur Ebene von Knochen oder Gelenk	Nekrose von Fußteilen	Nekrose des gesamten Fußes
B	Mit Infektion	Mit Infektion	Mit Infektion	Mit Infektion	Mit Infektion	Mit Infektion
C	Mit Ischämie	Mit Ischämie	Mit Ischämie	Mit Ischämie	Mit Ischämie	Mit Ischämie
D	Mit Infektion und Ischämie	Mit Infektion und Ischämie	Mit Infektion und Ischämie	Mit Infektion und Ischämie	Mit Infektion und Ischämie	Mit Infektion und Ischämie

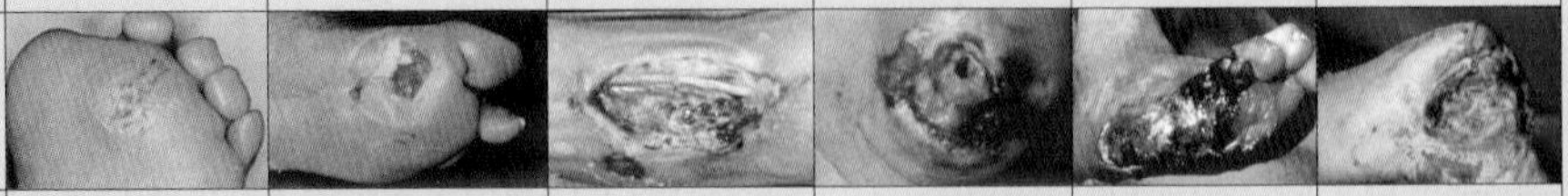

Validation of a Diabetic Wound Classification System. Armstrong et al. Diabetes Care 21:855 (1998)
The dysvascular foot. A system of diagnosis and treatment. Wagner. Foot and Ankle 2: 64 (1981) © Lobmann 2004

Abb. 1.3 Klassifikation des diabetischen Fußsyndroms: Wagner/Armstrong-Klassifikation

In dieser modifizierten Form wird den beiden die Prognose wesentlich beeinflussenden Faktoren »Begleitinfektion« und »Ischämie« Rechnung getragen. Zunächst erfolgt eine Graduierung des Wundaspektes von 0 bis 5 (nach Wagner) und anschließend die Beschreibung der Abwesenheit oder Präsenz der *Begleitkomplikationen* »Infektion« und/oder »Ischämie« (Skalierung von A bis D nach Armstrong).

Als *Stadium 0* werden Füße von Diabetikern klassifiziert, die Fußfehlstellungen (z. B. Hallux valgus) oder Hyperkeratosen aufweisen. Auch Patienten mit einer sensomotorischen Neuropathie und erhöhten plantaren Fußdruckprofilen in der Pedobarographie können bereits unter diesem Stadium aufgeführt werden. Ebenso ist jeder Patient mit stattgehabtem Ulkus als Risikopatient einzustufen und als Stadium 0 zu klassifizieren.

Der *erste Grad* ist mit einer, oft allerdings nur oberflächlichen, Läsion assoziiert, die bis ins subkutane Fettgewebe reicht. Beim *Grad 2* ist das Bild einer tiefergehenden Wunde, die bereits bis auf den Muskel- und Sehnenapparat reicht, zu finden. *Grad 3* ist durch einen tiefgehenden und für gewöhnlich infizierten Defekt, der neben Sehnen und Muskeln nun auch den Knochen betreffen kann, charakterisiert. Dieser Schweregrad ist mit einer Osteomyelitis vergesellschaftet und sollte antibiotisch nach den Richtlinien der Osteomyelitistherapie angegangen werden (Berendt et al. 2008; Forst et al. 1994). Beim *Grad 4* finden sich Teilnekrosen im Fußbereich, während man von einem *Grad 5* bei großflächiger – unter Umständen den ganzen Fuß umfassender – Gangrän spricht.

Die nun ergänzende Armstrong-Klassifikation beschreibt den begleitenden Infekt- und Gefäßstatus mit dem Buchstaben A für ein fehlendes Infektgeschehen (allenfalls Kontamination der Wunde) sowie Fehlen einer relevanten Gefäßbeteiligung in der Genese der Läsion. Mit B wird eine alleinige Infektbeteiligung ohne Gefäßkomponente, mit C die führende Gefäßbeteiligung ohne Infekt klassifiziert. Das Stadium D umfasst alle Fußläsionen mit gleichzeitiger Infektion und klinisch relevanter peripherer Arteriosklerose (Abb. 1.3).

International ist zudem die *PEDIS-Klassifikation* der IWGDF (International Working Group on the Diabetic Foot) von Relevanz (Schaper 2004). In ihr werden die Parameter Durchblutung (P=Perfusion), Wundgröße (E = Extent/Size), Tiefenausdehnung (D = Depth/Tissue loss), Infektion (I = Infection) und Empfindung (S = Sensation) erfasst. Sie beschreibt die Parameter »Ischämie« und »Infektion« differenzierter als die »Armstrong-Klassifikation«, ist aber für die tägliche Anwendung in der Patientenversorgung zu aufwändig. Erstellt wurde sie ursprünglich zur einheitlichen Abbildung des diabetischen Fußsyndroms im Rahmen von Studien.

1.4 Kurz- und Langzeitprognose

Wenn ein Patient sich mit einem Fußulkus vorstellt, ist das vordringliche Ziel des Behandlungsteams, dieses zur Abheilung zu bringen. In spezialisierten deutschen Fußbehandlungseinrichtungen gelingt dies in einem Nachbeobachtungszeitraum von 6 Monaten bei etwa 55% der Patienten, mit einer Major-Amputationsrate von nur etwa 3% (Lobmann et al. 2014). Über ähnliche Zahlen berichtet eine große europäische Multizenterstude an 1232 Patienten aus 14 Zentren in 10 verschiedenen Ländern: 12 Monate nach Studienbeginn waren 77% der ursprünglichen Ulzera abgeheilt, 5% der Patienten hatten eine Major-Amputation erlitten (Prompers et al. 2008). Leider wurde in diesen Studien das Wiederauftreten von Fußläsionen, entweder an der gleichen Stelle oder einer anderen Lokalisation, meist nicht erhoben. So fand eine englische Studie an 449 Patienten eines einzelnen Zentrums, von denen bei 60% die beobachteten Ulzera zu irgendeinem Zeitpunkt während der Nachbeobachtung abgeheilt waren, dass nach einem Jahr nur 45% der Patienten ulkusfrei und am Leben waren (Pound et al. 2005). Ebenso berichtet eine große randomisierte kontrollierte Behandlungsstudie, die die Verwendung dreier Wundauflagen zur Behandlung des DFS verglich, dass von den ursprünglich abgeheilten Patienten bei der 3-Monats-Nachkontrolle 25% erneut aktive Ulzerationen aufwiesen (Jeffcoate et al. 2009). Ohne Anwendung präventiver Maßnahmen (Schuh- und Bettungsversorgung, Organisation podologischer Behandlung) erleidet ein Patient mit einem abgeheilten Fußulkus in der Vorgeschichte mindestens eine neue Ulkusepisode pro Jahr. Aber auch bei entsprechender Nachsorge erleben 30% der Patienten innerhalb eines Jahres und 2/3 der Patienten innerhalb von fünf Jahren ein Rezidiv (Apelqvist et al. 1993; Morbach et al. 2013). Es erscheint daher gerechtfertigt nach Wundverschluss bei Patienten mit diabetischen Fußulzera anstelle von »Heilung« vom »Übergang in ein Remissionsstadium« zu sprechen (Armstrong u. Mills 2013).

Zur Langzeitprognose von Patienten mit diabetischem Fußsyndrom gibt es nur wenige Informationen. Je länger Patienten mit Diabetes und Fußkomplikationen jedoch nachbeobachtet werden, desto größer ist die Wahrscheinlichkeit, dass sie Begleiterkrankungen entwickeln die zu ungünstigen Behandlungsverläufen ihrer Ulzerationen beitragen können (z. B. chronische Niereninsuffizienz, Herzinsuffizienz, PAVK, Demenz) (Faglia et al. 2013; Prompers et al. 2008; Schuch et al. 2012). In einer deutschen Studie, die 247 DFS-Patienten eines einzelnen Behandlungszentrums über mehr als zehn Jahre nachverfolgte, betrug die kumulative Major-Amputationsrate 15%; alle Patienten die eine Major-Amputation erlitten wiesen bereits bei Studieneinschluss eine PAVK auf. Der eindrucksvolle Effekt von chronischer Niereninsuffizienz und der Notwendigkeit einer Nierenersatztherapie zeigte sich in einem 3,5-fach erhöhtem Major-Amputationsrisiko der betroffen Patienten. Innerhalb von 10 Jahren Nachbeobachtung waren 70% der Patienten verstorben (Morbach et al. 2012). Bei der Entscheidung für das individuelle Therapiekonzept für einen bestimmten Patienten mit Fußläsion müssen diese Faktoren berücksichtigt werden.

Schließlich muss die Patienteneinschätzung hinsichtlich eines akzeptablen Funktionsniveaus und einer zufriedenstellenden Lebensqualität ermittelt und ehrlich diskutiert werden, um den Erwartungen der Betroffenen gerecht zu werden.

Literatur

Abbott CA, Carrington AL, Ashe H et al. (2002) The North-West Diabetes Foot Care Study: incidence of, and risk factors for, new Diabetic foot ulceration in a community-based patient cohort. Diabet Med 19: 377–384

Abbott CA, Vileikyte L, Williamson S, Carrington AL, Boulton AJ (1998) Multicenter study of the incidence of and predictive risk factors for Diabetic neuropathic foot ulceration. Diabetes Care 21: 1071–1075

Adler A (2001) Risk factors for Diabetic neuropathy and foot ulceration. Curr Diab Rep 1:202–207

Ahroni JH, Boyko EJ, Forsberg RC (1999) Clinical correlates of plantar pressure among Diabetic veterans. Diabetes Care 22: 965–972

Akbari CM, LoGerfo FW (1999) Diabetes and peripheral vascular disease. J Vasc Surg 30: 373–384

Akbari CM, Gibbons GW, Habershaw GM, LoGerfo FW, Veves A (1997) The effect of arterial reconstruction on the natural history of diabetic neuropathy. Arch Surg 132: 148–152

American Diabetes Association (1999) Consensus Development Conference on Diabetic Foot Wound Care. 7.–8. April 1999, Boston, Massachusetts. J Am Podiatr Med Assoc 89: 475–483

American Diabetes Association (2003) Peripheral arterial disease in people with Diabetes. Diabetes Care 26: 3333–3341

Apelqvist J, Larsson J, Agardh CD (1993) Long-term prognosis for Diabetic patients with foot ulcers. J Intern Med 233: 485–491

Armstrong DG, Lavery LA, Harkless LB (1998) Validation of a Diabetic wound classification system. The contribution of depth, infection, and ischemia to risk of amputation. Diabetes Care 21: 855–859

Armstrong DG, Lavery LA, Harkless LB (1998) Who is at risk for Diabetic foot ulceration? Clin Podiatr Med Surg 15: 11–19

Armstrong DG, Mills JL (2013) Toward a change in syntax in diabetic foot care: prevention equals remission. J Am Podiatr Med Assoc 103: 161–162

Arora S, Logerfo FW (1997) Lower extremity macrovascular disease in Diabetes. J Am Podiatr Med Assoc 87: 327–331

Arora S, Pomposelli F, Logerfo FW, Veves A (2002) Cutaneous microcirculation in the neuropathic Diabetic foot improves significantly but not completely after successful lower extremity revascularization. J Vasc Surg 35: 501–505

Arts ML, de Haart M, Bus SA, Bakker JP, Hacking HG, et al. (2014) Perceived usability and use of custom-made footwear in diabetic patients at high risk for foot ulceration. J Rehabil Med 46(4):357–62

Basit A, Hydrie MZ, Hakeem R., Ahmedani MY, Masood Q (2004): Frequency of chronic complications of type II Diabetes. J Coll Physicians Surg Pak 14: 79–83

Berendt AR, Peters EJ, Bakker K, Embil JM, Eneroth M, et al. (2008) Diabetic foot osteomyelitis: a progress report on diagnosis and a systematic review of treatment. Diabetes Metab Res Rev 24 Suppl 1: S145–161

Boulton AJ (2000) The Diabetic foot: a global view. Diabetes Metab Res Rev 16 Suppl 1: S2–S5

Boulton AJ, Meneses P, Ennis WJ (1999) Diabetic foot ulcers: A framework for prevention and care. Wound Repair Regen 7: 7–16

Boulton AJ, Valensi P, Tesfaye S (2011) The Diabetic Neuropathies: Reports from the Diabetic Neuropathy Expert Panel Meeting on Neuropathy, Toronto, October 2009: Introduction. Diabetes Metab Res Rev [Epub ahead of print]

Bowering CK (2001) Diabetic foot ulcers. Pathophysiology, assessment, and therapy. Can Fam Physician 47: 1007–1016

Boyko EJ, Ahroni JH, Cohen V, Nelson KM, Heagerty PJ (2006) Prediction of diabetic foot ulcer occurrence using commonly available clinical information: the Seattle Diabetic Foot Study. Diabetes Care 29: 1202–1207

Boyko EJ, Ahroni JH, Stensel V et al. (1999) A prospective study of risk factors for Diabetic foot ulcer. The Seattle Diabetic Foot Study. Diabetes Care 22: 1036–1042

Burns SL, Leese GP, McMurdo ME (2002) Older people and ill fitting shoes. Postgrad Med J 78: 344–346

Caselli A, Pham H, Giurini JM., Armstrong DG, Veves A (2002) The forefoot-to-rearfoot plantar pressure ratio is increased in severe Diabetic neuropathy and can predict foot ulceration. Diabetes Care 25: 1066–1071

Chantelau E, Ibeling M (1992) [There is no occluding microangiopathy in diabetic foot]. Vasa Suppl 35: 27–28

Chantelau E, Lee KM, Jungblut R (1995) Association of below-knee atherosclerosis to medial arterial calcification in diabetes mellitus. Diabetes Res Clin Pract 29: 169–172

Day MR, Harkless LB (1997) Factors associated with pedal ulceration in patients with Diabetes mellitus. J Am Podiatr Med Assoc 87: 365–369

Delbridge L, Ctercteko G, Fowler C, Reeve TS, Le Quesne LP (1985) The aetiology of Diabetic neuropathic ulceration of the foot. Br J Surg 72: 1–6

Diabetes care and research group in Europe (1990) The Saint Vincent Declaration. Diabet Med 7: 360

Dyck P, Karnes JL, O'Brien P et al. (1992) The Rochester Diabetic Neuropathy Study: Reassessment of tests and criteria for diagnosis and staged severity. Neurology 42: 1164–1170

Faglia E, Clerici G, Caminiti M, Curci C, Morabito A, et al. (2013) B-Type Natriuretic Peptide Predict Mortality in Diabetic Patients with Foot Ulcer. J Res Diabetes. DOI: 10.5171/2013.388970

Faglia E, Favales F, Morabito A (2001) New ulceration, new major amputation, and survival rates in Diabetic subjects hospitalized for foot ulceration from 1990 to 1993: a 6.5-year follow-up. Diabetes Care 24: 78–83

Forst T, Kann P, Pfuetzner A et al. (1994) Association between »Diabetic thick skin syndrome« and neurological disorders in Diabetes mellitus. Acta Diabetol 31: 73–77

Forst T, Pfuetzner A, Kann P et al. (1995) Association between Diabetic-autonomic-C-fibre-neuropathy and medial wall calcification and the significance in the outcome of trophic foot lesions. Exp Clin Endocrinol Diabetes 103: 94–98

Forst T, Pfuetzner A, Kann P et al. (1995) Association between Diabetic-autonomic-C-fibre-neuropathy and medial wall calcification and the significance in the outcome of trophic foot lesions. Exp Clin Endocrinol Diabetes 103: 94–98

Forst T, Pfutzner A (2004) Risikofaktor für das Diabetische Fußsyndrom: Autonome Dysfunktion an der unteren Extremität. MMW Fortschr Med 146: 35–38

Frykberg RG, Arora S, Pomposelli FB Jr, LoGerfo F (1998) Functional outcome in the elderly following lower extremity amputation. J Foot Ankle Surg 37: 181–185

Frykberg RG, Lavery LA, Pham H et al. (1998) Role of neuropathy and high foot pressures in Diabetic foot ulceration. Diabetes Care 21: 1714–1719

Gilmore JE, Allen JA, Hayes JR (1993) Autonomic function in neuropathic Diabetes patients with foot ulceration. Diabetes Care 16/1: 61–67

Girod I, Valensi P, Laforet C et al. (2003) An economic evaluation of the cost of Diabetic foot ulcers: results of a retrospective study on 239 patients. Diabetes Metab 29: 269–277

Gonzalez JS, Hardman MJ, Boulton AJ, Vileikyte L (2011) Coping and depression in diabetic foot ulcer healing: causal influence, mechanistic evidence or none of the above? Diabetologia 54: 205–206

Gonzalez JS, Vileikyte L, Ulbrecht JS, Rubin RR, Garrow AP, et al. (2010) Depression predicts first but not recurrent diabetic foot ulcers. Diabetologia 53: 2241–2248

Harrington C, Zagari MJ, Corea J, Klitenic J (2000) A cost analysis of Diabetic lower-extremity ulcers. Diabetes Care 23: 1333–1338

Heller G, Gunster C, Schellschmidt H (2004) Wie häufig sind Diabetes-bedingte Amputationen der unteren Extremität in Deutschland? Dtsch Med Wochenschr 129: 429–433

Hile C, Veves A (2003) Diabetic neuropathy and microcirculation. Curr Diab Rep 3: 446–451

Holzer SE, Camerota A, Martens L et al. (1998) Costs and duration of care for lower extremity ulcers in patients with Diabetes. Clin Ther 20: 169–181

Icks A, Haastert B, Trautner C, Giani G, Glaeske G, et al. (2009) Incidence of lower-limb amputations in the diabetic compared to the non-diabetic population. findings from nationwide insurance data, Germany, 2005-2007. Exp Clin Endocrinol Diabetes 117: 500–504

Icks A, Scheer M, Morbach S, Genz J, Haastert B, et al. (2011) Time-dependent impact of diabetes on mortality in patients after major lower extremity amputation: survival in a population-based 5-year cohort in Germany. Diabetes Care 34: 1350–1354

Izumi Y, Satterfield K, Lee S, Harkless LB (2006) Risk of reamputation in diabetic patients stratified by limb and level of amputation: a 10-year observation. Diabetes Care 29: 566–570

Ismail K, Winkley K, Stahl D, Chalder T, Edmonds M (2007) A cohort study of people with diabetes and their first foot ulcer: the role of depression on mortality. Diabetes Care 30: 1473–1479

Iversen MM, Tell GS, Riise T, Hanestad BR, Ostbye T, et al. (2009) History of foot ulcer increases mortality among individuals with diabetes: ten-year follow-up of the Nord-Trondelag Health Study, Norway. Diabetes Care 32: 2193–2199

Jeffcoate WJ, Price PE, Phillips CJ, Game FL, Mudge E, et al. (2009) Randomised controlled trial of the use of three dressing preparations in the management of chronic ulceration of the foot in diabetes. Health Technol Assess 13: 1–86, iii–iv

Jorneskog G, Brismar K, Fagrell B (1995) Skin capillary circulation is more impaired in the toes of diabetic than non-diabetic patients with peripheral vascular disease. Diabet Med 12: 36–41

Jorneskog G (2012) Why critical limb ischemia criteria are not applicable to diabetic foot and what the consequences are. Scand J Surg 101: 114–118

Kalani M, Brismar K, Fagrell B, Ostergren J, Jorneskog G (1999) Transcutaneous oxygen tension and toe blood pressure as predictors for outcome of Diabetic foot ulcers. Diabetes Care 22: 147–151

Kraus O, Neufang A, Eckardt A et al. (2002) Interdisziplinäre Diagnostik und Therapie des ischämisch-osteomyelitischen Diabetischen Fußsyndroms. Med Klin 97: 244–255

Larsson J, Agardh CD, Apelqvist J, Stenstrom A (1998) Long-term prognosis after healed amputation in patients with Diabetes. Clin Orthop 350: 149–158

Lavery LA, Armstrong DG, Vela SA, Quebedeaux TL, Fleischli JG (1998) Practical criteria for screening patients at high risk for Diabetic foot ulceration. Arch Intern Med 158: 157–162

Lavery LA, Peters EJ, Williams JR, Murdoch DP, Hudson A, et al. (2008) Reevaluating the way we classify the diabetic foot: restructuring the diabetic foot risk classification system of the International Working Group on the Diabetic Foot. Diabetes Care 31: 154–156

Lavery LA, van Houtum WH, Harkless LB (1996) In-hospital mortality and disposition of Diabetic amputees in The Netherlands. Diabet Med 13: 192–197

Lepantalo M, Apelqvist J, Setacci C, Ricco JB, de Donato G, et al. (2011) Chapter V: Diabetic foot. Eur J Vasc Endovasc Surg 42 Suppl 2: S60–74

Lepantalo M (2012) The path from art to evidence in treating critical limb ischaemia – reflections on 35 years' experience. Scand J Surg 101: 78–85

Liebl A, Neiss A, Spannheimer A et al (2001) Kosten des Typ-2 Diabetes in Deutschland. Dtsch Med Wochenschr 126: 585–589

Litzelman DK, Marriott DJ, Vinicor F (1997) Independent physiological predictors of foot lesions in patients with NIDDM. Diabetes Care 20: 1273–1278

Litzelman DK, Marriott DJ, Vinicor F (1997) The role of footwear in the prevention of foot lesions in patients with NIDDM. Conventional wisdom or evidence-based practice? Diabetes Care 20: 156–162

Lobmann R, Achwerdov O, Brunk-Loch S, Engels G, Trocha A, et al. (2014) The diabetic foot in Germany 2005–2012: Analysis of quality in specialized diabetic foot care centers. Wound Medicine: 27–29

Lobmann R, Schultz G, Lehnert H (2003) Molekulare Grundlagen der Wundheilung beim diabetischen Fußsyndrom. Med Klin 98: 292–301

LoGerfo FW, Gibbons GW, Pomposelli FB Jr et al. (1992) Trends in the care of the Diabetic foot. Expanded role of arterial reconstruction. Arch Surg 127: 617–620

Londahl M, Katzman P, Fredholm O, Nilsson A, Apelqvist J (2008) Is chronic diabetic foot ulcer an indicator of cardiac disease? J Wound Care 17: 12–16

Lynch SE, Colvin RB, Antoniades HN (1989) Growth factors in wound healing. Single and synergistic effects on partial thickness porcine skin wounds. Journal of Clinical Investigation 84: 640–646

Macfarlane RM, Jeffcoate WJ (1997) Factors contributing to the presentation of Diabetic foot ulcers. Diabet Med 14: 867–870

Mast BA, Schultz GS (1996) Interactions of cytokines, growth factors and proteasesin acute and chronic wounds. Wound. Repair Regen 4: 441–420

Mayfield JA, Caps MT, Boyko EJ, Ahroni JH, Smith DG (2002) Relationship of medial arterial calcinosis to autonomic neuropathy and adverse outcomes in a Diabetic veteran population. J Diabetes Complications 16: 165–171

Mayfield JA, Reiber GE, Sanders LJ, Janisse D, Pogach LM (2003) Preventive foot care in people with Diabetes. Diabetes Care 26 Suppl 1: S78–S79

McFadden JP., Corrall RJM, O'Brien IAD (1991) Autonomic and sensory nerve function in Diabetic foot ulceration. Clin Exp Dermatol 16: 193–196

Meijer JW, Bosma E, Lefrandt JD et al. (2003) Clinical diagnosis of Diabetic polyneuropathy with the Diabetic neuropathy symptom and Diabetic neuropathy examination scores. Diabetes Care 26: 697–701

Meyer-Heintze V (1999) Der Diabetische Fuß aus sozialmedizinischer Sicht Zentralbl Chir 124 Suppl 1: 45–48

Mills JL, Sr., Conte MS, Armstrong DG, Pomposelli FB, Schanzer A, et al. (2013) The Society for Vascular Surgery Lower Extremity Threatened Limb Classification System: Risk stratification based on Wound, Ischemia, and foot Infection (WIfI). J Vasc Surg. DOI: 10.1016/j.jvs.2013.08.003

Morbach S, Müller E, Reike H, Risse A, Spraul M (2004) Diagnostik, Therapie, Verlaufskontrolle und Prävention des diabetischen Fußsyndroms. In: Scherbaum WA, Kiess W, Landgraf R (Hrsg.) Diabetisches Fußsyndrom. Diabetes und Stoffwechsel 13: 9–30

Morbach S, Müller E, Reike H, Risse A, Rümenapf G, et al. (2009) Diagnostik, Therapie, Verlaufskontrolle und Prävention des diabetischen Fußsyndroms. Diabetologie und Stoffwechsel 4: 301–325

Morbach S, Furchert H, Groblinghoff U, Hoffmeier H, Kersten K, et al. (2012) Long-term prognosis of diabetic foot patients and their limbs: amputation and death over the course of a decade. Diabetes Care 35: 2021–2027

Morbach S, Icks A, Rumenapf G, Armstrong DG (2013) Comment on: Bernstein. Reducing foot wounds in diabetes. Diabetes Care 36:e48, e62

Morris AD, McAlpine R, Steinke D et al. (1998) Diabetes and lower-limb amputations in the community. A retrospective cohort study. DARTS/MEMO Collaboration. Diabetes Audit and Research in Tayside Scotland/Medicines Monitoring Unit Diabetes Care 21: 738–743

Moss SE, Klein R, Klein BE (1999) The 14-year incidence of lower-extremity amputations in a Diabetic population. The Wisconsin Epidemiologic Study of Diabetic Retinopathy Diabetes Care 22: 951–959

Moulik PK, Mtonga R, Gill GV (2003) Amputation and mortality in new-onset Diabetic foot ulcers stratified by etiology. Diabetes Care 26: 491–494

Nwomeh BC, Yager DR, Cohen IK (1998) Physiology of the chronic wound. Clin Plast Surg 25: 341–356

New JP, McDowell D, Burns E, Young RJ (1998) Problem of amputations in patients with newly diagnosed diabetes mellitus. Diabet Med 15: 760–764

O'Brien SP, Schwedler M, Kerstein MD (1998) Peripheral neuropathies in Diabetes. Surg Clin North Am 78: 393–408

Ollendorf DA, Kotsanos JG, Wishner WJ et al. (1998) Potential economic benefits of lower-extremity amputation prevention strategies in Diabetes. Diabetes Care 21: 1240–1245

Oyibo SO, Jude EB, Tarawneh I et al. (2001) A comparison of two Diabetic foot ulcer classification systems: the Wagner and the University of Texas wound classification systems. Diabetes Care 24: 84–88

Padberg FT, Back TL, Thompson PN, Hobson RW (1996) Transcutaneous oxygen (TcpO2) estimates probability of healing in the ischemic extremity. J Surg Res 60: 365–369

Pecoraro RE, Reiber GE, Burgess EM (1990) Pathways to diabetic limb amputation. Basis for prevention. Diabetes Care 13: 513–521

Pfutzner A, Forst T, Engelbach M et al. (2001) The influence of isolated small nerve fibre dysfunction on microvascular control in patients with Diabetes mellitus. Diabet Med 18: 489–494

Pound N, Chipchase S, Treece K, Game F, Jeffcoate W (2005) Ulcer-free survival following management of foot ulcers in diabetes. Diabet Med 22: 1306–1309

Prompers L, Huijberts M, Apelqvist J, Jude E, Piaggesi A, et al. (2007) High prevalence of ischaemia, infection and serious comorbidity in patients with diabetic foot disease in Europe. Baseline results from the Eurodiale study. Diabetologia 50: 18–25

Prompers L, Huijberts M, Schaper N, Apelqvist J, Bakker K, et al. (2008) Resource utilisation and costs associated with the treatment of diabetic foot ulcers. Prospective data from the Eurodiale Study. Diabetologia 51: 1826–1834

Prompers L, Schaper N, Apelqvist J, Edmonds M, Jude E, et al. (2008) Prediction of outcome in individuals with diabetic foot ulcers: focus on the differences between individuals with and without peripheral arterial disease. The EURODIALE Study. Diabetologia 51: 747–755

Reiber GE, Lipsky BA, Gibbons GW (1998) The burden of Diabetic foot ulcers. Am J Surg 176: 5S–10S

Reiber GE, Vileikyte L, Boyko EJ, del Aguila M, Smith DG, et al. (1999) Causal pathways for incident lower-extremity ulcers in patients with diabetes from two settings. Diabetes Care 22: 157–162

Samann A, Tajiyeva O, Muller N, Tschauner T, Hoyer H, et al. (2008) Prevalence of the diabetic foot syndrome at the primary care level in Germany: a cross-sectional study. Diabet Med 25: 557–563

Santosa F, Moysidis T, Kanya S, Babadagi-Hardt Z, Luther B, et al. (2013) Decrease in Major Amputations in Germany. Int Wound J. DOI: 10.1111/iwj.12096

Schaper NC, Apelqvist J, Bakker K (2003) The international consensus and practical guidelines on the management and prevention of the Diabetic foot Curr. Diab Rep 3: 475–479

Schaper NC (2004) Diabetic foot ulcer classification system for research purposes: a progress report on criteria for including patients in research studies. Diabetes Metab Res Rev 20 Suppl. 1: S90–95

Schuch V, Moysidis T, Weiland D, Santosa F, Kroger K (2012) Dementia and amputation. Interv Med Appl Sci 4: 175–180

Sims DS Jr, Cavanagh PR, Ulbrecht JS (1988) Risk factors in the Diabetic foot Recognition and management Phys Ther 68: 1887–1902

Singh N, Armstrong DG, Lipsky BA (2005) Preventing foot ulcers in patients with diabetes. JAMA 293: 217–228

Sosenko JM, Sparling YH, Hu D et al. (1999) Use of the Semmes-Weinstein monofilament in the strong heart study. Risk factors for clinical neuropathy. Diabetes Care 22: 1715–1721

Sumpio BE, Lee T, Blume PA (2003) Vascular evaluation and arterial reconstruction of the Diabetic foot Clin Podiatr Med Surg 20: 689–708

Tarnuzzer RW, MacAuley S, Bruce M et al. (1995) Epidermal growth factor in wound healing: A model for molecular pathogenesis of chronic wounds. Serono Symposia

Tarnuzzer RW, Schultz GS (1996) Biochemical analysis of acute and chronic wound environments. Wound. Repair Regen 4: 321–325

Trautner C, Haastert B, Giani G, Berger M (1996) Incidence of lower limb amputations and Diabetes. Diabetes Care 19/9: 1006–1009

Trautner C, Haastert B, Mauckner P, Gatcke LM, Giani G (2007) Reduced incidence of lower-limb amputations in the diabetic population of a German city, 1990–2005: results of the Leverkusen Amputation Reduction Study (LARS). Diabetes Care 30: 2633–2637

Trautner C, Haastert B, Spraul M, Giani G, Berger M (2001) Unchanged incidence of lower-limb amputations in a German City, 1990–1998. Diabetes Care 24: 855–859

Trengove NJ, Bielefeldt-Ohmann H, Stacey MC (2000) Mitogenic activity and cytokine levels in non-healing and healing chronic leg ulcers. Wound Repair Regen 8: 13–25

Trengove NJ, Stacey MC, MacAuley S et al. (1999) Analysis of the acute and chronic wound environments: the role of proteases and their inhibitors. Wound Repair Regen 7: 442–452

Uccioli L, Mancini L, Giordano A et al. (1992) Lower limb arterio-venous shunts, autonomic neuropathy and Diabetic foot Diabetes Res Clin PracT 16: 123–130

Van Gils CC, Wheeler LA, Mellstrom M et al. (1999) Amputation prevention by vascular surgery and podiatry collaboration in high-risk Diabetic and nonDiabetic patients. The Operation Desert Foot experience. Diabetes Care 22: 678–683

Veves A, Donaghue VM, Sarnow MR, Giurini JM, Campbell DR, et al. (1996) The impact of reversal of hypoxia by revascularization on the peripheral nerve function of diabetic patients. Diabetologia 39: 344–348

Veves A, Murray HJ, Young MJ, Boulton AJM (1992) The risk of foot ulceration in Diabetic patients with high foot pressure: a prospective study. Diabetologia 35: 660–663

Wagner FW (1981) The dysvascular foot: a system for diagnosis and treatment. Foot & Ancle 2: 64–122

Weck M, Slesaczeck T, Paetzold H, Muench D, Nanning T, et al. (2013) Structured health care for subjects with diabetic foot ulcers results in a reduction of major amputation rates. Cardiovasc Diabetol 12: 45

Williams DR (1985) Hospital admissions of diabetic patients: information from hospital activity analysis. Diabet Med 2: 27–32

Williams LH, Rutter CM, Katon WJ, Reiber GE, Ciechanowski P, et al. (2010) Depression and incident diabetic foot ulcers: a prospective cohort study. Am J Med 123: 748–754

Winkler AS, Ejskjaer N, Edmonds M, Watkins PJ (2000) Dissociated sensory loss in Diabetic autonomic neuropathy. Diabet Med 17: 457–462

Yager DR, Zhang Y, Liang H-X, Diegelmann RF, Cohen IK (1996) Wound fluids from human pressure ulcers contain elevated matrix metalloproteinase levels and activity compared to surgical wound fluids. J Invest Dermatol 107: 743–748

Funktionelle Anatomie des Fußes

E. Stofft

A. Eckardt, R. Lobmann (Hrsg.), *Der diabetische Fuß*,
DOI 10.1007/978-3-642-38425-7_2,

Der menschliche Fuß hat vielfältige statische und dynamische Aufgaben zu erfüllen. Sein besonderes Bauprinzip in Form der Bogenkonstruktion und Unterteilung in Längsgewölbe und Quergewölbe lässt ihn der Krafteinleitung einen federnden Widerstand entgegensetzen. Die bis in die Knochenspongiosa zu verfolgende trajektorielle Konstruktion spiegelt die Druckübertragung perfekt wider. Die in 3 Etagen gegliederten Verspannungssysteme durch Plantaraponeurose, Lig. plantare longum und Lig. calcaneonaviculare plantare arbeiten im Sinne einer Zuggurtung gegen die Last des Rumpfes. Der komplexe Bandapparat und die Anordnung der Sehnen der Flexoren, Extensoren und kurzen Fuß- und Zehenmuskeln lassen ihn zu einem architektonisch funktionell ausgereiften Bewegungselement werden. Seine Vielzahl an gelenkigen Verbindungen mit unterschiedlicher Bewegungsfreiheit wird im Zusammenspiel den vielfältigen Aufgaben gerecht.

Die druckaufnehmende Fußsohle mit ihrer besonderen Konstruktion der passiven und aktiven Verspannungssysteme ist der am meisten belastete Weichteilabschnitt des menschlichen Körpers. Die kollagenen Verspannungssysteme werden durch derbe Retinacula cutis ergänzt, zwischen denen polsternde Fettorgane in Gestalt einer Matratzenkonstruktion eingebaut sind. Diese erlaubt eine optimale Krafteinleitung und gleichzeitig ein sensibles Anpassen an die Oberfläche des Bodens. Mit allen Einzelkomponenten, den ossären, artikulären, ligamentären, muskulären und übrigen Weichteilelementen und ihrem funktionellen Zusammenwirken wird der menschliche Fuß seiner Verantwortung gerecht, die er mit der Aufrichtung in den bipeden Gang und Stand zugeteilt bekam. Anatomie und Biomechanik des menschlichen Fußes, seine Formveränderungen und Erkrankungen stellen somit von jeher ein zentrales Thema in der medizinischen Theorie und Klinik dar.

2.1 Anatomische Grundlagen/Entwicklung

Der Mensch unterscheidet sich grundsätzlich von allen anderen Lebewesen durch seinen aufrechten Gang. Der Wandel von der Quadropedie zum aufrechten bipeden menschlichen Gang hat sich in der Evolution der Hominiden in einem Zeitrahmen von 10–5 Mio. Jahren vor der Gegenwart vollzogen. Dabei stand die Ausbildung des Skelettteiles der hinteren Extremität, die zum Lauf- und Stützorgan geworden ist, am Anfang der Umformung des Gesamtskelettes. Damit die vordere (obere) Extremität zum Greiforgan umkonstruiert werden konnte, musste primär der Fuß (pes) so gestaltet werden, dass der Mensch als »Sohlengänger« sich nicht nur fortbewegen konnte, sondern sich auch in die Lage versetzt sah, trotz Reduzierung der Standfläche auf ca. 100 cm^2 den Körperschwerpunkt im labilen Gleichgewicht über 2 Beinen zu halten. Gleichzeitig musste sich eine Konstruktion ausbilden, die dieser stabilen Standfläche eine elastische Stoßdämpfung und ein kraftvolles Abstoßen bei der Lokomotion ermöglicht (Debrunner 1983; Lanz u. Wachsmuth 2004; Larsen 2003).

Grundlage für die Umkonstruktion ist das Autopodium der fünfstrahligen Tetrapodenextremität, die jedoch weitestgehend im Unterschied zu den Primaten die Greiffunktion verloren hat. Als Anpassung an die Bipedie sind die rechtwinklige Abknickung des Fußes zum Unterschenkel, die Lage der Großzehe (Hallux) in einer Flucht mit den übrigen Zehen und die Ausrichtung des Fußes in die Fortbewegungsrichtung zu werten (Brinkmann 1981). Eine dauernde Belastung durch den gehenden und stehenden Körper erfordert einen kräftigen statischen und dynamischen Apparat, wobei der Hauptanteil der Druckkräfte von der Fußwurzel (Tarsus) als Strebepfeiler und den Knochen des 1. Strahles aufgenommen wird. Dies führte zu einer massiven Zunahme der Knochenmasse des Mittelfußknochens I bzw. der Phalangen der Großzehe (Hallux; Schmidt 1989; Tillmann et al. 1986).

Wie an der Hand (manus) so werden auch am Fuß 3 Skelettabschnitte unterschieden (◘ Abb. 2.1):

- *Fußwurzel*: Tarsus mit Sprungbein (Talus), Fersenbein (Kalkaneus), Kahnbein (Os naviculare), 3 Keilbeine (Ossa cuneiformia) und Würfelbein (Os cuboideum). Der fünfstrahlige Bauplan des Fußes ist in der distalen Reihe der Fußwurzel auf 4 Elemente und in der proximalen Reihe auf 2 Knochen reduziert.
- *Mittelfuß* (Metatarsus): Er beinhaltet das fünfstrahlige Bauprinzip mit 5 Röhrenknochen

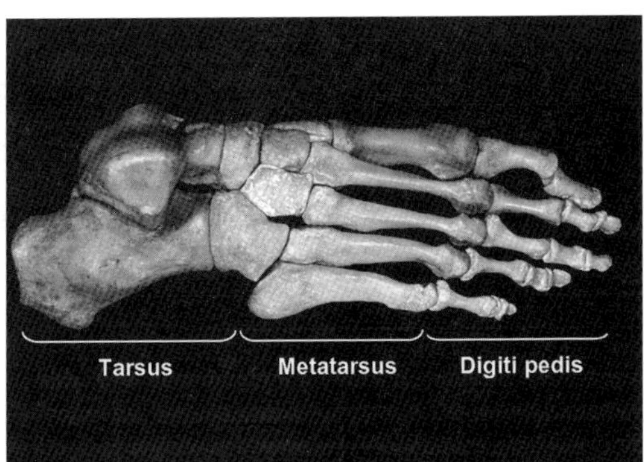

Abb. 2.1 Menschliches Fußskelett. Es besteht aus Fußwurzel (Tarsus), Mittelfuß (Metatarsus) und Zehen (Digiti pedis)

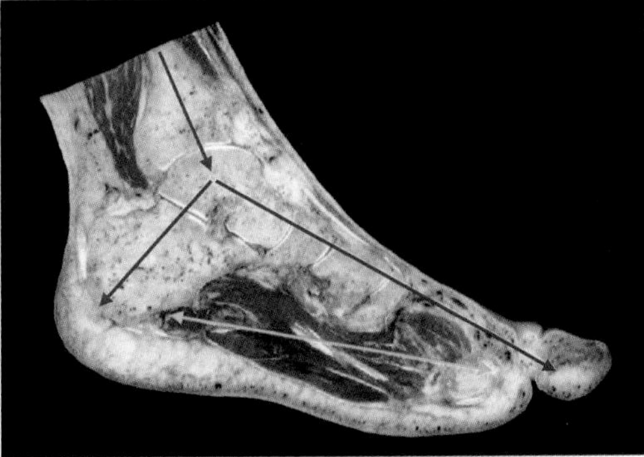

Abb. 2.2 Mediosagittaldurchschnitt durch einen menschlichen Fuß. Die Krafteinleitung erfolgt über den Talus zu Kalkaneus und 1. Strahl. Die Gewölbekonstruktion wird durch die Plantaraponeurose, die Ligamenta und kurzen Fußmuskeln verspannt. (Präparat: Prof. Dr. M. Konerding, Anatomisches Institut, Mainz)

(Ossa metatarsalia) die jeweils eine Basis, ein Corpus und ein Caput besitzen.

- *Zehen* (Digiti pedis): Mit Ausnahme der Großzehe bestehen sie jeweils aus einer Phalanx proximalis, Phalanx media und Phalanx distalis. Im Vergleich zu den Fingern der Hand sind jedoch die Phalangen der Zehen als Folge des Verlustes der Greiffunktion zurückgebildet. Am deutlichsten ist diese Regression an der 5. Zehe festzustellen. Hier sind in 36–50% Mittel- und Endphalanx miteinander verwachsen (Benninghoff u. Drenckhahn 2003; Lanz u. Wachsmuth 2004).

Werden anatomisch 3 Abschnitte des Fußskelettes unterschieden, so haben sich in der Klinik und Praxis die Begriffe Vorfuß (Zehen und Mittelfußknochen) und Rückfuß (Talus und Kalkaneus) bewährt (Lippert 2003).

Die Einzelknochen des Fußskelettes bilden mit ihren Gelenken und dem stabilen kollagenen Bandapparat eine der Funktion angepasste Bogenkonstruktion, bei der eine Querwölbung und eine mediale Längswölbung unterschieden werden. Die hohe mediale *Längswölbung* entsteht durch die Umpositionierung des Talus, der über dem Kalkaneus zu liegen kommt. Damit wird das Tuber calcanei zum Druck übertragenden Skelettelement, wobei die Köpfe der Metatarsalknochen ebenfalls die Druckkräfte aufnehmen. Die *Querwölbung* des Fußes wird in erster Linie durch die Form der Keilbeine hervorgerufen und durch Muskeln, Sehnen und Bänder stabilisiert (Abb. 2.2). An der Stabilisierung des Längsgewölbes sind die ligamentären Strukturen wie Aponeurosis plantaris, Lig. plantare longum und Lig. calcaneonaviculare plantare zu nennen.

Die Unterstützung des Quergewölbes übernehmen die kurzen Fußsohlenmuskeln und der M. peroneus longus, der durch die Fußsohle in einem osteofibrösen Kanal (Canalis plantae) und an der Basis des Os metatarsale I und Os cuneiforme mediale ansetzt. Damit wird die Querwölbung wie ein Bogen durch seine Sehne verspannt (Lippert 2003; Pretterklieber 1999).

Das Pendant zum medialen Längsgewölbe, welches beim Neugeborenen schon vorhanden ist und durch das Wachstum des Kalkaneus zur Anhebung des Metatarsale I und Os cuneiforme mediale führt, der laterale Längsbogen. Die größte Krümmung liegt am Os cuboideum und setzt sich flacher werdend als Tangente am Os metatarsale V fort (Hefti u. Brunner 1999).

Beide Längsbögen machen den Fuß zu einer Tragstrahlkonstruktion mit 3 Hauptbelastungspunkten an der Fußsohle (Abb. 2.3):

- Fersenbein
- Mittelfußköpfchen I
- Mittelfußköpfchen V

Durch das Zusammenspiel aller knöchernen, gelenkigen, ligamentären und muskulären Bauelemente

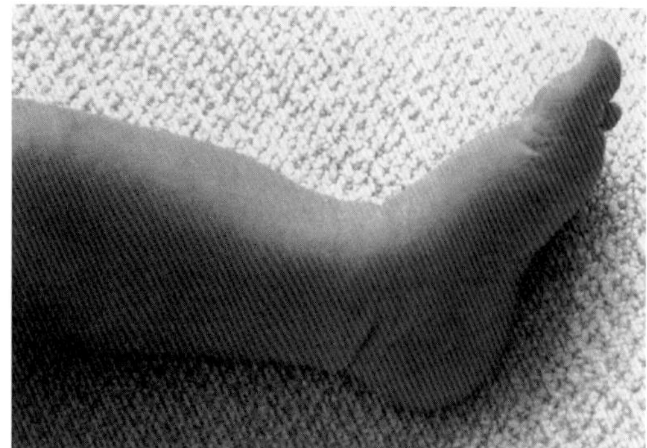

Abb. 2.3 Fuß eines 4-jährigen Kindes: Auffallend ist das flache Längsgewölbe

entsteht ein System, welches über mehrere Entwicklungsphasen von der pränatalen über die neugeborenen, die kindliche Wachstumsphase bis hin zum Erwachsenen führt und seine physiologischen Funktionen erfüllt (Exner 1999; Köhler et al. 2001; Schmidt u. Parsch 2003).

Die Entwicklung der charakteristischen Fußform geht mit Stellungsänderungen der Fußknochen im gesamten Fußbereich einher. Zusätzlich treten bestimmte Formwandlungen besonders bei Talus (Torsion) und Kalkaneus auf (Brinkmann 1981; Müller-Gerbl 2001).

Während der Säugling den Fuß in Supinationsstellung (Inversion) hält, entwickelt sich mit zunehmender Aufrichtung und Fortbewegung eine Pronationsstellung des Kalkaneus (Eversion). Der Talus geht dabei vermehrt ab dem 2. Lebensjahr in die Supinationsstellung und behält dabei seine Position über dem Kalkaneus bei. Überschreitet die Pronation des Kalkaneus das physiologische Maß, dann kommt es zu Störungen im Gefüge des Fußskelettes und zur Ausbildung pathologischer Fußformen.

Die Stellung der Fußknochen zueinander ist für die biomechanische Belastbarkeit von essenzieller Bedeutung. Von hoher klinischer Relevanz sind deshalb außer den Krümmungsradien der Längsbögen und des Quergewölbes die Winkel zwischen Tibia und Fußwurzel- und Mittelfußknochen (Pretterklieber 1999).

Die Stellung der Fußwurzelknochen kann u. a. durch die Achsen und Winkelbildung wie z. B. Talokalkanealwinkel (30°), Tibiokalkanealwinkel (18°), Kalkaneo-metatarsus-I-Winkel (22°), Tibiotalarwinkel (18°) und Talo-Metatarsus-I-Winkel (3°) radiologisch bestimmt werden (Lanz u. Wachsmuth 2004).

2.2 Morphologie der Gelenke des Fußes

2.2.1 Oberes Sprunggelenk (Art. talocruralis)

Morphologie

In diesem Gelenk (Abb. 2.4) bilden die distalen Enden der Unterschenkelknochen (Tibia, Fibula) die Malleolengabel, die den Talus wie eine Rolle umklammern. Die Malleolen sind durch straffe Bänder miteinander verbunden (Syndesmosis tibiofibularis), die dem Gelenk die Festigkeit und Sicherheit verleihen. Die Trochlea tali besitzt 3 überknorpelte Gelenkflächen (Facies superior, Facies malleolaris medialis und lateralis). Der Krümmungsradius der Trochlea schwankt um 20 mm (Lanz u. Wachsmuth 2004). Sie ist vorne stärker als hinten gekrümmt. In seitlicher Ansicht zeigt sich die Trochlea tali geometrisch als Zylindermantelausschnitt von ca. 2 cm Durchmesser und einer Bogenlänge von 120°. Die konkave Fläche der Malleolengabel hat jedoch nur eine Bogenlänge von 80°. Dadurch ist in jeder Stellung des Gelenkes nur 1/3 der Trochlea von der Tibiafläche bedeckt (Lippert 2003; Macho et al. 1991).

Die Seitenränder der Rolle konvergieren nach dorsal, dadurch ist die Rolle vorne um 4–5 mm breiter als hinten. Der sagittale Durchmesser der Facies superior beträgt etwa 30 mm und als Gesamtfläche wird in der Literatur 1150 mm^2 angegeben (Müller-Gerbl 2001). Als konkave Gelenkfläche artikuliert hier die Facies articularis inferior der Tibia, die in der Mitte einen stumpfen First trägt, der mit einer seitlichen Rinne an der Trochlea tali artikuliert. Somit beschränkt sich die Belastungsfläche bei geringer Krafteinleitung auf die beiden Talusrollkanten. Die angedeutete Keilform der Trochlea führt dazu, dass bei Plantarflexion ein größeres »joint play« vorhanden ist als bei Dorsalflexion (»close packed position«; Putz u. Müller-Gerbl 1991; Seiler 1999).

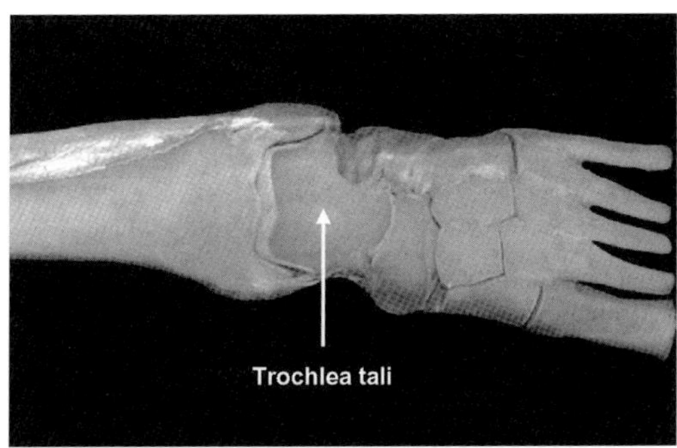

Abb. 2.4 Frontalschnitt durch das OSG und Fußskelett. Die Trochlea tali wird von der Malleolengabel umfasst

Kapsel- und Bandapparat

Die Capsula articularis entspringt jeweils von dem Umfang der Gelenkränder und schließt ventral ein kurzes Stück des Talus ein. Die Malleolen bleiben außerhalb gelegen. Die schwache vordere Kapselfläche ist mit den Sehnen der Extensoren verwachsen. Medial und lateral strahlen die Seitenbänder in die Kapsel ein. Der dorsale Kapselanteil erfährt eine Verstärkung durch das Lig. talofibulare posterius (»tibial slip« des Bandes). Eine querverlaufende Synovialfalte begrenzt nach ventral die Gelenkhöhle, die nach kranial sich in den Recessus zwischen Tibia und Fibula ausdehnt. Unterschiedlich ausgeprägte synoviale Fettpolster (immer vorhanden die ventrale querverlaufende Synovialfalte) bilden meniskoide Strukturen aus, die als Dämpfungselemente in der jeweiligen Endphase der Dorsal- und Plantarbewegung wirken. Zusätzlich wird das Lig. tibiofibulare interosseum nach distal durch ein ebensolches meniskoides Fettpolster ergänzt, welches die Gelenkpfanne für die Trochlea tali vervollständigt (Debrunner 1974; Pretterklieber 1999).

Die Bandsicherung der Malleolengabel erfolgt über die Lig. tibiofibularia anterius und posterius, den sog. Gabelbändern. Sie setzen die Verlaufsrichtung der Membrana interossea nach distal fort. Die Dicke der Bänder wird von Schmidt für das vordere mit 4 mm und das hintere mit 6,3 mm angegeben (Schmidt 1981). Sie werden für den Federungsmechanismus der Syndesmosis tibiofibularis bei den Bewegungen im oberen Sprunggelenk verantwortlich gemacht.

Die Bandsicherung des oberen Sprunggelenks erfolgt medial und lateral über spezielle Bandsysteme, die die Malleolen mit der Fußwurzel verbinden. Das Lig. mediale (auch deltoideum) besitzt 4 Anteile, die als pars tibionavicularis, pars tibiotalaris anterior und posterior und als pars tibiocalcanearis bezeichnet werden.

Lateral erfolgt die Stabilisierung des Gelenks durch das Lig. talofibulare anterius, Lig. talofibulare posterius und Lig. calcaneofibulare (Tillmann 1977).

Kinematik

Das obere und untere Sprunggelenk stellen aufgrund des Bandapparates und der über beide Gelenke ziehenden Muskeln eine funktionelle Einheit dar. Dennoch ist jedes Gelenk aufgrund seiner Anatomie und Geometrie der Gelenkkörper für seine Bewegung verantwortlich. Das obere Sprunggelenk ist ein Scharniergelenk (Ginglymus) in dem eine isolierte Bewegung des Fußes in der Sagittalebene stattfindet. Die Gelenkachse verläuft durch die Spitzen der Malleolen und den Krümmungsmittelpunkt der Trochlea tali (Müller-Gerbl 2001; Seiler 1999). Sie ist nicht exakt horizontal eingestellt, sondern sie verläuft in einem Winkel von 80° zur Längsachse der Tibia. Sie liegt lateral etwas tiefer als medial.

Nach Seiler (1999) bildet sie zur lateralen Gelenkfacette des Talus einen Winkel von 85° ± 4° und zur medialen Gelenkfacette des Talus einen Winkel von 78,8° ± 6,8°. Dies bedeutet, dass die Achse eher auf der lateralen Fläche senkrecht steht. Eine Verlagerung der queren Bewegungsachse soll aufgrund der unterschiedlichen Krümmungsradien der medialen und lateralen Talusschulter bei Dorsal- und Plantarflexion möglich sein (Pretterklieber 1999; Schmickal et al. 2002; Seiler 1999). Dennoch hat es sich in der Praxis bewährt, eine »singuläre« Kompromissachse anzunehmen. Kinematisch betrachtet findet bei der Plantarflexion eine geringe Rotationsbewegung des Talus nach innen statt. Diese Bewegung setzt sich kontinuierlich in den Bewegungsablauf der Inversion und Adduktion des Fußes, die im unteren Sprunggelenk stattfinden, fort (Benninghoff u. Drenckhahn 2003; Bojsen-Moller 1982; Lanz u. Wachsmuth 2004).

Um diese Achse ist eine dorsoplantare Bewegung des Fußes möglich, wobei es aufgrund der Talusform zu einer Weitenänderung der Malleolengabel von ca. 1,4 mm kommt. Der Umfang der Dorsalflexion (Extension) beträgt ca. 20° (nach Benninghoff ca. 30°; Benninghoff u. Drenckhahn 2003) die Plantarflexion (Flexion) ca. 45°. Dies hat zur Folge, dass beim Gehen auf einer Ebene, deren Steigung mehr als 30° beträgt, insbesondere der hintere Teil der Fußsohle (Kalkaneus) nicht mehr aufgesetzt werden kann. Die Keilform der Trochlea tali erlaubt eine geringe Verkantung, die sich als Ab- und Adduktionsbewegung auszeichnet. Sie ermöglicht beim Abrollen des Fußes eine bessere funktionelle Druckübertragung im Gelenk.

> **Beim Gesunden ist keine quere Translation in der Gabel aufgrund der guten Passung der Gelenkflächen und des straffen Bandapparates möglich.**

Beim unbelasteten Gelenkpräparat ist es nach Seiler jedoch möglich, das Sprungbein bis zu 0,7 mm nach lateral zu verschieben (Seiler 1999). Dieses Seitspiel nimmt von der Dorsalflexion (»closed packed-position«; Pretterklieber 1999; Soames 1995) nach der Plantarflexion zu (Seiler 1999). Die »gesperrte« Stellung des Gelenkes, die bei Dorsalflexion allmählich erreicht wird, entsteht durch den ansteigenden Widerstand der von straffen Bändern gehaltenen Malleolengabel (Müller-Gerbl 2001; Pretterklieber 1999; Seiler 1999). Bei Plantarflexion lässt die Knochenführung zugunsten der Bandsicherung nach.

Das Lig. deltoideum übernimmt dabei die Führung des Fußes bei Dorsal- und Plantarflexion indem es den Tibiotalarwinkel sichert. Die Pars tibionavicularis und Pars tibiocalcanearis verlaufen oberflächlich und werden von der Ansatzsehne des M. tibialis posterior überquert. Die Pars tibionavicularis verhindert eine Pronation des Talus. Sie helfen bei der endgradigen Zentrierung der Bewegungsachse, wie alle anderen Teilabschnitte der Seitenbänder, mit. Bei der Dorsalflexion kommt es zur steigenden Anspannung der Pars tibiotalaris posterior. Unter Varusinnenrotationsstress wird es beansprucht und ist bei Supinations-Inversions-Verletzungen beteiligt. Die Pars tibiocalcanearis ist in allen Positionen des Fußes im oberen Sprunggelenk gespannt.

Die 3 selbständigen lateralen Einzelbänder sichern das Gelenk und verhindern ein supinatorisches Einknicken des Fußes. Das Lig. talofibulare anterius hemmt die Plantarflexion des Fußes, bzw. die Rückbeugung des Unterschenkels (Debrunner 1974). Als schwächstes Außenband zeigt es eine Spannungszunahme bei Varusinnenrotationsbelastung (Seiler 1999). Es wird in seiner Wirkung unterstützt durch das Lig. calcaneofibulare, welches zusätzlich eine Supination des Fußes im unteren Sprunggelenk bremst.

Der stärkste Bandzug, das Lig. talofibulare posterius hemmt die Dorsalflexion. Es besteht seinerseits aus 3 getrennten Anteilen. Dieses laterale Band ist in allen O-Stellungen des Fußes gespannt. Bei Verletzung des Lig. calcaneofibulare kommt es zur verstärkten Varusstellung. Bei Zerstörung des Lig. talofibulare anterius wird eine Translation des Fußes nach vorne möglich (Subluxation).

Die funktionelle Bedeutung dieses Außenbügels besteht in der anatomischen Verlaufsform. Üblicherweise bilden Lig. talofibulare anterius und Lig. calcaneofibulare einen interligamentären Winkel von 40° (Schmidt 1989). Kommt es zur anlagebedingten Vergrößerung des Winkels und damit zur Spreizung der Bandzüge resultiert daraus eine verminderte Stressabsorption mit der klinischen Problematik des »inborn weak ankle«, die man früher auf eine konstitutionelle Schwäche der fibularen Kollateralbänder zurückführte (Soames 1995).

Das obere Sprunggelenk hat u. a. die Aufgabe der Lastübertragung des Teilkörpergewichts auf den Fuß. Dies erfolgt über die druckaufnehmenden Flächen von Trochlea tali und Facies articularis inferior tibiae. Die Talusseitenflächen und die malleolaren Gelenkflächen erhalten den Gelenkdruck durch die Zugverspannung der Syndesmosis tibiofibularis, die horizontal angeordnet ist und durch die Seitenbänder im oberen Sprunggelenk die vorwiegend vertikal orientiert sind.

Die Druckbelastung wird vom oberen Sprunggelenk zum Fuß übertragen (Putz u. Müller-Gerbl 1991).

2.2.2 Unteres Sprunggelenk (Art. talotarsalis)

▪ Morphologie

Im unteren Sprunggelenk (▣ Abb. 2.5) artikulieren Talus, Kalkaneus und Os naviculare. Anatomisch besteht das untere Sprunggelenk aus 2 vollständig

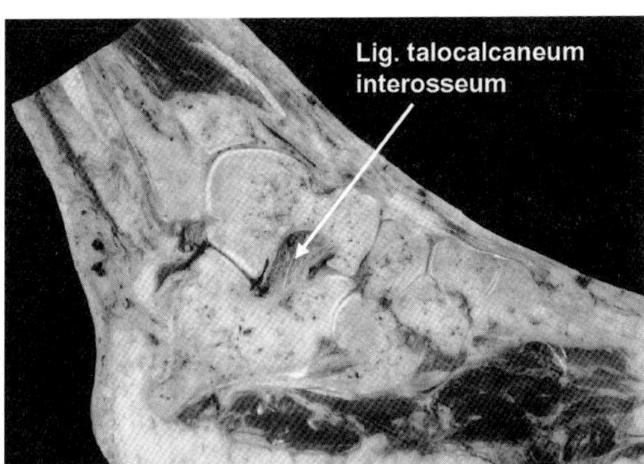

■ **Abb. 2.5** Mediosagittalschnitt durch einen menschlichen Fuß. Die Art. subtalaris mit dem Lig. talocalcaneum interosseum ist zu sehen. (Präparat: Prof. Dr. M. Konerding, Anatomisches Institut, Mainz)

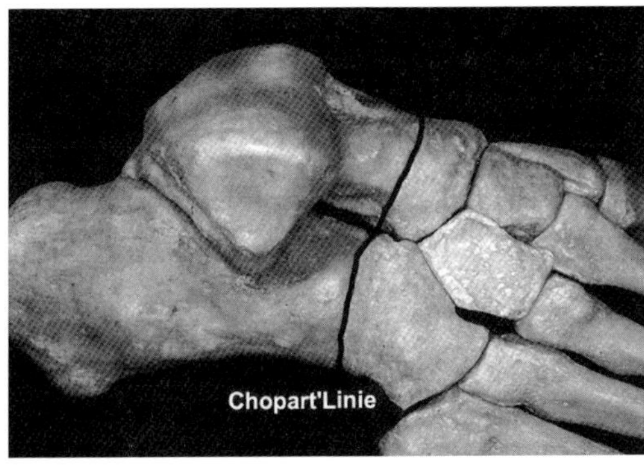

■ **Abb. 2.6** Tarsus mit Chopart-Linie

durch Gelenkkapseln voneinander getrennten Gelenken, der Art. subtalaris und der Art. talocalcaneonavicularis. Funktionell werden die beiden Gelenke zu einem Scharniergelenk, in dem gleichsinnige Bewegungen ablaufen, zusammengefasst. Sie werden durch den Sinus tarsi und die hier gelegenen Bandsysteme getrennt. In der Art. subtalaris bildet der Kalkaneus den gewölbten Kopf (Facies articularis talaris ant.), der in die konkave Gelenkfläche des Talus passt (Facies articularis calcanea posterior).

In der Art. talocalcaneonavicularis artikuliert die Facies articularis navicularis des Talus mit dem Os naviculare und dem Pfannenband (Lig. calcaneonaviculare plantare). Die Facies articularis calcanea media und anterior artikulieren mit den konkaven Gelenkflächen des Kalkaneus (Facies articularis talaris ant. und med.).

■ Kapsel- und Bandapparat

Die Kapseln der beiden Gelenkkammern sind durch den Sinus tarsi vollständig voneinander getrennt. Die Kapsel ist dünn und schlaff. Sie grenzt jeweils an die Knochenknorpelgrenzen der Fußwurzelknochen. Größere Recessus der Gelenkhöhlen kommen nicht vor. Gelegentlich kann man eine Verbindung lateral zwischen der Art. subtalaris und Art. talocruralis beobachten (Hellige et al. 1981; Kremer et al. 1997; Lanz u. Wachsmuth 2004). Dorsal sind als Verstärkungsbänder der Kapsel in der Art. subtalaris einige Bindegewebsstrukturen vorhanden, die jedoch den Bewegungsumfang nicht limitieren. Ventral, medial und lateral lassen sich präparatorisch das Lig. talocalcaneum med., Lig. talocalcaneum interosseum und das Lig. talocalcaneum laterale, das vom Proc. lateralis tali kommt und zur lateralen Fläche des Kalkaneus zieht, darstellen. Seine Fasern strahlen gelegentlich in das Lig. talofibulare ant. ein und es stellt funktionell-anatomisch die Beziehung zum oberen Sprunggelenk her (Drenckhahn 1994).

Die vordere Kammer des unteren Sprunggelenks hat gelegentlich getrennte Kapseln, die gelegentlich die Facies articularis calcanea media tali und die des Kalkaneus (Facies articularis talaris media) umschließen. Die Dorsalseite wird durch das Lig. talonaviculare, das den Taluskopf mit dem Os naviculare verbindet, verstärkt. Es tritt mit den Lig. deltoideum (pars tibionavicularis) in Verbindung. Lateral liegt das Lig. calcaneonaviculare. Es bildet mit dem Lig. calcaneocuboideum das Lig. bifurcatum. Es vereinigt die Art. talonavicularis mit der Art. calcaneocuboidea zum Chopart-Gelenk, einer Gelenklinie, die als Amputationslinie klinische Relevanz besitzt. Dieses V-förmige Band zieht über die Gelenklinie und wird als Schlüsselband bezeichnet (■ Abb. 2.6).

Neben dem Lig. talocalcaneum interosseum kommen laterale und mediale Bandzüge vor, wobei der mediale als Lig. neglectum bezeichnet wird und vom Sustentaculum tali schraubenförmig herab zum Os naviculare zieht.

Auf der plantaren Gelenkseite fehlt die Capsula articularis. Die Lücke wird durch das Lig. calcaneonaviculare plantare, ein mit hyalinem Gelenkknorpel überzogenes Band, das Pfannenband geschlossen. Es ist ein echter Bestandteil der vorderen Gelenkkammer und bildet die Pfanne mit der Facies articularis posterior navicularis für den Taluskopf. Es verspannt die Längswölbung des Fußes. Bei Abflachung des Fußes wird es überdehnt. Es trägt nicht den Taluskopf, da die Druckübertragungsflächen auf dem Kalkaneus und Os naviculare liegen. Bei Überdehnung kann es jedoch zu einem Abrutschen des Taluskopfes kommen, da der Zusammenhalt der Gelenkpfannen gestört ist. Das den engen Zusammenhalt von Talus und Kalkaneus gewährleistende Lig. talocalcaneum interosseum besteht aus 2 Bandzügen, wobei der laterale Teil (»cervical ligament«) schräg vom Kalkaneus zum Talushals zieht und lateral vom Ursprung des M. extensor digitorum brevis bedeckt wird. Eine Kapselverstärkung erfolgt nicht (Kremer et al. 1997; Kummer 1979; Müller-Gerbl 2001).

▪ **Kinematik**

Das untere Sprunggelenk kann aufgrund des Bewegungsmechanismus als Ginglymus (Drenckhahn 1994; Hellige et al. 1981) aufgefasst werden, wobei die Bewegung um eine Kompromissachse, die von medial oben in den Hals des Sprungbeins tritt, den Sinus tarsi kreuzt, und zur lateralen Seite des Tuber calcanei zieht. Die Achse bildet einen Winkel von 40° zur Horizontalebene und von ca. 20° zur Längsachse des Fußes. Die Bewegung wird als Inversion mit bis zu 35°, und als Eversion (Rückfuß nach lateral) mit bis zu 20° angegeben (Benninghoff u. Drenckhahn 2003; Lanz u. Wachsmuth 2004; Müller-Gerbl 2001). Da bei diesen Bewegungen gleichzeitig Bewegungen in den anderen Fußgelenken stattfinden, werden diese Mischbewegungen als Supination und Pronation bezeichnet (Putz u. Müller-Gerbl 1991).

Anatomisch betrachtet kann in jedem Einzelgelenk, welches durch die Gelenkflächenkontakte entsteht, eine Bewegungsachse konstruiert werden, sodass man von einem multiaxialen Gelenk sprechen muss (Debrunner 1985). Trotzdem wird eine allgemeingültige diagonal verlaufende Kompromissachse festgelegt. Nach Lanz/Wachsmuth wird das untere Sprunggelenk als Zapfen-Kugel-Gelenk beschrieben, mit der gleichen Kompromissachse, wobei bei der Inversion der »subtalaren Fußplatte« gleichzeitig eine Adduktionsbewegung gegenüber dem Talus und bei Eversion eine Abduktion gegenüber dem Talus kombiniert ist (Lanz u. Wachsmuth 2004).

> **Beide Sprunggelenke stellen eine Art Kardangelenk dar, wobei funktionell das untere Sprunggelenk mit dem oberen zusammenhängt (Kremer et al. 1997). Es bildet eine kinematische Kette, womit alle Bewegungen zwangsläufig miteinander gekoppelt sind (Schmidt 1981).**

2.2.3 Übrige Gelenke der Fußwurzel und des Mittelfußes

Fersenbein-Würfelbein-Gelenk (Art. calcaneocuboidea)

▪ **Morphologie**

Das Fersenbein-Würfelbein-Gelenk (Art. calcaneocuboidea) besitzt sattelförmige Gelenkflächen, die für die Umwendbewegung von Bedeutung sind. Mit der Art. talonavicularis bildet es die Art. tarsi transversa (Chopart-Gelenk). Es artikuliert die Vorderfläche des Kalkaneus (Facies articularis cuboidea) mit der proximalen Gelenkfläche des Os cuboideum (Facies articularis calcanea ossis cuboidea).

▪ **Kapsel- und Bandapparat**

Eine eigene Gelenkkapsel umfasst dieses Gelenk. Das Lig. calcaneocuboideum bildet den lateralen Schenkel des Lig. bifurcatum und spielt dabei eine große Rolle bei der Sicherung des Chopart-Gelenkes. Lateral und plantar verstärken Ligamenta die Kapsel und strahlen zum Teil in das Lig. plantare longum ein.

▪ **Kinematik**

Aufgrund des straffen Bandapparates sind die Dreh-, Plantar- und Dorsalbewegungen minimal, sodass es anatomisch als Amphiarthrose beschrieben wird (Drenckhahn 1994; Kremer et al. 1997). Im Zusammenspiel mit der Art. calcaneonavicularis kann im Chopart-Gelenk der Vorfuß nach plantar und nach dorsal bewegt werden. Auch sind trotz des starken Bandapparates Drehbewegungen des Vorfußes in diesem Gelenk möglich. Die Verwringung des Vorfußes im Sinne der Pronation beträgt dabei 15° und im Sinne der Supination ca. 35°.

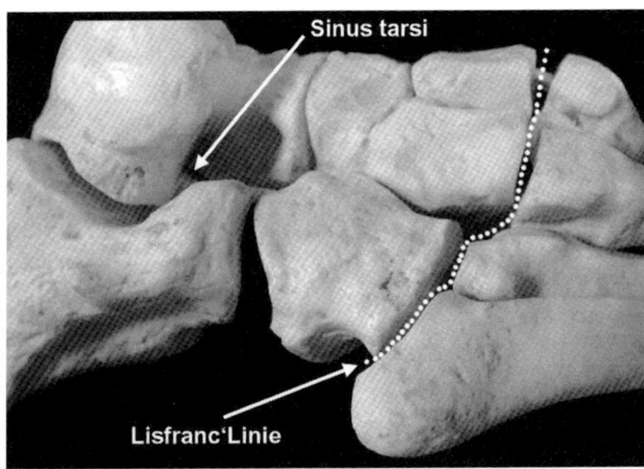

Abb. 2.7 Tarsus mit Lisfranc-Linie

Art. cuneonavicularis

■ **Morphologie**

Die distale Fläche des Os naviculare bildet in der Art. cuneonavicularis ein zusammengesetztes Gelenk. Dabei stehen die Gelenkfacetten der Ossa cuneiformia als konkave Gelenkanteile mit der konvex gekrümmten Fläche (Facies anterior) des Os naviculare in Verbindung. Die Kapsel wird dorsal und plantar durch Bänder verstärkt.

■ **Kinematik**

Die straffen Bänder erlauben eine geringe Beweglichkeit im Sinne einer leichten Dreh- und Gleitbewegung. Die Summe aller Einzelbewegungen ergibt schließlich die Verformung des Fußes und seine optimale Anpassung an den Boden beim Gehen und Abrollen. Bei diesen kombinierten Bewegungsabläufen wird eine inkonstante Gelenkbeteiligung zwischen lateralem Os cuneiforme und Os cuboideum mit einbezogen.

Articulationes tarsometatarseae

■ **Morphologie**

Hierbei artikulieren die distalen Flächen der Ossa cuneiformia und des Os cuboideum mit den basalen Teilen der Metatarsalknochen (■ Abb. 2.7). Sie können als plane Gelenke aufgefasst werden. Die Spalten der Gelenke bilden eine charakteristische Lisfranc-Gelenklinie, die nicht gerade von lateral nach medial verläuft, sondern wegen des nach proximal versetzten zweiten Metatarsalknochens abgeknickt ist. Der Eingang in diese Amputationslinie erfolgt an der tastbaren Tuberositas ossis metatarsalis V (Bojsen-Moller 1982).

■ **Kapsel- und Bandapparat**

Getrennte Gelenkkapseln umschließen die jeweiligen Gelenke, wobei das Os cuneiforme mediale und das Os metatarsale I eine gelenkige Verbindung bilden. Die Ossa cuneiformia intermedium und laterale artikulieren mit dem Os metatarsale II und III. Dabei kommuniziert die Gelenkhöhle sogar mit der Art. cuneonavicularis. Das Os cuboideum schließlich artikuliert mit dem III. und IV. Metatarsalknochen. Auch hier können die Gelenkhöhlen miteinander kommunizieren (Lanz u. Wachsmuth 2004).

Ein straffes Bandgefüge verbindet plantar und dorsal die Knochen der Fußwurzel und des Mittelfußes (Meyer u. Kappeler 1996).

■ **Kinematik**

Aufgrund der verstärkten Bandführung sind keine Bewegungsexkursionen möglich, sodass sie als Amphiarthrosen betrachtet werden können. Geringe Beweglichkeit ist im 1. und 5. Strahl aktiv und passiv möglich, im Sinne der Plantar- und Dorsalflexion und der Verdrehung des Vorfußes (Kummer 1967).

2.2.4 Zwischen-Mittelfuß-Gelenke

Articulationes intermetatarseae

■ **Morphologie und Kinematik**

Es artikulieren hier die einander zugewandten Flächen der Mittelfußknochen. Die Basen der Mittelfußknochen werden durch dorsal gelegene Bänder (Ligg. metatarsalia dorsalia) und plantar angeordnete Ligg. metatarsalia plantaria miteinander verbunden. Als Funktion kommt ihnen eine Unterstützung der Art. metatarsophalangea zu. Hierbei helfen sie bei der »Verwindung« des Fußes.

Über diese Gelenke und an den Basen der Ossa metatarsalia inserierend zieht das Lig. plantare longum. Es entspringt medial und lateral am Tuber calcanei und zieht bis zum Os cuboideum (als Lig. calcaneocuboideum plantare = breve) bzw. bis zu den Mittelfußbasen. Es wirkt dabei stabilisierend auf die Fußwurzel- und Fußwurzelmittelfußgelenke. Es ist die Verspannung des Längsgewölbes.

2.2.5 Mittelfuß-Zehen-Gelenke

Articulationes metatarsophalangeae

▪ **Morphologie und Kinematik**

Es artikulieren die kugelförmigen Körper der Mittelfußknochen mit den konkaven Gelenkflächen der Grundphalangen der Zehen. Die Basen werden plantar durch faserknorpelige Platten vergrößert. Die weiten Gelenkkapseln werden plantar durch Ligg. plantaria verstärkt, die die Gleitrinnen für die Beugesehnen darstellen. Dorsal, durch die Dorsalaponeurose und lateral durch die Kollateralbänder werden die Kapselanteile verstärkt. Das kräftige, eine Spreizung der Mittelfußknochen verhindernde Lig. metatarseum profundum verbindet die Köpfchen der Mittelfußknochen. Die Art. metatarsophalangea I zeichnet sich durch einen ovoiden Gelenkkopf aus, der plantar 2 Rinnen enthält, in denen das mediale und laterale Sesambein eingelagert ist. Die Sesambeine sind mit der faserknorpeligen Grundplatte verbunden (Lanz u. Wachsmuth 2004).

Trotz ihres kugelförmigen Kopfes sind die Bewegungen limitiert, sodass man diese Gelenke als funktionelle Scharniergelenke für die Dorsalflexion und Plantarflexion bezeichnet. Abduktionsbewegungen sind beim Kind noch möglich, beim Erwachsenen nicht mehr feststellbar. Beim Stand befinden sich die Zehen in diesen Grundgelenken in leichter Dorsalextension, wobei die Köpfe auf den überknorpelten Faserplatten liegend als Stützpunkte dienen.

Die Bewegungsexkursion ist an der Großzehe (Hallux) am größten, an der Kleinzehe (Digitus minimus) am geringsten.

2.2.6 Zwischenzehengelenke

Articulationes interphalangeae

▪ **Morphologie und Kinematik**

Hierbei artikulieren die rollenförmigen, bikondylären Köpfe der Grund- und Mittelphalangen mit den keilförmigen Anteilen der Mittel- und Endphalangen. Die Großzehe besitzt nur ein Interphalangealgelenk. Die Dorsalaponeurose und die Kollateralbänder verstärken die Gelenkkapseln.

Es sind reine Scharniergelenke mit einem Freiheitsgrad für die Beugung und Streckung der Zehen.

2.3 Muskeln des Unterschenkels und Fußes

Die Muskeln am Unterschenkel werden funktionell in 3 Gruppen unterteilt:

- ventrale Gruppe oder Extensoren,
- laterale Gruppe oder Peroneusgruppe,
- dorsale Gruppe oder Flexoren.

Sie wirken auf oberes und unteres Sprunggelenk sowie auf Tarsometatarsal-, bzw. Metatarsophalangeal- und Interphalangealgelenke. Sie entspringen am Schienbein, Wadenbein und Membrana interossea. Lediglich der M. gastrocnemius und der M. plantaris haben ihren Ursprung am Femur. Ihre Funktion besteht darin den Fuß gegenüber dem Unterschenkel während des Gehens zu bewegen bzw. beim Stehen zu stabilisieren. Außerdem sind die kurzen Fußmuskeln und die Sehnen der Unterschenkelmuskeln mit daran beteiligt, die Gewölbekonstruktion des Fußes zu unterstützen bzw. bei der Abrollbewegung des Fußes eine achsengerechte Bewegung in den Gelenken zu ermöglichen (Drenckhahn 1994; Lanz u. Wachsmuth 2004; Pretterklieber 1999; Tillmann 1977).

2.3.1 Ventrale Gruppe oder Extensoren

In der Extensorengruppe werden M. tibialis anterior, M. extensor digitorum longus und M. extensor hallucis longus unterschieden. Ihre Sehnen werden vom Retinaculum extensorum superius und inferius gehalten.

Die seitlich gelegene Peroneusgruppe enthält den M. peroneus longus und M. peroneus brevis. Sie verlaufen unter dem Retinaculum Mm. peroneorum superius und inferius hinter dem Malleolus lateralis zur Basis Ossis metatarsalis V (M. peroneus brevis) bzw. an der Tuberositas cuboidea zur Fußsohle in einem osteofibrösen Kanal zum Os cuneiforme mediale und Os metatarsale I (M. peroneus longus).

Während die Extensorengruppe und hier insbesondere der M. tibialis anterior auf das obere Sprunggelenk wirkt, kommt es durch diese Extensionswirkung zu einer Abflachung des Längsgewölbes. Nach Lanz/Wachsmuth soll die Sehne des M. tibialis anterior keine Haltefunktion für die Fußwölbung erfüllen (Lanz u. Wachsmuth 2004).

Die Sehnen des M. extensor digitorum longus gehen in die Dorsalaponeurosen der Zehen II bis V über und bewirken hier eine Streckung der Zehen und eine Dorsalflexion im oberen Sprunggelenk und unterstützen die Pronationsbewegung im unteren Sprunggelenk.

Der M. extensor hallucis longus unterstützt die Funktion des M. tibialis anterior und da er in der Achse des unteren Sprunggelenkes verläuft, ist er bei Pronation und Supination mitbeteiligt.

Bei Ausfall der Extensoren, wie es bei Schädigung des N. fibularis profundus vorkommt, kommt es zum Bild des »Hängefußes«, wobei der Fuß in Equinusstellung schlaff herabhängt. Das Gangbild ist dabei sehr beeinträchtigt. Der Fuß wird zuerst mit den Zehen aufgesetzt und dann mit der Ferse (»Steppergang«; (Exner 1999; Schmidt u. Parsch 2003).

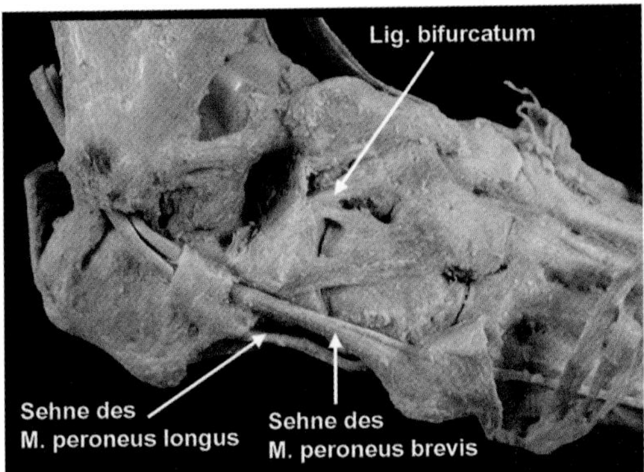

Abb. 2.8 Plastiniertes Fußpräparat mit Sehnen und ändern

2.3.2 Laterale Gruppe oder Peroneusgruppe

Die Funktion des M. peroneus longus ergibt sich aus seinem Verlauf mit seiner Sehne hinter der Achse des oberen Sprunggelenkes und lateral von der Achse des unteren Sprunggelenkes. Damit beteiligt er sich an der Plantarflexion und wird zu einem kräftigen Pronator. Er verspannt aktiv die Fußgewölbe, vorwiegend die Querwölbung (Abb. 2.8).

Der M. peroneus brevis ist ebenfalls ein kräftiger Plantarflexor sowie Pronator. Eine funktionelle Beziehung zur Fußwölbung hat er nicht, da er am lateralen Fußrand ansetzt.

2.3.3 Flexorengruppe

Sie besteht aus 2 Schichten, der oberflächlichen mit M. triceps surae (M. gastrocnemius, M. soleus und M. plantaris) und der tiefen Schicht mit M. tibialis posterior, M. flexor hallucis longus und M. flexor digitorum longus.

Der M. gastrocnemius ist ein zweiköpfiger und zweigelenkiger Muskel. Er zieht über Knie- und Sprunggelenk. Seine Sehne inseriert gemeinsam mit den Sehnen des M. soleus und M. plantaris am Tuber calcanei. Der M. triceps surae gehört zu den kräftigsten Muskeln des Menschen. Seine Hauptfunktion besteht in der Plantarflexion. Beim Zehenstand ist er in der Lage die Kraft des Körpergewichts zu überwinden und die Ferse anzuheben. Er übernimmt beim Gehen die Abrollbewegung durch das Anheben des Rückfußes vom Boden. Er verhindert, dass der Körper im Stehen und Gehen im oberen Sprunggelenk nach vorne kippt.

Der M. soleus unterstützt in allen Funktionen den M. gastrocnemius – außer im Kniegelenk, da der Ursprung des M. soleus unterhalb des Knies an der Linea M. solei liegt und er somit keine Beziehung zur Kniegelenksachse hat.

Bei Ausfall des den M. triceps surae innervierenden N. tibialis kommt es zum Auftreten der Fußdeformation des Pes calcaneus (»Hackenfuß«).

Der M. plantaris erfüllt kaum eine bedeutende Funktion, da er einen zu kleinen physiologischen Querschnitt besitzt. Er ist jedoch in der Lage, da seine Fascie mit der Gefäßadventitia verbunden ist, die Vasa tibialia posteriora offen zu halten, bzw. eine Kompression dieser Gefäße bei Beugung im Kniegelenk zu verhindern.

Tiefe Schicht

Die Flexoren der tiefen Schicht ziehen hinter dem Malleolus medialis zum Fuß, wobei die Sehne des M. tibialis posterior die Sehne des M. flexor digitorum longus im unteren Drittel des Unterschenkels unterkreuzt (Chiasma crurale).

Hinter dem Malleolus werden sie durch das Retinaculum flexorum (Lig. laciniatum) gehalten. Die Sehne des M. tibialis posterior zieht unter dem Sustentaculum tali des Kalkaneus zum Os naviculare und Os cuneiforme intermedium und laterale. Fächerförmig nimmt er Beziehung auf zum Os cuboideum und den Basen der Metatarsalknochen II bis V und zum Pfannenband. Daraus leitet sich ab, dass er aktiv das Längs- und Quergewölbe verspannt. Er unterstützt mit seiner breiten Sehnenfläche intensiv das Pfannenband.

Der M. flexor digitorum longus zieht mit dem M. tibialis posterior um den Malleolus medialis und überkreuzt in der Fußsohle die Sehne des M. flexor hallucis longus (Chiasma plantare), spaltet sich in 4 Sehnen auf und zieht als »perforans« durch den von den Sehnen M. flexor digitorum brevis (»perforatus«) gebildeten Sehnenschlitz um an den Basen der Endphalangen zu inserieren (Lanz u. Wachsmuth 2004).

Von seinen Sehnen entspringen die Mm. lumbricales. Der M. flexor digitorum longus ist im Vergleich zum M. triceps surae ein schwacher Beuger und Supinator, dafür jedoch ein kräftiger Beuger in den Zehenendgelenken. Er wirkt bei der Abrollbewegung mit und unterstützt das Abstoßen des Vorfußes. Durch den M. quadratus plantae beteiligt er sich an der aktiven Verspannung des Längsgewölbes (Putz u. Müller-Gerbl 1991).

Der M. flexor hallucis longus ist mit beteiligt an den Funktionen des M. flexor digitorum longus, anatomisch ist er durch die Junctura tendineum mit ihm verknüpft. Seine Funktion besteht nicht nur in der Wirkung auf die Großzehengelenke sondern durch seine enge morphologische Verbindung beteiligt er sich an den kinematischen Abläufen der Fußbewegung (Tillmann et al. 1986).

2.3.4 Kurze Muskeln des Fußes

Während die dorsale Gruppe auf dem Fußrücken liegend aus 2 Muskeln besteht, dem M. extensor digitorum brevis und dem M. extensor hallucis brevis, sind die Muskeln an der Fußsohle in mehreren Schichten angeordnet (Abb. 2.9):

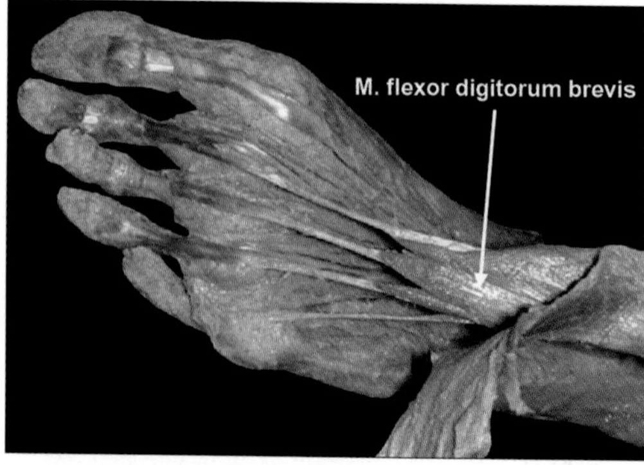

Abb. 2.9 Muskelpräparat der Fußsohle

- oberflächliche Schicht: M. abductor hallucis, M. flexor digitorum brevis, M. abductor digiti minimi,
- 2. Schicht: Sehne des M. flexor digitorum longus, Mm. lumbricales, M. quadratus plantae,
- 3. Schicht: M. flexor hallucis brevis, M. adductor hallucis, M. flexor digiti minimi brevis, M. opponens digiti minimi,
- tiefste Schicht: Mm. interossei plantares und dorsales, Sehnen des M. tibialis posterior und M. peroneus longus.

Die Funktion dieser Fußsohlenmuskeln ergibt sich einerseits aus ihrem Verlauf und der Insertion zum anderen aus ihrer Anordnung zum Längsgewölbe. Sie verspannen die Längswölbung und spielen dabei bei Deformationen des Fußes eine kausale Rolle.

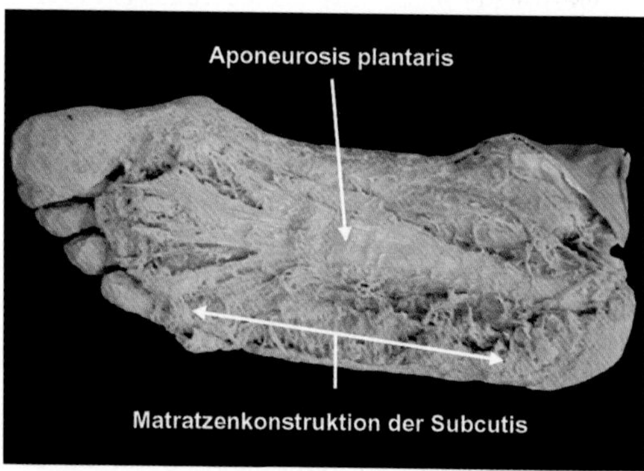

Abb. 2.10 Plantaraponeurose. Neben der Aponeurosis plantaris erkennt man das subkutane Fettpolster in Form der Matratzenkonstruktion

Sie stehen in funktioneller Verbindung zu dem Druckkammersystem der Fußsohle und den ligamentären Verspannungssystem der Fußwölbungen. Sie werden ihrerseits durch die derbe, kollagene Plantaraponeurose geschützt (◻ Abb. 2.10; Blechschmidt 1934).

Literatur

Benninghoff A, Drenckhahn D (2003) Anatomie. In: Drenckhahn D (Hrsg.) Makroskopische Anatomie, Histologie, Embryologie, Zellbiologie. 16. Auflage Band 1. Urban & Fischer München, Jena

Blechschmidt E (1934) Die Architektur des Fersenpolsters. Gegenbaurs Morph JG 73: 20–68

Bojsen-Moller F (1982) Normale und pathologische Anatomie des Vorfußes. Orthopäde 11: 148–153

Brinkmann P (1981) Die Richtung der Fußlängsachse beim Gehen. Z Orthop 119: 445–448

Debrunner AM (1983) Orthopädie. Die Störungen des Bewegungsapparates in Klinik und Praxis. Huber, Bern

Debrunner HV (1974) Zur Biomechanik des Fußes. Orthopäde 3: 127–134

Debrunner HV (1985) Biomechanik des Fußes. Enke, Stuttgart

Drenckhahn D (1994) Untere Extremität. In: Drenckhahn D (Hrsg.) Makroskopische Anatomie, Embryologie und Histologie des Menschen. Urban & Schwarzenberg, München

Exner GU (1999) Fehlbildungen des Fußes. Orthopäde 28: 133–142

Hefti F, Brunner R (1999) Das abgeflachte Fußlängsgewölbe. Orthopäde 28: 159–172

Hellige R, Gretenkord K, Tillmann B (1981) Funktionelle Anatomie des oberen und unteren Sprunggelenks. Orthop Prax 17: 299–304

Köhler A, Zimmer EA, Freyschmidt (2001) Grenzen des Normalen und Anfänge des Pathologischen in der Radiologie des kindlichen und erwachsenen Skeletts. 14. Auflage. Thieme; Stuttgart

Kremer K, Lierse W, Platzer W, Schreiber HW, Weller S (1997) Untere Extremität In: Hierholzer G, Platzer W, Weller S (Hrsg.) Chirurgische Operationslehre. 10. Teil. Thieme, Stuttgart, New York

Kummer B (1967) Funktionelle Anatomie des Vorfußes. Z Orthop 103: S482–S493

Kummer B (1979) Die Biomechanik des Rückfußes. Z Orthop 117: 551–556

Lanz J, Wachsmuth W (2004) Praktische Anatomie. Bein und Statik. 2. Auflage. Spinger, Berlin, Heidelberg New York

Larsen C (2003) Füße in guten Händen. Thieme, Stuttgart

Lippert H (2003) Lehrbuch Anatomie. 6. Auflage. Urban & Fischer, München, Jena

Macho VM, Mathews LS, Zwirkoski P, Goldstein JA (1991) The joint contact area of the ankle. The contribution of the posterior malleolus. J. Bone Joint Surg Am 73: 347–351

Meyer RP, Kappeler U (1996) Fußchirurgie in der Praxis. Springer, Berlin Heidelberg New York

Müller-Gerbl M (2001) Anatomie und Biomechanik des oberen Sprunggelenks. Orthopäde 30: 3–11

Pretterklieber ML (1999) Anatomie und Kinematik der Sprunggelenke des Menschen. Radiologe 39: 1–7

Putz R, Müller-Gerbl M (1991) Funktionelle Anatomie des Fußes. Orthopäde 20: 2–10

Schmickal T, Biglari B, Wentzensen A (2002) Biomechanische Untersuchungen der Achsenkinematik an menschlichen Sprunggelenken. Grundlagenuntersuchungen für die Entwicklung eines Bewegungsfixateurs. Orthopäde 31: 1084–1091

Schmidt C, Parsch K (2003) Der kindliche Knick-Senk-Fuß. Orthopäde 32: 253–263

Schmidt HM (1989) Funktionelle Anatomie und Biomechanik der Sprunggelenke. Hefte Unfallheilkunde 204: 9–21

Schmidt HM (1981) Die Artikulationsflächen der menschlichen Sprunggelenke. Advanc Anat Embryol 6: 1–81

Seiler H (1999) Das obere Sprunggelenk. Biomechanik und funktionelle Anatomie. Orthopäde 28: 460–468

Soames RW (1995) Skeletal system. In: Williams PC, Bannister LH, Berry MM et al. (eds) Gray's anatomy. The anatomical basis of medicine and surgery. 38th ed. Churchill Livingstone, New York

Tillmann B (1977) Beitrag zur funktionellen Anatomie des Fußes. Orthop Prax 7: 504–509

Tillmann B, Tichy P, Schneider A (1986) Biomechanik des Vorfußes unter besonderer Berücksichtigung des Hallux valgus. In: Blauth W (Hrsg.) Hallux valgus. Springer, Berlin Heidelberg New York

Diagnostik

R. Lobmann, C. Espinola-Klein, H.H. Krämer, S. Schadmand-Fischer, U. Waldecker, A. Eckardt

A. Eckardt, R. Lobmann (Hrsg.), *Der diabetische Fuß*,
DOI 10.1007/978-3-642-38425-7_3, © Springer-Verlag Berlin Heidelberg 2015

3.1 Internistische Diagnostik

R. Lobmann

Die internistische Basisuntersuchung ist richtungsweisend für den weiteren diagnostischen und therapeutischen Verlauf. Insbesondere sind hier anamnestisch Risikofaktoren der Läsionsentstehung, aber auch Aspekte, die möglicherweise die Wundheilung beeinträchtigen könnten, zu erheben.

Neben der allgemeinen internistischen Basisuntersuchung sind Untersuchungen des neurologischen- und Gefäßstatus wesentlicher Bestandteil der Diagnostik. Besonderes Augenmerk ist der Beurteilung der Wunde zu widmen, um die folgenden therapeutischen Maßnahmen zu planen.

Das typische diabetische Ulkus ist bereits nur durch seinen äußeren Aspekt eindeutig von Läsionen anderer Genese abgrenzbar (Armstrong u. Lavery 1998; Boulton et al. 2004; Lobmann 2011).

> **Es ist häufig durch einen kleinen äußeren Defekt mit erheblich größerer Wundhöhle unter intakter Haut gekennzeichnet; dabei ist es fast kreisrund, scharf demarkiert und häufig von einem kallösen, hyperkeratotischen Wall begrenzt. Die Haut des Fußes ist aufgrund der autonomen Neuropathie sehr trocken, weist häufig Rhagaden und erhebliche Hyperkeratosen auf (◘ Abb. 3.1).**

Im Gegensatz zur peripher arteriellen Verschlusskrankheit, der wichtigsten Differenzialdiagnose, die entscheidend das weitere therapeutische Management beeinflusst, ist der Fuß warm und hat ein rosiges Hautkolorit. Die Fußpulse sind oft tastbar und die Venen gut gefüllt. Die Lokalisation der Läsion ist dabei auf druckbelastete Regionen beschränkt (Metatarsale I, Ferse). Aber auch Läsionen im Zehenbereich, dann primär durch zu enges und ungeeignetes Schuhwerk induziert, sind möglich und dürfen nicht den Trugschluss einer primär führenden pAVK nach sich ziehen (◘ Tab. 3.1).

> **Generell ist auch hier festzuhalten, dass das diabetische Fußsyndrom aufgrund seiner multifaktoriellen Genese das klassische Beispiel für eine interdisziplinäre Erkrankung darstellt, die daher auch die parallel einsetzende Diagnostik verschiedener Disziplinen erfordert.**

Die diagnostische Sicherheit der individuell vorliegenden Genese der diabetischen Fußläsion muss rasch erfolgen. Insbesondere die frühzeitige Diagnostik einer möglicherweise begleitenden Gefäßerkrankung und des Infektionsstatus sowie die Beurteilung des Befundes der knöchernen Strukturen sind entscheidend für den Verlauf und die Prognose der diabetischen Fußläsion.

Zur Dokumentation eignen sich individuelle oder von den Fachgesellschaften vorgegebene Dokumentationsbögen (www.ag-fuss-ddg.de).

3.1.1 Anamnese

Bereits anamnestisch ergeben sich klare Hinweise auf die Genese und Begleitstörungen bei Patienten mit einem Diabetes mellitus und einer Fußläsion.

Führend sind auch anamnestisch die Symptome der diabetischen Polyneuropathie wie Parästhesien (Kribbeln oder Taubheitsgefühl), brennende Schmerzen, Temperaturmissempfindung (Thermhypästhesie) oder Hyperästhesien (»painfull painless legs«, »burning feet syndrome«).

Die typische Symptomatik einer Claudicatio kann trotz signifikanter begleitender peripherer Ar-

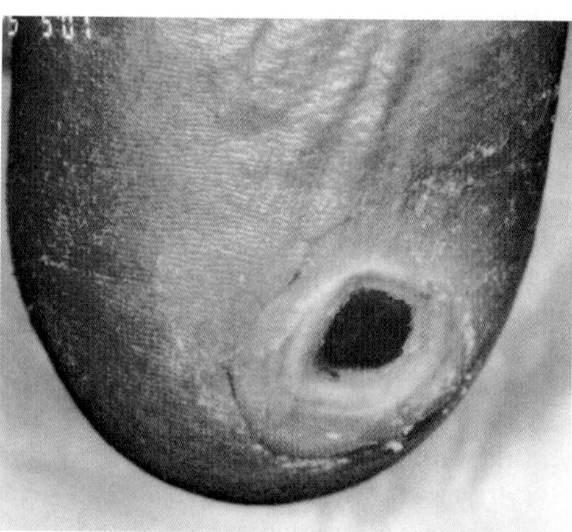

◘ **Abb. 3.1** Typisches DFS

■ **Tab. 3.1** Differenzialdiagnose neuropathische und ischämische diabetische Fußläsion (DFS)

	Neuropathisches DFS	Ischämisches DFS
Anamnese		
		Nikotinabusus
		Koronare Herzkrankheit
	Ohne Claudicatio intermittens	Mit Claudicatio intermittens
Klinik		
Farbe	Rosig	Blass bis livide
Temperatur	Warm	Kühl
Haut	Trocken	Normal
	Hyperkeratosen	Fissuren
	Rhagaden	Intradermale Hämatome
	Lokales Ödem	
Schmerzsensationen	Häufig fehlend	Unauffälliger neurologischer Status
	Missempfindungen (Brennen, Kribbeln etc.)	Ruheschmerz
	Schmerzlose Läsion	Schmerzhafte Läsion
Fußpulse	Oft tastbar	Nicht tastbar
Achillessehnenreflex	Fehlend	Normal
Läsion	An druckbelasteten Stellen	Akren
Knochendeformitäten/Krallenzehen	Typisch	Oft normal

teriosklerose aufgrund einer gleichzeitig bestehenden Polyneuropathie fehlen. Die Klassifikation nach Fontaine ist daher bei diesem Patientenkollektiv nur kritisch einzusetzen.

Im Rahmen der Anamnese müssen auch die aktuellen Ursachen, die zur Ulzeration führten, evaluiert werden. Sehr häufig ist falsches und vorwiegend zu enges Schuhwerk die Ursache für ein Ulkus, insbesondere im Fersen- und Zehenbereich. Iatrogene Schädigungen oder Schnittverletzungen bei der selbst oder durch einen Podologen durchgeführten Fußpflege sind möglich. Häufig finden sich auch Bagatelltraumen, die exazerbieren und die von dem Patienten initial oft gar nicht bemerkt wurden.

Erfragt werden muss die Dauer seit dem Auftreten der Läsion, vorangegangene Behandlungsversuche der Wunde, mögliche Voroperationen und bereits stattgehabte Fußläsionen und deren Verlauf und Therapieergebnis.

Abschließend sind anamnestisch auch die Wundheilung störende Medikamente oder Faktoren des Lifestyles zu erfragen. Absolute Nikotinkarenz ist zur ausreichenden Oxygenierung der Peripherie unerlässlich. Eine reduzierte oder fehlende Wundheilung ist auch mit anderen Faktoren assoziiert (■ Tab. 3.2), die bei der Anamnese und der sich anschließenden Diagnostik eruiert werden müssen. Insbesondere hat hier auch eine Bewertung der glykämischen Kontrolle zu erfolgen, um ggfs. notwendige Maßnahmen zur Optimierung des Blutglukoseserumspiegels vornehmen zu können.

3

Tab. 3.2 Wundheilungsstörungen im Rahmen des diabetischen Fußsyndroms

Systemische Faktoren mit hemmendem Einfluss auf die Wundheilung	
Gefäßveränderungen	Chronisch venöse Insuffizienz
	Periphere arterielle Verschlusskrankheit
	Kollagenosen
Primäres/sekundäres Lymphödem	
Metabolische Erkrankungen	Diabetes mellitus
	Gicht
	Hyper-/Hypothyreose
Systemische Infektionen	Bakteriell
	Mykose
	Parasitär
Chronisch entzündliche Erkrankungen	Pyoderma gangraenosum
	Vaskulitisformen
	Perforierende Dermatosen
	Necrobiosis lipoidica diabeticorum
	Granuloma anulare
Hämatologische Grunderkrankungen	Gerinnungsstörungen
	Sichelzellanämie
	Polycythaemia vera
Tumoren	Primäre kutane Tumoren
	Exulzerierte Metastasen
Demographische Faktoren	Lebensalter
	Geschlecht
	Compliance
	Ernährungsstatus
	Sozioökonomisches Umfeld
Nierenfunktionsstörung	
Leberfunktionsstörung	
Anämie	
Hypoproteinämie	
Kachexie	
Malnutrition	Vitamin-C-Mangel
	Zinkmangel
Faktor-XIII-Mangel	
Pharmaka	Steroide
	Antibiotika
	Lokale Antiseptika
	Zytostatika
	Antikoagulanzien
Lokale Faktoren	
Ungünstige Wundbehandlung	Persistierende (plantare) Druckbelastung
Lokale Wundinfektion	Wiederholte Mikrotraumata
Nekrosen	Bakterielle Toxine/Wunddetritus
Wundtaschen	

Die Faktoren für eine Wundheilungsstörung werden in primär lokale und in systemische Faktoren, die den Patienten als Ganzes beeinflussen und sich sekundär schädigend auf die Wundheilung auswirken, eingeteilt.

3.1.2 Klinische Untersuchung

Inspektion und Fußbefund

Im Rahmen der klinischen Untersuchung ist eine Inspektion von Gang- und Standbild, des Fußes (Hautintegrität, Muskelapparat, knöcherne Anteile) und des Schuhwerkes unerlässlich (Boulton et al. 2004; Lobmann 2011; O'Brien et al. 2003).

Auffällig ist eine meist trockene und rissige Haut mit Rhagaden und Hyperkeratosen.

Es ist auf weitere Fußdeformierungen wie Krallenzehen, Hallux valgus oder rigidus, einen Hohl-, Knick- oder Senkfuß zu achten.

Eine Osteomyelitis im Zehenbereich äußert sich in dem typischen Bild des sog. »sausage toe« mit einer kolbenförmigen Auftreibung (Abb. 3.2).

Häufig vergessen wir leider die Inspektion der Zehennägel und der Zehenzwischenräume. Viel-

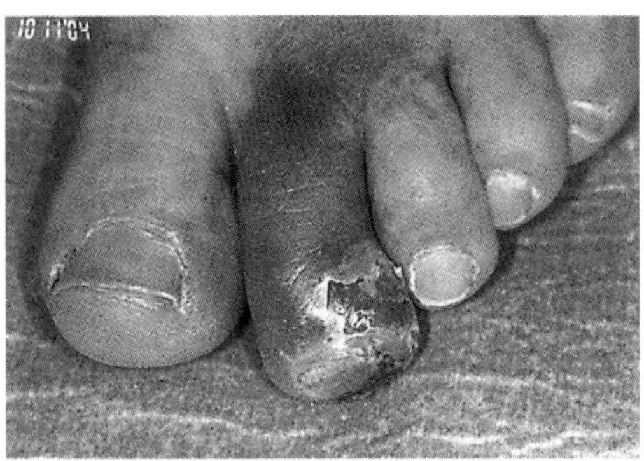

Abb. 3.2 Sausage toe

fach findet sich bei Diabetikern – insbesondere mit Fußsyndrom – eine Nagel- oder Interdigitalmykose. Onychomykosen treten bei bis zu 37% der Diabetiker auf (Lipsky 2008; Mayser et al. 2004).

Ebenfalls der Blickdiagnose erschließt sich in der Regel die diabetische Neuroosteoathropathie, der sog. Charcot-Fuß. Dieser ist primär durch eine reaktive Hyperämie mit deutlicher Schwellung und Destruktion der knöchernen Strukturen mit einem Zusammensintern des Mittelfußes gekennzeichnet, wie detailliert in ► Kap. 5 dargestellt wird (Jude u. Boulton 2001; Pinzur et al. 2000).

Befund der Läsion

Die Klassifikation der Wunde wurde bereits in ► Kap. 1 beschrieben und auf die Hauptfaktoren der Wundinfektion und -ischämie hingewiesen. Allerdings muss die Wunde noch eingehender morphologisch betrachtet werden.

Für die Prognose ebenfalls bedeutend ist die Lokalisation der Läsion. Während ein Debridement im Bereich der Fußsohle meist kein Problem darstellt, kann dies im Zehenbereich aufgrund der Nähe der knöchernen Strukturen und des Bandapparates bei nur geringer muskulärer Schicht schwierig sein. Auch im Bereich der Ferse gelegene Läsionen können aufgrund des dystrophen und bradytrophen Gewebes mit hohen Fettgewebsanteilen oft nur schlecht heilen.

Bei der Größenbestimmung der Wunde (meist berechnet nach maximaler horizontaler und longitudinaler Ausdehnung) darf der Einfluss der Wundtiefe auf die Heilung nicht vergessen werden. Mittlerweile stehen moderne digitale Systeme zur Verfügung, mit denen die exakte Wundfläche berechnet werden kann.

Die regelmäßige Beurteilung der Wundgröße lässt Rückschlüsse über die vermutlich zu erwartende Heilungszeit zu, wobei hierfür auch hilfreiche Algorithmen entwickelt wurden (Zimny et al. 2002; Zimny et al. 2003).

> **Bedeutsam ist, dass eine Wunde ohne Größenreduktion während eines Behandlungszeitraumes von 4 Wochen bereits als chronische Wunde anzusehen ist. Solche chronischen Läsionen erfordern ein intensiveres Wundmanagement, das möglicherweise auch innovative Therapieoptionen umfasst.**

Essenziell ist auch die Beschreibung des Wundbettes, zumal gerade die sog. »wound bed preparation« zunehmend elementares Konzept in der Wundbehandlung wird.

Hier muss das Augenmerk auf die Wundfarbe, den Zustand des umgebenden Gewebes und der Wundbeläge gelegt werden.

> **Vitales Wundgewebe ist rosa oder rot und dabei glänzend oder glatt. Einsprossendes Epithel ist sichtbar und erscheint rosa oder fast weiß. Avitales Gewebe ist dagegen farblich als gelb, blau, braun oder schwarz zu beschreiben. Die Oberfläche selbst ist eher schmierig belegt und weich.**

Gerade beim klassischen neuropathischen Ulkus ist das ausgiebige scharfe Débridement von besonderer Bedeutung. Dies ist generell auch beim neuroischämischen diabetischen Fußsyndrom möglich, das ebenfalls von der Entfernung nichtvitaler Gewebe profitiert; allerdings muss hier sehr vorsichtig, durchaus über mehrere Sitzungen verteilt, debridiert werden um vorhandenes vitales Gewebe nicht zu sehr zu beeinträchtigen.

Da vom Wundrand die Wundkontraktion und auch die Epithelialisierung ausgeht, muss auch dieser exakt beschrieben werden. Hier sind weitere wesentliche Punkte ob dieser unterminiert, hyperkeratotisch oder mazeriert ist.

Inspektorisch lassen sich auch klassische Zeichen der Infektion wie zum Beispiel eine Schwellung, Rötung, Schmerz oder Gerüche finden. Gerade bei chronischen Wunden sind diese aber nicht zuverlässig, da hier zum Beispiel eine Rötung durch eine weitere Belastung der Wunde entstehen kann. Schmerzen können gerade beim neuropathischen diabetischen Fuß fehlen.

Sichere Zeichen sind Pus oder Krepitationen beim Vorliegen gasbildender Keime. Generell ist wegen der Gefahr einer raschen Ausbreitung der Infektion beim diabetischen Fußsyndrom – und dies häufig mit einem polymikrobiellen Keimspektrum sowie mit Problemkeimen – ein tiefer Wundabstrich zu fordern. Dabei sollten mehrere Abstriche an verschiedenen Stellen und so tief wie möglich erfolgen. Alternativ kann eine Wundbiopsie zur mikrobiologischen Diagnostik und Bestimmung des »bacterial load« genutzt werden.

Sofern knöcherne Strukturen frei liegen oder auch sondiert werden können (»probe the bone«) ist die Wunde mit einer Osteomyelitis vergesellschaftet und die antibiotische Therapie wird dementsprechend eingeleitet (▶ Kap. 4.6; Boulton et al. 2004; Lobmann 2011; Schultz et al. 2003; Sibbald et al. 2003).

Orientierende neurologische Untersuchung

Siehe hierzu auch ▶ Abschn. 3.3.

Die diabetische Neuropathie war lange Zeit ein klinisch unterschätztes Problem des Diabetes. Mit zunehmender Anzahl der Patienten, insbesondere mit einer schmerzhaften peripheren Neuropathie, einer autonomen Neuropathie und nachfolgender kardiovaskulärer Gefährdung, tritt dieses Problem zunehmend in den Vordergrund.

Bei etwa 50% der Diabetiker besteht nach 25 Jahren Diabetesdauer eine symptomatische periphere Neuropathie; die Diabetesgenese besitzt keinen Einfluss, wohl aber besteht eine enge Abhängigkeit von Alter, Diabetesdauer und Qualität der Einstellung.

Die autonome Neuropathie liegt bei ca. 20% der diabetischen Patienten vor, auch dies korreliert mit Lebensalter und Diabetesdauer sowie hier auch mit der Mikroangiopathie. Bei einer manifesten peripheren Neuropathie liegt in 30–50% der Fälle eine autonome Neuropathie vor. Die diabetische Polyneuropathie ist die führende Ursache der diabetischen Plantarulzeration.

Bei der peripheren sensomotorischen Neuropathie sind zunächst überwiegend lange Nervenfasern betroffen, sodass die Beschwerden typischerweise peripher beginnen. Weiter kennzeichnend ist eine zunächst symmetrische und fast regelhaft sockenförmige Neuropathie, die sich mit Progredienz der Erkrankung nach proximal ausbreitet.

Klinisch ist es von großer Bedeutung, dass hier eine sehr sorgfältige neurologische Anamnese und Untersuchung durchgeführt wird; erhoben werden Vibrationsempfinden, Warm- und Kalt-Empfinden, Nervenleitgeschwindigkeit, EMG und ggf. evozierte Potentiale.

Verschiedene Fragebögen haben sich im klinischen Alltag bewährt, insbesondere sind hier der Total Symptom Score (TSS), Neuropathy Deficite Score (NDS) und der Neurologic Symptom Score (NSS) zu erwähnen.

Initial imponiert der Befund von trockenen Füßen durch eine Störung der Sudomotorik, die häufig, mitunter als Folge von Eröffnung von AV-Shunts durch eine autonome Neuropathie, von palpatorisch warmer Haut begleitet wird. Die Ausbildung von sog. Krallenzehen wird durch eine motorische Neuropathie bedingt, in deren Folge die kurzen Fußmuskeln atrophieren.

Die *minimale Diagnostik* erfordert eine Vibrationsmessung mit graduierter 128-Hz-Stimmgabel nach Rydell-Seiffer. Die Untersuchung erfolgt am Caput ulnae (interne Referenz), dem Malleolus medialis und dem Großzehengrundgelenk. Eine Vibrationsschwelle unter 4/8 ist als pathologisch zu werten. Ergänzend sind ein fehlendes Berührungsempfinden mittels 10-g-Mikrofilament, ein reduziertes Warm-Kalt-Empfinden (Testung z. B. mittels Tip-Therm), ein vermindertes Schmerzempfinden sowie eine gestörte 2-Punkt-Diskrimination und der Status der Muskeleigenreflexe als wesentliche Risikoindikatoren zu werten. Insbesondere der Achillessehnenreflex stellt einen sensitiven Marker der Tiefensensibilität dar.

> **Generell sollte diese neurologische Basisdiagnostik bei allen Patienten mit einem Diabetes mellitus – unabhängig von einem Fußbefund – einmal jährlich vom betreuenden Arzt erhoben werden.**

Die Bestimmung der Hauttemperatur lässt Rückschlüsse auf eine autonome Regulation zu und ist wesentlicher diagnostischer Faktor der Osteoarthropathie.

Weitere neurophysiologische Tests (EMG, NLG, computerbasierte semiobjektive Systeme etc.) sind initial meist nicht notwendig, können aber im Verlauf zur weiteren Risikostratifizierung und Differenzialdiagnostik angeschlossen werden. Eine peripher autonome Neuropathie kann z. B. mittels eines Sweatspot-Testes oder dem Neuropad-System evaluiert werden (Papanas u. Ziegler 2011; Deanfield et al. 1980; Spruce et al. 2003; Vinik 2003; Zangaro u. Hull 1999).

Orientierende angiologische Untersuchung

Siehe hierzu auch ► Abschn. 3.2.

Prinzipiell ist ein sorgfältiger und umfassender Gefäßstatus zu erheben. Peripher sind die Aa. femoralis (palpatorisch und auskultatorisch), die Aa. popliteae, die Aa. dorsalis pedis sowie die Aa. tibialis posterior zu untersuchen.

Alle Patienten sollten eine Dopplersonographie der peripheren Gefäße mit Bestimmung der Verschlussdrücke erhalten, wobei der Normbereich des brachiopedalen Index zwischen 0.9 und 1.1 liegt. Unter einem Index von 0.9 ist eine weitere Differenzialdiagnostik einzuleiten.

Allerdings ist die Dopplersonographie als Monodiagnostik nicht ausreichend und muss durch die Kombination verschiedener angiologischer Methoden ergänzt werden.

Hier sind insbesondere die Continuous-Wave-Dopplersonographie, die Oszillographie und die Messung des transkutanen Sauerstoffpartialdruckes zu nennen.

Bei auffälligen oder pathologischen Befunden muss diese Diagnostik durch invasive Verfahren (intraarterielle digitale Subtraktionsangiographie (DSA) oder die Magnetresonanzangiographie) ergänzt werden.

Bei allen diesen Verfahren ist auf eine exakte Darstellung insbesondere der Fußgefäße (Arcus pedalis) zu achten (Schaper et al. 2012; Rumenapf et al. 2008; Sumpio et al. 2003).

Bedeutung radiologischer Untersuchungsverfahren für den Internisten

Siehe hierzu auch ► Abschn. 3.4.

Bei jedem Patienten sollte eine Röntgenaufnahme beider Füße angefertigt werden, um eine Mediasklerose, Osteoarthropathie oder Zeichen einer Osteomyelitis festzustellen.

Die typischen Zeichen einer Osteomyelitis wie eine Transparenzerhöhung, Osteolysen oder Sequesterbildung können bei kurz bestehenden Infekten oft im konventionellen Röntgenbild noch fehlen und machen weitergehende diagnostische Schritte notwendig.

Besonders geeignet zur Darstellung des Fußskelettes im Kontext seines Gefüges mit Muskel- und Bandapparat ist die Magnetresonanztomographie (MRT).

Bei dem Verdacht auf eine Osteomyelitis kann zusätzlich eine Knochen- oder Leukozytenszintigraphie durchgeführt werden, die bei negativem Befund eine Osteomyelitis sicher ausschließt, aber im positiven Fall zum Beispiel durch Umbauprozesse und wegen der anatomischen Unschärfen nicht zur Planung weiterer therapeutischer Schritte geeignet ist. Auch für die Fragestellung der Osteomyelitis ist die MRT, neben der fehlenden Strahlenbelastung, überlegen. Gerade in der Diagnostik und Verlaufsbeobachtung des Charcot-Fußes ist ein MRT obligat (Alazraki et al. 2000; Balsells et al. 1997; Canade et al. 2003; Cotroneo et al. 1997).

3.1.3 Apparative Untersuchungen

Pedobarographie

Eine Pedobarographie zur Bestimmung der plantaren Fußdrücke sollte sich nach Abheilen der akuten Läsion anschließen. Sie stellt ein probates Mittel zur Dokumentation der plantaren Druckverteilung dar und eignet sich besonders für die Anfertigung und Verlaufskontrolle der sich anschließenden diabetesgerechten Schuhversorgung. Eine weitere Einsatzmöglichkeit der Pedobarographie ergibt sich in der Schulung der Patienten mit einem Diabetes mellitus (O'Brien et al. 2003; Lobmann et al. 2001; Abouaesha et al. 2004; Fleiss 1998; Grimm et al. 2004).

Laborchemische und mikrobiologische Diagnostik

Siehe hierzu auch ► Kap. 4.6.

Parameter der Paraklinik sind sicher hilfreich in der Verlaufsbeurteilung der Infektion beim diabetischen Fußsyndrom. Allerdings ist hier kritisch zu bewerten, dass selbst bei schwerer Infektion bei der betroffenen Patientengruppe signifikante Erhöhungen von C-reaktivem Protein (CRP), der Blutsenkung (BSG) oder Blutbildveränderungen ausbleiben können.

Bei erhöhten Laborparametern sind diese für das Monitoring gut geeignet. Besonders günstig scheint hier das high-sensitive CRP zu sein.

Die Dokumentation von Blut-Glukose und HbA_{1c} dient der Beurteilung der Stoffwechseleinstellung. Insbesondere eine unklare Entgleisung der Blutzuckerwerte kann ein früher Indikator einer Exazerbation eines Infektes sein.

3.1.4 Dokumentation

Die Dokumentation aller Befunde bei Erstvorstellung und im weiteren Verlauf ist nicht nur für die individuelle Prognose und Therapieplanung wichtig. Auch die interne Qualitätskontrolle (Ergebnis- und Verlaufsqualität) tritt in Zeiten der Erfassung und Dokumentation von »Diagnosis-Related Groups« (DRG) und Disease Management Programs (DMP) in den Vordergrund (▶ Kap. 8). Nicht zuletzt erfordern auch zunehmend forensische Gründe eine exakte Dokumentation der Verläufe.

Standardisierte Erhebungs- und Verlaufsbögen sind hier sicherlich hilfreich. Die einfache Skizzierung der Wunde ist nicht mehr ausreichend. Generell muss bei jeder Vorstellung des Patienten eine Fotodokumentation erfolgen. Auch hier sind Standards einzuhalten (gleicher Hintergrund, Patientenidentifikation, Datum, Maßstab).

Dies gilt ebenso im stationären Bereich, wo neben einer Dokumentation bei Aufnahme und zur Entlassung an festgelegten Tagen dokumentiert werden muss. Auch bei wesentlichen Befundänderungen (neue Abszessbildung, Erysipel, Nekrosen) muss eine Fotodokumentation erfolgen.

Digitale Wunddokumentationsprogramme (PC, Tablet) erleichtern die Dokumentation und Verlaufskontrolle immens.

3.2 Angiologische Diagnostik

C. Espinola-Klein

3.2.1 Die diabetische Angiopathie

Bereits aus den Daten der Framingham-Studie ist bekannt, dass der Diabetes mellitus einen der stärksten kardiovaskulären Risikofaktoren in der Pathogenese der Atherosklerose darstellt und die meisten Diabetiker an den Folgen kardiovaskulärer Komplikationen versterben (Kannel et al. 1974; Grundy et al. 2002). Kausale Wirkungen auf die Gefäßwand werden z. B. den »advanced glycation endproducts«, der Hyperinsulinämie bzw. der Insulinresistenz, veränderten Funktionen der Blutplättchen mit Hyperkoagulabilität oder der veränderten Plasmaviskosität zugeschrieben (Windler u. Greten 1999; Khaw et al. 2001). Es ist bekannt, dass Patienten mit Diabetes mellitus eine rasch progressive und diffuse Atherosklerose des gesamten Gefäßbaumes entwickeln (Gordon u. Kannel 1972; Kannel et al. 1988; Kannel 1994). Die diabetische Angiopathie betrifft Typ-1- und -2-Diabetiker gleichermaßen und kommt bei männlichen und weiblichen Diabetikern gleich häufig vor (Windler u. Greten 1999; Khaw et al. 2001).

Die Atherosklerose des Diabetikers weist bezogen auf die betroffene Gefäßregion einige Besonderheiten auf. Die koronare Herzkrankheit des Diabetikers zeichnet sich durch einen schweren diffusen Befall des gesamten Koronarsystems aus (Gordon u. Kannel 1972). Die periphere arterielle Verschlusskrankheit des Diabetikers befällt typischerweise die distalen Unterschenkelarterien, die Fußgefäße sind häufig wieder partiell offen (Windler u. Greten 1999; Khaw et al. 2001; Kannel 1994). Darüber hinaus ist oft der Abgang der A. profunda femoris betroffen, während die sonstigen Becken- und Oberschenkelarterien häufig fast keine Läsionen aufweisen (Kannel 1994). Es kommt typischerweise durch Gefäßobliterationen zu einer Störung von Makro- und Mikroperfusion. Die verminderte arterielle Perfusion ist einer der Hauptrisikofaktoren für die Entwicklung einer kritischen Extremitätenischämie und die Notwendigkeit einer großen Amputation (TransAtlantic Inter-Society Consensus (TASC) Working group. 2000). Eine besondere

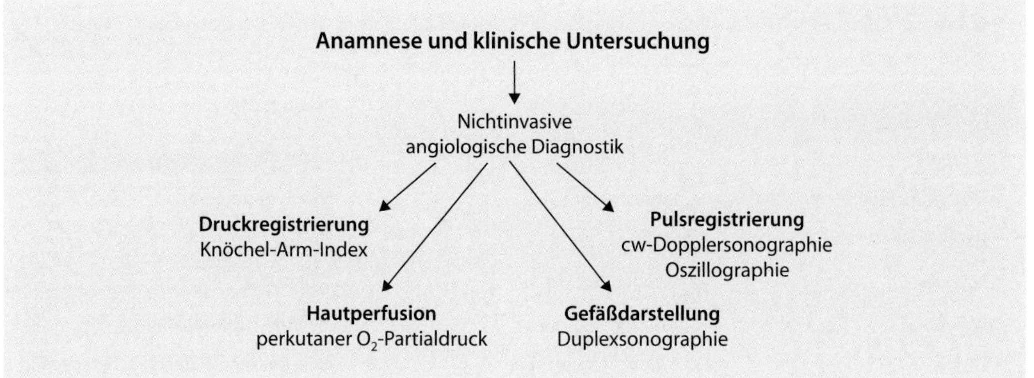

Abb. 3.3 Angiologische Stufendiagnostik beim diabetischen Fußsyndrom

Form der Atherosklerose des Diabetikers ist die Mönckeberg-Mediasklerose, die bei 5–10% der Diabetiker auftritt (Windler u. Greten 1999; Sucker u. Lanzer 2000).

Sehr häufig weisen insbesondere Typ-2-Diabetiker eine Bündelung von kardiovaskulären Risikofaktoren als sog. metabolisches Syndrom mit arterieller Hypertonie, Adipositas und Hyperlipidämie auf (Ford et al. 2002). Es ist nur schwer zu differenzieren, welche Einzelfaktoren beim Diabetiker zu einer bestimmten Manifestationsform oder Lokalisation der Atherosklerose führen.

3.2.2 Nichtapparative Gefäßuntersuchung

In der angiologischen Stufendiagnostik des diabetischen Fußsyndroms bilden Anamnese und nichtapparative klinische Untersuchung die Basis der Diagnostik. Es folgt die nichtinvasive apparative Diagnostik mittels druck- und pulsregistrierender Verfahren, die Messung der Hautperfusion und die nichtinvasive Bildgebung mit Hilfe der Duplexsonographie (Abb. 3.3). Da alle apparativen Verfahren potenzielle Fehlerquellen haben, ist eine Kombination verschiedener Verfahren sinnvoll.

Bei der *Anamnese* ist neben Typ, Dauer und Einstellung des Diabetes mellitus insbesondere auf weitere vaskuläre Manifestationen der Angiopathie wie koronare Herzkrankheit oder zerebrovaskuläre arterielle Verschlusskrankheit und auf das Vorliegen sonstiger kardiovaskulärer Risikofaktoren wie arterielle Hypertonie, Hyperlipidämie und Rauchen zu achten.

Nach der Anamnese sollten eine sorgfältige *Inspektion* der Extremität und des Fußes inklusive der Interdigitalräume sowie eine seitenvergleichende *Palpation* von Haut und Pulsen erfolgen. An der unteren Extremität sind die Pulse folgender Gefäße im Seitenvergleich zu tasten:

- A. femoralis communis in der Leistenbeuge,
- A. poplitea in der Kniekehle,
- A. dorsalis pedis als Verlängerung der A. tibialis anterior am Fußrücken und
- A. tibialis posterior am medialen Fußknöchel.

Der Puls wird als tastbar, abgeschwächt oder nichttastbar dokumentiert. Es ist jedoch zu bedenken, dass ein tastbarer Puls eine Makroangiopathie z. B. auf dem Boden einer Mediasklerose nicht ausschließt.

> **Das diabetische Fußsyndrom ist eine multifaktorielle Erkrankung, in der endokrinologische, infektiöse, neuropathische und angiopathische Aspekte eine wichtige Rolle spielen.**

Typische klinische Symptome, die helfen können, zwischen einer neurogenen und angiopathischen Genese des diabetischen Fußsyndroms zu differenzieren sind in Tab. 3.3 aufgelistet. Häufig sind jedoch vaskuläre und neurogene Faktoren nicht klar zu trennen und wir finden ein Mischbild aus verschiedenen Kausalitäten.

Ein weiteres einfaches Hilfsmittel zur Überprüfung der arteriellen Perfusion ist die *Lagerungsprobe*

Tab. 3.3 Typische klinische Symptome bei angiopathischer oder neurogener Genese des diabetischen Fußsyndroms

	Angiopathie	Neuropathie
Schmerz	Bei Belastung	Nicht belastungsabhängig
Hauttemperatur	Kühl	Warm und trocken
Hautkolorid	Blass	Rosig
Fußpulse	Abgeschwächt	Gut tastbar
Reflexe	Normal	Reflexe ↓, Sensibilität ↓
Läsion	Akral, schmerzhaft	Druckbelastete Stellen, schmerzlos
Schmerz	Bei Belastung	Nicht belastungsabhängig

nach Ratschow (Scheffler et al. 1999). Der auf dem Rücken liegende Patient hebt die Beine hoch, umgreift sie haltend mit den Händen und führt mit den Füßen Beuge- und Streckbewegungen durch. Es kommt zu einer Reduktion der Perfusion, die beim Gesunden gut kompensiert ist, bei einer Durchblutungsstörung jedoch zum Abblassen der Fußsohle führt. In der zweiten Untersuchungsphase setzt sich der Patient auf die Kante der Untersuchungsliege. Beim Gesunden kommt es nur zu einer geringen Intensivierung der Hautfarbe, bei relevanten Durchblutungsstörungen bleibt die Haut zunächst blass und es kommt zeitverzögert (nach 1 min) zu einer überschießenden Rötung mit länger anhaltender Zyanose.

Die klinische Gefäßuntersuchung wird von der *Auskultation* abgeschlossen. Es ist sinnvoll, ausgehend von der Aorta paraumbilikal entlang des anatomischen Verlaufes die Beckenarterien und die A. femoralis superficialis bis zum distalen Oberschenkel (anatomisch die Region des distalen Adduktorenkanals) zu auskultieren. Bei der Auskultation achtet man auf raue systolische Gefäßgeräusche, die auf Stenosierungen hindeuten. Zwar sind Aorta, Beckenarterien und A. femoralis superficialis nicht die typischen Lokalisationen der diabetischen Makroangiopathie, jedoch können bei hoher Koinzidenz kardiovaskulärer Risikofaktoren auch hier Läsionen beim Diabetiker vorkommen.

3.2.3 Apparative Gefäßuntersuchung

Druckregistrierung

Zur Bestimmung des peripheren systolischen Blutdruckes kommt der Ultraschalldopplertechnik die größte klinische Bedeutung zu. Das Prinzip der Untersuchung besteht darin, den Blutfluss über einem Gefäß hörbar zu machen. Dies gelingt mit Hilfe eines piezoelektrischen Kristalls, der Ultraschallwellen aussendet, die mittels einer Sonde perkutan in das zu untersuchende Gefäß eingeleitet werden. Die Ultraschallwellen werden von den sich im Blutstrom bewegenden Blutpartikeln reflektiert und in Ihrer Frequenz verändert, was man als Dopplereffekt bezeichnet. Diese Frequenzverschiebung liegt in einem Bereich, der für uns hörbar ist und kann z. B. über einen Lautsprecher empfangen werden.

Zur Messung des peripheren Blutdruckes legt man zunächst eine Blutdruckmanschette an. Prinzipiell sind Blutdruckmessungen am proximalen und distalen Oberschenkel mit Sondenposition an der A. poplitea, am proximalen und distalen Unterschenkel mit Sondenposition an A. dorsalis pedis, tibialis posterior bzw. fibularis sowie an den einzelnen Zehen mit Spezialmanschetten an Zehen und Sondenposition am Zehenendglied möglich. Es wird immer der Blutdruck in Manschettenhöhe gemessen. Es ist daher sinnvoll, zur Messung der Fußperfusion die Manschette möglichst distal am Unterschenkel zu positionieren.

Nachdem die Blutdruckmanschette positioniert ist, wird der Blutstrom im zu untersuchenden Gefäß

– z. B. in der A. dorsalis pedis – mit einer Stiftsonde hörbar gemacht. Anschließend erfolgt durch Aufpumpen der Blutdruckmanschette eine Gefäßkompression bis kein Geräusch mehr hörbar ist. Es folgt die langsame Dekompressionsphase mit Registrierung des Blutdruckes, bei dem das Gefäßgeräusch wieder hörbar ist, dieser Wert entspricht dem systolischen Blutdruck im untersuchten Gefäß.

In ◘ Tab. 3.4 sind die Grenzwerte der peripheren Blutdruckwerte angegeben. Ein Blutdruck von weniger als 50 mmHg an den pedalen Gefäßen und unter 30 mmHg gemessen an den Zehen ist als kritische Perfusion zu werten. Physiologischerweise ist der pedale Blutdruck gleich oder etwas höher als der systolische Blutdruck am Arm. Wenn man den systolischen Blutdruck am Knöchel durch den systolischen Blutdruck am Arm dividiert, erhält man den brachiopedalen Index. Der brachiopedale Index ist im Normalfall größer 1 und bei weniger als 0,9 pathologisch.

Es sind einige mögliche Fehlerquellen der Untersuchung zu beachten. Bei Patienten mit Mediasklerose sind die betroffenen Gefäße in der Regel nicht kompressibel, sodass das Dopplerströmungssignal auch noch bei Blutdruckwerten von 220 mmHg und höher hörbar ist. In diesem Fall ist die Messung des Zehendrucks eine Alternative, da die Digitalarterien in der Regel nicht von einer Mediasklerose betroffen sind. Eine weitere Fehlerquelle ist die Messung nach Belastung. Bei Belastung kommt es zu einer physiologischen Vasodilatation und zum physiologischen Abfall des Blutdruckes. Eine periphere Blutdruckmessung sollte daher immer nach mindestens 10 min Ruhephase erfolgen.

◘ **Tab. 3.4** Grenzwerte des pedalen Blutdruckes

Kompensationsgrad	Pedaler Blutdruck
Gut	>100 mmHg
Ausreichend	80–100 mmHg
Mäßig	50–80 mmHg
Unzureichend	<50 mmHg
Mediasklerose	>220 mmHg

Pulsregistrierung

Zur Pulsregistrierung stehen verschiedene Verfahren zur Verfügung, gebräuchlich sind die Oszillographie und die »Continuous-Wave« (cw-)Dopplersonographie.

> **Beide Methoden haben beim Diabetiker den Vorteil, dass sie im Gegensatz zur Blutdruckregistrierung unabhängig vom Vorliegen einer Mediasklerose sind.**

Oszillographie

Bei der Oszillographie macht man sich die mechanische Dehnung eine Arteriensegmentes bei jedem Pulsschlag zu nutze. Der Dehnungspuls eines Arteriensegmentes wird hierbei auf eine um das entsprechende Extremitätensegment gelegte luftgefüllte Manschette übertragen. Die Manschette ist doppelwandig, die der Haut zugewandte Manschettenwand ist dehnbar, die Außenwand ist nicht dehnbar. Jeder Pulsschlag führt zu einer Kompression der gefangenen Luft und die Druckoszillation wird auf einen Schreiber übertragen. Man unterscheidet mechanische mit direkter Aufnahme des Druckpulses und die elektronische Oszillographie mit zusätzlicher elektronischer Verstärkung des Druckpulses.

Es werden jeweils im Seitenvergleich Manschetten am proximalen und distalen Ober- und Unterschenkel sowie an Fußrücken und Fußsohle positioniert. Die Manschetten haben für Oberschenkel, Unterschenkel und Fuß verschiedene Größen. Man beginnt in der Regel jeweils mit einem Manschettendruck von 160 mmHg und reduziert in Stufen von 20 mmHg bis zu einer Druckstufe von 60 mmHg.

Die Oszillographie ist ein qualitatives Verfahren, das zur Etagenlokalisation eines Strombahnhindernisses im Seitenvergleich geeignet ist und eine Abschätzung der Hämodynamik ermöglicht. Prinzipiell umfasst eine Untersuchung einen Befund in Ruhe und nach Belastung mit Zehenständen und Kniebeugen.

Diabetiker mit Ulzerationen am Fuß können in der Regel keine Belastungsuntersuchungen durchführen, hier beschränkt man sich daher auf die Ruheuntersuchung. Bei einem Diabetiker mit typischen Verschlüssen der Unterschenkelarterien ist eine Amplitudenreduktion am distalen Unterschenkel zu registrieren (◘ Abb. 3.4).

Als mögliche Fehlerquellen sind physiologische Seitenunterschiede bei Muskelathrophie oder einem oberflächennahe verlaufenden Bypass zu beachten.

3

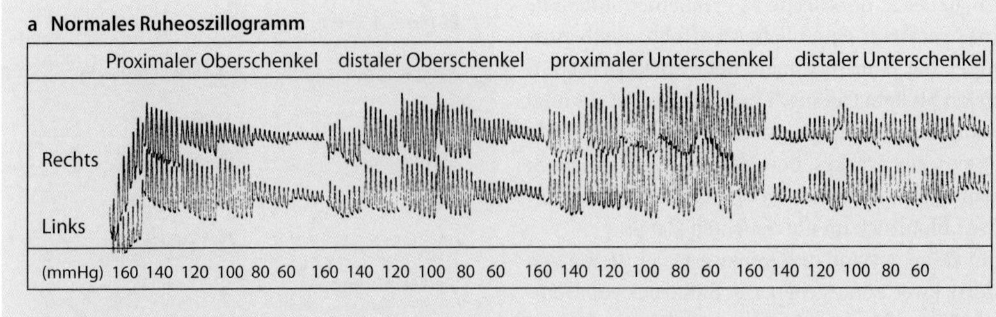

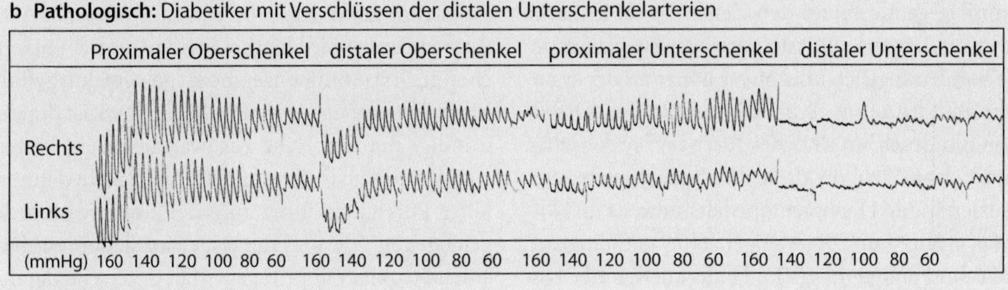

Abb. 3.4a,b Typisches Oszillogramm bei einem normale Ruhesoszillogramm im Vergleich zu einem Befund bei einem Diabetiker mit Verschlüssen der distalen Unterschenkelarterien

cw-Dopplersonographie

Mit der cw-Dopplersonographie steht ein Verfahren zur Registrierung der Strömungsgeschwindigkeitskurve basierend auf dem Dopplerprinzip zur Verfügung. Man benötigt ein bidirektionales Ultraschalldopplergerät, das positive und negative Frequenzen unterscheiden kann und damit die Richtung des Blutstromes registriert. Es werden üblicherweise Sonden mit verschiedenen Sendefrequenzen verwendet. Niedrige Frequenzen (4–5 MHz) haben eine größere Eindringtiefe und sind daher für tiefer liegende Gefäße wie A. femoralis communis und A. poplitea geeignet. Für oberflächennahe Gefäße wie A. dorsalis pedis, tibialis posterior und fibularis werden höherfrequente Sonden (8–10 mHz) mit geringerer Eindringtiefe verwendet.

Die Untersuchung wird am liegenden Patienten durchgeführt. Nach Auftragen von Kontaktgel wird mit Hilfe des akustischen Signals das zu untersuchende Gefäß aufgesucht. Hierbei ist zu beachten, dass der virtuelle Winkel zwischen Gefäß und Sonde möglichst steil sein sollte.

> **Es werden im Seitenvergleich die A. femoralis communis, die A. poplitea sowie Aa. tibialis anterior, tibialis posterior und fibularis gemessen.**

Die entstehende Strömungsgeschwindigkeitskurve hat physiologischerweise in einer peripheren Arterie 3 Phasen:

- der systolische antegrade Fluss,
- der diastolische Rückstromanteil (Dip) und
- der enddiastolische antegrade Fluss, gefolgt von einem kurzen diastolischen Ruhefluss (Abb. 3.5).

Distal einer hämodynamisch relevanten Stenose kommt es als Kompensationsmechanismus zur Erhaltung der Perfusion zu einer Vasodilatation. Es kommt zu einer Abnahme des peripheren Gefäßwiderstandes und im cw-Dopplersignal ist zunächst ein Verschwinden des diastolischen Rückstromanteils nachweisbar. Hinter einem Verschluss kommt es schließlich zu einer maximalen Vasodilatation, um alle möglichen Perfusionsreserven zu aktivie-

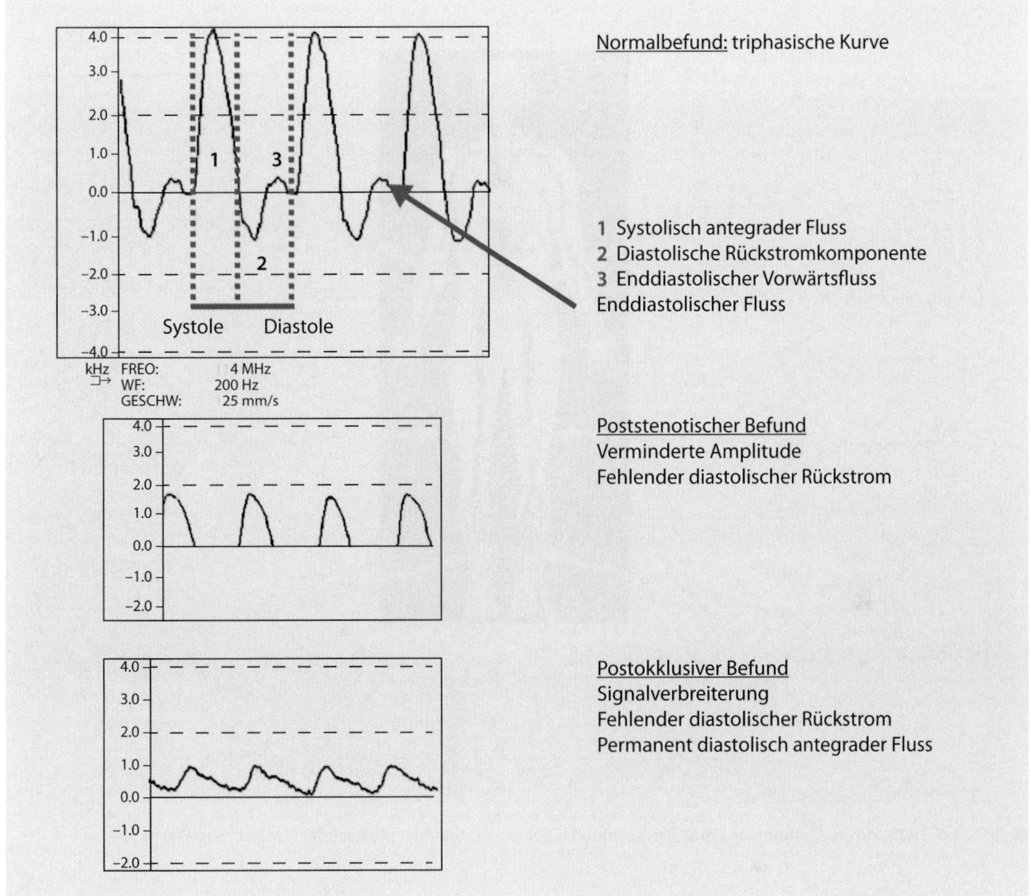

Abb. 3.5 Normale und pathologische cw-Dopplerströmungskurve einer peripheren Arterie

ren. Das cw-Dopplersignal wird breiter und es liegt ein permanenter Ruhefluss vor.

> **Man kann mit Hilfe der cw-Dopplersonographie die Gefäßreaktion hinter einem Strombahnhindernis nachweisen. Liegt jedoch ein Strombahnhindernis z. B. der Beckenstrombahn vor, so wird man in allen nachgeschalteten Gefäßen eine Vasodilatation finden, eine Beurteilung von zusätzlichen Stenosen weiter distal ist daher nicht möglich.**

Es ist anzumerken, dass die cw-Dopplersonographie das Flusssignal nur morphologisch darstellen, nicht aber quantifizieren kann. Bei einem Diabetiker mit typischen Verschlüssen der Unterschenkelstrombahn wird man ein normales cw-Dopplersignal der Oberschenkel- und Poplitealgefäße finden, bei postokklusivem Signal der Unterschenkelarterien (Abb. 3.6).

Da eine vorherige Belastung durch physiologische Vasodilatation zu einer Verfälschung des Ergebnisses führt, sollte eine mindestens 10- bis 20-minütige Ruhepause vor Messbeginn eingehalten werden. Schwere Entzündungen des Fußes wie z. B. eine Fußphlegmone oder ein Erysipel können durch reaktive Vasodilatationen das Untersuchungsergebnis ebenfalls beeinflussen.

Perkutane Sauerstoffpartialdruckmessung

Die transkutane Sauerstoffpartialdruckmessung ($tcpO_2$-Messung) ist ein nichtinvasives Verfahren zur

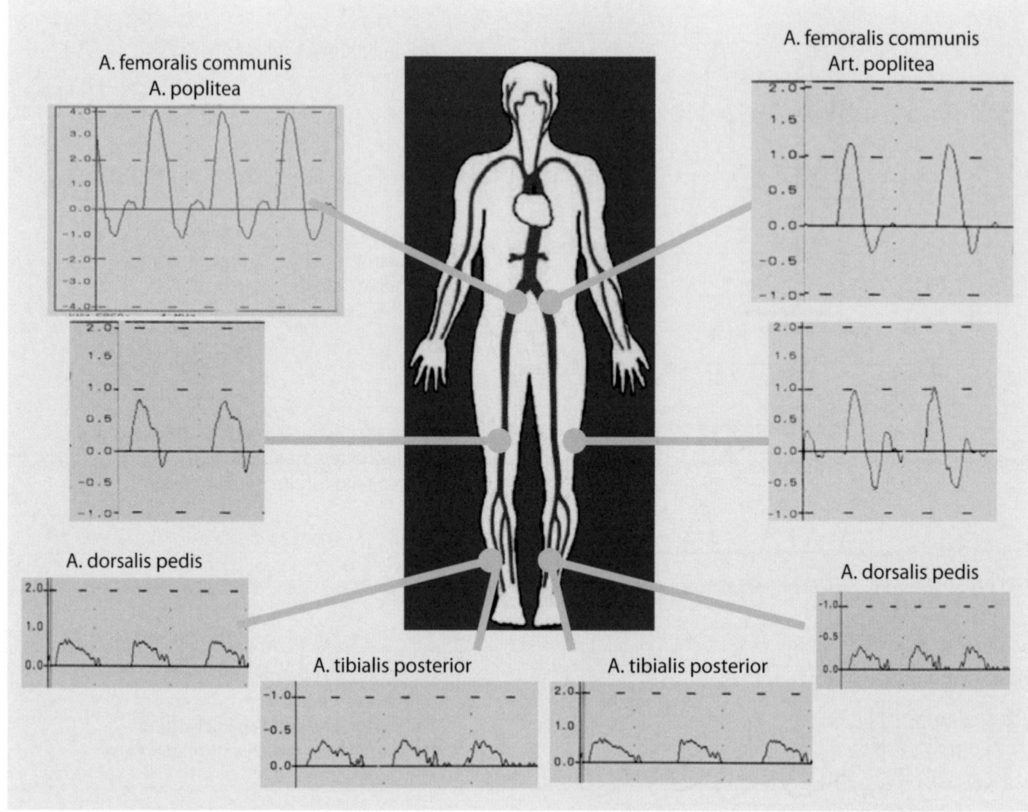

Abb. 3.6 Typische cw-Dopplersonographie bei einem Diabetiker mit Verschlüssen der Unterschenkelarterien

Messung der Hautperfusion. Die Sauerstoffversorgung des Gewebes wird sowohl durch eine Mikro- als auch durch eine Makroangiopathie beeinflusst. Die Messung erfolgt mit einer hyperthermisierten Elektrode (44°C), um einerseits eine maximale Hautperfusion zu erreichen und andererseits Überlagerungseffekte bei lokaler Hyperthermie in Folge von Infektionen zu vermeiden. Die Messung erfolgt an einer möglichst intakten Hautstelle ohne große oberflächliche Venen, Hautschäden oder Haare.

Zunächst erfolgt eine Messung in horizontaler Extremitätenlagerung. Der von der Elektrode an der Kapillarspitze gemessene Sauerstoffpartialdruck hängt vom lokalen Blutfluss sowie vom arteriolären Sauerstoffgehalt ab. Nach einer Messzeit von ca. 20 min hat sich der Messwert stabilisiert. Um den Effekt einer Orthostase zu beurteilen, erfolgt in einer zweiten Phase die Messung am hängenden Bein. Physiologischerweise pendelt sich der $tcpO_2$ im Liegen auf Werte zwischen 50–70 ± 10 mmHg und im Sitzen zwischen 70–85 ± 10 mmHg ein. Von einer kritischen Ischämie spricht man, wenn es in hängender Beinposition nicht zu einem adäquaten Anstieg des $tcpO_2$ kommt (Abb. 3.7).

Nach unseren Erfahrungen benötigt man zum Abheilen einer Läsion einen $tcpO_2$-Wert von mindestens 25 mmHg (Scheffler et al. 1999). Neben der Provokation mittels Orthostase ist auch eine Provokation mit Sauerstoffinhalation zur Beurteilung der Ruhedurchblutungsreserve möglich.

! Bei der $tcpO_2$-Messung sind einige Fehlerquellen zu bedenken.

Die Messung ist von einer intakten Hautstelle abhängig. Ein Ödem, eine schwere Entzündung sowie eine chronisch venöse Insuffizienz können das Ergebnis erheblich verfälschen. Auch die Umgebungstemperatur (optimal 21–23°C), vorheriges Rauchen

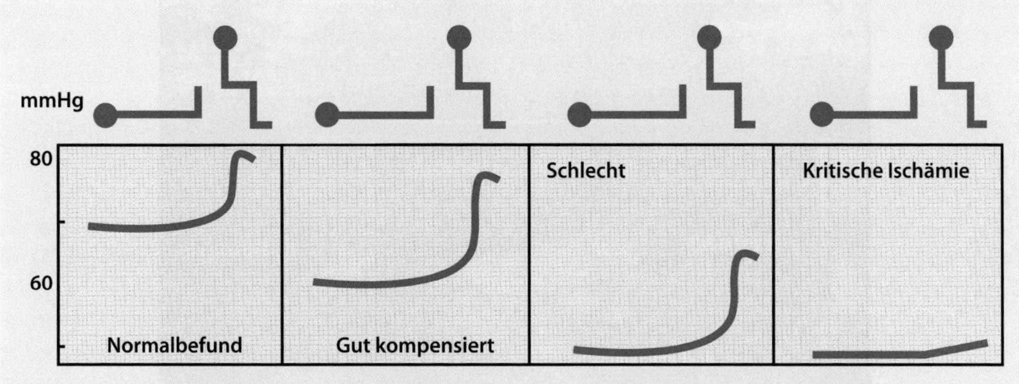

Abb. 3.7 Einfluss der hämodynamischen Kompensation auf die orthostatischen Änderungen am Vorfuß. Bei guter Kompensation findet man einen erniedrigten liegend $tcpO_2$ mit noch adäquatem Anstieg bei Orthostase, der bei kritischer Ischämie fehlt

sowie der Genuss von Koffein können das Ergebnis beeinflussen.

Es ist daher davon abzuraten, ausschließlich aufgrund eines pathologischen $tcpO_2$-Wertes eine klinische Entscheidung zu treffen.

Vielmehr ist zu empfehlen, möglichst verschiedene angiologische Messverfahren zu kombinieren, um eine genaue Aussage über den Kompensationsgrad zu erhalten.

Farbkodierte Duplexsonographie

Während die bisher dargestellten angiologischen Messverfahren mehr indirekt die funktionelle arterielle Perfusion beschreiben, stellt die Duplexsonographie den zu untersuchenden Gefäßabschnitt im Bild dar. Im B-Bild können wie in der konventionellen Sonographie die perivaskuläre Umgebung (z. B. Hämatome), die Gefäßwände (z. B. Plaques) und das Gefäßlumen (z. B. intravaskuläre Thromben, Aneurysmen) dargestellt werden. Mit Hilfe des Dopplerprinzips kann auch der Blutstrom farbig bewegt dargestellt werden. Darüber hinaus kann der Blutfluss unter Zuhilfenahme eines pw (pulsed wave)-Dopplers gemessen und quantifiziert werden (Strauss 1999; Lawall et al. 2009).

Die Duplexsonographie ist in der Lage, Gefäßstenosen und Verschlüsse darzustellen und damit ein nichtinvasives Gefäßbild zu erstellen.

Bei einem Diabetiker sind häufig Veränderungen am Abgang der A. profunda femoris festzustellen. Diese können duplexsonographisch nicht nur diagnostiziert, sondern auch hämodynamisch quantifiziert werden. Die Duplexsonographie bietet daher durchaus zusätzliche Informationen zu einer radiologischen Bildgebung. Es ist möglich, mittels Duplexsonographie die Strombahn der unteren Extremität bis zum Sprunggelenk weitgehend abzubilden. Einschränkungen findet man in der Beckenstrombahn durch Luftüberlagerungen oder anatomische Limitationen. Man sollte jedoch bedenken, dass die Methode untersucherabhängig ist. Außerdem kann bei einem Diabetiker mit Verschlüssen der Unterschenkelarterien die Darstellung des gesamten Gefäßsystems der unteren Extremität auch in geübten Händen sehr zeitaufwendig sein. Darüber hinaus ist zur Planung einer peripheren Revaskularisation oft eine radiologische Schnittbilddiagnostik (MRA, CTA) notwendig.

Im Einzelfall sollte man entscheiden, welchen Umfang die Duplexsonographie einnehmen muss. Bei einem Diabetiker mit typischem Befallsmuster wäre z. B. eine duplexsonographische Darstellung der Beinstrombahn bis zum Knie unter Berücksichtigung des Profundaabganges ein sinnvolles Vorgehen, wenn vorab klar ist, dass eine periphere Revaskularisation nötig sein wird. Bei der radiologischen Diagnostik könnte man sich dann auf eine MR-angiographische Darstellung der Unterschenkel und Fußarterien beschränken (► Abschn. 3.4).

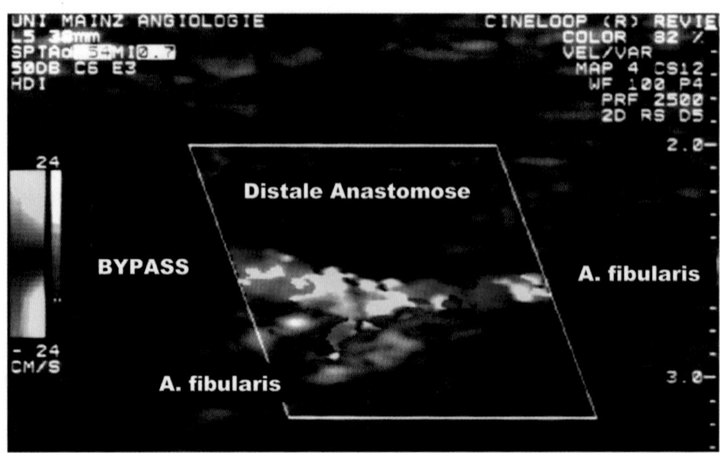

Abb. 3.8 Darstellung der distalen Anastomose eines femoro-fibularen Bypasses

In der Nachsorge von Patienten nach peripherer Revaskularisation kommt der Duplexsonographie eine besondere Bedeutung zu (Abb. 3.8). Nach peripherer Bypassoperation sind speisendes Gefäß, der Bypass selbst sowie die Anastomosen zu beurteilen (► Kap. 4.4).

3.3 Neurologische Diagnostik

H.H. Krämer

Die diabetische Neuropathie ist eine Komplikation des Diabetes mellitus, welche die Voraussetzung zur Entwicklung des diabetischen Fußsyndroms darstellt und ca. 50% der Patienten betrifft. Das Auftreten und das Ausmaß der diabetischen Polyneuropathie (PNP) sind von der Dauer des Diabetes abhängig (Kovac et al. 2011). Das Symptomspektrum der diabetischen Neuropathie ist vielfältig und beinhaltet verschiedene Verlaufsformen. Am häufigsten tritt eine distal symmetrische Polyneuropathie auf, aber auch Multiplex- oder Schwerpunktneuropathien sind bekannt. Zur Quantifizierung der Nervenaffektion stehen neben der klinisch-neurologischen Untersuchung auch apparative und laborchemische Methoden zur Verfügung. Am wichtigsten sind elektrophysiologische Untersuchungen (Elektroneurographie, Elektromyographie) und die autonome Funktionsdiagnostik. Bei Verdacht auf eine Neuropathie der kleinen Nervenfasern (»Small-fiber«-Neuropathie; SFN) sollten zur Quantifizierung der Funktion der dünn- und unmyelinisierten Nervenfasern zusätzlich eine quantitative sensorische Testung (QST) und ggf. eine Hautbiopsie erfolgen. Laborchemische Untersuchungen, Liquordiagnostik und Nervenbiopsien können richtungsweisende Befunde erbringen und werden v. a. zum Ausschluss einer anderen Genese der PNP durchgeführt, wobei die Indikation zur Suralisbiopsie aufgrund möglicher Komplikationen streng zu stellen ist.

3.3.1 Klinischer Befund

Die häufigste und für die Entstehung eines diabetischen Fußsyndroms wichtigste Form der diabetischen PNP ist die *distal-symmetrische sensomotorische PNP*. Diese Form der PNP kann sowohl schmerzlos als auch schmerzhaft sein. Bestimmte Nervenfaserklassen (dick oder dünn myelinisiert) können überwiegend geschädigt sein und somit das klinische Bild prägen.

Die fokalen, meist asymmetrischen und proximal betonten diabetischen Neuropathien treten seltener auf und sind hauptsächlich mit motorischen Ausfällen und Schmerzen einhergehend. Die Symptomatik der autonomen PNP ist vielfältig aber selten führend. Es muss in jedem Fall die sorgfältige differenzialdiagnostische Abgrenzung gegen andere Arten der Nervenschädigung erfolgen.

Im Rahmen dieses Kapitels wird hauptsächlich auf Kennzeichen, Verteilung und Diagnostik der für die Entstehung des diabetischen Fußes wichtigen Unterformen der diabetischen PNP eingegangen.

Distal-symmetrische, sensomotorische diabetische PNP

Diese Form der PNP stellt die häufigste im Rahmen eines Diabetes mellitus dar. Die Verteilung entspricht einer bevorzugten Schädigung der langen Nervenfasern (»Dying-back«-Neuropathie). Initialsymptom sind oft strumpf- bzw. handschuhförmig distal beginnende und sich langsam nach proximal ausbreitende Sensibilitätsstörungen, welche alle sensiblen Qualitäten betreffen. In späteren Stadien können motorische Ausfälle in Form von atrophen Fuß- und Zehenheberparesen auftreten.

Neuropathische Schmerzen im Sinne von Spontanschmerzen und Par- und Dysästhesien manifestieren sich in 13% der Fälle (O'Hare et al. 1994).

Bei einer diabetischen distal-symmetrischen Polyneuropathie müssen andere Ursachen der Neuropathie ausgeschlossen werden.

Andere Formen der diabetischen Neuropathie

Die proximale diabetische Neuropathie entwickelt sich meist rasch und ist von Schmerzen geprägt. In diesem Zusammenhang treten Paresen aufgrund von Nervenschädigungen an den entsprechenden Prädilektionsstellen auf. Bei der diabetischen Schwerpunkt-PNP kommt es zu v. a. nächtlichen Schmerzen in den ventralen Hüft- und Oberschenkelregionen, welche von progredienten Paresen v. a. der femoralisversorgten Muskulatur gefolgt werden. Differenzialdiagnostisch sind diese Unterformen z. B. von Bandscheibenvorfällen und Tumorplexopathien zu unterscheiden (Idiculla et al. 2004).

Diabetische autonome PNP

Oft können bereits bei der Diagnose eines Diabetes mellitus subklinische autonome Störungen wie eine verminderte Schweißsekretion nachgewiesen werden. Vermindertes Schwitzen ist auf eine postganglionäre Schädigung der Sudomotoren zurückzuführen. Die Anhidrose zeigt eine distal-symmetrische Verteilung, verursacht trophische Hautveränderungen und kann sich nach proximal ausbreiten. Gelegentlich kommt es zu einer kompensatorischen Hyperhidrose an nichtbetroffenen Körperregionen und zu einem gustatorischen Schwitzen im Gesicht.

Aufgrund sympathischer Denervierung der Gefäßmuskulatur kann es bei Lagewechsel zu ausgeprägten Orthostasesymptomen bis hin zu Synkopen kommen. Eine weitere Folge der autonomen diabetischen PNP ist die aufgehobene Wahrnehmung von Hypoglykämien. Somit kann bei fehlenden Warnsymptomen ein hypoglykämisches Koma entstehen. Darüber hinaus ist auch die kardiale autonome Neuropathie (KAN) erwähnenswert, welche eine Frequenzstarre, stille Ischämien und einen plötzlichen Herztod zur Folge haben kann. Die KAN geht mit einer deutlich erhöhten Sterblichkeitsrate einher (Kuehl u. Stevens 2012).

Autonome Regulationsstörungen gehen mit einer gesteigerten Mortalität bei Diabetikern einher.

Polyneuropathie-Scores

Um die Symptome (Tab. 3.5) und den Verlauf der diabetischen PNP vollständig zu erfassen, können Neuropathiescores angewendet werden. Der »Neuropathy Impairment Score« (NIS) wird bereits seit vielen Jahren erfolgreich eingesetzt (Dyck et al. 1997). Eine Alternative zum NIS stellt »The Michigan Neuropathy Screening Instrument« (MNSI) dar (Herman et al. 2012). Die Polyneuropathie-Scores quantifizieren neuropathische Defizite und sollten bei jeder Kontrolluntersuchung ausgefüllt werden. Auf diese Art und Weise können Neuropathiescores zur Verlaufs- und Therapiekontrolle herangezogen werden.

Eine distal-symmetrische sensomotorische PNP ist die Voraussetzung für die Entstehung eines diabetischen Fußsyndroms. Neuropathiescores stellen wertvolle Parameter zur Verlaufs- und Therapiekontrolle dar.

Tab. 3.5 Klinische Symptome der diabetischen Neuropathie

Sensibel	Ausfallerscheinung	Hypästhesie und -algesie
		Pallhypästhesie
		Eigenreflexabschwächung
	Reizphänomen	Par- und Dysästhesien
		Hyperalgesie
Motorisch	Ausfallerscheinung	Paresen
		Atrophien
	Reizphänomen	Faszikulationen
		Muskelkrämpfe
Autonom	Ausfallerscheinung	Einschränkung des vegetativen Regulationsbereiches
	Reizphänomene	Überschießende Aktivität (z. B. kompensatorische Hyperhidrose)

3.3.2 Apparative Diagnostik

Elektroneurographie (ENG) und Elektromyographie (EMG)

Die Elektroneurographie kann einen wesentlichen Beitrag zur Diagnostik der diabetischen Neuropathie leisten. Sie ist zur Differenzierung zwischen demyelinisierenden und axonal-degenerativen Komponenten, zur Quantifizierung, als Verlaufsparameter einsetzbar.

Typischerweise liegt bei einer diabetischen Neuropathie eine gemischte Neuropathie vor.

Die Elektroneurographie kann einen wesentlichen Beitrag zur Diagnostik der diabetischen Neuropathie leisten. Zum einen kann eine demyelinisierende von einer axonal-degenerativen Komponente abgegrenzt werden. Zusätzlich kann man Informationen über das Ausmaß der Schädigung erhalten und die Methoden ist gut zur Verlaufskontrolle geeignet. Bei der diabetischen Polyneuropathie liegen oft Mischbilder von axonalen (motorische Neurographie: Reduktion der Muskelsummenaktionspotenziale (MSAP); sensible Neurographie: Reduktion der sensiblen Nervensummenaktionspotenziale (SNAP)) und demyelinisierenden (motorische Neurographie: Verlangsamung der Nervenleitgeschwindigkeit (NLG); Verlängerung der distal motorischen Latenz (DML); sensible Neurographie: Verlangsamung der NLG)) Schädigungen vor, wobei der axonale Anteil oft führend ist. Die sensitivsten neurophysiologischen Parameter für die Erfassung einer distal-symmetrischen diabetischen Polyneuropathie sind in absteigender Wertigkeit die NLG des N. peroneus, das SNAP des N. suralis, die NLG des N. tibialis und N. ulnaris sowie die F-Wellen-Latenzen des N. tibialis und N. ulnaris (Dyck et al. 2011).

Bei einem rein demyelinisierenden Schädigungsmuster in der motorischen Neurographie sollte dringend ein sorgfältiger Ausschluss anderer Ursachen der PNP, insbesondere von chronisch immunvermittelten Neuropathien, erfolgen (European Federation of Neurological Societies/Peripheral Nerve Society 2010). Bei Diabetikern können sich auch bei subklinischer PNP verlangsamte NLG finden. Pathologische Veränderungen in der Elektroneurographie können sich durch eine engmaschige Diabeteskontrolle in Grenzen wieder zurückbilden (Suzuki et al. 2000).

In der Elektroneurographie können bei diabetischer Neuropathie meistens sowohl axonale als auch zu einem geringeren Grad demyelinisierende Schädigungen nachgewiesen werden.

EMG-Veränderungen sind bei Beteiligung motorischer Nerven mit primärer oder sekundärer axonaler Schädigung nachzuweisen. Da eine EMG-Untersuchung die Prozessaktivität und -lokalisation sowie das Ausmaß der motorischen Schädigung verlässlich objektivieren kann, sollte die neurophysiologische Diagnostik sich nicht nur auf die Elektroneurographie beschränken. Bei diabetischer Neuropathie kann bei axonaler Schädigung eine pathologische Spontanaktivität in Form von Fibrillationspotenzialen und positiven scharfen Wellen abgeleitet werden. Diese ist hinweisend auf eine akute Denervierung der betreffenden Muskelfaser bei (noch) nicht erfolgter Reinnervation.

Aufgrund chronischer De- und Reinnervation bei diabetischer Neuropathie kommt es zu einer Vergrößerung der motorischen Einheiten, welche im EMG zunächst in Form verbreiterter und polyphasischer Potenziale als Zeichen frischer neurogener Regeneration sowie in späteren Stadien als Amplitudenerhöhung der Potenziale motorischer Einheiten ableitbar sind.

Im EMG können oft bereits vor der klinischen Manifestation von Paresen Fibrillationspotenziale oder ein chronisch neurogener Umbau nachgewiesen werden.

Die häufigsten Befunde bei einer diabetischen Neuropathie im EMG sind Fibrillationspotenziale und ein chronisch neurogener Umbau.

Somatosensorisch evozierte Potenziale (SEP)

SEP-Untersuchungen werden v. a. zur Diagnostik der zentralen afferenten Bahnen eingesetzt. Sie können aber auch zur Untersuchung der proximalen Segmente sensibler Nervenfasern (Nervenwurzel und -plexus) angewendet werden. Dem entsprechend sind bei diabetischen PNP pathologische Werte im Bereich der peripheren Leitzeit möglich.

3.3.3 Quantitative sensorische Testung (QST)

Die quantitativ sensorische Testung (QST) ist eine Zusammenstellung diagnostischer Verfahren zur Erfassung neuropathischer Plus- und Minussymptome. Bei der Diagnostik der diabetischen Neuropathie spielen unter anderen die folgenden Untersuchungen eine wichtige Rolle:

Vibratometrie

Die Vibratometrie dient der Objektivierung der Funktion dick myelinisierter Aβ-Fasern. Die Vibrationsschwelle (VT, »vibration threshold«), welche aus den Mittelwerten der Werte bei kontinuierlicher Reizzunahme (VPT, »vibration perception threshold«) und Reizabnahme (VDT, »vibration disappearance threshold«) berechnet wird, kann bei diabetischer PNP erhöht sein. Die Vibratometrie liefert besser vergleichbare Resultate als die Pallästhesietestung mit Hilfe einer graduierten Stimmgabel.

In der Praxis kann jedoch auch die Pallästhesietestung mittels genormter Stimmgaben verlässliche Ergebnisse liefern.

Thermotestung

Die Thermotestung erfasst die Funktion dünn myelinisierter Aδ- und unmyelinisierter C-Fasern. Da diese Nervenfasern neben der Temperatur- auch für die Schmerzleitung wichtig sind, spielt die Thermotestung bei der Diagnostik bei Verdacht auf SFN eine wichtige Rolle. Die besten Parameter zur Erfassung von Nervenschädigungen sind Wärme- (WDT, »warm detection threshold«) und Kältedetektionsschwellen (CDT, »cold detection threshold«). Falls die dünnen Nervenfasern bei der diabetischen PNP im Sinne einer »Small-fiber«-Neuropathie mitbetroffen sind, lassen sich dementsprechend erhöhte bzw. erniedrigte Schwellen erfassen (Rolke et al. 2006).

3.3.4 Autonome Testung

Herzfrequenzanalyse (Herzratenvariabilität, HRV)

Die Analyse der HRV wird zur Diagnostik der kardialen vagalen Neuropathie (KAN) angewendet, welche bei einer postganglionären Schädigung vegetativer Nervenfasern auftritt. Normalerweise wird die HRV in Ruheatmung, tiefer Respiration mit 6 Atemzyklen/min und während des Valsalva-Manövers untersucht. Mit Hilfe verschiedener statistischer Berechnungen lässt sich dann eine KAN diagnostizieren (Kuehl u. Stevens 2012).

Schellong-Test

Der Schellong-Test ist einfach und schnell durchzuführen und gibt v. a. Aufschlüsse über die Effizienz der sympathischen Vasokonstriktion bei Lagewechsel. Ein deutlicher RR-Abfall beim Aufstehen macht sich in Orthostasesymptomen bemerkbar.

Quantitative Schweißtests (Sudomotor Axon Reflex, QSART) und sympathische Hautreaktion (SSR)

Der QSART analysiert die Integrität postganglionärer sympathischer sudomotorischer Nervenfasern. Die Schweißantwort ist bei einer entsprechenden Schädigung verringert (Low et al. 1983).

Die sympathische Hautantwort (SSR) entsteht dadurch, dass bei Arousal das Hautpotenzial an den Handflächen negativiert wird, während es an der behaarten Haut unverändert bleibt. Da das Hautpotenzial überwiegend durch Schweißdrüsen generiert wird, ist die SSR ein indirekter Hinweis auf die Sudomotorenfunktion.

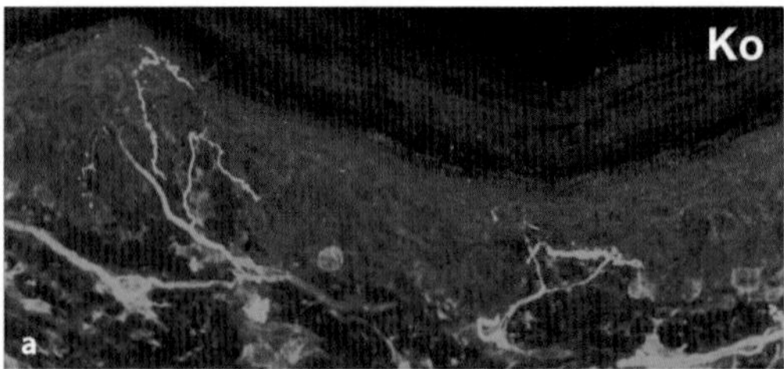

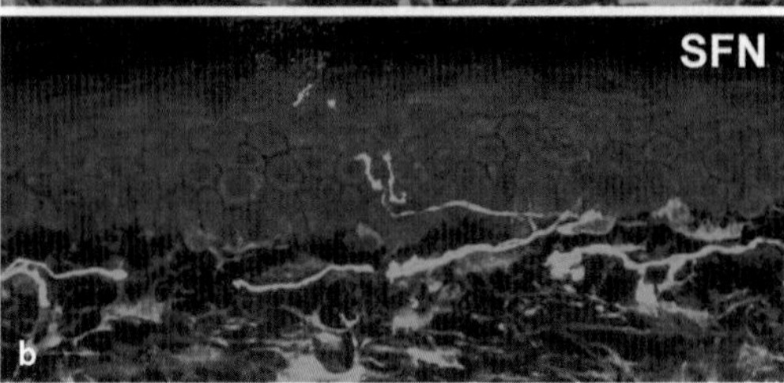

Abb. 3.9a,b Hautstanzbiopsien von Kontrollpatienten (Ko, **a**) und Patienten mit einer SFN (**b**). In den Schnitten werden die intraepidermalen Nervenfasern mit Hilfe eines panaxonalen Antikörpers (PGP 9.5) dargestellt. Die intraepidermale Nervenfaserdichte (IENF) ist bei dem Patienten mit SFN stark reduziert. (Mit freundlicher Genehmigung von Frau Dr. A. Schänzer, Oberärztin, Institut für Neuropathologie, Universitätsklinikum Gießen)

3.3.5 Pathomorphologische Diagnostik

Hautbiopsien

Als etablierte Methode zur Sicherung einer Beteiligung der kleinen Nervenfasern im Sinne einer SFN gilt die Untersuchung von intraepidermalen Nervenfasern in einer Hautstanzbiopsie (European Federation of Neurological Societies/Peripheral Nerve Society 2010). Diese Methode hat eine höhere Sensitivität und Spezifität als die QST (Devigili et al. 2008). Durch eine standardisierte morphometrische Auswertung von intraepidermalen Nervenfasern, welche mit einem panaxonalen Antikörper (PGP 9,5) zur Darstellung kommen, kann die intraepidermale Nervenfaserdichte (IENF) bestimmt werden (Abb. 3.9) (Lauria et al. 2005). Eine reduzierte IENF ist hinweisend auf eine SFN (Bakkers et al. 2009). Axonale Schwellungen können bei normaler IEFN auf eine beginnende Degeneration der Axone hindeuten, wobei ausgeprägte Aussprossungen auf eine Regeneration hinweisen können (Simone et al. 1998). Da bei der diabetischen NP vor allem die langen Nervenfaser betroffen sind, sollte eine Hautbiopsie in distaler Lokalisation erfolgen.

Am Ende des diagnostischen Procederes steht die Nervenbiopsie. Die bevorzugte Entnahmestelle stellt der N. suralis dar. Dieser letzte Schritt ist im Rahmen einer diabetischen PNP meist unnötig und bleibt somit speziellen Fragestellungen der Differenzialdiagnostik vorbehalten.

In den Nervus-suralis-Biopsien von Patienten mit diabetischer Neuropathie kommt es zu einem Verlust von myelinisierten und unmyelinisierten Fasern. Neben axonalen Schädigungsmustern kommt es auch zu segmentalen Demyelinisierungen, obwohl die axonale Degeneration im Vordergrund steht. Hinweisend auf eine Regeneration sind axonale Regeneratgruppen. Auffällig ist zudem eine ausgeprägte Gefäßwandverdickung der endoneuralen Gefäße (Mikroangiopathie), die zu einem fokalen Ausfall der myelinisierten Fasern führen kann (Abb. 3.10) (Dyck u. Thomas 2005).

3.3.6 Laborchemische Diagnostik

Eine ausführliche laborchemische Diagnostik und auch Liquoruntersuchungen sollten v. a. zum Aus-

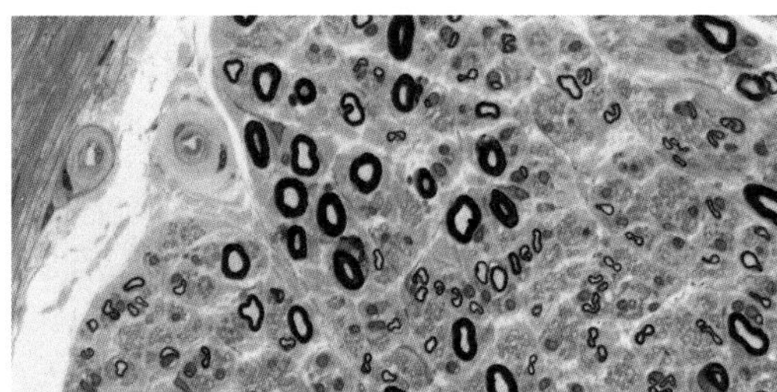

Abb. 3.10 Semidünnschnitt einer N.-suralis-Biopsie eines Patienten mit diabetischer Neuropathie. Die myelinisierten Axone sind vermindert und das endoneurale Gefäß weist eine deutliche verdickte Gefäßwand auf (Mikroangiopathie). (Mit freundlicher Genehmigung von Frau Dr. A. Schänzer, Oberärztin, Institut für Neuropathologie, Universitätsklinikum Gießen)

schluss z. B. paraneoplastischer, inflammatorischer oder vaskulitischer Neuropathien erfolgen.

Laborchemische Analysen

Die Laborwerte sind bei einer diabetischer PNP mit Ausnahme der Glukosestoffwechselparameter unauffällig. Diabetische Schwerpunkt-PNP können eine diskret erhöhte Blutsenkungsgeschwindigkeit verursachen. Das HbA_{1c} erlaubt die Kontrolle der Stoffwechselparameter und wird zur Therapiekontrolle eingesetzt. Der orale Glukosetoleranztest ist ein sensitiver Parameter zur Erfassung einer subklinischen diabetischen Stoffwechselstörung und v. a. bei »Small-fiber«-Neuropathien noch unklarer Ätiologie sinnvoll (Sumner et al. 2003).

Liquoruntersuchung

Im Liquor cerebrospinalis kann bei diabetischer Neuropathie bei normaler Zellzahl oft eine mäßige Proteinerhöhung nachgewiesen werden. Diese Erhöhung kann bei diabetischer Schwerpunkt PNP stärker sein und sollte auf jeden Fall 1,5 g/l nicht übersteigen, da sonst differenzialdiagnostisch z. B. an eine entzündliche Neuropathie gedacht werden muss.

Diagnostisches Vorgehen bei diabetischer Neuropathie

- Anamnese
- Klinisch-neurologische Untersuchung mit Neuropathiescore
- Laboruntersuchung (HbA_{1c}!) zum Ausschluss einer nichtdiabetischen Genese
- Neurophysiologische Diagnostik (Elektroneurographie, Elektromyographie)
- Quantitative sensorische Testung zur Objektivierung der Schädigung dünner Nervenfasern (»small fibers«) oder Hautbiopsie für die Bestimmung der intraepidermalen Nervenfaserdichte (IEFN) zur Diagnosesicherung einer SFN
- Autonome Testung zur Quantifizierung einer Beteiligung des autonomen Nervensystems

3.4 Radiologische Diagnostik

S. Schadmand-Fischer

3.4.1 Osteomyelitis und diabetisch-neuropathische Osteoarthropathie

In der Diagnostik des diabetischen Fußsyndroms (DFS) kann die Differenzialdiagnose der Osteomyelitis und der diabetisch-neuropathischen Osteoarthropathie (DNOAP) eine Herausforderung für die Radiologie bedeuten. Trotz Einsatz modernster Verfahren darf nicht vergessen werden, dass kein Bild zu behandeln ist, sondern, dass, gerade in schwierigen differenzialdiagnostischen Entscheidungen, die Klinik miteinzubeziehen ist.

Untersuchungsmethoden

Als Handwerkszeug in der Diagnose des diabetischen Fußsyndroms hat sich die Kombination der Röntgenübersichtsaufnahme mit der Magnetresonanztomographie (MRT) erwiesen. Die Computertomographie spielt nur eine sehr untergeordnete Rolle, da sie der MRT in der Weichteildiagnostik und der Früherkennung einer Knochenmarkveränderung, wie Osteomyelitis bzw. Osteoarthropathie, unterlegen ist.

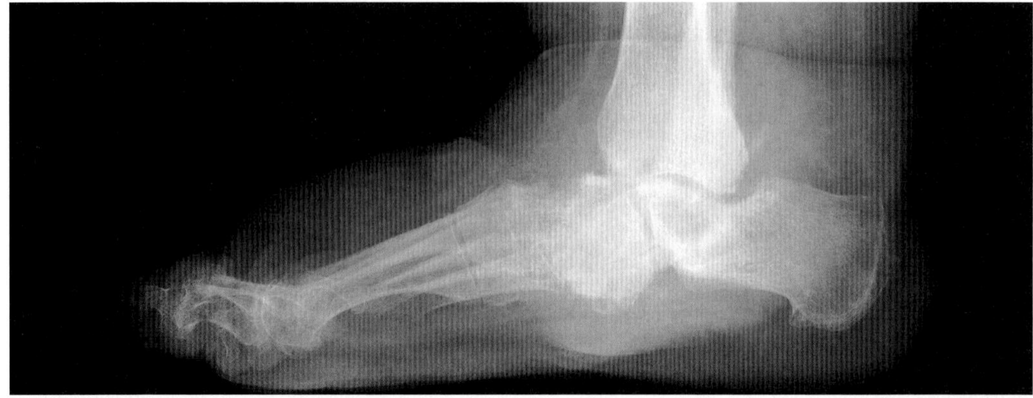

Abb. 3.11 Seitliche Belastungsaufnahme im Stehen mit Verlust des physiologischen Fußgewölbes bei diabetisch-neuropathischer Osteoarthropathie

Röntgenübersichtsaufnahme

Die Röntgenübersichtsaufnahme ist in der heutigen Zeit in digitaler Technik durchzuführen. Neben dem Aspekt der Dosiseinsparung gegenüber der konventionellen Film-Folien-Technik bietet die digitale Radiographie die Möglichkeit der Nachverarbeitung und digitalen Archivierung.

Die Röntgenübersichtsaufnahme des Fußes ist bei Erstkontakt des Patienten in 3 Projektionen anzufertigen:

- anterior-posteriorer Strahlengang
- anterior-posteriorer Strahlengang 45° Kippung nach medial
- seitliche Belastungsaufnahme im Stehen (Abb. 3.11)

Bei Verdacht auf Osteomyelitis am Rückfuß sind Kalkaneuszielaufnahmen in 2 Ebenen sinnvoll.

Magnetresonanztomographie (MRT)

Die MRT ist ein digitales multiplanares Schnittbildverfahren. Sie arbeitet mit der Tatsache, dass der Mensch zu 80% aus Wasser besteht. Mit Hilfe eines Magnetfeldes werden die Wasserstoffprotonen so arrangiert, dass sie für die Bildgebung nutzbar gemacht werden.

Die MRT arbeitet mit 2 Wichtungen, die unterschiedliche Informationen geben:

- T2-Wichtung: Flüssigkeit, z. B. Ödeme, Abszesse, zeigen sich signalreich.
- T1-Wichtung: gute anatomische Darstellung; Ödeme, Abszesse zeigen sich signalarm.

Zusätzliche Informationen gewinnt die MRT unter i.v. Kontrastmittelgabe eines paramagnetischen Gadolinium-basierten Kontrastmittels. Durch T1-Zeitverkürzung können die Vaskularisationsverhältnisse dargestellt werden. Mit Auswahl geeigneter Sequenzen ist die MR-Angiographie möglich (s. unten).

Um eine gute Vergleichbarkeit der Untersuchungen im Verlauf der Therapie des DFS zu gewährleisten, muss das Untersuchungsprotokoll unter Ausnutzung der Multiplanarität standardisiert sein. Bei der Auswahl der Schnittebene ist die Fußachse zu beachten.

Nach Auswahl einer geeigneten Oberflächenspule und sorgfältiger Lagerung des zu untersuchenden Fußes ist ein geeignetes Protokoll:

- T2-gewichtet, fettsaturiert in koronarer und sagittaler Schnittführung (z. B. STIR oder T2-TSE).
- T1-gewichtet in transversaler Schnittführung nativ.
- T1-gewichtet, fettsaturiert in transversaler bzw. sagittaler Schnittführung nach i.v. Kontrastmittelgabe.

Bei Verdacht auf Osteomyelitis am Rückfuß ist folgende Untersuchungstechnik sinnvoll.

Bei der Auswahl der Schnittebene ist die Sprunggelenkebene zu beachten.

- T2-gewichtet, fettsaturiert in koronarer und sagittaler Schnittführung (s. oben),
- T1-gewichtet in sagittaler Schnittführung nativ,

Tab. 3.6 Kontraindikationen für Röntgenübersichtsaufnahme und MRT

	Absolute Kontraindikationen	Relative Kontraindikationen
Röntgenübersichtsaufnahme	Schwangerschaft	
Magnetresonanztomographie	Schwangerschaft im 1. Trimenon (kein Kontrastmittel während der gesamten Schwangerschaft)	Klaustrophobie: evtl. ist die Untersuchung mit einer Prämedikation möglich Untersuchung an einem offenen MRT
	Herzschrittmacher, Insulinpumpe, Neurostimulatoren, Morphinpumpe	Bekannte Kontrastmittelreaktion: evtl. ist die Untersuchung nach Anamnese und Prämedikation durch den Radiologen mit Kontrastmittel möglich. Bei Niereninsuffizienz: evtl. eingeschränkter Gebrauch der MR-Kontrastmittel wegen der Gefahr der nephrogenen systemischen Fibrose (NSF). Entscheidung durch Radiologen, wenn notwendig interdisziplinär mit Nephrologen, unter Zuhilfenahme der (abgeschätzten) glomerulären Filtrationsrate (GFR)
	Dislozierbare ferromagnetische Fremdkörper (z. B. Metallimplantate, Gehörknöchelchenersatz, Cochleaimplantate)	Eingeschränkte, aber verwertbare Information einer nativen Untersuchung

- T1-gewichtet, fettsaturiert in sagittaler und transversaler Schnittführung nach i.v. Kontrastmittelgabe.

Vor der Durchführung der Röntgenübersichtsaufnahme bzw. der MRT sind die Kontraindikationen zu beachten (Tab. 3.6). Für die MRT sind die Kontraindikationen mittels eines vom Patienten auszufüllenden Formulars abzufragen.

Die *Röntgenaufnahme* dient der Erkennung der Knochenstruktur und Anatomie in der Übersicht, letzteres ist besonders bei teilamputierten postoperativen Patienten von Vorteil, da hier die MRT als Schnittbildverfahren und mit ihrer guten Weichteilbeurteilung Schwierigkeiten bereiten kann. Der Informationsgehalt der *MRT* liegt in der Früherkennung einer Osteomyelitis, eines Abszesses oder einer Osteoarthropathie durch die Möglichkeit der Beurteilung des Knochenmarks und der Muskulatur bzw. der subkutanen Regionen. In der Diagnostik der Osteomyelitis ist die MRT der Röntgenübersicht überlegen (Abb. 3.12).

Bei absoluter Kontraindikation für eine MRT fehlt jegliche Alternative.

Die Computertomographie (CT) kann die Knochenstruktur im Schnittbild beurteilen, es fehlt aber, wie oben erwähnt, die gute Weichteilauflösung der MRT. So ist mit der CT eine Beurteilung des Knochenmarks nicht, eine Weichteilbeurteilung eingeschränkt möglich. Die Knochenszintigraphie bietet ebenfalls keine Alternative, da mit ihr zwar pathologische Situationen detektiert werden können, die anatomische Auflösung für eine Operationsplanung, z. B. zur Bestimmung der Resektionshöhe, nicht ausreichend ist. Zudem kann ein Knochenszintigramm trotz vorhandener Osteomyelitis negativ sein.

Osteomyelitis

Zur Diagnosestellung der Osteomyelitis beim DFS ist wichtig zu wissen, dass sie das Resultat einer direkten Penetration eines Weichteilinfektes ist. Die Weichteilinfektion entsteht bevorzugt an Fußdruckstellen, die u. a. durch falsches Schuhwerk begünstigt werden (z. B. Region des Metatarsaleköpfchen I und V und Kalkaneus). Im Gegensatz zur hämatogen streuenden Osteomyelitis breitet sich die Osteomyelitis beim DFS durch die Kortikalis in Richtung Knochenmark aus. Unterhalten wird

3

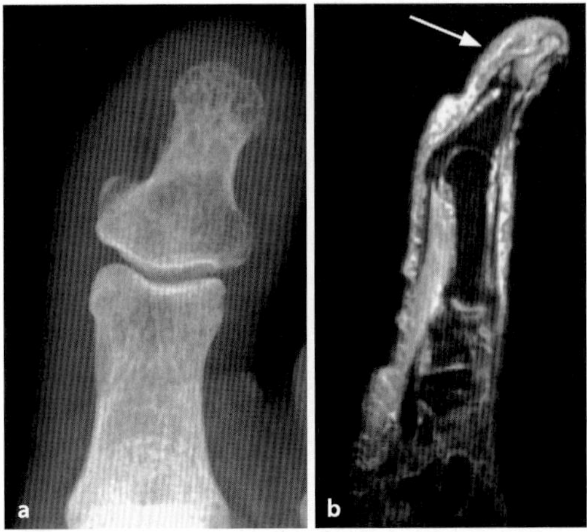

Abb. 3.12a,b Osteomyelitis: **a** In der Röntgenübersicht keine Osteomyelitis nachweisbar. **b** während die MRT (STIR, sagittal) die Osteomyelitis des Großzehenendgliedes deutlich zeigt (*Pfeil*)

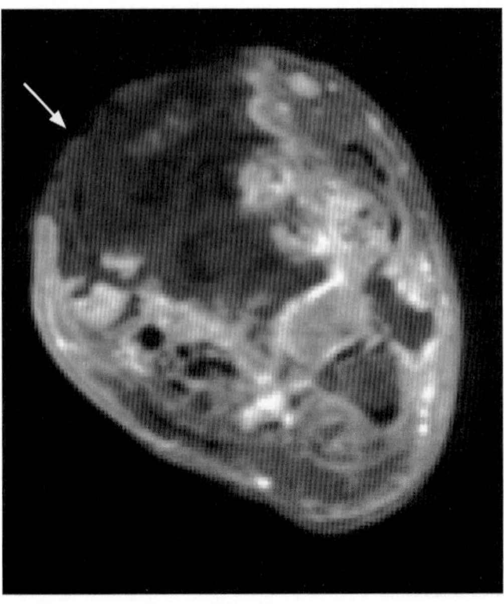

Abb. 3.14 Große Abszedierung mit Ulzeration medialseitig (*Pfeil*; T1-gewichtet, KM fettsaturiert, transversal)

die Entstehung der Osteomyelitis durch die zum diabetischen Spätsyndrom gehörende periphere arterielle Verschlusskrankheit.

Die bildgebenden Kriterien einer Osteomyelitis beim DFS:

- Knochenmarködem (Abb. 3.13),
- begleitender Weichteilinfekt,
- begleitende Abszedierung (Abb. 3.14),
- Periostreaktion,
- Kortikalisunterbrechung,
- Sequester,
- bevorzugte Lokalisation der Pathologika: Phalangen und Metatarsalia.

Je mehr dieser Diagnostikpunkte positiv sind, desto sicherer ist die Diagnose der Osteomyelitis. Ein Knochenmarködem alleine ist nicht ausreichend.

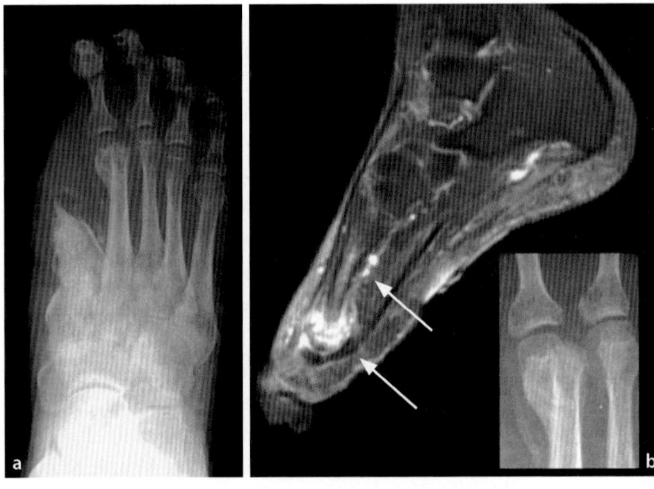

Abb. 3.13a,b Zustand nach Teilamputation DI. **a** Osteomyelitis im in Fehlstellung konsolidierten Metatarsaleköpfchen II in der Röntgenübersichtsaufnahme nicht diagnostizierbar. **b** MRT (T1-gewichtet, KM fettsaturiert, sagittal) zeigt die Osteomyelitis des Metatarsaleköpfchens DII mit Übergreifen auf den Metatarsaleschaft (*Pfeile*)

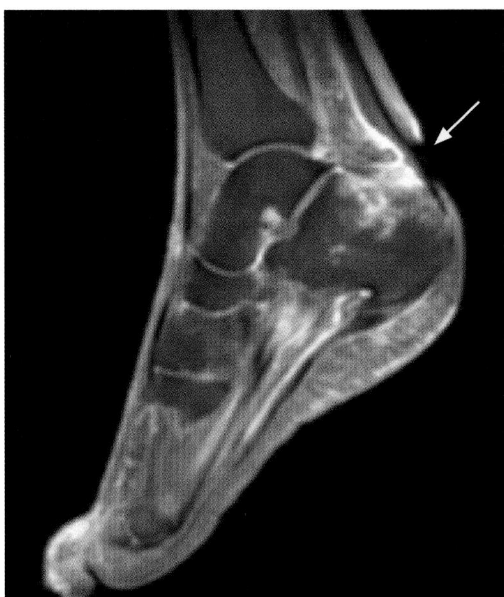

■ **Abb. 3.15** Hautulzeration und Kalkaneusosteomyelitis unter Mitbeteiligung der Achillessehne (*Pfeil*) in der MRT (T1-gewichtet, KM fettsaturiert, sagittal)

Das pathologische Signal im Knochenmark kann auch durch eine veränderte Statik im Fußskelett mit einhergehender Fehlbelastung und durch die Osteoarthropathie hervorgerufen werden. Hier können die oben erwähnten differenzialdiagnostischen Schwierigkeiten entstehen.

Ein Großteil der Patienten mit Osteomyelitis hat begleitend eine Mitbeteiligung der in der Nähe der Infektion liegenden Sehnen (■ Abb. 3.15). Diese Information ist für das Therapiekonzept wichtig, da sich hierdurch das operative Vorgehen ändern kann.

Diabetisch-neuropathische Osteoarthropathie

Die diabetisch-neuropathische Osteoarthropathie (DNOAP) wird in ein akutes und in ein chronisches Stadium unterteilt.

Während die Klinik des *akuten Stadiums* mit Rötung, Schwellung und Überwärmung des Fußes eindrücklich sein kann, ist das Röntgenübersichtsbild in diesem Stadium unauffällig. Erst nach 2–3 Wochen treten in der Röntgenübersichtsaufnahme die ersten Veränderungen ein. In der MRT zeigt sich in dieser frühen, akuten Phase ein Knochenmarködem und ein pathologisches Weichteilsignal entsprechend des klinischen Erscheinungsbildes.

Entsprechend der Klinik und des Stadiums sind in der Bildgebung der DNOAP folgende Kriterien erkennbar:

- Osteopenie,
- Knochenmarködem,
- begleitendes Weichteilödem,
- pathologische Frakturen,
- Knochenerosionen bis hin zur Destruktion,
- Subluxationen,
- Knochenfragmentation,
- Osteosklerose,
- zystische Läsionen,
- bevorzugte Lokalisation der Pathologika: Tarsalia, oberes und unteres Sprunggelenk.

Punkt 5–7 führen zum Zusammenbruch des Fußgewölbes. Dies ist am besten mit Hilfe der seitlich aufgestellten Röntgenübersichtsaufnahme bzw. der sagittalen Schnittführung in der MRT (■ Abb. 3.16) zu dokumentieren.

Reparaturmechanismen führen zur Frakturheilung, Resorption von Knorpel- und Knochentrümmern und zu einer Knochenneubildung als Wiederaufbau des Fußgewölbes. Dies ist bildgebend sowohl mittels Röntgenübersicht zur Beurteilung der Knochenstruktur als auch mittels MRT mit rückläufiger pathologischer Signalgebung zu verfolgen (■ Abb. 3.17).

Osteomyelitis versus diabetisch-neuropathische Osteoarthropathie

Eine bildgebende schwierige differenzialdiagnostische Situation ergibt sich bei Patienten mit einer DNOAP und dem klinischen Verdacht einer Superinfektion, da, wie oben aufgelistet, sowohl die Osteomyelitis als auch die DNOAP mit einem Knochenmarködem und begleitenden Weichteilveränderungen einhergehen können (■ Abb. 3.18).

Das beste differenzialdiagnostische Kriterium zur Differenzierung Osteomyelitis vs. DNOAP ist die Lokalisation der Veränderungen.

> **Die Osteomyelitis ist bevorzugt an den Phalangen und den Metatarsalia zu finden, wobei die DNOAP ihren Hauptsitz im Mittel- und Rückfuß hat.**

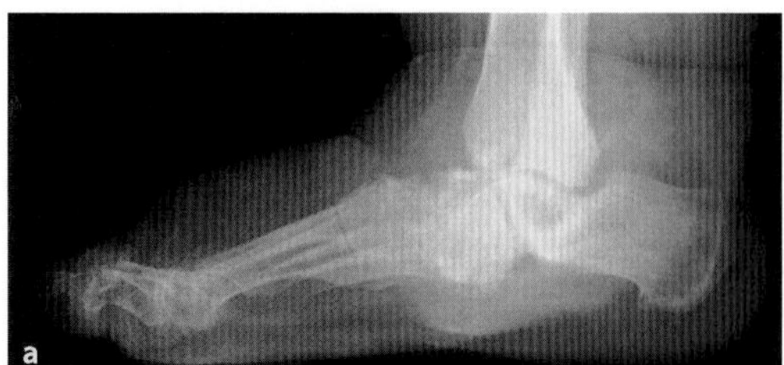

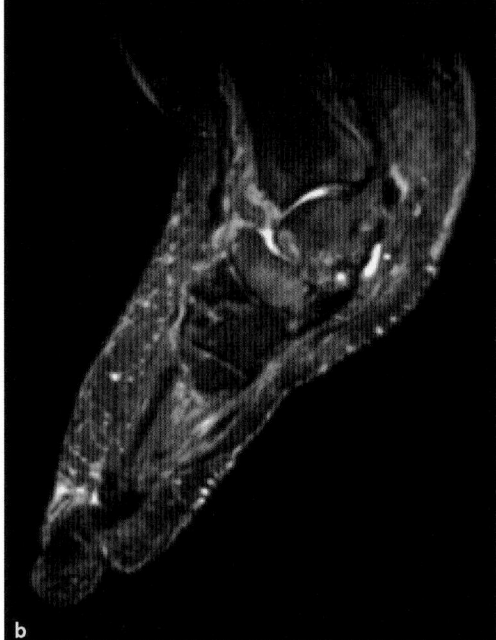

Abb. 3.16a,b Zusammenbruch und Destruktion des Fußgewölbes bei DNOAP: **a** Belastungsaufnahme im Stehen. **b** MRT (STIR, sagittal) mit Signalerhöhung im Mittel- und Rückfußbereich

Zur Diagnose einer gleichzeitig vorliegenden Superinfektion einer DNOAP dienen die Abszessbildung der begleitenden Weichteile oder in der Nähe liegende Ulzerationen (Abb. 3.19).

Kann mittels Bildgebung keine sichere Differenzialdiagnose erfolgen, ist der klinische Eindruck in der Diagnosestellung führend.

3.4.2 Ischämie des DFS

Neben der polyneuropathischen bzw. osteomyelitischen Komponente spielt die periphere arterielle Verschlusskrankheit (pAVK) in der Pathogenese des DFS eine wichtige Rolle. Die pAVK obliteriert beim Diabetiker bevorzugt die Unterschenkelgefäße. Die moderne gefäßchirurgische Revaskularisationstechnik erfordert eine exzellente präoperative Bildgebung der Gefäßsituation unter besonderer Berücksichtigung der peripheren Regionen.

Untersuchungsmethoden

Mit der Einführung der Verschiebetechnik in der MRT zur diagnostischen Becken-Bein-Angiographie ist die invasive Katheteruntersuchung mittels digitaler Subtraktionsangiographie (DSA) in den Hintergrund getreten. Die Vorteile der Contrast-enhanced-MR-Angiographie (CEMR-A) liegen auf der Hand: sie ist nichtinvasiv und verwendet keine Röntgenstrahlung.

Contrast-enhanced-MR-Angiographie

Die Becken-Bein-MR-A wird an einem Hochfeldgerät (optimale Feldstärke 1,5 Tesla) unter Verwendung integrierter Spulensysteme in Kombination mit Oberflächenspulen durchgeführt (Abb. 3.20).

Die Spulenelemente erlauben ein »field-of-view«, das von der distalen Aorta bis zu den Fußarterien reicht. Mittels automatischer Tischverschiebung werden einzelne Untersuchungsstationen festgelegt: Abdomen-Becken, Oberschenkel, Knie-Unterschenkel, Füße.

Der ideale Zeitpunkt der Kontrastmittelgabe wird mittels eines Testbolus in der Aorta abdominalis bestimmt. Das paramagnetische Gadolinium-basierte Kontrastmittel Gadolinium-DTPA wird i.v. appliziert. Es gelten die Kontraindikationen der MRT (Tab. 3.6). Eine Becken-Bein-MR-A ohne Kontrastmittelgabe ist diagnostisch nicht sinnvoll.

Der Nachteil der CEMR-A mittels Verschiebetechnik liegt in der möglichen venösen Überlagerung der Fußarterien. Dies wird in diesem Falle durch eine gezielte CEMR-A des einzelnen Fußes in einer Oberflächenspule aufgefangen.

Die Auswertung der akquirierten Sequenzen erfolgt mittels Originalbildern und mittels Maximum-Intensitäts-Projektions-Angiogrammen (MIP; Abb. 3.21).

Digitale Subtraktionsangiographie

Die Untersuchung der Becken-Bein-Gefäße mittels DSA ist eine invasive Katheteruntersuchung, die

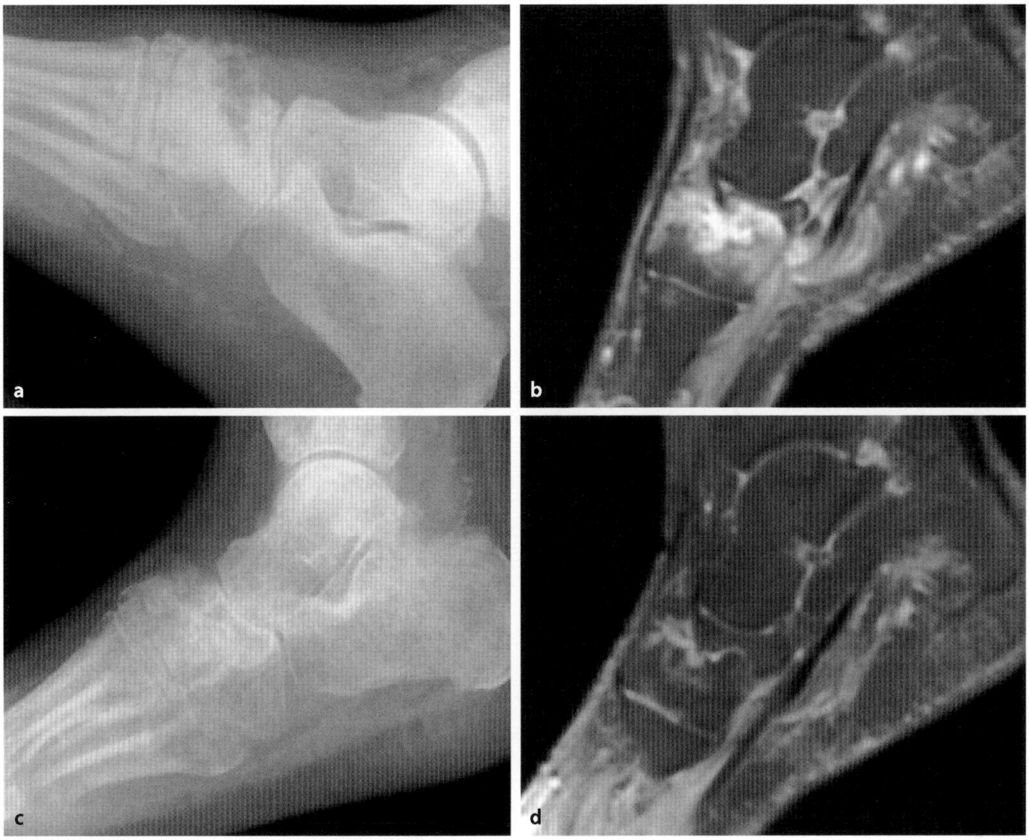

■ **Abb. 3.17a–d** Verlauf einer DNOAP über 8 Monate mit Befundbesserung. **a, c** Rückläufige Destruktion der Knochenstruktur in der Röntgenübersichtsaufnahme. **b, d** Rückläufiges pathologisches Signal im Mittelfußbereich in der MRT (T1-gewichtet, KM fettsaturiert, sagittal)

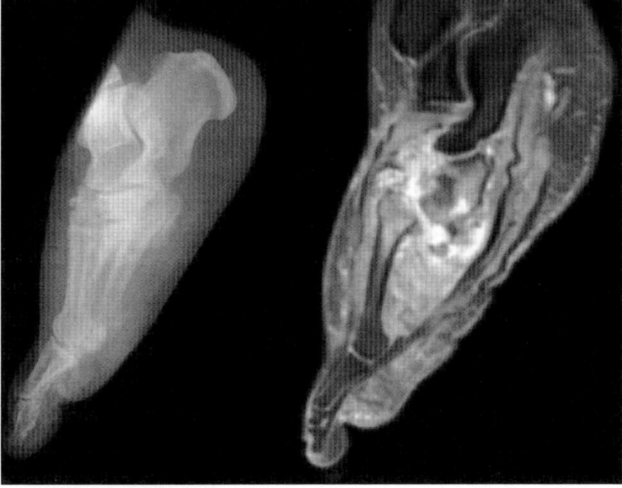

■ **Abb. 3.18** Nachweis einer DNOAP mit begleitendem Weichteilödem in der MRT (T1-gewichtet, KM fettsaturiert, sagittal). Klinisch kein Hinweis auf eine begleitende Osteomyelitis

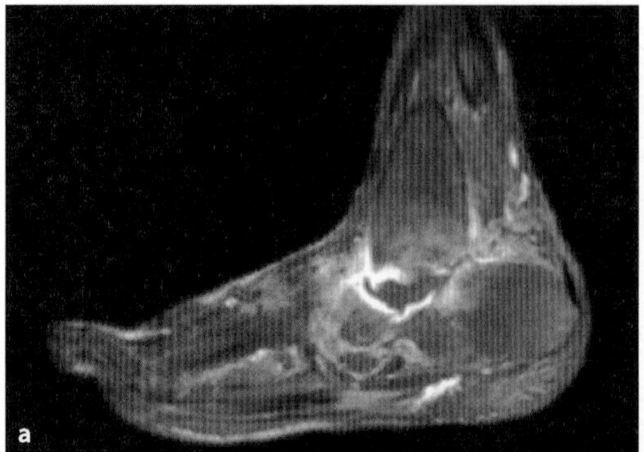

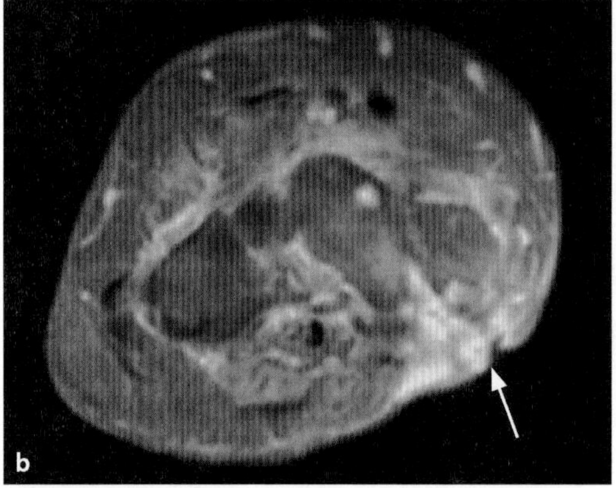

Abb. 3.19a,b Superinfizierte DNOAP mit Abszess bei Plantarulkus in der MRT (T1-gewichtet, KM fettsaturiert) (*Pfeile*). **a** sagittal, **b** transversal

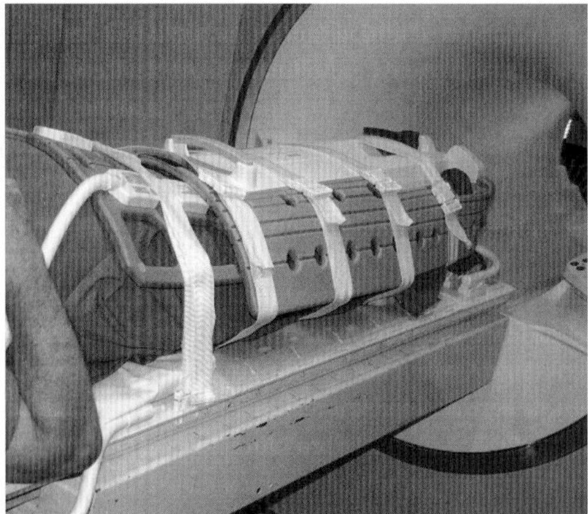

Abb. 3.20 Spulensystem zur CEMR-A in Verschiebetechnik am Patienten

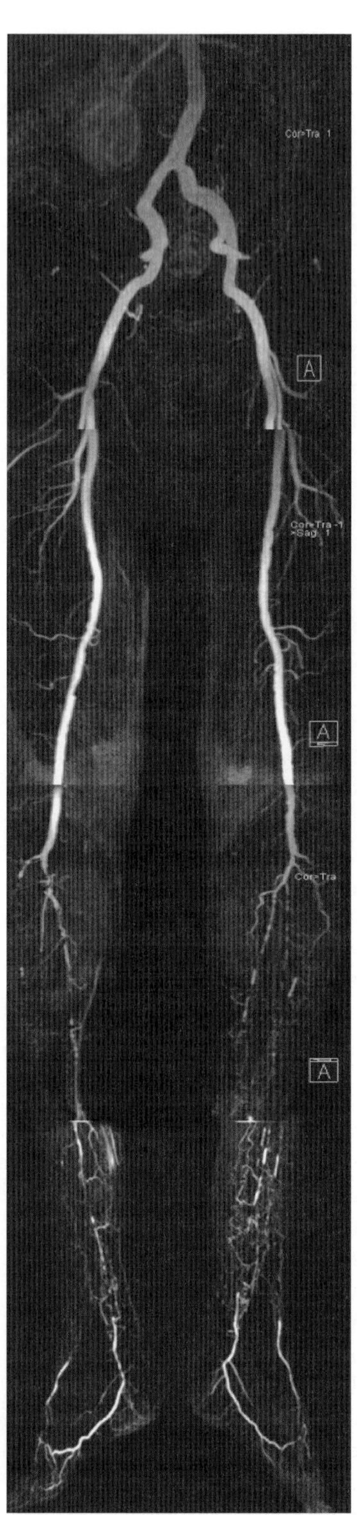

Abb. 3.21 Becken-Bein-CEMR-A in Verschiebetechnik

Tab. 3.7 Vorbereitungspunkte des Patienten zur DSA

	Vorbereitung
Gabe von jodhaltigem Kontrastmittel	Nierenfunktion (abgeschätzte glomeruläre Filtrationsrate (GFR)) im Normbereich oder spezielle Vorbereitung
	Metforminhaltiges Diabetestherapeutikum nach Zeit- und Nierenfunktionsprotokoll absetzen, erst 2 Tage nach Kontrastmittelgabe bei unveränderter Nierenfunktion wieder ansetzen. Schilddrüsenfunktion im Normbereich oder spezielle Vorbereitung
	Bekannte Kontrastmittelreaktion: evtl. ist die Untersuchung nach Anamnese und Prämedikation durch den Radiologen mit Kontrastmittel möglich
Invasivität	Gerinnungsparameter im Normbereich (z. B. Thrombozyten/Quick)

sowohl für den Patienten als auch für den Untersucher einen höheren Aufwand bedeutet.

Vorbereitung

Der Patient muss mehr als 24 h vor der Untersuchung über die Risiken des Eingriffs aufgeklärt werden.

Aufklärung vor DSA

- Infektion, Hämatom
- Gefäß-Nerven-Verletzung
- Blutung mit evtl. notwendiger Operation
- Bei Blutung evtl. Gabe von Blutprodukten mit der Gefahr der Infektion mit HIV/Hepatitis
- Thrombose und Embolie mit akuter Ischämie, Lysetherapie oder Operation
- Reaktion auf Lokalanästhetikum
- Kontrastmittelreaktion bis zum Tod

Da Röntgenstrahlung eingesetzt wird, ist eine Schwangerschaft eine absolute Kontraindikation. Da die Katheter-Becken-Bein-Angiographie über einen arteriellen Zugang meist über die A. femoralis communis erfolgt, wird nach der Untersuchung eine 24-stündige Bettruhe mit 12-stündigem Druckverband erforderlich. Ein weiterer Nachteil gegenüber der CEMR-A ist die Strahlenbelastung für den Patienten und das Untersuchungspersonal.

Neben der Aufklärung des Patienten und der Logistik des stationären Aufenthaltes ist folgende weitere Vorbereitung des Patienten notwendig (Tab. 3.7).

Für diese invasive Untersuchung ist die Kenntnis der *Gerinnungsparameter* notwendig. Thrombozytenzahl und Quickwert müssen im Normbereich liegen. Weichen sie vom Normwert ab, entscheidet der Radiologe, ob das damit erhöhte Blutungsrisiko in Anbetracht der jeweiligen Dringlichkeit der Indikation vertretbar ist.

Die DSA wird mit *jodhaltigem, wasserlöslichem Kontrastmittel* durchgeführt; Niereninsuffizienz und Hyperthyreose sind Kontraindikationen. Es gibt Schemata zur Vorbereitung niereninsuffizienter Patienten. Doch gerade der Diabetes mellitus muss besondere Vorsicht walten lassen, da zumeist eine Vorschädigung der Nieren vorliegt und eine jodhaltige Kontrastmittelgabe die Dialysepflichtigkeit bedeuten kann. Eine Hyperthyreose macht eine Schilddrüsenblockung mittels Natriumperchlorat nach einem Schema erforderlich.

Die Therapie des Diabetes mellitus selbst mittels eines metforminhaltigen Präparates ist abzufragen, da jodhaltiges Kontrastmittel in Kombination mit Metformin bei vorgeschädigter Niere zur metabolischen Azidose führen kann. Ein metforminhaltiges Diabetestherapeutikum ist nach Zeit- und Nierenfunktionsprotokoll vor der Untersuchung abzusetzen und frühestens 2 Tage nach der Untersuchung bei unveränderter Nierenfunktion wieder ansetzbar.

Für diese Vorbereitungen des Patienten hält der Radiologe die notwendigen Protokolle bereit.

Das jodhaltige Kontrastmittel kann Kontrastmittelreaktionen hervorrufen. Hier hat der Radiologe zu prüfen, inwiefern die Untersuchung mit einer Prämedikation – durch den Radiologen! – durchgeführt werden kann.

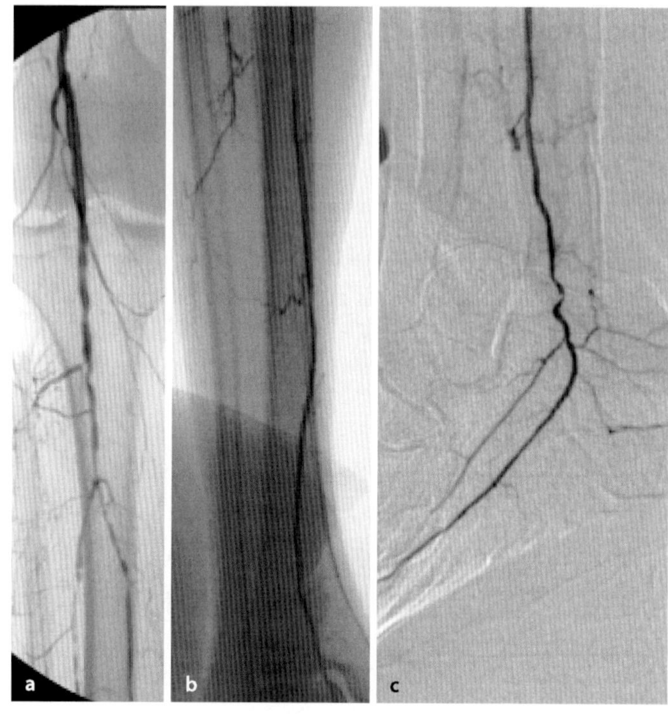

Abb. 3.22a–c DSA des rechten Unterschenkels: **a, b** mit A. tibialis posterior als führendem Gefäß und DSA des rechten Fußes, **c** mit Verschluss der A. dorsalis pedis

▪ **Durchführung**

Nach Rasur, Hautdesinfektion – meist der Leistenregion – und sterilem Abdecken des Patienten wird nach Lokalanästhesie meist die A. femoralis communis punktiert und mittels Seldinger-Technik eine Schleuse in der A. femoralis communis platziert. Über einen Draht geführt wird ein Pigtail-Katheter in die Aorta abdominalis gelegt. Mit Hilfe einer maschinellen Injektion des jodhaltigen Kontrastmittels wird das Becken-Bein-Gefäßsystem dargestellt.

Die Technik der digitalen Subtraktion ermöglicht es, die Anatomie des Skeletts soweit wie gewünscht wegzurechnen (Abb. 3.22).

▪ **Feinnadeltechnik**

Falls nur die Darstellung einer Extremität notwendig ist, kann dies durch eine Feinnadel-DSA erfolgen. Hierbei wird nach Aufklärung und Prüfung der Kontraindikationen die A. femoralis communis der zu untersuchenden Seite direkt mit einer Feinnadel punktiert und das Kontrastmittel appliziert. Dies bedeutet für den Patienten eine geringere Belastung durch jodhaltiges Kontrastmittel und eine kürzere Liegezeit mit Druckverband nach der Untersuchung.

Wertung der Untersuchungsmethoden

Durch den unterschiedlichen Aufwand, den Aspekt der fehlenden Invasivität und Strahlenbelastung, empfiehlt sich die CEMR-A als moderne Methode der Wahl zur Diagnostik der Becken-Bein-Gefäße. Erst bei Kontraindikation für die MRT sollte die DSA eingesetzt werden. Ein weiterer Vorteil der MRT ist die Tatsache, dass die CEMR-A der DSA in der Darstellung der distalen Unterschenkelarterien und der Fußarterien überlegen ist. So kann bei bezüglich eines Fußanschlussgefäßes negativen DSA eine CEMR-A positiv sein. Dies ist wichtig in der Planung der modernen chirurgischen Revaskularisationstechnik mittels pedalem Bypass, um eine Amputation beim DFS möglichst zu verhindern (Abb. 3.23, Abb. 3.24).

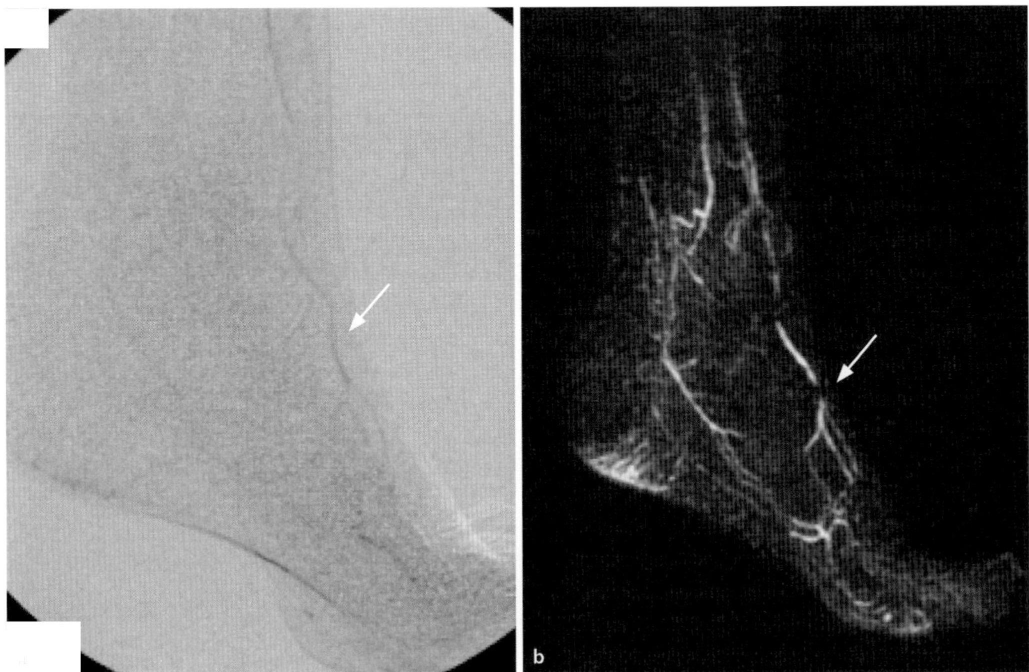

Abb. 3.23a,b A. dorsalis pedis: **a** In der DSA flaue Kontrastmittelanflutung im Fuß bei hochgradig stenotischen Unterschenkelgefäßen. Die A. dorsalis pedis (*Pfeil*) scheint als Anschlussgefäß für einen pedalen Bypass geeignet. **b** Die CEMR-A zeigt aber eine hochgradige Stenose im Verlauf der A. dorsalis pedis (*Pfeil*)

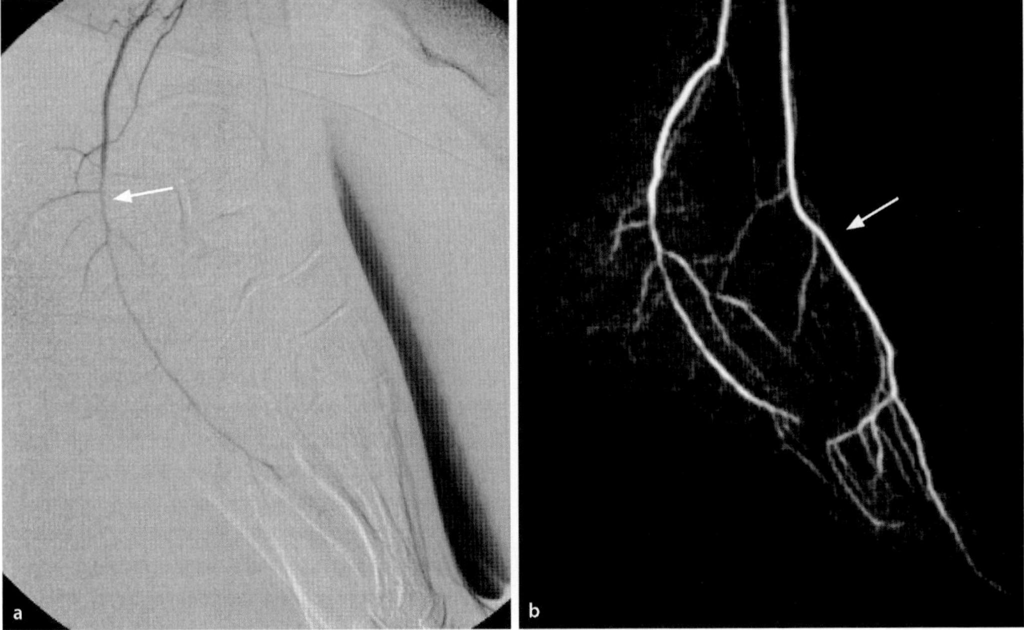

Abb. 3.24a,b A. dorsalis pedis: **a** In der DSA nur Darstellung des Arcus plantaris (*Pfeil*). Die A. dorsalis pedis scheint verschlossen und somit als Anschlussgefäß nicht zur Verfügung zu stehen. **b** Die CEMR-A zeigt die A. dorsalis pedis (*Pfeil*) bei demselben Patienten als gutes Anschlussgefäß für einen pedalen Bypass

3.5 Orthopädische Diagnostik

U. Waldecker, A. Eckardt

Die Behandlung des Diabetes mellitus sollte auf Grund seiner Chronizität und des systemischen Charakters stets multidisziplinär erfolgen. Ein Team aus orthopädischen Chirurgen, Gefäßchirurgen, Endokrinologen/Diabetologen, Neurologen, Rehabilitationsmedizinern, Allgemeinmedizinern, Physiotherapeuten sowie Orthopädietechnikern und orthopädischen Schuhmachern ist wünschenswert, um eine optimale Versorgung des Diabetikers zu ermöglichen. Gerade das diabetische Fußsyndrom, das einerseits durch langjährige Verläufe von Ulzerationen und Fehlstellungen, zum anderen durch rapide Entwicklung von Gangränen gekennzeichnet ist, bedarf der kontinuierlichen, umfassenden medizinischen Fürsorge.

Die klinischen Verläufe, die in einer Minor- oder Major-Amputation der unteren Extremität münden, weisen meist eine multifaktorielle Genese auf. So wurden Ulzeration, Neuropathie, Infektion, Ischämie und Gangrän als Teilursache der Amputation identifiziert (Pecoraro et al. 1990). Die Inzidenz begleitender Fußdeformitäten beim Diabetiker wurde mit 68% angegeben (Holewski et al. 1989). Die Fußdeformität ist jedoch mit einer erhöhten Ulkuswahrscheinlichkeit assoziiert (Ledoux et al. 2005). Die orthopädische Untersuchung des diabetischen Fußes ist daher von entscheidender Bedeutung für die frühzeitige Erkennung relevanter Deformitäten und Initiierung der adäquaten konservativen oder chirurgischen Therapie.

3.5.1 Algorithmus der orthopädischen Untersuchung

Die orthopädische Untersuchung des Diabetikers muss, auf Grund der muskulotendinösen Einheit zwischen Fuß und Kniegelenk, neben der spezifischen Untersuchung der Füße immer eine Untersuchung der unteren Extremität beinhalten. Es sollte stets eine beidseitige Untersuchung der unteren Extremität erfolgen. Es ist zweckmäßig, die Untersuchung konstant nach einem einheitlichen Untersuchungsschema durchzuführen. So werden unnötige Doppeluntersuchungen vermieden und wesentliche Details der Untersuchung nicht übersehen.

Die klinische Untersuchung beginnt mit der Evaluation des Gangbildes. Es folgt eine orientierende orthopädische Untersuchung der Hüft- und Kniegelenke. Die spezifische Untersuchung der Füße umfasst eine Untersuchung der Beinachsen sowie des Rückfußalignements. Die Fußform wird am stehenden Patienten beurteilt. Ein beidseitiger Palpationsbefund der Füße sowie eine Beurteilung des Bewegungsausmaßes der Fußgelenke schließt sich an. Die klinische Untersuchung umfasst ferner eine Beurteilung der Haut und Nägel sowie die in den vorherigen Kapiteln schon beschriebene angiologische und neurologische, klinische Diagnostik, auf die hier nicht näher eingegangen wird.

3.5.2 Gangbild

Das Gangbild wird sowohl mit Schuhen, als auch barfuß beurteilt. Es gibt Aufschluss über Koordinationsstörungen, zentrale, periphere Lähmungen aber auch Pathologien der unteren Extremität und der Wirbelsäule. Die Art des Hinkens orientiert sich an der zu Grunde liegenden Pathologie.

Liegt eine Minoramputation vor, so hängt das resultierende Gangbild von der Höhe der Amputation und der Durchführung eines Flexor auf Extensor-Transfers ab, der zur Prophylaxe einer Spitzfußdeformität dient und sich positiv auf das Gangbild auswirkt (Marks et al. 2010). Beim Diabetiker imponiert stets die beeinträchtigte Propriozeption und Balance.

Verschiedene Typen des Hinkens

- Verkürzungshinken (Beurteilung der Beinlängen am stehenden und liegenden Patienten)
- Insuffizienzhinken beim Vorliegen einer Hüftpathologie
- Duchenne-Zeichen: Neigung des Oberkörpers zur Standbeinseite als Ausdruck der Entlastung des Hüftgelenks
- Trendelenburg-Zeichen: Abkippen des Beckens zur Spielbeinseite
- Schonhinken

- Zirkumduktion (Vorliegen einer Hemiparese: der Patient führt das Bein in einem nach auswärts gerichteten Bogen nach vorne)
- Hinken bei Peroneuslähmung (Spitzfuß wird durch vermehrte Flexion im Kniegelenk ausgeglichen)

Eine orientierende Untersuchung der Knie- und Hüftgelenke ist immer dann erforderlich, wenn offensichtliche Achsfehlstellungen der unteren Extremität oder Gangbildanomalien wie z. B. das Duchenne-Hinken vorliegen.

Der vollständige Gangzyklus besteht aus einer Standphase und einer Schwungphase. Die Standphase wird in 3 Phasen unterteilt:

- Die Stoßdämpfungsphase umfasst den Fersenkontakt, der Moment in dem die Ferse auf den Boden aufgesetzt wird, sowie den Fußsohlenbodenkontakt, den Moment, im dem die gesamte Fußsohle auf dem Boden aufliegt. Während der Stoßdämpfungsphase wird das Körpergewicht auf das vordere Bein verlagert. V. a. der Mittelpunkt der Ferse hat dann Bodenkontakt. Der Fuß sollte stets zuerst Bodenkontakt mit der Ferse aufnehmen. Ein initialer Bodenkontakt mit der gesamten Fußsohle, wie man ihn beim Charcot-Fuß mit Mittelfußbeteiligung vorfindet, oder möglicherweise sogar mit den Zehen ist in jedem Fall pathologisch.
- Die mittlere Standphase beginnt mit dem Fußsohlenbodenkontakt und endet mit dem Anfang der Fersenablösung, dem Moment, in dem sich die Ferse vom Boden löst. Während der mittleren Standphase liegt der überwiegende Teil des Körpergewichts auf dem Standbein. Eine verfrühte Fersenablösung ist häufig ein Zeichen einer Achillessehnenkontraktur, eine verspätete Fersenablösung kann als Zeichen einer muskulären Insuffizienz der Unterschenkelmuskulatur gewertet werden.
- Die Abstoßphase umschließt die Fersenablösung, der Moment, in dem sich die Ferse vom Boden löst, sowie die Zehenablösung, der Moment, in dem sich die Zehen vom Boden lösen. Während der Abstoßphase bewirkt das 1. Metatarsophalangealgelenk die Bewegung der Extremität über den Vorfuß und beschleunigt so die Fersenablösung (Beckers u. Deckers 1997).

Symmetrie der Armbewegungen

Die Armbewegungen verlaufen entgegengesetzt zu den Beinbewegungen. Zur Aufrechterhaltung der Balance, die beim Diabetiker auf Grund der schlechten propriozeptiven Fähigkeiten Defizite aufweist, werden angepasste Armbewegungen und Rumpfrotationsbewegungen eingesetzt. Asymmetrien der Armbewegungen sind als Zeichen einer Asymmetrie der Beckenrotation zu werten, die ihrerseits durch unterschiedliche Pathologien der unteren Extremität wie z. B. eine Coxarthrose ausgelöst werden kann.

> **Eine Asymmetrie der Armbewegungen macht eine klinische Untersuchung der Hüft- und Kniegelenke notwendig.**

Pronation des Fußes

Die Pronation des Fußes findet charakteristischer Weise in der ersten Hälfte der Standphase statt. Das Ausmaß der Pronation des normalen Fußes ist jedoch sehr variable. Eine vermehrte Pronation findet sich häufig bei einer Hallux-valgus-Deformität, aber auch bei einem Pes planovalgus. Mediale Hyperkeratosen des Hallux als Resultat der Hyperpronation können beim Vorliegen einer begleitenden Polyneuropathie in Ulzerationen münden und bedürfen einer frühzeitigen Korrektur.

3.5.3 Untersuchung des Fußes

Die klinische Untersuchung des Fußes erfolgt sowohl am stehenden als auch am sitzenden Patienten. Im Stand wird zunächst die Form und Suffizienz des Fußlängsgewölbes beurteilt. Die Untersuchung des Windenmechanismus erfolgt durch passive Dorsalextension der Großzehe im 1. Metatarsophalangealgelenk, die eine Spannungszunahme und damit Aufrichtung des Fußlängsgewölbes bewirkt (Hicks 1955).

Achsbestimmung

Das Malalignement des Rückfußes ist mit multiplen Krankheitsbildern des Fußes assoziiert. Daher ist

3

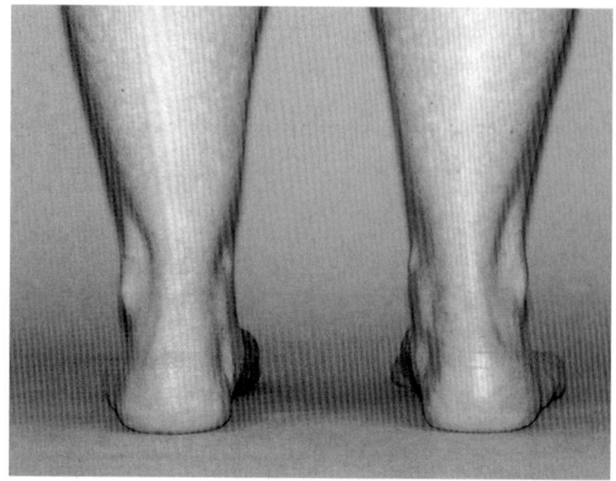

Abb. 3.25 Tibiokalkaneare Achse. Rechts vermehrte Valgusposition des Rückfußes mit lateral sichtbaren Zehen

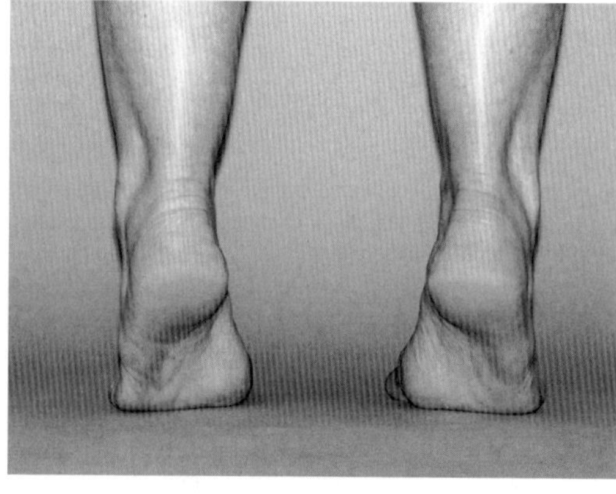

Abb. 3.26 Ferseninversion im Zehenstand

die tibiokalkaneare Achsbestimmung von entscheidender Bedeutung für die Diagnosesicherung und Veranlassung der entsprechenden konservativen oder operativen Therapie der Fußdeformität. Achsabweichungen des Rückfußes im Sinne einer *Varusfehlstellung* sind mit unterschiedlichen Erkrankungsbildern vergesellschaftet. So werden anterolaterale Sprunggelenkinstabilitäten, Tendinitiden der Peronealsehnen, laterale Impingementsyndrome im Zusammenhang mit einer Varusposition des Kalkaneus gebracht. Ebenso ist eine Assoziation zwischen einer vermehrten *Valgusposition* des Rückfußes und Tendinopathien der Tibialis-posterior-Sehne, einer dorsolateralen peritalen Subluxation, einer Instabilität der medialen Säule sowie der Hallux-valgus-Deformität bekannt.

Die Beurteilung der tibiokalkanearen Achse erfolgt am stehenden Patienten. Es wird dabei von dorsal die Längsachse der Tibia und die des Kalkaneus ermittelt (Abb. 3.25).

Die physiologische Achse weist eine leichte Valgusposition des Rückfußes auf und wird mit 5–10° angegeben (Alexander 1991). Der Pes planus ist häufig mit einem pathologischen Valgusalignement des Rückfußes und einer kompensatorischen Vorfußabduktion vergesellschaftet, welche klinisch in der posterioren Ansicht des Fußes durch die lateral sichtbaren Zehen imponiert (Kitaoka 2002).

Der *Cavusfuß* ist meist durch eine gerade oder varische tibiokalkaneare Achse gekennzeichnet. Beim Blick von anterior auf den stehenden Fuß erkennt man klinisch ein auch nur diskretes Varusalignement an der medial sichtbaren Ferse. Ferner ist der Pes cavus meist mit einer kompensatorisch vermehrten Plantarflexion des 1. Strahls und einer Valgusposition des Vorfußes vergesellschaftet.

Am stehenden Patienten wird stets die Fähigkeit des beidseitigen Zehen- und Fersenstandes beurteilt. Unsicherheiten auf Grund der eingeschränkten koordinativen Fähigkeiten des Diabetikers sind häufig. Die Schmerzintensität ist stets in Abhängigkeit von der bestehenden Polyneuropathie zu beurteilen. Schmerzen beim Fersengang treten charakteristisch bei der plantaren Fasziitis auf.

Ein *schmerzhafter Zehenstand* wird unter anderem bei Metatarsalgien, Insuffizienzen der Tibialis-posterior-Sehne, Arthrosen des oberen und unteren Sprunggelenks gesehen.

Wichtig ist die Überprüfung des Einbeinzehenstandes, bei dem die Ferse aus der Eversion in die Inversion rotiert (Abb. 3.26).

Eine *Tibialis-posterior-Sehnendysfunktion* ist meist mit einer inkompletten oder fehlenden Inversion und einer Schmerzsymptomatik assoziiert, wobei beim polyneuropathischen Diabetiker die fehlende Inversion den maßgeblichen, pathologischen Aspekt darstellt (Kitaoka 2002).

Fußform

Die Fußform wird beim Diabetiker einerseits durch die nicht diabetesspezifischen Defomitäten, andererseits durch die im Rahmen des Hypomobilitätssyndroms, als auch der Charcot-Arthropathie auftretenden Deformierungen bestimmt.

Zur Beurteilung der Fußform müssen das Rückfußalignement, die Suffizienz des Fußlängs- und Quergewölbes und der Vorfuß beurteilt werden.

Der *Pes cavus* ist durch ein überhöhtes Fußlängsgewölbe, einen neutral oder varisch positionierten Rückfuß sowie eine Spitzfußstellung des Vorfußes, die ihrerseits eine Valgusposition mit vermehrter Plantarflexion der Metatarsalia aufweist, gekennzeichnet. Die dominante Deformität des Pes cavus befindet sich entweder im Rückfuß, im Vorfuß oder kombinativ in beiden.

Der *Pes planus* zeigt ein abgeflachtes oder aufgehobenes Fußlängsgewölbe, einen geraden oder valgischen Rückfuß sowie einen abduzierten Vorfuß. Der Pes planovalgus kann beim Diabetiker kongenital, erworben, z. B. als Folge einer Tibialis-posterior-Sehnendysfunktion, oder auch als Folge einer Charcot-Arthropathie auftreten (Pomeroy et al. 1999).

Der *Pes equinus* ist durch eine Achillessehnenkontraktur, die ein plantigrades Aufsetzen des Fußes verhindert, gekennzeichnet. Die Achillessehnenkontraktur ist beim Diabetiker ein häufig anzutreffendes Symptom.

> **Beim Diabetiker sind in Folge der Charcot-Arthropathie kombinative Deformitäten anzutreffen, die sich jedoch durch die isolierte Betrachtung des Rück- und Vorfußes beschreiben lassen.**

Der Vorfuß wird am stehenden Patienten beurteilt. Eine vermehrte Valgus- oder Varusposition der Großzehe sowie des Ausmaß der Rotationsfehlstellung des Hallux werden dokumentiert. Die Hallux-valgus-Deformität weist auf Grund der Rotationskomponente eine mediale Hyperkeratose der Phalanx aber auch des Os metatarsale 1 auf, die beim Diabetiker eine häufige Ulkuslokalisation darstellt. Gerade die Pseudoexostose des Os metatarsale 1 ist prädestiniert zu druckbedingten Bursitiden und Ulzerationen. Im Rahmen der klinischen Vorfußuntersuchung werden ferner Hammerzehendeformitäten, d. h. die Flexionskontraktur im proximalen Interphalangealgelenk, registriert. Mallet-Zehen weisen eine Flexionskontraktur des distalen Interphalangealgelenk auf. Krallenzehen zeigen die Kombination aus Hammerzehendeformität und Dorsalflexionsdeformität im Metatarsophalangealgelenk auf.

> **Bei allen Zehendeformitäten sollte die Differenzierung in kontrakte, semiflexible und flexible Gelenke erfolgen, da dies wegweisend für die Auswahl des chirurgischen Verfahrens ist (Mann u. Coughlin 1991).**

Weitere zu evaluierende Zehendeformitäten sind die Bunionettebildung des 5. Metatarsale, eine laterale Exostose des Os metatarsale 5 mit einer Varusfehlstellung der 5. Zehe, die mit einer lateralen Hyperkeratose assoziiert ist und beim Diabetiker eine häufige Lokalisation für Ulzerationen darstellt. Auch die Subduktus- und Superduktusstellung der Kleinzehen stellt, auf Grund der sich interdigital entwickelnden Druckstellen und Rhagaden, eine häufige Eintrittspforte für Infekte dar.

Die kontrakten Kleinzehendeformitäten entwickeln sich beim Diabetiker meist im Rahmen des *Hypomobilitätssyndroms*. Das Hypomobilitätssyndrom ist durch Weichteilverdickungen der Haut, Ligamente, Sehnen und Gelenkkapsel und resultierende multiple Kontrakturen der Fußgelenke charakterisiert. Wahrscheinlich wird es durch biochemische Veränderungen des Kollagens der periartikulären Strukturen ausgelöst (Crisp u. Heathcote 1984). Es wird angenommen, dass das kontrakte Gelenk eine plantare Druckerhöhung bewirkt und damit einen wichtigen ätiologischen Faktor in der Ulkusgenese darstellt (Fernando et al. 1991; Frykberg et al. 1998; Müller 1989).

Palpationsbefund

Die genaue Palpation des diabetischen Fußes dient der Evaluation einer vorliegenden Schmerzsymptomatik, sofern sich die Polyneuropathie noch nicht im fortgeschrittenen Stadium befindet. Mit Hilfe der Palpation werden lokale Schwellungen, Temperaturdifferenzen, lokale Hyperkeratosen sowie knöcherne pathologische Prominenzen, die im Rahmen der Charcot-Arthropathie auftreten, diagnostiziert (Brodsky u. Rouse 1993).

Die Palpation beginnt am oberen Sprunggelenk. Hier werden die vordere und hintere Gelenkkulisse, lateral das Lig. fibulotalare anterius sowie medial das Lig. deltoideum palpiert. Weiter distal schließt sich der Sinus tarsi an, der v. a. bei der Pes-planovalgus-Deformität schmerzhaft ist. Lateral wird der Verlauf der Peronealsehnen palpiert. Medial wird das Sustentakulum tali und dorsal vom OSG die Achillessehne, der Achillessehnenansatz sowie die retrocalcaneare Bursa untersucht. Die Sehnenverläufe werden hinsichtlich lokaler Tendinosen, die sich in Form von lokalen, schmerzhaften Verdickungen äußern sowie hinsichtlich lokalisierter Schwellungen und pathologischer Sehnenfunktionen untersucht.

Es schließt sich eine Palpation der Ferse an; Atrophien des plantaren Fettpolsters sowie lokale Druckdolenzen werden diagnostiziert. So sind mediale Druckdolenzen am Ursprung der Palntaraponeurose charakteristisch für eine plantare Fasziitis. Im Bereich des Mittelfußes werden sowohl die Gelenke von dorsal, knöcherne Prominenzen, wie das Tuberculum naviculare, als auch das laterale und mediale Fußlängsgewölbe palpiert. Die Sehnenansätze der Tibialis-anterior- und -posterior-Sehne bedürfen besonderer Beachtung. Im Vorfußbereich werden die Metatarsophalangealgelenke sowohl von dorsal, als auch von plantar palpiert. Es schließt sich eine Palpation der Intermetatarsalräume an, von denen der 3. Intermetatarsalraum als häufigste Lokalisation des Morton-Neurinoms besondere Beachtung findet (Thomas et al. 1988).

Die Zehen werden von dorsal, aber auch interdigital untersucht. V. a. interdigitale Rhagaden als Eintrittspforten für Infekte sowie interdigitale Druckstellen müssen registriert werden. Besondere Beachtung sollte der plantaren Beschwielung, die Hinweise auf Fehlbelastungen gibt, geschenkt werden. Eine genaue Dokumentation der Hyperkeratosen sollte angestrebt werden.

Sehnenfunktion

Die Untersuchung der Sehnenfunktion erfolgt stets im Seitenvergleich. Kontrakturen wie auch muskuläre Insuffizienzen werden erfasst. Der M. tibialis anterior ist ein wichtiger Supinator, dessen Kraft durch forcierte Supination und auch Dorsalextension des Fußes getestet wird.

Der M. extensor digitorum longus ermöglicht einerseits die Dorsalextension der Kleinzehen, zum anderen wirkt er agonistisch zum M. tibialis anterior. Zur Kraftevaluation wird eine forcierte Dorsalextension der Kleinzehen durchgeführt. Ebenso wird die Kraft des M. extensor hallucis longus, der die Großzehe dorsalflektiert und am Standbein agonistisch zum M. tibialis anterior wirkt, durch forcierte Dorsalextension der Großzehe evaluiert.

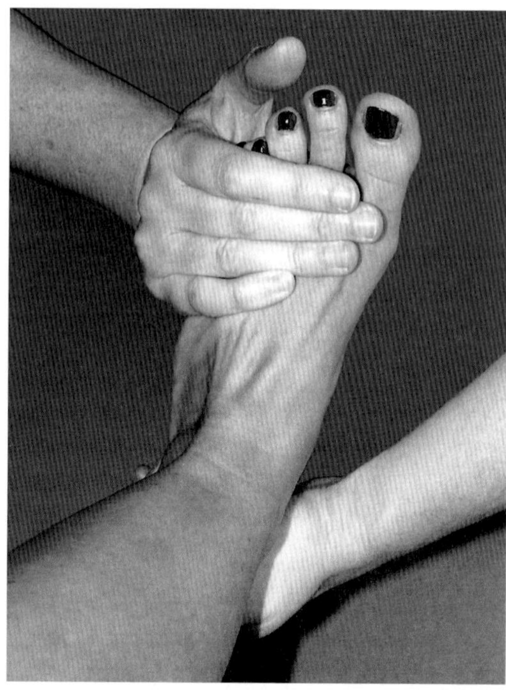

Abb. 3.27 Testung des M. peroneus brevis durch Eversion gegen Widerstand

Die Peronealsehnengruppe wirkt einerseits als Evertor, zum anderen als Plantarflektor des 1. Strahls. So wird der M. peroneus brevis durch den Widerstand gegen eine forcierte Eversion am Fußaußenrand gemessen, der M. peroneus longus wird in erster Linie durch Widerstand gegen eine Plantarflexion des ersten Strahls evaluiert (Abb. 3.27, Abb. 3.28).

Der M. triceps surae ist der stärkste Plantarflektor des Fußes und der stärkste Supinator des unteren Sprunggelenks. Seine Testung erfolgt durch aktive Plantarflexion im oberen Sprunggelenk beim extendierten und flektierten Kniegelenk. Der M. soleus wird durch Widerstand gegen eine forcierte Plantarflexion des Fußes bei flektiertem Kniegelenk, der M. gastrocnemius durch Widerstand gegen eine forcierte Plantarflexion bei extendiertem Kniegelenk

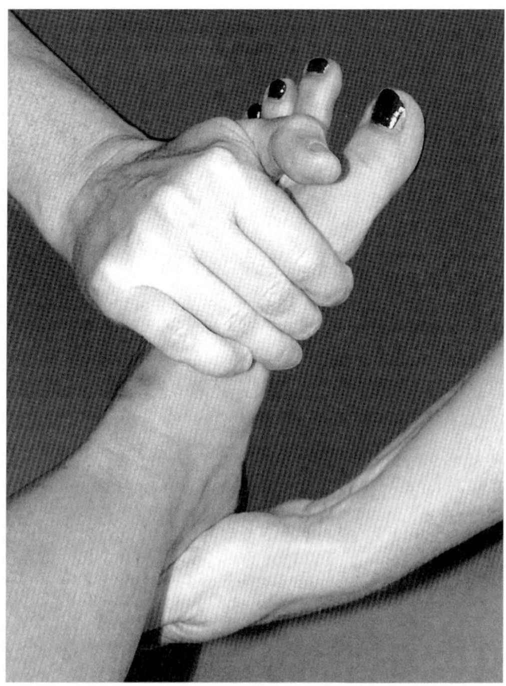

Abb. 3.28 Testung des M. peroneus longus durch Plantarflexion des 1. Strahls gegen Widerstand

untersucht. Die Feststellung der Achillessehnenkontraktur ist ein wichtiger Bestandteil der Untersuchung der Sehnenfunktion, da sie gerade beim Diabetiker in der Folge des Hypomobilitätssyndroms häufig auftritt und nicht selten einer operativen Korrektur bedarf (Armstrong et al. 1999).

Die Kontraktur des M. soleus wird unter Dorsalextension und Plantarflexion des oberen Sprunggelenks und gleichzeitiger Flexion im Kniegelenk untersucht, während der isolierte M. gastrocnemius bei extentendiertem Kniegelenk evaluiert wird (Abb. 3.29, Abb. 3.30).

Der M. tibialis posterior bewirkt die Plantarflexion unter gleichzeitiger Supination. Seine Testung erfolgt durch den Ferseninversionstest, bei dem im Einbein- oder Zweibeinzehenstand die Inversion der Ferse beurteilt wird (Kitaoka 2002). Eine fehlende Inversion deutet auf eine insuffiziente Sehne oder eine Ankylose im Subtalargelenk. Ein weiterer Test prüft in pronierter Stellung des Fußes den Widerstand gegen die forcierte Inversion.

Die tiefen Flektoren wirken neben der Plantarflexion der Groß- und Kleinzehen zudem als Supinator. Die Testung des M. flexor hallucis longus erfolgt durch forcierte Plantarflexion der Großzehe, die des M. flexor digitorum longus durch forcierte Flexion der Kleinzehen. Beim Vorliegen einer akzessorischen Verbindung der beiden Muskeln, die eine simultane Plantarflexion aller Zehen bewirkt, ist die isolierte Kraftevaluation nur sehr eingeschränkt möglich.

Bewegungsausmaß der Fußgelenke

Im Rahmen der klinischen Untersuchung wird stets die aktive und passive Beweglichkeit der Fußgelenke beurteilt. Instabilitäten, Kontrakturen, Krepitation und auch die Schmerzprovokation unter forcierter Mobilisierung werden erfasst. Das diabetische Fußsyndrom ist häufig von einer Hypomobilität der Gelenke gekennzeichnet, die mit einer vermehrten Ulkusentwicklung einhergeht (Zimny et al. 2004).

Das obere Sprunggelenk stellt ein Scharniergelenk mit einer 1° Bewegungsfreiheit dar. Am oberen Sprunggelenk werden die Dorsalextension und die Plantarflexion, die einen maximalen Gesamtbewegungsumfang von 70° erreicht, gemessen. Eine Abnahme der Dorsalextension verursacht eine verfrühte Zehenablösung, da der Sohlenkontakt nur so lange aufrechterhalten bleibt, bis die nach vorne bewegte Tibia die Grenze der möglichen Dorsalextension erreicht. Sowohl eine Achillessehnenkontraktur, die beim Diabetiker sehr häufig ist, als auch eine Arthrose des OSG bewirken diese Limitation der Mobilität. Zur Bestimmung der Soleus bzw. Gastroknemiuskontraktur muss die Dorsalextension des oberen Sprunggelenks bei extendiertem und flektiertem Kniegelenk gemessen werden. Eine anterolaterale Instabilität des OSG kann klinisch und radiologisch durch den Talusvorschub und die Taluskippung bestimmt werden.

Als radiologische Kriterien einer Instabilität gelten eine Taluskippung von mehr als 7° und ein Talusvorschub von mehr als 7 mm oder eine Differenz von mehr als 5°/5 mm im Vergleich zur unverletzten Seite (Zwipp et al. 1982).

Das untere Sprunggelenk ist durch subtalare Inversion und Eversion gekennzeichnet, deren Bewegungsausmaß jedoch variabel ist und zwischen 20

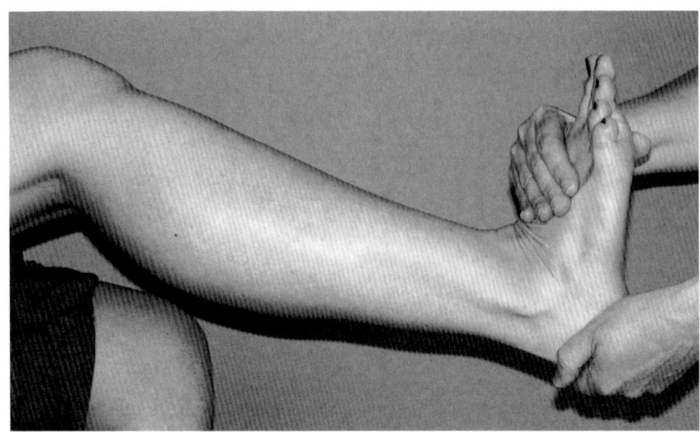

◘ **Abb. 3.29** Testung des Soleuskontraktur durch forcierte Dorsalextension des OSG und simultane Flexion des Kniegelenks

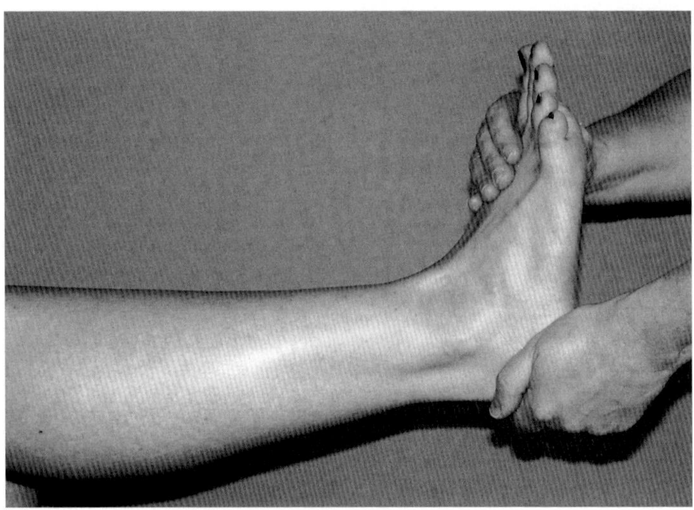

◘ **Abb. 3.30** Testung der Gastroknemiuskontraktur durch forcierte Dorsalexension des OSG und simultane Extension des Kniegelenks

und 60° liegt (Isman u. Inman 1969). Das Ausmaß der Inversion ist in der Regel doppelt so groß wie das der Eversion. Der Nachweis einer subtalaren Beweglichkeit gelingt durch Palpation der Facies posterior der Gelenklinie und simultaner Eversion und Inversion. Dabei kann die Verschiebung des Kalkaneus im Vergleich zum Talus palpiert werden. Um ein genaueres Messergebnis zu erhalten, wird der Patient in Bauchlage untersucht. Mit einer Hand erfolgt eine Dorsalextension im OSG während die andere Hand den Kalkaneus stabilisiert und eine Eversion/Inversion ausübt. Hiermit wird das Verhältnis der Eversion- und Inversionsbewegung in Relation zur Mittelachse der Wade beurteilt (Alexander 1991; ◘ Abb. 3.31).

Das Bewegungsausmaß der transversalen tarsalen Gelenke spielt beim diabetischen Fuß nur beim Vorliegen einer Instabilität im Sinne der Charcot-Arthropathie und der Entwicklung eines sekundären Schaukelfußes eine Rolle. Das Ausmaß der Mobilität kann dabei nur annähernd bestimmt werden. Medial wird die Articulatio talocalcaneonavicularis palpiert.

Die Mobilität des 1. Metatarsokuneifomgelenks spielt für die Indikationsstellung in der Hallux-valgus-Chirurgie eine entscheidende Rolle. Hypermo-

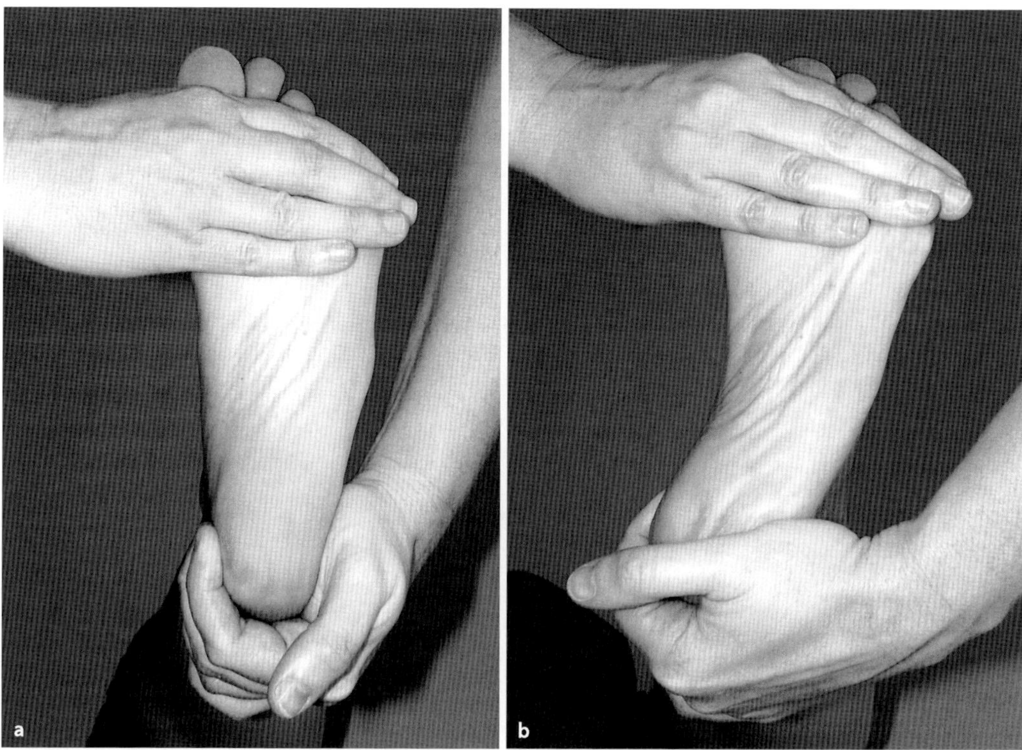

Abb. 3.31a,b Bestimmung der subtalaren Mobilität: **a** In- und **b** Eversion in Bauchlage bei 90° gebeugtem Kniegelenk unter Stabilisierung des Kalkaneus und Dorsalextension im OSG

bilitäten werden durch die klinische Untersuchung der MC-Gelenkstabilität in sagittaler Ebene evaluiert. Die lateralen Metatarsalia werden stabilisiert, während eine passive Elevation des MT-1-Köpfchens durchgeführt wird. Als Zeichen der Instabilität gilt die Elevation des MT-1-Köpfchen von >5–8 mm gegenüber dem MT-2-Köpfchen (Hansen 2000; Abb. 3.32).

Die Mobilitätsbeurteilung der Metatarsophalangealgelenke erfolgt aktiv und passiv. Das obere Sprunggelenk befindet sich dabei in Neutralstellung. Das Bewegungsausmaß der MTP-Gelenke ist variabel und liegt zwischen einer Dorsalflexionsfähigkeit von 45–90° und einer Plantarflexionsfähigkeit von 10–40°. Beim Diabetiker zeigen sich häufig kontrakte MTP-Gelenke, die nicht selten komplett luxiert sind und einer plantaren Ulzeration Vorschub leisten.

Beurteilung der Haut

Die Beurteilung der Haut umfasst die Hauttemperatur, die Hautfeuchte sowie die Hautkoloration. Die Haut des Diabetikers ist typischerweise trocken und warm, wobei die Temperatur vom Grad der pAVK abhängt. Lokalisierte sowie diffuse Weichteilschwellungen werden beurteilt. Atrophien des Fettpolsters, die meist die Ferse oder den metatarsalen Bereich betreffen, werden registriert, obgleich eine Atrophie nicht diabetestypisch ist (Waldecker u. Lehr 2009). Dennoch stellt sie beim gleichzeitigen Vorliegen einer knöchernen Prominenz eine Risikostelle für die Entwicklung eines Ulkus dar. Insbesondere die akute Charcot-Arthropathie ist klinisch mit einer akuten Entzündung zu vergleichen. Der Fuß ist rot, geschwollen und überwärmt mit einer deutlichen Temperaturdifferenz im Vergleich zur Gegenseite. Bei der Beurteilung der Haut sollten auch die plantaren Hyperkeratosen hinsichtlich ihrer Lokalisation beschrieben werden. Die Lokalisation gibt Auskunft

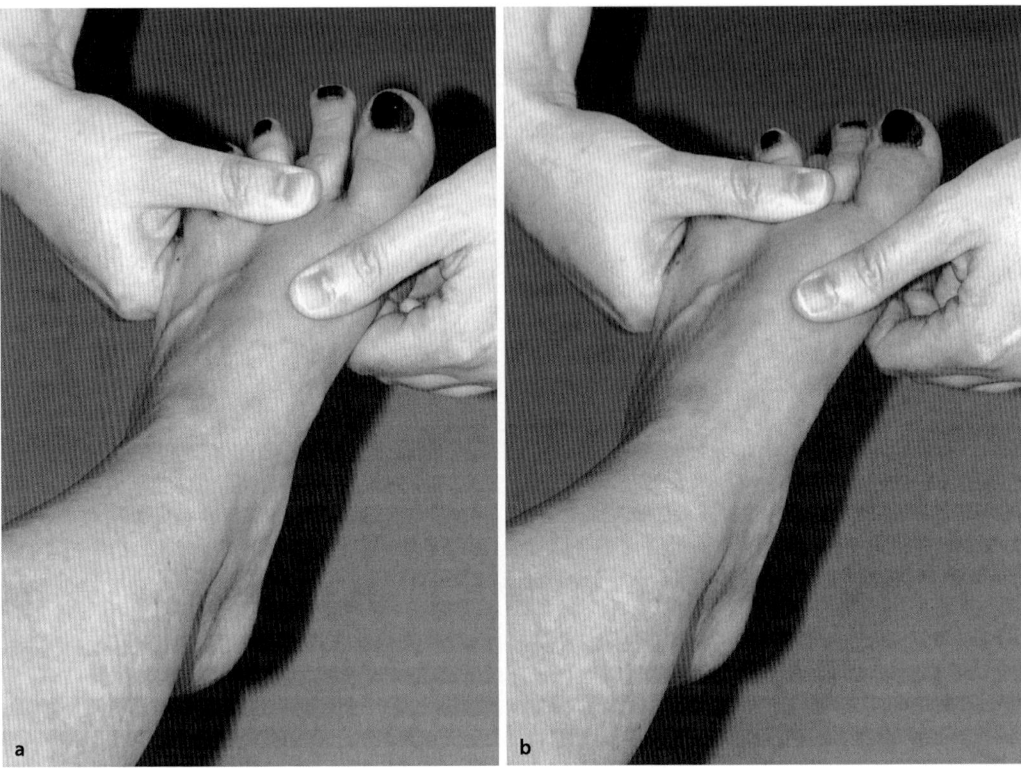

Abb. 3.32a,b Untersuchung der Stabilität des 1. Metatarsokuneiformgelenks: **a, b** durch passive Elevation des Metatarsale-1-Köpfchens und Stabilisierung der lateralen Metatarsalia

über pathologische Belastungsmuster, häufig sind auch tieferliegende Ulzerationen durch Hyperkeratosen maskiert. Ein wichtiges Problem des Diabetikers stellen die Ulzerationen dar. Die Ulzerationen müssen entsprechend ihrer Größe und Lokalisation dokumentiert werden.

> **Die Lokalisation eines Ulkus gibt Informationen über seine Entstehungsursache und ist damit richtungsweisend für seine Therapie.**

So ist ein Ulkus an der lateralen Seite des MTP-5-Gelenks häufig durch eine Varusposition der 5. Zehe im Rahmen einer Bunionette-Deformität verursacht. Die Therapie liegt daher in der Korrektur der Bunionette-Deformität. Ulzerationen an der lateralen Fußseite auf Höhe des CC-Gelenks sind in der Regel mit Varusfehlstellungen des Rück- und Mittelfußes assoziiert und bedürfen einer Umstellungsosteotomie bzw. einer korrigierenden Arthrodese. Das alleinige Abtragen der lateralen Prominenz ist ohne bleibenden Effekt im Hinblick auf die Ulkusbehandlung. Die Beurteilung der Größe einer Ulzeration kann an Hand der Megitt-Wagner-Klassifikation erfolgen. Diese am häufigsten benutzte Klassifikation unterteilt die Fußulzerationen in 5 Kategorien (Megitt 1976; Wagner 1981) (▶ Kap. 1.3; Abb. 1.3).

Megitt-Wagner-Klassifikation

- Grad 1: Oberflächliche, auf die Haut limitierte Ulzerationen
- Grad 2: Transdermale Ulzerationen mit freiliegenden Sehnen und Knochen, jedoch ohne Abszedierung oder Osteomyelitis
- Grad 3: Tiefe Ulzerationen mit Abszedierung und Osteomyelitis
- Grad 4: Ausgedehnte gangränöse Veränderungen
- Grad 5: Nekrose des gesamten Fußes

Beurteilung der Nägel

Die gründliche Nagelpflege spielt für den Diabetiker eine wichtige Rolle, da die Nägel häufig Ausgangspunkt für Infektionen sind. So führen zu lange Nägel oft zu Verletzungen der Haut benachbarter Zehen, die dann Ursprungsort für Infektionen sind. Ebenso stellen versehentliche Verletzungen des Nagelwalls eine potenzielle Infektionsquelle dar. Infektionen des Nagels breiten sich rasch über die gesamte Zehe aus. Der Schweregrad der bestehenden pAVK und die Virulenz der Erreger entscheiden dann über den Ausbreitungsgrad der Infektion.

Onychomykosen, der Unguis incarnatus sowie Paronychien und die Hypertrophie der Nägel stellen häufige Erkrankungen dar und sollten diagnostiziert und einer Therapie zugeführt werden.

Literatur

Literatur zu Kap. 3.1

Abouaesha F, Van Schie CH, Armstrong DG, Boulton AJ (2004) Plantar soft-tissue thickness predicts high peak plantar pressure in the diabetic foot. J Am Podiatr Med Assoc 94: 39–42

Alazraki N, Dalinka MK, Berquist TH et al. (2000) Imaging diagnosis of osteomyelitis in patients with diabetes mellitus. American College of Radiology. ACR Appropriateness Criteria. Radiology 215: S303–S310

Armstrong DG, Lavery LA (1998) Diabetic foot ulcers: prevention, diagnosis and classification. Am Fam Physician 57: 1325–1328

Balsells M, Viade J, Millan M et al. (1997) Prevalence of osteomyelitis in non-healing diabetic foot ulcers: usefulness of radiologic and scintigraphic findings. Diabetes Res Clin Pract 38: 123–127

Boulton AJ, Kirsner RS, Vileikyte L (2004) Clinical practice. Neuropathic diabetic foot ulcers. N Engl J Med 351: 48–55

Canade A, Savino G, Porcelli A et al. (2003) Diagnostic imaging of the diabetic foot. What the clinician expects to know from the radiologist. Rays 28: 433–442

Cotroneo AR, Citterio F, Cina A, Di Stasi C (1997) The role of interventional radiology in the treatment of the diabetic foot. Rays 22: 612–637

Deanfield JE, Daggett PR, Harrison MJG (1980) The role of autonomic neuropathy in diabetic foot ulceration. J Neurol Sci 47: 203–210

Fleiss DJ (1998) Elevated peak plantar pressures in patients who have Charcot arthropathy. J Bone Joint Surg Am 80: 1853

Grimm A, Kastenbauer T, Sauseng S, Sokol G, Irsigler K (2004) Progression and distribution of plantar pressure in Type 2 diabetic patients. Diabetes Nutr Metab 17: 108–113

Jude EB, Boulton AJ (2001) Update on Charcot neuroarthropathy. Curr Diab Rep 1: 228–232

Lipsky BA (2008) New developments in diagnosing and treating diabetic foot infections. Diabetes Metab Res Rev 24 Suppl 1:S66–S71

Lobmann R (2011) Das Diabetische Fußsyndrom. Der Internist 52: 539–548

Lobmann R, Kayser R, Kasten G et al. (2001) Effects of preventative footwear on foot pressure as determined by pedobarography in diabetic patients: a prospective study. Diabet Med 18: 314–319

Mayser P, Hensel J, Thoma W et al. (2004) Prevalence of fungal foot infections in patients with diabetes mellitus type 1 – underestimation of moccasin-type tinea. Exp Clin Endocrinol Diabetes 112: 264–268

O'Brien KE, Chandramohan V, Nelson DA et al. (2003) Effect of a physician-directed educational campaign on performance of proper diabetic foot exams in an outpatient setting. J Gen Intern Med 18: 258–265

Papanas N, Ziegler D (2011) New diagnostic tests for diabetic distal symmetric polyneuropathy. J Diabetes Complications 25:44–51

Pinzur MS, Shields N, Trepman E, Dawson P, Evans A (2000) Current practice patterns in the treatment of Charcot foot. Foot Ankle Int 21: 916–920

Rumenapf G, Dittler S, Morbach S, Amendt K, Radu A: (2008) The vascular surgeon's role in interdisciplinary treatment of diabetic foot syndro]. Chirurg 79:535–545

Schaper NC, Andros G, Apelqvist J, Bakker K, Lammer J, Lepantalo M, Mills JL, Reekers J, Shearman CP, Zierler RE, Hinchliffe RJ (2012) Diagnosis and treatment of peripheral arterial disease in diabetic patients with a foot ulcer. A progress report of the International Working Group on the Diabetic Foot. Diabetes Metab Res Rev 28 Suppl 1:218–224

Schultz GS, Sibbald RG, Falanga V et al. (2003) Wound bed preparation: a systematic approach to wound management. Wound Repair Regen 11 (Suppl 1): S1–S28

Sibbald RG, Orsted H, Schultz GS, Coutts P, Keast D (2003) Preparing the wound bed 2003: focus on infection and inflammation. Ostomy Wound Manage 49: 23–51

Spruce MC, Potter J, Coppini DV (2003) The pathogenesis and management of painful diabetic neuropathy: a review. Diabet Med 20: 88–98

Sumpio BE, Lee T, Blume PA (2003) Vascular evaluation and arterial reconstruction of the diabetic foot. Clin Podiatr Med Surg 20: 689–708

Vinik AI (2003) Management of neuropathy and foot problems in diabetic patients. Clin Cornerstone 5: 38–55

Zangaro GA, Hull MM (1999) Diabetic neuropathy: pathophysiology and prevention of foot ulcers. Clin Nurse Spec 13: 57–65

Zimny S, Schatz H, Pfohl M (2002) Determinants and estimation of healing times in diabetic foot ulcers. J Diabetes Complications 16: 327–332

Zimny S, Voigt A, Schatz H, Pfohl M (2003) Prediction of wound radius reductions and healing times in neuropathic diabetic foot ulcers. Diabetes Care 26: 959–960

Literatur zu Kap. 3.2

Ford ES, Gilles WH, Dietz WH (2002) Prevalence of the metabolic syndrome among US Adults: findings from the third National Health and Nutrition Examination study. JAMA 287: 356–359

Gordon T, Kannel WB (1972) Predisposition to atherosclerosis in the head, heart and legs: the framingham study. J Am Med Assoc 221: 661–666

Grundy SM, Howard B, Smith S et al. (2002) Prevention Conference VI: Diabetes and cardiovascular disease: Executive summary: conference proceeding for healthcare professionals from a special writing group of the American Heart Association. Circulation 105: 2231–2239

Kannel WB (1994) Risk factors for atherosclerotic cardiovascular outcomes in different arterial territories. J Cardiovasc Risk 1: 333–339

Kannel WB, Hjortland M, Castelli WP (1974) Role of diabetes in congestive heart failure: the Framingham Study. Am J Cardiol 34: 29–34

Kannel WB, Wolf PA, Garrison RJ (1988) The Framingham Study: An epidemiological Investigation of cardiovascular disease. Survival following initial cardiovascular events: 30-year follow-up. NIH Publication No. 88–2909. Washington: US Public Health Service; Secion 35

Khaw KT, Wareham N, Luben R et al. (2001) Glycated haemoglobin, diabetes, and mortality in men in Norfolk cohort of European prospective investigation of cancer and nutrition (EPIC-Norfolk). BMJ 322: 15–18

Lawall H, Diehm C, Pittrow P (2009) Deutsche Gesellschaft für Angiologie, Gesellschaft für Gefäßmedizin. Leitlinien zur Diagnostik und Therapie der peripheren arteriellen Verschlusskrankheit (PAVK). VASA 38 [suppl 75]:1–72

Scheffler A, Driessen G, Rieger H (1999) Transkutane Messung des O_2-Partialdruckes. In: Rieger H, Schoop W (Hrsg.) Klinische Angiologie; Springer Heidelberg Berlin New York

Scheffler A, Rieger H (1992) A comparative analysis of transcutaneous oxymetry during oxygen inhalation and leg dependency in severe peripheral arterial occlusive disease. J Vasc Surg 16: 218–224

Strauss AL (1999) Konventionelle und farbcodierte Duplexsonographie. In: Rieger H, Schoop W (Hrsg.) Klinische Angiologie. Springer Heidelberg Berlin New York

Sucker C, Lanzer P (2000) Arteriosklerose und Mediasklerose. Eine Gegenüberstellung zweier kalzifizierender Gefäßerkrankungen. Med Klin 95: 207–210

TransAtlantic Inter-Society Consensus (TASC) Working group (2000) Management of peripheral arterial disease. J Vasc Surg 31: S1–S296

Windler E, Greten H (1999) Stoffwechselstörungen und Gefäßwand. In: Rieger H, Schoop W (Hrsg.) Klinische Angiologie. Springer, Heidelberg Berlin New York

Literatur zu Kap. 3.3

Bakkers M, Merkies IS, et al. (2009) Intraepidermal nerve fiber density and its application in sarcoidosis. Neurology 73(14): 1142–1148

Devigili G, Tugnoli V, et al. (2008) The diagnostic criteria for small fibre neuropathy: from symptoms to neuropathology. Brain 131(Pt 7): 1912–1925

Dyck PJ, Carter RE, et al. (2011) Modeling nerve conduction criteria for diagnosis of diabetic polyneuropathy. Muscle Nerve 44(3): 340–345

Dyck PJ, Davies JL, Litchy WJ, O'Brien PC (1997) Longitudinal assessment of diabetic polyneuropathy using a composite score in the Rochester Diabetic Neuropathy Study cohort. Neurology 49: 229–239

Dyck PJ, Thomas PK (2005) Peripheral Neuropathy. Elsevier, Amsterdam

European Federation of Neurological Societies/Peripheral Nerve Society (2010) Guideline on the use of skin biopsy in the diagnosis of small fiber neuropathy. Report of a joint task force of the European Federation of Neurological Societies and the Peripheral Nerve Society. J Peripher Nerv Syst 15(2): 79–92

Herman WH, Pop-Busui R, et al. (2012) Use of the Michigan Neuropathy Screening Instrument as a measure of distal symmetrical peripheral neuropathy in Type 1 diabetes: results from the Diabetes Control and Complications Trial/Epidemiology of Diabetes Interventions and Complications. Diabet Med 29(7): 937–944

Idiculla J, Shirazi N, et al. (2004) Diabetic amyotrophy: a brief review. Natl Med J India 17(4): 200–202

Kovac B, Marusic-Emedi S, et al. (2011) Clinical and electrophysiological signs of diabetic polyneuropathy – effect of glycemia and duration of diabetes mellitus. Acta Clin Croat 50(2): 149–157

Kuehl M, Stevens MJ (2012) Cardiovascular autonomic neuropathies as complications of diabetes mellitus. Nat Rev Endocrinol 8(7):405–1

Lauria G, Cornblath DR, et al. (2005) EFNS guidelines on the use of skin biopsy in the diagnosis of peripheral neuropathy. Eur J Neurol 12(10): 747–758

Low PA, Caskey PE, Tuck RR, Fealey RD, Dyck PJ (1983) Quantitative sudomotor axon reflex test in normal and neuropathic subjects. Ann Neurol 14: 573–580

O'Hare JA, Abuaisha F, Geoghegan M (1994) Prevalence and forms of neuropathic morbidity in 800 diabetics. Ir J Med Sci 163: 132–135

Rolke R, Baron R, et al. (2006) Quantitative sensory testing in the German Research Network on Neuropathic Pain (DFNS): standardized protocol and reference values. Pain 123(3): 231–243

Simone DA, Nolano M, et al. (1998) Intradermal injection of capsaicin in humans produces degeneration and subsequent reinnervation of epidermal nerve fibers: correlation with sensory function. J Neurosci 18(21): 8947–8959

Sumner CJ, Sheth S, Griffin JW, Cornblath DR, Polydefkis M (2003) The spectrum of neuropathy in diabetes and impaired glucose tolerance. Neurology 60: 108–111

Suzuki C, Ozaki I, Tanosaki M et al. (2000) Peripheral and central conduction abnormalities in diabetes mellitus. Neurology 54: 1932–1937

Literatur zu Kap. 3.4

Eckardt A, Kraus O, Küstner E et al. (2003) Die interdisziplinäre Therapie des diabetischen Fußsyndroms. Orthopäde 32: 190–198

ESuR Guidelines on Contrast Media European Society of urogenital Radiology 8.1 aus 2014 http://www.esur.org/esur-guidelines/

Kreitner KF, Kalden P, Neufang A et al. (2000) Diabetes and peripheral arterial occlusive disease: Prospective comparison of contrast-enhanced three-dimensional MR-Angiography with conventional digital subtraction angiography. AJR 174: 171–179

Ledermann HP, Morrison WB, Schweitzer ME, Raikin SM (2002) Tendon involvement in pedal infection: MR Analysis of frequency, distribution, and spread of infection. AJR 179: 939–947

Marcus CD, Ladam-Marcus VJ, Leone J et al. (1996) MR Imaging of osteomyelitis and neuropathic osteoarthopathy in the feet of diabetics. Radiographics 16: 1337–1348

Morrison WB, Ledermann HP (2002) Working-up of the diabetic foot. Radiol Clin N Am 40: 1171–1192

Tomas MB, Patel M, Marwin SE, Palestro CJ (2000) The diabetic foot. Brit J Rad 73: 443–450

Schweitzer ME, Morrison WB (2004) MR Imaging of the diabetc foot. Radiol Clin N Am 42: 61–71

Literatur zu Kap. 3.5

Alexander IJ (1991) Der Fuß. Springer, Berlin Heidelberg New York

Armstrong DG, Stackpoole-Shea S, Nguyen H, Harkless L (1999) Lengthening of the achilles tendon in diabetic patients who are at high risk for ulceration of the foot. J Bone Joint Surg Am 81: 535–538

Beckers D, Deckers J (1997) Ganganalyse und Gangschulung. Springer, Berlin Heidelberg New York

Brodsky JW, Rouse AM (1993) Exostectomy for symptomatic bony prominences in diabetic Charcot feet., Clin Orthop 296: 21–26

Crisp AJ, Heathcote JG (1984) Connective tissue abnormalities in diabetes mellitus. J R Coll Phys 18: 132–141

Fernando DJS, Masson EA, Veves A, Boulton AJM (1991) Relationship of limited joint mobility to abnormal foot pressures and diabetic foot ulceration. Diab Care 14: 8–11

Frykberg RG, Lavery LA, Pham H (1998) Role of neuropathy and high foot pressures in diabetic foot ulceration. Diab Care 21: 1714–1719

Hansen ST (2000) Functional reconstruction of the foot and ankle, Lippincott Williams & Wilkins, Philadelphia, USA

Hicks JH (1955) The foot as a support. Acta Anatomie 25: 34

Holewski J et al. (1989) Prevalence of foot pathology and lower extremity complication in a diabetic outpatient clinic. J Rehabil 26: 35–44

Isman RE, Inman VT (1969) Anthropometric studies of the human foot and ankle. Bull Prosthet Res 10/11: 97

Kitaoka HB (2002) The foot and ankle. Lippincott Williams & Wilkins, Philadelphia, USA

Ledoux WR, Shofer JB, Smith DG et al. (2005): Relationship between foot type, foot deformity, and ulcer occurrence in the high-risk diabetic foot. J Rehabil Res Dev 42(5):665–72

Mann R, Coughlin M (1991) Lesser toe deformities. In: Jahss M (ed) Disorders of the foot and ankle. WB Saunders, Philadelphia

Marks RM, Long JT, Exten EL (2010) Gait abnormality following amputation in diabetic patients. Foot Ankle Clin 15 (3): 501–7

Megitt B (1976) Surgical management of the diabetic foot. Br J Hosp Med 16: 227–232

Müller MJ (1989) Insensitivity, limited joint mobility and plantar ulcers in patients with diabetes mellitus. Phys Ther 69: 453–462

Pecoraro R, Reiber G, Burgess E (1990) Pathways to diabetic limb amputations. Diab Care 13: 513–521

Pomeroy GC, Pike RH, Beals TC et al. (1999) Acquired flatfoot in adults due to dysfunction of the posterior tibial tendon. J Bone Joint Surg Am 81: 1173–1182

Thomas N, Nissen KI, Helal B (1988) Disorders of the lesser rays In: Helal B, Wilson D (eds) The foot. Churchill&Livingstone, Edinburgh

Wagner FW (1981) The dysvascular foot: a system for diagnosis and treatment. Foot Ankle 2: 64

Waldecker U, Lehr HA (2009) Is there histomorphological evidence of plantar metatarsal fat pad atrophy in patients with diabetes? Foot Ankle Surg 48 (6):648-52

Zimny S, Schatz H, Pfohl M (2004) The role of limited joint mobility in diabetic patients with an at risk foot. Diabetes Care 27 (4):942–6

Zwipp H, Oestern HJ, Dralle W (1982) Zur radiologischen Diagnostik der antero-lateralen Rotationsinstabilität im oberen Sprunggelenk. Unfallheilkunde 85: 419–426

Therapie

R. Lobmann, A. Eckardt, H.-D. Hoppe, A. Neufang, S. Schadmand-Fischer, F. Birklein, A. Ambrosch, J. Kopp, R.E. Horch

A. Eckardt, R. Lobmann (Hrsg.), *Der diabetische Fuß*,
DOI 10.1007/978-3-642-38425-7_4,

4.1 Diagnostisch-therapeutischer Algorithmus bei Patienten mit diabetischem Fußsyndrom

R. Lobmann, A. Eckardt

Das diabetische Fußsyndrom ist ein klassisches interdisziplinäres Problem, bei dem bekanntermaßen verschiedene medizinische Fachdisziplinen und Assistenzberufe eingebunden sind.

Entsprechend der lokalen Gegebenheiten sollte jedoch eine Einrichtung (Diabetologe, Orthopäde oder Gefäßchirurg etc.) die primäre Koordinierung übernehmen und eine zügige Diagnostik und Therapie einleiten. Entscheidend ist eine gute lokale Vernetzung und Kooperation, die auf einem einheitlichen Konzept beruht.

Entsprechend der lokalen Gegebenheiten sollte jedoch eine Einrichtung (Diabetologe, Orthopäde oder Gefäßchirurg etc.) die primäre Koordinierung übernehmen und eine zügige Diagnostik und Therapie einleiten.

Dabei erfolgen weder die diagnostischen oder therapeutischen Maßnahmen noch die Kooperation der verschiedenen Fachdisziplinen chronologisch, sondern durchaus während des ganzen Betreuungsprozesses parallel und gemeinsam.

Nur durch eine solche enge Zusammenarbeit, wie sie z. B. durch gemeinsame »Bed-side«- oder Röntgen-Visiten erzielt werden kann, ist ein rascher Behandlungserfolg mit auch für den Patienten akzeptablen Ergebnissen zu erreichen.

Die *Basisuntersuchungen* fokussieren – unabhängig vom aktuellen Wundheilungsstadium – auf die Diagnostik der pathogenetisch führenden Neuropathie und die häufig begleitende periphere Arteriosklerose.

Gerade die frühzeitige Gefäßdiagnostik genießt einen besonderen Stellenwert, da durch sie die weiteren operativen Maßnahmen determiniert werden.

Basis aller weiteren konservativen und operativen Schritte ist die Schaffung eines gut durchbluteten Wundbettes – zum einen durch ein lokales Débridement, zum anderen durch revaskulisierende Maßnahmen. Neben der Revaskularisation ist in der Akutphase die frühzeitige und breit angelegte Antibiose in Stadien mit klinischen Zeichen einer Infektion unabdingbar.

Erst nach Stabilisierung der Wundverhältnisse und dem Beginn der Granulationsphase sind Wundauflagen, die primär die Wundheilung aktivieren sollen, sinnvoll.

Besonders problematisch sind Läsionen mit Begleitinfektion und/oder begleitender peripherer Arteriosklerose zu sehen.

Weiterhin ist die Therapie von Patienten mit einer Osteomyelitis oder in den Stadien 4 und 5 besonders schwierig. Eine weitere Besonderheit beim Menschen mit einem Diabetes mellitus stellt die Osteoarthropathie, der Charcot-Fuß, dar.

Exemplarisch sind im folgenden *Flow-Charts* für den Ablauf der Therapie wiedergegeben, die einen ersten orientierenden Überblick geben sollen (■ Abb. 4.1, ■ Abb. 4.2, ■ Abb. 4.3, ■ Abb. 4.4), wobei der Fokus auf die wesentlichen klinischen Stadien gelegt wurde.

4.2 Konservative Therapie

R. Lobmann

Basis der Therapie des diabetischen Fußes ist ein primär stadiengerechtes konservatives Vorgehen, ergänzt durch die interdisziplinäre Unterstützung invasiv und operativ tätiger Fachkollegen.

Wesentliche Voraussetzung ist eine konsequente Druckentlastung. Ein weiteres Grundprinzip der Behandlung des diabetischen Fußes ist die Stoffwechseloptimierung mit normnaher Blutzuckereinstellung (evtl. auch durch eine zeitlich begrenzte Insulintherapie) und strukturierter Patientenschulung.

Eine frühzeitige und gezielte antibiotische Therapie, die bei einer Begleitinfektion unerlässlich ist, hat aufgrund der durch den Diabetes mellitus bedingten Infektabwehrschwäche einen besonderen Stellenwert.

In der Akutphase ist eine konsequente und radikale Nekrosektomie bzw. das scharfe Débridement notwendig, um durch das Entfernen von devitalisiertem und infiziertem Gewebe eine Granulation

4

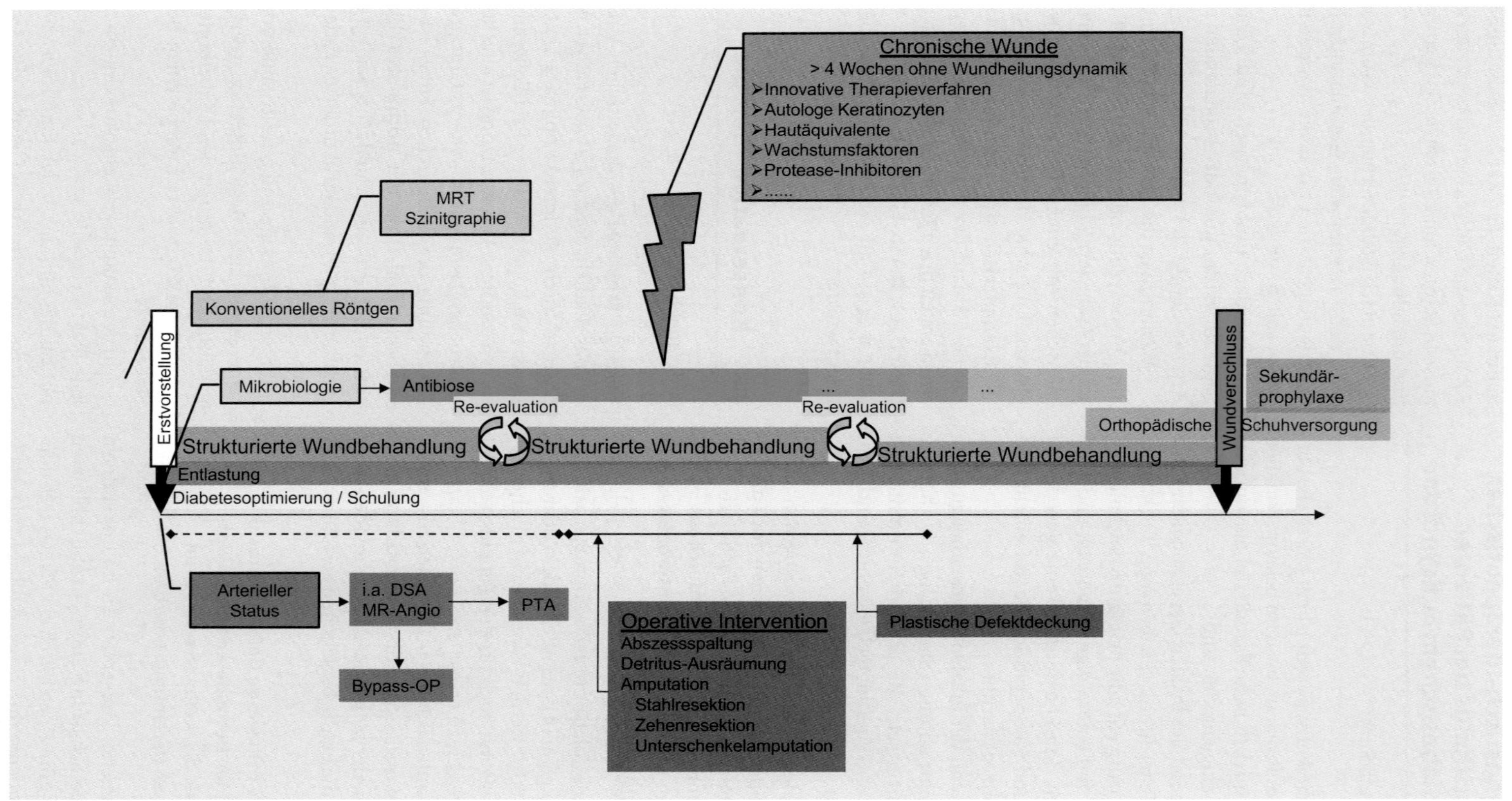

◼ Abb. 4.1 Möglicher zeitlicher Ablauf der diagnostischen und therapeutischen Strukturen

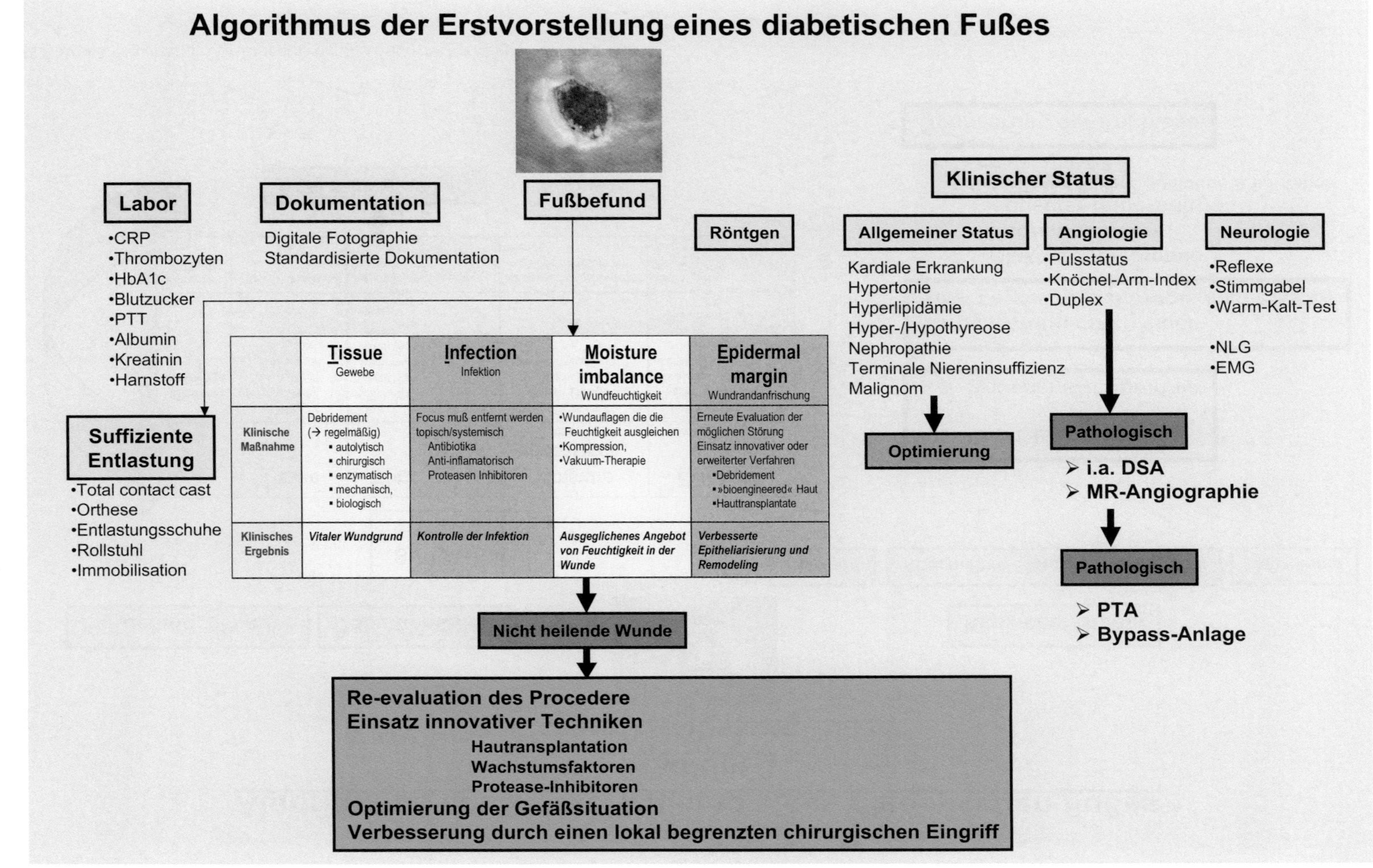
Algorithmus der Erstvorstellung eines diabetischen Fußes
Labor
•CRP
•Thrombozyten
•HbA1c
•Blutzucker
•PTT
•Albumin
•Kreatinin
•Harnstoff
Dokumentation
Digitale Fotographie
Standardisierte Dokumentation
Fußbefund
Röntgen
Klinischer Status
Allgemeiner Status
Kardiale Erkrankung
Hypertonie
Hyperlipidämie
Hyper-/Hypothyreose
Nephropathie
Terminale Niereninsuffizienz
Malignom
Optimierung
Angiologie
•Pulsstatus
•Knöchel-Arm-Index
•Duplex
Pathologisch
➢ i.a. DSA
➢ MR-Angiographie
Pathologisch
➢ PTA
➢ Bypass-Anlage
Neurologie
•Reflexe
•Stimmgabel
•Warm-Kalt-Test
•NLG
•EMG
Suffiziente Entlastung
•Total contact cast
•Orthese
•Entlastungsschuhe
•Rollstuhl
•Immobilisation
Tissue Gewebe
Infection Infektion
Moisture imbalance Wundfeuchtigkeit
Epidermal margin Wundrandanfrischung
Klinische Maßnahme
Debridement (→ regelmäßig) • autolytisch • chirurgisch • enzymatisch • mechanisch, • biologisch
Focus muß entfernt werden topisch/systemisch Antibiotika Anti-inflamatorisch Proteasen Inhibitoren
•Wundauflagen die die Feuchtigkeit ausgleichen •Kompression, •Vakuum-Therapie
Erneute Evaluation der möglichen Störung Einsatz innovativer oder erweiterter Verfahren •Debridement •»bioengineered« Haut •Hauttransplantate
Klinisches Ergebnis
Vitaler Wundgrund
Kontrolle der Infektion
Ausgeglichenes Angebot von Feuchtigkeit in der Wunde
Verbesserte Epitheliarisierung und Remodeling
Nicht heilende Wunde
Re-evaluation des Procedere
Einsatz innovativer Techniken
Hautransplantation
Wachstumsfaktoren
Protease-Inhibitoren
Optimierung der Gefäßsituation
Verbesserung durch einen lokal begrenzten chirurgischen Eingriff

Abb. 4.2 Grundlegende Erstversorgung am Beispiel des Stadium 2

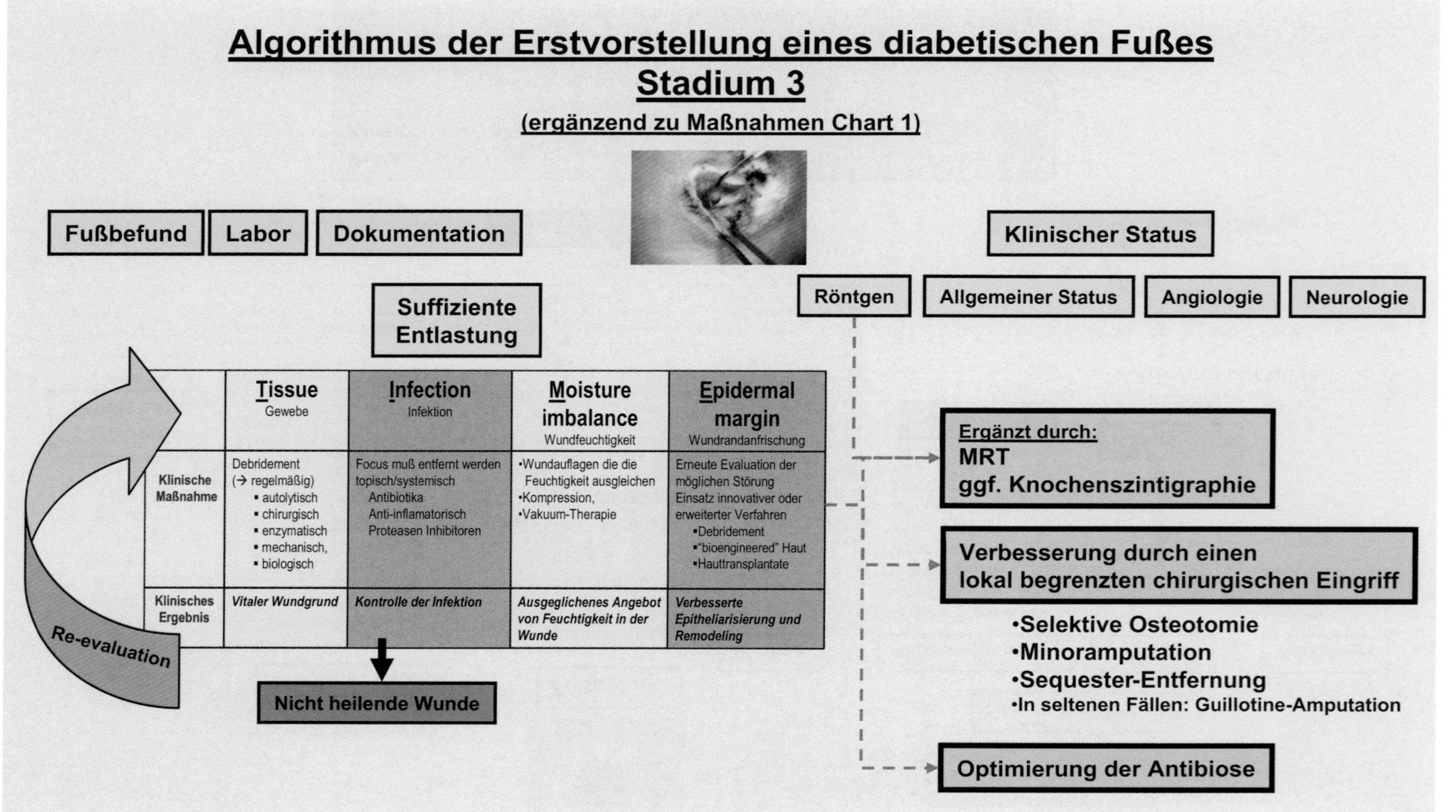

Abb. 4.3 Ergänzendes Basisschema für die Läsion mit knöcherner Beteiligung

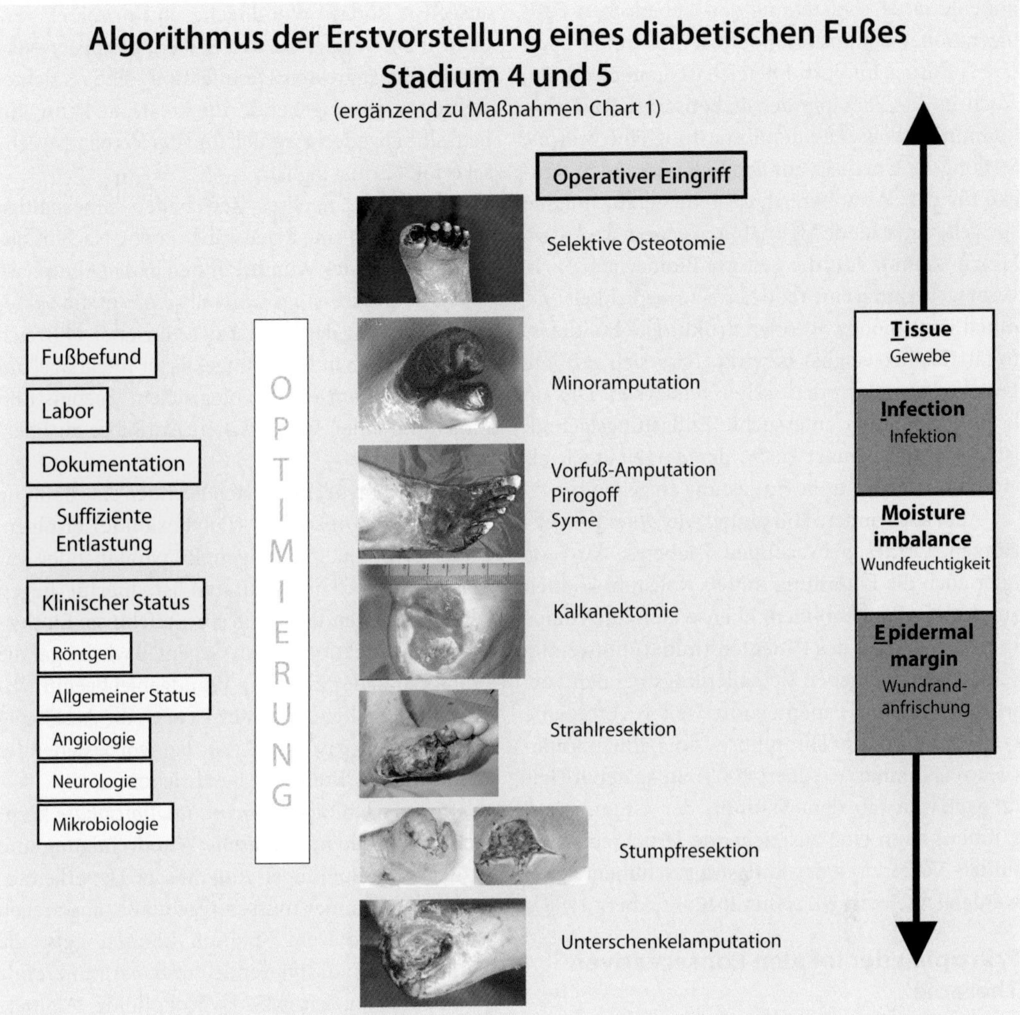

Abb. 4.4 Ergänzendes Basisschema für die Läsion mit Teilnekrose (Stadium 4) oder Gangrän (Stadium 5)

zu induzieren. Im Stadium der Granulation können diverse, die Wundheilung aktivierende oder unterstützende Wundauflagen und -therapeutika zum Einsatz kommen. Generell ist bei der Therapie des diabetischen Ulkus eine nichtokklusive und feuchte Wundbehandlung zu empfehlen.

Im Falle einer notwendigen Amputation sollte diese soweit möglich minimalinvasiv in einer auf dieses Krankheitsbild spezialisierten Einrichtung erfolgen, da aktuelle Daten dafür signifikant niedrigere (Major-)Amputationsraten zeigen (Lobmann et al. 2014).

4.2.1 Generelle Therapiekonzepte

Das therapeutische Management umfasst Maßnahmen zur Stoffwechseloptimierung (Umstellung auf eine intensivierte Insulintherapie – sofern möglich), Ruhigstellung bzw. Entlastung der betroffenen Extremität, Wundsäuberung und strukturierte Wundbehandlung sowie begleitende Maßnahmen (PTA, peripherer Gefäßbypass) und eine Antibiose.

Kleine wiederholte Traumata, wie überlastungsbedingter Stress sowie erhöhter Druck aufgrund falschen Schuhwerks stellen eine signifikante Komponente in der Entstehung der diabetischen Fußulzerationen dar. Insbesondere der maximale plantare Fußdruck im Vorfußbereich ist deutlich erhöht. Auch in der Therapie der diabetischen Fußläsion kommt der konsequenten Entlastung eine zentrale Stellung zu. Um diese auf den Fuß wirkenden Drücke für den Wundbereich zu reduzieren, müssen spezielle entlastende Maßnahmen erwogen werden. Hinzu kommt, dass die gestörte Biomechanik z. B. verursacht durch eine reduzierte Beweglichkeit (»limited joint mobility«) oder strukturelle Fußdeformität (Hallux valgus) bewirkt, dass sich erhöhte Drücke entwickeln und weiter verstärken. Die am besten in Studien untersuchte Entlastungstechnik ist der »total contact cast«, der derzeit noch als »Goldstandard« für die Entlastung zu gelten hat.

Aber auch andere Hilfsmittel wie Unterarmgehstützen, Orthesen (Vaccuped Diabetes; AirCast) oder auch die Entlastung mittels Rollstuhl können zur Anwendung kommen. Ebenso kann die völlige Immobilisierung des Patienten (initial) notwendig sein; dadurch ergeben sich allerdings bei den vorwiegend älteren Patienten oft weitere Probleme (z. B. ein erhöhtes Thrombose- oder Pneumonierisiko) (Plummer u. Albert 2008). In späteren Heilungsphasen (ab dem Stadium der Granulation, s. unten) kann eine ausreichende Druckreduktion mittels Verbands- oder Entlastungsschuhen erzielt werden (Apelqvist 2012; Bus 2012; Frykberg 1998).

Prinzipien der lokalen konservativen Therapie

Zur Unterstützung der biologischen Resorptionsvorgänge ist zur Beseitigung infizierten oder abgestorbenen Gewebes ein mechanisches Débridement notwendig, das für die Wirksamkeit nachfolgender Behandlungsmaßnahmen bedeutsam ist (Steed et al. 1996).

Initial steht diese Wundreinigung (»wound cleansing«) im Vordergrund, wobei in dieser *Akutphase* Nekrosen tangential abgetragen und der Wundrand angefrischt werden muss. Verwendung finden dabei Skalpell oder scharfer Löffel. Zur weiteren Reinigung kann z. B. mit Ringer-Laktat-Lösung (diese ist kaliumhaltig und schafft so ein günstiges, kaliumreiches Milieu für das einsprossende Granulationsgewebe) ausreichend gespült werden. Die Wunde wird mit einer Fett- oder Silikongaze ausgelegt, sodass Wundfläche und primärer Verband nicht verkleben. Auf Salben, okklusive Verbände oder aggressive Desinfektion sollte verzichtet werden. Die umgebende intakte Haut kann mit Fettsalbe abgedeckt werden und der Verbandswechsel erfolgt 2-mal täglich.

Gerade in neuerer Zeit haben silberhaltige Wundauflagen eine Renaissance erlebt. Nach initialer Reinigung der Wunde können in der Akutphase solche Wunddressings sinnvoll sein, um die bakterielle Belastung der Wunde zu reduzieren. Hilfreich sind diese auch in Fällen ungeklärter Infektlage, um die Zeit bis zum mikrobiologischen Ergebnis und Einleitung einer systemischen Antibiose zu überbrücken.

Auch kann bei infizierten Wunden eine Spülung mit milden Antiseptika (Polyhexanide) erfolgen, wobei hier von jodhaltigen Präparaten oder gar Wasserstoffperoxid abzuraten ist; hierfür liegen keine ausreichenden Daten eines effektiven Einflusses auf die Infektion vor, im Gegenteil wird sogar die Proliferation der Zellen im Wundgebiet beeinträchtigt. Für jodhaltige Präparate ist auch die Auslösung einer thyreotoxischen Krise bei vorbestehender Schilddrüsenerkrankung beschrieben.

In der nachfolgenden *Granulationsphase* kommen eine milde mechanische Wundreinigung und ausreichende Spülungen zum Einsatz. Hyperkeratotische Wundränder müssen regelmäßig abgetragen werden. Ab diesem Stadium können ggfs. die Wundheilung aktivierende und stimulierende Wundauflagen, wie z. B. Hydrokolloide, Alginate etc. eingesetzt werden. Diese Verbände sollten allerdings nicht okklusiv angewendet werden: Idealerweise kann das Verbandsmaterial auf Wundgröße zurechtgeschnitten und aufgelegt werden. Der Verbandswechsel muss anfangs täglich mit regelmäßiger Kontrolle der Wundsituation und des Infektionsstatus erfolgen.

In der abschließenden Phase der *Epithelialisierung* dient der Verbandswechsel der mechanischen Wundreinigung. Die sorgfältige Spülung des Wundareals wird fortgeführt und der Verbandswechsel erfolgt in dieser Heilungsphase – je nach verwendeter Wundauflage und der zugrundeliegenden Wundsituation – alle 24–72 h.

Häufig stellt sich aber nach erfolgreicher Granulation der Wunde kein abschließender Epithelver-

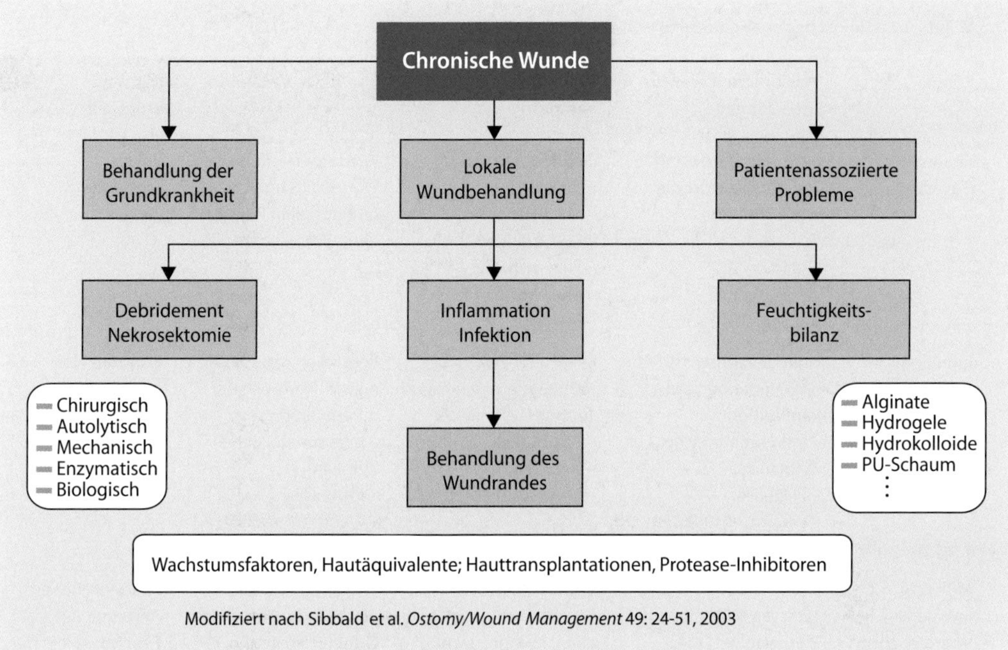

Abb. 4.5 Therapie der chronischen Wunde (Flow-Chart)

schluss ein, sodass sich hier die Indikation zur – frühzeitigen – Hauttransplantation ergibt (Clemens u. Attinger 2008; Lobmann 1999; Lobmann et al. 2014).

Praktisches Vorgehen bei der konservativen Wundbehandlung

Für das praktische Vorgehen hat sich u. a. das TIME-Konzept etabliert (Abb. 4.5 und Tab. 4.1), dass die 4 wichtigsten Aspekte der Wundbehandlung darstellt: *T*issue (Gewebe), *I*nfection (Infektkontrolle), *M*oister (Feuchtigkeitskontrolle), *E*pidermal margin (Wundrandanfrischung; Apelqvist et al. 2008; Lipsky 2004; Schaper et al. 2003; Schultz et al. 2003).

Débridement

Das Débridement ist, neben der Wundreinigung, die erste und wichtigste Stufe der Therapie des diabetischen Fußulkus, da die zerstörte Matrix und der Zelldetritus die Wundheilung nachhaltig stören (Abb. 4.6). Dabei muss *jegliches nichtvitales oder infiziertes Gewebe*, ggf. auch knöcherne Strukturen, entfernt werden. Dabei sind weitergehende Maßnahmen im Rahmen des Débridements sowie der Nekrosektomie (Abb. 4.7) in entsprechenden chirurgischen Operationseinheiten durchzuführen. Beim chirurgischen Débridement mit einem Skalpell (alternativ scharfem Löffel o. ä.) sollte jegliches devitalisiertes Gewebe entfernt werden. Die Wundränder sollten 2–3 mm in das gesunde, gut durchblutete, weiche und nicht hyperkeratotische Gewebe ausgedehnt werden. Ideal ist, wenn nach dem Débridement das Kapillarbett, sichtbar an kleinsten Punktblutungen im behandelten Wundbereich, erreicht wird.

Alternativ kann ein enzymatisches oder biologisches (Madentherapie) Débridement erwogen werden, wobei die beste Effektivität mit einem gründlichen chirurgischen Débridement zu erreichen ist.

Ergänzend zum klassischen chirurgischen Débridement können Nekrosen und Beläge auch sehr gut mittels Wasserstrahlskalpell entfernt werden.

Ziel des Débridements ist die Wiederherstellung der Wundbasis sowie der funktionellen Proteine der extrazellulären Matrix, was sich in einem neu gebildeten, vitalen Wundgrund äußert.

Tab. 4.1 TIME-Schema. (Modifiziert nach Schultz et al. 2003)

Klinik	Molekulare und zelluläre Probleme	WBP, klinische Maßnahme	Effekt der Maßnahme	Klinisches Ergebnis
Tissue: Gewebe	Zerstörte Matrix und Zelldetritus stört die Wundheilung	Débridement (regelmäßig): - Autolytisch - Chirurgisch - Enzymatisch - Mechanisch - Biologisch	Wiederherstellung der Wundbasis und der funktionellen Proteine der ECM	Vitaler Wundgrund
Infection: Infektion	Hohe Bakterienlast oder verlängerte Inflammation - Inflammatorische Zytokine ↑ - Proteasen ↑ - Wachstumsfaktoren ↓	Infektion bzw. Fokus muss entfernt werden. Topisch/systemisch: - Antibiotika - Antiinflamatorisch - Proteaseninhibitoren	Reduktion der Bakterienzahl, Kontrolle der Inflammation - Inflammatorische Zytokine ↓ - Proteasen ↓ - Wachstumsfaktoren-faktoren ↑	Kontrolle der Infektion
Moisture imbalance: Wundfeuchtigkeit:	Austrocknung verlangsamt die Migration von Epithelzellen Überschuss an Feuchtigkeit führt zur Mazeration	Wundauflagen, die die Feuchtigkeit ausgleichen, Kompression, Vakuumtherapie	Wiederherstellung der epithelialen Mobilität, Ödemvermeidung, Kontrolle der Wundflüssigkeit, Mazeration vermeiden	Ausgeglichenes Angebot von Feuchtigkeit in der Wunde
Epidermal margin: Wundrand-anfrischung	Sich nicht schließender epidermaler Wundrand Inaktive Wundzellen und unphysiologische Proteasenaktivität	Erneute Evaluation der möglichen Störung Einsatz innovativer oder erweiterter Verfahren: - Débridement - »bioengineered« Haut - Hauttransplantate	Migration von Keratinozyten und aktiven Wundzellen Wiederherstellung eines normalen Proteasenprofiles in der Wunde	Verbessert Epitelisierung und Remodeling

Dieses Débridement ist unbedingt notwendig bevor die Applikation anderer die Wundheilung modulierender oder stimulierender Therapeutika auf die Wunde erfolgt. Dieses scharfe Débridement verfolgt 4 Ziele:

- Die Entfernung aller Bakterien.
- Die Stimulation der Wundheilung.
- Die Entfernung von hyperkeratotischem Gewebe.
- Die Reduktion der lokalen Infektion.

Infektbekämpfung

Das diabetische Fußulkus fungiert als Portal für die Invasion einer systemischen Infektion (ausgehend von der Begleitinfektion der Weichteile in unmittelbarer Nachbarschaft des diabetischen Ulkus oder der begleitenden Osteomyelitis; ▶ Abschn. 4.7). Gerade die Infektion spielt beim Patienten mit Diabetes mellitus eine besondere Rolle, da aufgrund des Systemcharakters des Diabetes mellitus bereits eine Infektabwehrschwäche auf zellulärer Ebene durch eine reduzierte Dynamik der Granulozyten besteht.

Die hohe Bakterienlast sowie die verlängerte inflammatorische Reaktion führen zu erhöhten Spiegeln von inflammatorisch wirkenden Zytokinen und Proteasen, während endogene Wachstumsfaktoren reduziert werden.

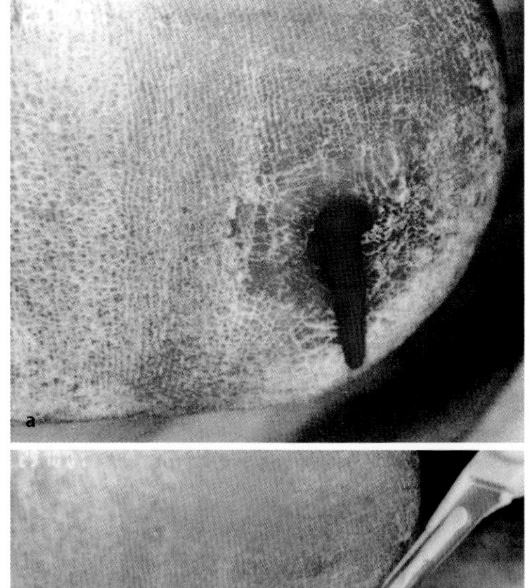

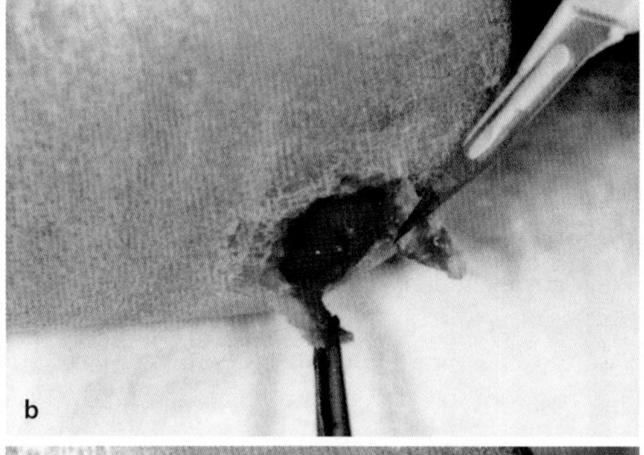

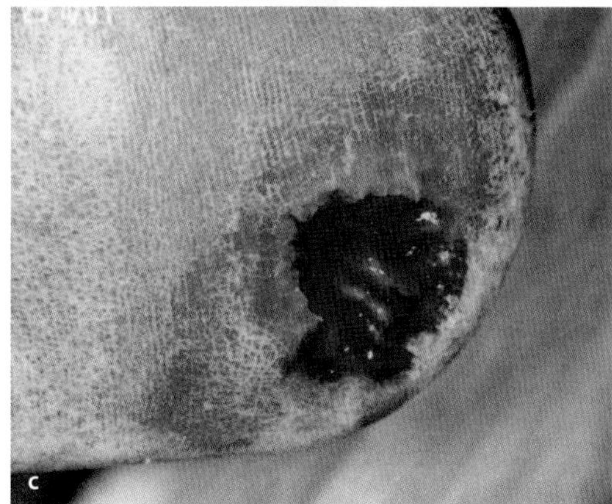

Abb. 4.6a–c Wunddébridement

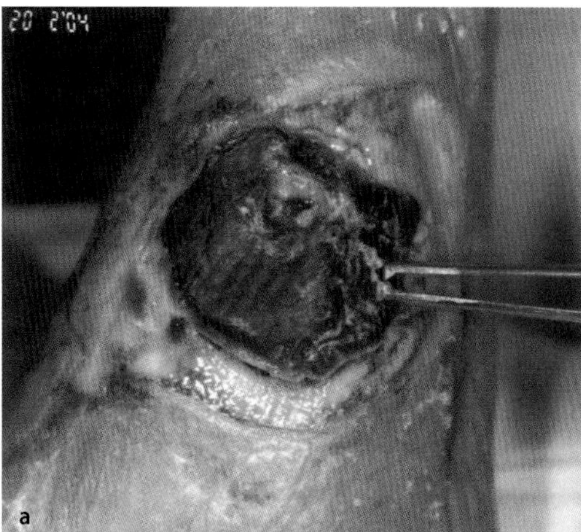

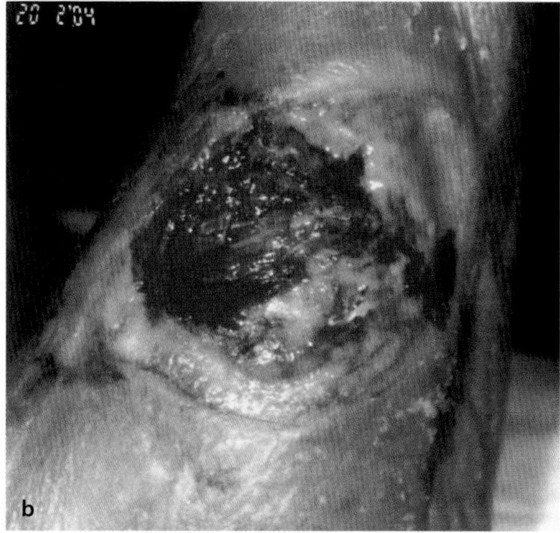

Abb. 4.7a,b Nekrosektomie

Eine mikrobiologische Bestimmung muss bereits bei der ersten Vorstellung des Patienten mit einem diabetischen Fußsyndrom vorgenommen werden.

Hierbei sind einfache Abstriche als unzureichend zu bewerten; es müssen Abstriche aus 4 Quadranten entnommen werden, da meist ein heterogenes Verteilungsmuster der polymikrobiellen Keimbesiedlung zu erwarten ist.

Wenn möglich, sollte eine Gewebebiopsie zur mikrobiologischen Untersuchung herangezogen werden.

Tiefe Infektionen benötigen ein tiefes chirurgisches Débridement jeglichen betroffenen Gewebes. Ebenso muss bei gesicherter Infektion eine frühzeitige antibiotische Therapie begonnen werden.

Im Rahmen der antibiotischen Therapie sind lokale Antibiotika unbedingt zu vermeiden, da durch solche keine ausreichenden Wirkspiegel – insbesondere in tieferen Bereichen der Wunde – erzielt werden. Daneben können vermehrt lokale allergische Reaktionen ausgelöst und die Entwicklung von Resistenzen gefördert werden.

Wie bereits erwähnt, können in der Akutphase Antiseptika topisch verwendet werden, wobei moderne Antiseptika – auf Basis von Polihexanid – deutlich positivere Effekte zeigen.

Eine Gabe von Antibiotika im *Stadium 1* ist – auch prophylaktisch – nicht notwendig; im Stadium 1b und d ist eine orale Antibiotikagabe ausreichend.

Ab dem *Stadium 2b* ist eine Antibiose obligat und mit einer intravenösen Phase sollte rasch ein ausreichender Wirkspiegel des Antibiotikums aufgebaut werden. Nach 1- bis 2-wöchiger Therapie kann, sofern die Entzündungszeichen rückläufig sind und es auch der klinische Lokalbefund erlaubt, auf eine orale Gabe umgestellt werden.

Liegt ein *Stadium 3* vor, muss unbedingt eine intravenöse Antibiose erfolgen. Diese sollte entsprechend der aktuellen Leitlinie der Osteomyelitistherapie mindestens 6–8 Wochen u. U. intravenös erfolgen. Wichtig ist eine ausreichende Sanierung des Knocheninfektes, daher muss der initialen intravenösen Antibiotikagabe häufig eine orale Phase folgen. Die Therapiedauer kann somit im Einzelfall bis zu 6 Monaten betragen.

In den *Stadien 4 und 5* ist die Dauer einer Antibiose in Abhängigkeit vom Erfolg der Defektsanierung (z. B. im Rahmen einer Minor-Amputation) und dem klinischen Bild individuell zu adaptieren (Ambrosch et al. 2011; Cunha 2000; Game 2013; Peters u. Lipsky 2013; ► Abschn. 4.7).

Da eine lokale bakterielle Kontamination in allen Wunden vorhanden ist, ist gerade beim Diabetes, der zu den sekundären Immundefizienzkrankheiten gezählt wird, die Entwicklung einer Sepsis möglich. Daher müssen das Débridement und die antibiotische Therapie so schnell wie möglich initiiert werden. Ebenso muss die Hyperglykämie bei den Patienten behandelt und eine normoglykämische Stoffwechsellage erzielt werden. Durch eine Normoglykämie werden eine Verbesserung der Erythrozytenflexibilität, die Aufhebung der kapillären Blockade durch Makrophagenaktivierung in der Endstrombahn, eine Verringerung der endothelialen Dysfunktion und die Aufhebung der hyperglykämieinduzierten Immundefizienz erreicht; daneben kann die Hyperglykämie die Virulenz der Mikroorganismen verstärken.

Ziel all dieser Maßnahmen ist die Kontrolle der Infektion, da die nicht beherrschte Infektion zu den meisten beim Diabetes mellitus notwendigen Amputationen führt (Lipsky 2004).

Mykosen

Nicht vergessen werden darf die die Wundheilung beeinträchtigende Wirkung einer Mykose (Tinea oder Onychomykose); diese Mykosen können selbst Beschwerden verursachen oder eine bakterielle Infektion fördern. Auch für Mykosen ist die Sicherung des Erregers zu fordern. Eine Therapie ist lokal oder systemisch möglich. Bei der *Tinea* (Hautpilz) kann zwischen Lösungen, Cremes und Puder gewählt werden und eine Lokaltherapie ist meist ausreichend. Bei ausgeprägten Befunden muss systemisch mit Griseofulvin, Azolen oder Allylamine, wobei bei den beiden letztgenannten meist eine einwöchige Behandlungsdauer ausreichend ist, therapiert werden.

Die Ergebnisse der lokalen Therapie bei *Onychomykosen* sind nicht so günstig, sodass meist nur eine systemische Gabe zum Therapieerfolg führt. Die Antimykotika (z. B. Terbinafin, Itraconazol, Fluconazol etc.) müssen oft über Monate verordnet werden. Sofern weniger als 2/3 des Nagels befallen sind, kann auch die Lokaltherapie mit ciclopiroxolamin- oder amorolfinhaltigem Nagellack erfolgreich sein. Schuhe und Strümpfe sollte gleichzeitig mit einem antimykotischen Puder behandelt werden (Brem et al. 2004; Robbins 2003).

! Gerade bei nicht heilenden Wunden unter optimaler Infektbehandlung sollte an den die Wundheilung störenden Einfluss einer im Wundareal vorhandenen – oder gar durch die Antibiose beförderten – Mykose gedacht werden.

Wundfeuchtigkeit

Die sog. »feuchte Wundbehandlung« hat sich als bevorzugtes Wundmanagement bei chronischen Wunden etabliert.

Gerade die Austrocknung der Wunde verlangsamt, neben der Beförderung der Entwicklung einer Nekrose oder Mumifikation, die Migration von Epithelzellen. Dagegen führt ein Überschuss von Feuchtigkeit zu einer Mazeration. Daher ist es entscheidend, für die jeweilige Wunde ein ausgeglichenes Feuchtigkeitsmilieu zu erzielen. Dabei sind die modernen Wundauflagen ein hilfreiches Mittel; weiterhin kann das Exsudat mittels Kompressionstherapie oder auch der Vakuumtherapie kontrolliert werden (▶ Abschn. 4.3).

Diese Maßnahmen zielen auf eine Wiederherstellung der epithelialen Mobilität, der Ödemvermeidung (mit nachfolgend reduzierter arterieller Versorgung des Wundgebietes), der Kontrolle der Exsudatmenge und der Vermeidung von Störungen der Hautintegrität (z. B. Mazeration).

Wundrand

In der Vergangenheit wurde dem Wundrand im Rahmen der Heilungsprozesse zu wenig Aufmerksamkeit geschenkt. Dabei erfolgt der Verschluss der Wunde gerade vom Wundrand her durch das einsprossende Gewebe. Bei der chronischen diabetischen Wunde bleibt dieser Verschluss – womöglich aufgrund von Störungen in Zusammensetzung und Konzentration verschiedener Wachstumsfaktoren und Zytokine sowie wegen inaktiven Wundzellen und einer unphysiologischen Aktivität von Proteasen – häufig aus.

Zunächst erfordert ein Stopp der Wundheilung auf dieser Ebene eine erneute Evaluation des gewählten Therapieregimes. Der Einsatz weiterer innovativer Therapiemaßnahmen erscheint hilfreich. So können neben einer erneuten chirurgischen Wundanfrischung (als Aktivierung der Wundheilung) »bioengineered« Haut oder Hauttransplantate (Mash-Graft, Reverdin-Transplantat, autologe Keratinozyten) erwogen werden.

Ziel ist, durch eine Migration von Keratinozyten (oder der Transplantation autologer, biologisch aktiver Keratinozyten) und aktiven Wundzellen eine verbesserte Epitheliarisierung und Remodeling zu erreichen (Curran u. Plosker 2002; Hogge et al. 2000; Lobmann et al. 2003).

Prinzipien und Ziele der »wound bed preparation«

Ziel der Wundbettpräparation ist die Bildung eines gut vaskularisierten Granulationsgewebes ohne Zeichen einer lokalen Infektion und die darauf basierende abschließende Wundheilung. Das ausreichende Débridement stimuliert das Wundbett und den Wundheilungsprozess. Dabei kommt es zu einer Stimulation des Granulationsgewebes (Bildung neuen Kollagens und Neoangionese) sowie die Reduktion der bakteriellen Last im Wundbereich. In der Akutphase der Wunde kann zur Stabilisierung der bakteriellen Last sowie der Wundreinigung ein langwirkendes silberhaltiges Wunddressing zur Anwendung kommen. Nach dem Débridement sollte das Gewebe feucht gehalten werden, um die Neuformation von devitalisiertem Gewebe zu vermeiden. Weiterhin führt das Konzept der feuchten Wundbehandlung zu einer schnelleren Migration der epidermalen Zellen in das Wundbett, welches zusätzlich neben der epidermalen Migration die Angiogenese und die Bildung von Granulationsgewebe fördert.

Die Vakuum- oder Niederdrucktherapie ist ausgesprochen hilfreich zum Exsudatmanagement und bei tiefen Wunden, deren Granulation angeregt werden muss.

Generell ist festzustellen, dass die Auswahl des Wundverbandes abhängig von der Ätiopathogenese der Läsion (neuropathisch, neuroischämisch etc.) ist sowie auch von der Beschaffenheit der Wunde, z. B. Oberfläche, Hautdefekt, tiefe auf den Muskelapparat reichende Läsion oder Läsion mit zusätzlicher Affektion des Knochens.

Die Auswahl der entsprechenden Wundauflage muss bei jeder Wiedervorstellung des Patienten reevaluiert werden und den entsprechenden aktuellen Wundverhältnissen angepasst werden. Dieses Management ist notwendig, da auch die Wunde sich konstant während der Behandlung verändert.

Weitere, hier nicht eingehender besprochene Verfahren wie die Anwendung von Maden (Fliegenlarven), der enzymatischen Wundreinigung (z. B. Fibrin, Kollagen) oder Ultraschallbehandlung, Hydrotherapie und Hochdruck-Spülung sind nicht ausreichend durch Studien belegt und werden derzeit nicht empfohlen (Apelqvist et al. 2008; Schultz et al. 2003).

4.2.2 Innovative Therapiekonzepte

Die meisten diabetischen Fußläsionen können bei frühzeitiger Diagnose und strukturiertem Therapiemanagement im Sinne eines 3-Phasen-Schemas zur Abheilung gebracht werden:

- Wundreinigung und Wundbettkonditionierung in der Akutphase,
- Aktivierung der Wundheilung im Sinne der feuchten Wundbehandlung in der Granulationsphase,
- Stabilisierung der Wunde durch eine suffiziente Antibiose bei Begleitinfektion und rascher Defektverschluss in der Epitheliarisierungsphase.

Dennoch treten aufgrund des Systemcharakters des Diabetes mellitus und diabetesassoziierten Komplikationen vermehrt komplizierte Wundheilungsverläufe auf. Bei solchen statischen Wundheilungsverläufen, lange bestehenden Wunden und großflächigen Läsionen kann der Einsatz moderner und innovativer Therapieverfahren erwogen werden.

Gemäß des International Consensus of the International Working Group on the Diabetic Foot (2007) gibt es aber derzeit nur eine begrenzte Evidenz für die hyperbare Sauerstofftherapie in Bezug auf eine Verkleinerung der Ulkusgröße:

- den Einsatz des Überstandes von Thrombozytensuspensionen,
- den Gebrauch von künstlichen Hautprodukten und
- für den Einsatz von Wachstumsfaktoren (PDGF).

Wachstumsfaktoren

Der komplexe Prozess der Wundheilung wird durch Wachstumsfaktoren reguliert, die die Wachstumsdifferenzierung und den Metabolismus der Zellen kontrollieren. Aufgrund des Systemcharakters des Diabetes mellitus ist von einer umfassenden Störung von Stoffwechsel und Funktionsprozessen des Organismus auszugehen. Dabei sind auch Störungen der Struktur, der Zusammensetzung und des Verhältnisses der einzelnen Wachstumsfaktoren zueinander möglich.

> **Durch die Applikation von Wachstumsfaktoren oder Zytokinen kann die Wundheilung induziert und eine chronifizierte Wunde in eine aktive Wunde überführt werden.**

Pathophysiologisch liegt dem Therapiekonzept der lokalen Wachstumsfaktorapplikation ein relativer Mangel an Wachstumsfaktoren, z. B. PDGF (Beer et al. 1997), ihre Inaktivierung durch Proteasen oder Einlagerung in Fibrinmanschetten in der Wunde zugrunde.

Der Nachweis einer entsprechenden Expression von PDGF-Rezeptoren und eine Verbesserung der Heilung durch die lokale Gabe von verschiedenen Wachstumsfaktoren (PDGF, β-FGF, TGF-β1) in Modellen der gestörten Heilung (Davidson et al. 1997) unterstützen das therapeutische Konzept der Mediatorsubstitution.

Ungelöst sind nach wie vor Fragen der optimalen Wachstumsfaktorkonzentrationen, Dosierungsintervallen und verwendeten Vehikeln (Puolakkainen et al. 1995).

Seit 1986, als erstmalig von einem positiven Effekt lokal applizierter, autologer thrombozytärer Wachstumsfaktoren (PDWHF) auf die Heilung chronischer Wunden beim Menschen berichtet wurde (Knighton et al. 1986), sind eine Vielzahl klinischer Studien mit rekombinanten oder autologen, thrombozytären Faktoren durchgeführt worden (Buchberger et al. 2011). Speziell beim diabetischen Fußsyndrom liegen umfangreiche klinische Studien zum Einsatz von rekombinantem PDGF vor, in denen eine Verbesserung der Heilungswahrscheinlichkeit und eine Verkürzung der Heilungsdauer gezeigt werden konnten (Futrega et al. 2014; Robson et al. 1992).

Neuerdings kommen wieder vermehrt aktivierte Thrombozyten oder Eigenblut-Thrombozytenkonzentrate zum Einsatz (Wozniak et al. 1998). Generell sollten diese Therapieoptionen allerdings entsprechenden Zentren vorbehalten sein und eine entsprechende systematische Evaluation muss noch erfolgen.

Protease-Inhibitoren

Ebenso wie der Einsatz von Wachstumsfaktoren baut die Applikation von Protease-Inhibitoren auf dem pathogenetischen Konzept der chronischen Wunde beim Diabetes mellitus auf.

Experimentelle Ansätze ergeben sich für Doxycyclin, das über eine Hemmung der NO-Synthese und TNF-Converting Enzyme TNFα und Proteasen reduzieren kann (Chin et al. 2003; Lamparter et al. 2002).

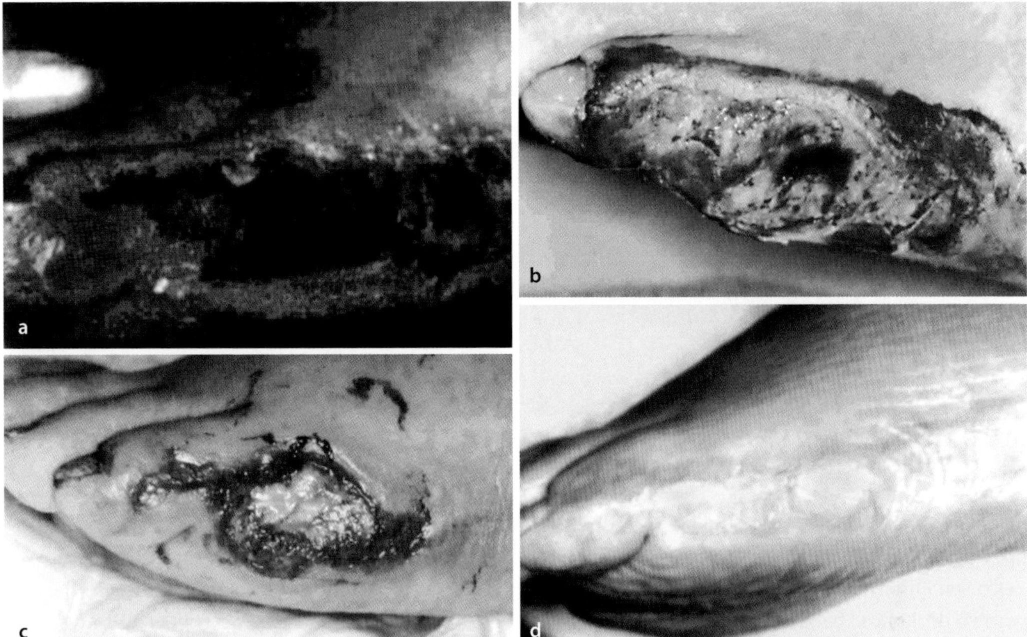

◘ Abb. 4.8a–d Diabetische Fußläsion Stadium 4a: **a** Ausgangsbefund. **b** Wundbefund nach Débridement; vorsichtige chirurgische Entfernung der Nekrosen. **c** Granulationsphase; Lokaltherapie mit einem Hydrokolloid. **d** Abschluss der Wundheilung nach 3 Monaten

Auch All-trans-Retinolsäure supprimiert die MMP-Synthese und erhöht die Kollagensynthese in experimentellen Zellkulturen (Lateef et al. 2004; Varani et al. 2002).

Daneben stehen mittlerweile neu entwickelte Wundtherapeutika (z. B. NOSF-beschichtete Wundauflagen) zur Verfügung, die speziell Proteasen in der Wunde binden und die endogenen Wachstumsfaktoren im Wundbereich schützen, um somit den oben geschilderten Weg der Wundchronifizierung zu unterbrechen (Cullen et al. 2002; Veves et al. 2002).

In klinischen Studien zeigt sich dabei eine raschere Wundheilung unter der Therapie mit diesen Proteasen-Inhibitoren (Veves et al. 2002; Shanahan 2013). Der verwendete Proteasen-Inhibitor scheint durch eine lokale Hemmung der Proteasen im Wundbereich eine Verbesserung des Wundmilieus zu erreichen und durch Reduktion erhöhter MMP-Spiegel eine Aktivierung der Wunde zu bewirken.

Alternativ sind auch Wundauflagen, die auf Metallionen und Zitronensäure basieren und über eine Reduktion freier Radikaler die MMP-2-Produktion in vitro reduzieren können, verfügbar.

4.2.3 Kasuistiken

An folgenden Kasuistiken sollen die zuvor beschriebenen Prinzipien der konservativen Therapie exemplarisch erläutert werden.

Kasuistik 1: Erfolgreiches Wunddébridement

Bei einem 45-jährigen Typ-1-Diabetiker bildete sich eine diabetische Fußläsion mit Nekroseplatte im Bereich des 5. Strahles (◘ Abb. 4.8). Nach einer Nierentransplantation hatte der Patient Antithrombosestrümpfe kontinuierlich über 7 Tage getragen. Neben der diabetischen Stoffwechsellage bestand als weiterer Faktor einer Wundheilungsstörung die immunsuppressive Therapie. Eine Gefäßbeteiligung lag nicht vor.

Nach einem sorgfältigen Wunddébridement, das täglich wiederholt wurde, bis die gesamte Ne-

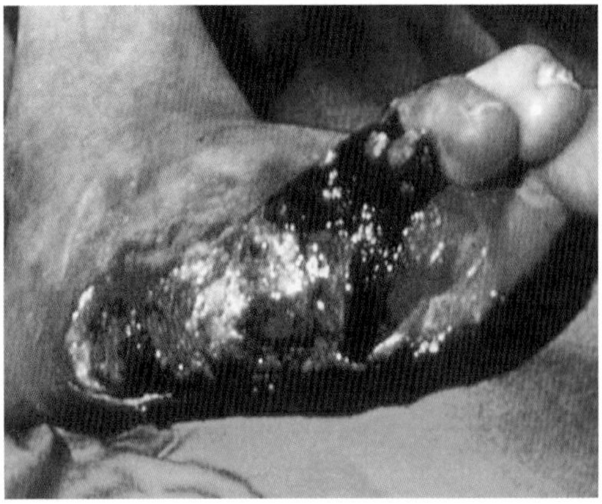

■ **Abb. 4.9** Diabetische Fußläsion Stadium 4b mit Zehennekrose

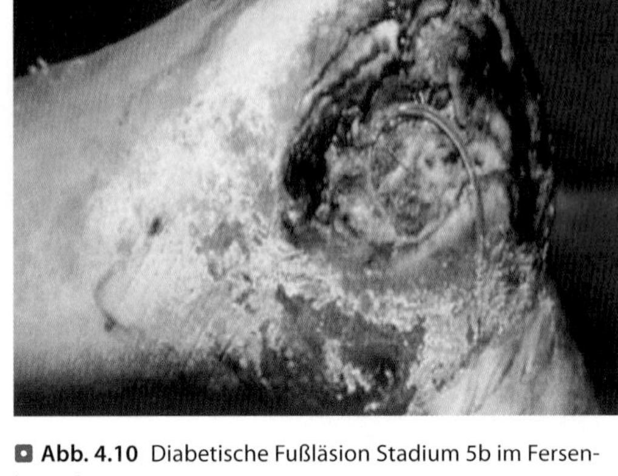

■ **Abb. 4.10** Diabetische Fußläsion Stadium 5b im Fersenbereich

kroseplatte sowie neu aufgetretene Fettgewebsnekrosen entfernt waren, wurde die Wunde mit einem Hydrokolloid behandelt. Unter dem Therapieregime der Nekrosenabtragung und der feuchten Wundbehandlung konnte nach 3 Monaten die vollständige Wundheilung erreicht werden.

Kasuistik 2: Grenzen der konservativen Therapie im interdisziplinären Konzept

Ein 67-jähriger Patient mit einer diabetischen Fußläsion Stadium 4b entwickelt eine Zehennekrose (■ Abb. 4.9).

Der Gefäßstatus ist hinsichtlich einer pAVK oder Mediasklerose unauffällig. Die A. dorsalis pedis ist tastbar.

Im vorliegenden Fall entwickelte sich auf dem Boden des infizierten Ulkus eine septische Thrombose der digitalen Endstrombahn in deren Folge es zur Nekrose des 5. Zehes kam.

Interventionell konnte ein zufriedenstellendes Ergebnis durch eine Minor-Amputation (Strahlresektion) erzielt und die Wunde zur Abheilung gebracht werden. Eine Unterschenkelamputation war zu keinem Zeitpunkt indiziert.

Kasuistik 3: Konservative Begleittherapie beim diabetischen Gangrän Stadium 5b

Ein 71-jähriger Patient wurde mit einem septischen Krankheitsbild und einer Fußläsion im Fersenbereich Stadium 5b vorgestellt (■ Abb. 4.10).

Durch neues zu enges Schuhwerk war es 3 Wochen zuvor zu einer »Blutblase« in diesem Bereich gekommen, die eröffnet und wiederholt mit Zinkpaste okklusiv behandelt wurde. Darunter kam es zur Progression des bakteriellen Infektes (Anaerobier) mit nachfolgender Destruktion des Weichteilmantels und Nekrose des Kalkaneus.

Neben erhöhten Entzündungszeichen (CRP 210 mg/l, Leukozyten 15 gpt/l) war klinisch eine flammende Rötung bis oberhalb des Knies feststellbar.

Neben lokalen Maßnahmen der Wundreinigung und -stabilisierung (Spülung der Wunde, Drainageeinlage in die Tiefe) konnte durch eine zielgerichtete Antibiose die Infektion soweit reduziert werden, sodass nach 10 Tagen eine Unterschenkelamputation vorgenommen werden konnte.

4.3 Wundbehandlungsmittel und Therapieverfahren

H.-D. Hoppe

Ziel einer jeglichen Wundbehandlung muss eine schnelle Heilung und die Verhinderung von klinischen Infektionen sein. Dass diese Ziele, insbesondere die Abheilung, nicht immer erreicht werden, liegt in der Natur der Dinge. Wenn die Grunderkrankung nicht adäquat behandelt, der Patient von einer Therapietreue nicht überzeugt werden kann oder er kein Interesse an einer Heilung hat, laufen viele Maßnahmen ins Leere.

Wenn möglich, ist zur Heilungsbeschleunigung ein konsequentes chirurgisches Débridement durchzuführen. Neuropathische Ulzera heilen am schnellsten innerhalb eines feucht-warmen Wundmilieus, arteriell bedingte Defekte werden prinzipiell trocken behandelt. Die Auswahl der Lokaltherapeutika erfolgt entsprechend der Wundsituation (Wundheilungsphase/Exsudatmenge). Zum Exsudatmanagement können Alginate oder Hydrofasern eingesetzt werden. Für die Granulationsförderung haben sich Hydropolymerverbände und hyaluronsäurehaltige Wundbehandlungsmittel als geeignet erwiesen. Die Epithelisierung kann mit dünnen Hydrokolloidverbänden gefördert werden. Kollagenhaltige Wundauflagen ermöglichen die Überführung chronischer Defekte in eine akute Phase. Zur unterstützenden Infektsanierung und Infektionsprophylaxe sind keimreduzierende Wundbehandlungsmittel geeignet.

4.3.1 Behandlung von Nekrosen und anderen Belägen

Beläge auf chronischen Wunden

Chronische Wunden sind häufig mit hartnäckigen Belägen bedeckt, deren visuelle Unterscheidung in der Praxis nicht immer leicht fällt. Im Wesentlichen handelt es sich dabei um Fibrin, Nekrosen und Biofilme.

Fibrin ist als klebriger, bernsteinfarbiger bis transparenter Belag sichtbar, der im feuchten Zustand leicht mechanisch zu entfernen ist. *Nekrosen* enthalten die von körpereigenen Enzymen abgebauten toten Zellen, Zellfragmente und Kollagenstrukturen. In ihrer Endform sind Nekrosen dehydriert und als braune bis schwarze Beläge sichtbar (Enoch u. Harding 2003). Hierbei ist zwischen einem harten gelblichen Fibrinbelag und einer gelben Nekrose zu unterscheiden (Hoppe u. Gerber 2010). Gelbe Nekrosen sind in der Regel durch wasserunlösliche Kollagenfasern mit dem Wundgrund verbunden.

Mittels eines Kompressentests kann das weitere Vorgehen ermittelt werden (Hoppe u. Gerber 2010): »Mit einer sterilen Kompresse, die mit Ringer- oder Kochsalzlösung satt getränkt ist, wird der gelbe Belag vorsichtig abgewischt. Lösen sich hierbei gelbe Partikel und die Kompresse verfärbt sich, handelt es sich um Fibrin und der Belag kann mechanisch entfernt werden. Fühlt sich die Fläche gummiartig an und die Kompresse bleibt weiß, handelt es sich um einen Belag aus Kollagenfasern, der chirurgisch entfernt werden muss.«

Chirurgisches Débridement

Die Entfernung von Nekrosen, bradytrophen Gewebsanteilen und Bakterien ist eine Grundvoraussetzung für die Wundheilung. Verschiedene Untersuchungen belegen, dass durch ein regelmäßiges, radikales Débridement die Heilungsraten beim neuropathischen Fuß im Vergleich zu einer konservativen Wundbehandlung signifikant erhöht werden (Piaggesi et al. 1998; Steed et al. 1996). Für ein chirurgisches Débridement ist die Durchblutungssituation der betroffenen Extremität von ausschlaggebender Bedeutung. Nur bei ausreichender Durchblutung kann von einer Heilung ausgegangen werden, so dass im Vorfeld bei nicht tastbaren Fußpulsen die Durchblutung evaluiert werden muss.

Bei unzureichender Durchblutung werden die Ulzera trocken versorgt. Bei lokalchirurgischen Maßnahmen ist ferner darauf zu achten, dass eine ausreichende Menge lebensfähiges Weichteilgewebe vorhanden ist, um nicht Knochen freizulegen.

Bei schmerzempfindenden Patienten sollte mit lokalen Anästhetika (Schultz et al. 2003), wie z. B. EMLA-Creme (Briggs u. Torra i. Bou 2002) gearbeitet werden.

Autolytisches Débridement

Hydrogele oder die sog. Feuchttherapie unterstützen ein autolytisches Débridement. Mittels zugeführter Feuchtigkeit kommt es im Ulkus zur Aktivierung von Makrophagen und anderen phagozytierenden Zellen; Nekrosen und Beläge werden angedaut und lösen sich vom Wundgrund.

Aufgrund der bestehenden Mazerationsgefahr durch Überlappung der Wundauflage auf die wundumgebende Haut ist der Einsatz okklusiver oder semiokklusiver Auflagen abzulehnen. Die Wundbehandlung hat so zu erfolgen, dass die Wundränder trocken bleiben.

Wenn nach 72 h immer noch keine Autolyse zu beobachten ist, sollte eine andere Form des Débridements gewählt werden (Schultz et al. 2003).

Hydrogele

Hydrogele bestehen aus einem dreidimensionalen Netzwerk hydrophiler Polymere in wässeriger Lösung mit verschiedenartigen Zusätzen. Das Gel wird ca. 2–5 mm dick auf den Wundgrund aufgetragen und mit einem nichtokklusiven Sekundärverband abgedeckt. Hierzu eignen sich imprägnierte, wirkstofffreie Wundgazen oder Lipidokolloidverbände aus Polyesterfasern, die eine schnelle Feuchtigkeitsabgabe nach außen verhindern. Wundhöhlen müssen mit einem Wundfüller wie z. B. Alginaten oder Hydrofasern vorsichtig austamponiert werden. Um eine Hydrobalance (Abgabe Feuchtigkeit – Aufnahme Wundexsudat) zu erhalten, könnten Hydrogele bis zu 2–3 Tage auf der Wunde verbleiben. In dieser Zeit tritt auch eine Wundruhe ein, die sich fördernd auf den gesamten Wundheilungsprozess auswirkt.

Feuchttherapie

Eine weitere Variante der schonenden Wundreinigung ist das Tränken von Kompressen mit Ringer-Laktat-Lösung. Hierbei ist auf trockene Wundränder zu achten, die Kompressen dürfen nicht größer als das Ulkus sein. Als wirkungsvoll hat sich die Nasstherapie mit TenderWet erwiesen. TenderWet ist eine kissenförmige Wundauflage, die eine höhere Affinität zu proteinhaltigem Wundexsudat als zu salzhaltigen Lösungen hat und durch die Exsudataufnahme Ringer-Laktat-Lösung aus dem Wundkissen verdrängt. Dadurch wird eine ausgesprochen gute Spülwirkung erzielt.

Enzymatisches Débridement

Die Wirksamkeit von enzymatischen Präparaten ist umstritten (Bradley et al. 1999; Gottrup 2002), so dass in der Praxis teilweise eine Abkehr von dieser Therapieoption zu beobachten ist. Unabhängig davon ergeben sich dann Einsatzmöglichkeiten, wenn kein chirurgisches Débridement erfolgte und ein autolytisches Débridement nicht zum erwünschten Ziel führte. Unterstützend für den Erfolg einer enzymatischen Wundreinigung ist ein feucht-warmes Wundmilieu, wozu allerdings semiokklusive Wundauflagen benötigt werden. Hier zeichnet sich wieder das Problem von Mazerationen ab.

Biochirurgie

Kontrolliert in die Wunde eingebrachte Larven der Goldfliege Lucilia sericata geben ihre Verdauungssäfte in die Umgebung ab, wodurch abgestorbenes Gewebe verflüssigt wird. Diesen Verdauungsbrei nutzen die Larven für ihre Ernährung und saugen ihn auf. Gleichzeitig sondern die Larven Wirkstoffe ab, die eine ausgesprochen gute antimikrobielle Wirkung haben, z. B. gegen MRSA (Bonn 2000; Thomas et al. 1999). Auch konnten in den larvalen Verdauungsexsudaten Wachstumsfaktoren gefunden werden, die eine zusätzliche Stimulation der Wundheilung hervorrufen (Fleischmann u. Grassberger 2002) (◘ Tab. 4.2).

4.3.2 Kolonisation und Infektion

Kolonisation (Biofilm)

Alle chronischen Wunden sind mit Bakterien besiedelt, wobei zwischen Kolonisation und klinischer Infektion zu unterscheiden ist. Unter Kolonisation ist die Keimbesiedelung eines Ulcus zu verstehen, ohne dass eine Wirtsreaktion sichtbar ist. Eine klinische Wundinfektion liegt vor, wenn die klassischen Entzündungszeichen Dolor, Calor, Rubor, Tumor und Functio laesa zu beobachten sind.

Die kritische Kolonisation von chronischen Wunden wird auch als »Biofilm« bezeichnet (Edwards u. Harding 2004; Hoppe 2012). Verschiedene Bakterienarten sind in der Lage, miteinander zu interagieren und sich einen Wettbewerbsvorteil gegenüber dem Immunsystem des Wirts zu schaffen. Durch Adhäsion untereinander und an Zellen auf dem Wundgrund erfolgt eine irreversible, kovalente Bindung der Bakterien (Ambrosch et al. 2003). Eine anschließende Sekretion von Polysacchariden führt zur Bildung der Glykokalix, dem Biofilm. Dieser zeichnet sich durch Resistenz gegenüber unterschiedlichen Immunmechanismen als auch gegenüber Antibiotika oder Antiseptika aus. Die Glykokalix führt zu einer Wundheilungshemmung. Innerhalb des Biofilms besteht ein labiles Gleichgewicht zwischen den beteiligten Mikroorganismen. Durch Aufbringen neuer Keime, z. B. bei der Arbeit

Tab. 4.2 Wundbehandlungsmittel zur Wundreinigung (ohne Anspruch auf Vollständigkeit)

Produktgruppe	Produktbeispiele*	Firma
Chirurgisches Débridement		
Lokalanästhetika	EMLA-Creme	AstraZeneca
Autolytisches Débridement		
Hydrogele (keine Kompressen)	Askina Gel	B. Braun
	INTRASITE Gel	Smith & Nephew
	NU-Gel	Systagenix
	Purilon Gel	Coloplast
	Varihesive Hydrogel	ConvaTec
Feuchttherapie	TenderWet 24 active	Paul Hartmann
	TEXTUS balance	Biocell
Enzymatisches Débridement		
Kollagenase	Iruxol N	Smith & Nephew
Biochirurgie		
Madentherapie (Lucilia sericata)	Freiläufer	BioMonde
	Biobag	
Sekundärabdeckung		
Fettgazen (wirkstofffrei)	Adaptic	Systagenix
	Atrauman	Paul Hartmann
	Cuticell	BSN medical
Lipidokolloide (nichtokklusiv)	Urgotül	URGO

* weitere Produkte unter www.wundheilung.net

mit unsterilem Verbandmaterial, kann dieses Gleichgewicht entgleisen und eine klinische Infektion ist die Folge (Schwarzkopf 2002). Um die Wundheilungshemmung zu beseitigen und der Gefahr einer Infektion vorzubeugen muss der Biofilm entfernt werden. Die wirksamste Methode ist ein chirurgisches Débridement in Kombination mit antiseptischer Nachbehandlung (Edwards u. Harding 2004; Phillips et al. 2010). Eine weitere Alternative ist das mechanische Ablösen durch Ausduschen mittels gefiltertem Leitungswasser oder die Spülung mit antiseptischen Lösungen sowie das »cleansing« (Schwarzkopf 2003; Schwarzkopf et al. 2012).

- Der Einsatz von Leitungswasser sollte speziell ausgestatteten Einrichtungen vorbehalten bleiben, da die Gefahr der Verschleppung von Keimen aus verkalkten Duscharmaturen nicht zu unterschätzen ist.
- Als Spüllösungen für chronische Wunden werden als Wirkstoffe der ersten Wahl Polihexanid und Octenidin empfohlen (Dissemond et al. 2009; Kramer 2008). Polihexanid zeigt eine gute Gewebeverträglichkeit und scheint offensichtlich eine wundheilungsfördernde Wirkung zu haben.
- Beim »cleansing« erfolgt ein vorsichtiges Auswischen der Wunde mit einer sterilen Kompresse, wobei die Effizienz nicht mit einem chirurgischen Débridement vergleichbar ist.

Klinische Infektion

Die Infektion eines diabetischen Fußes ist ein gliedmaßenbedrohender Zustand und erhöht die Wahrscheinlichkeit für eine Amputation um das 10-fache (Reike 1999). Die Behandlung muss unverzüglich und aggressiv durchgeführt werden:

- chirurgisches Débridement,
- Exploration der Wunde mit einem stumpfen Instrument (»probe to bone«),
- Herstellung gut durchbluteten Gewebes,
- tägliche Wundreinigung und Beobachtung,
- topische Anwendung von ausgewählten Antiseptika,
- Schutz vor weiterer Kontamination (polyhexanid- oder silberhaltige Wundauflagen),
- Einsatz von Antibiotika (p.o. oder i.v; ▶ Abschn. 4.7),
- keine lokalen Antibiotika.

Patienten mit milder Infektion ohne Beteiligung tieferer Gewebsschichten können ambulant, alle anderen müssen stationär behandelt werden.

Antiinfektive Wirkstoffe und keimreduzierende Wundauflagen

Antiinfektive Wirkstoffe und keimreduzierende Wundauflagen müssen bestimmte Auswahlkriterien erfüllen um in der lokalen Wundbehandlung Anwendung zu finden:

- Hohe mikrobiozide Wirksamkeit und antiseptische Effektivität,
- keine Wirksamkeitsbeeinflussung durch Eiweiß, Blut oder pH-Wert-Veränderungen,
- sehr geringe Gefahr einer mikrobiellen Resistenzentwicklung,
- möglichst keine Zytotoxität,
- hohe Wundverträglichkeit,
- keine allergene Potenz,
- möglichst kein Risiko systemischer Nebenwirkungen.

Von den zur Verfügung stehenden Wirkstoffen und Wundbehandlungsmitteln erfüllen nur sehr wenige die geforderten Auswahlkriterien. Die Anwendung lokaler Antibiotika gilt mittlerweile als obsolet (Lobmann 1999; Kramer et al. 2004). Empfehlenswert sind polihexanid- und octenidinhaltige Präparate (Hirsch et al. 2010). Da Silberverbindungen zum Teil zytotoxisch wirken, sind silberhaltige Wundauflagen nur mit Einschränkung zu empfehlen. Es sollten daher Auflagen bevorzugt werden, die kein Silber in die Wundumgebung abgeben, um die Wundheilung nicht negativ zu beeinflussen (Kramer u. Zastrow 2008).

Für die Prophylaxe haben sich hydrophobe (wasserabweisende) Wundauflagen als günstig erwiesen. Bakterien und Wundauflage haben eine stark hydrophobe Oberfläche, die zu einer irreversiblen Bindung der Mikroorganismen an den Verbandsstoff und deren Inaktivierung führen. Es handelt sich hierbei um das physikalische Prinzip der hydrophoben Wechselwirkung (Hallern u. Lang 2010; Ljungh u. Wadström 2010).

Antiseptika

Innerhalb der Gruppe der Antiseptika empfehlen sich zwei Substanzen für den kurzzeitigen Einsatz bei akut infizierten Wunden: *Octenidinhydrochlorid* und *Polyhexanid* (Dissemond et al. 2009; Hirsch et al. 2010). Wegen der Gefahr einer Schilddrüsenfunktionsstörung durch Iodresorption und seiner zelltoxischen Komponente hat PVP-Iod nur noch eingeschränkte Bedeutung in der Wundbehandlung. Für eine Gelenkspülung steht aktuell nur PVP-Iod als knorpelverträgliche Spüllösung zur Verfügung (Below et al. 2007).

Silberhaltige Wundauflagen

Silberhaltige Wundauflagen setzen beim Kontakt mit Wundexsudat (Feuchtigkeit) Silber-Ionen frei. Diese wirken stark biozid, unter anderem gegen Pilze und multiresistente Bakterien (Müller et al. 2003; Wright et al. 1998; Wright et al. 1999).

> **Alle okklusiven oder semiokklusiven silberhaltigen Wundauflagen sind zur unterstützenden Infektsanierung beim diabetischen Fußsyndrom nicht geeignet.**

Die meisten Erfahrungen liegen mit einer Silber-Aktivkohle-Auflage vor (Stadler u. Wallenfang 2002). Sie eignet sich sehr gut zur unterstützenden Infektsanierung und Infektionsprophylaxe. Neben der Keimabtötung bindet diese Wundauflage auch bakterielle Endotoxine, die wundheilungshemmend wirken (Müller et al. 2003).

Für sezernierende Ulzera, bei denen Mazerationsgefahr für die umliegende Haut besteht, sind silberhaltige Hydrofasern zu empfehlen. Derartige Auflagen nehmen Wundflüssigkeit direkt in ihre Fasern auf und verhindern so eine Retention (■ Tab. 4.3).

4.3.3 Feuchtigkeitsbalance und Granulationsförderung

Alginate

Alginate (produziert aus Alginsäuren von Rot- und Braunalgen) verändern in Verbindung mit Wundexsudat ihre Faserstruktur und gelieren. Dieser Vorgang wird als Kationenaustausch bezeichnet, wobei Kalziumionen des Verbandstoffes gegen Natriumionen aus dem Wundexsudat ausgetauscht werden. Durch das gebildete Gel entsteht ein physiologisches Wundheilungsmilieu. Diese Gele absorbieren Krankheitserreger (Müller et al. 2003), sodass sie auch bei klinisch infizierten Defekten Einsatz finden. Alginate unterstützen das autolytische Débridement und fördern die Bildung von Granulationsgewebe.

Tab. 4.3 Wundbehandlungsmittel zur Infektionsprophylaxe und Unterstützung der Infektsanierung (ohne Anspruch auf Vollständigkeit)

Produktgruppe	Produktbeispiele*	Firma
Chronische Wunde (Biofilm)		
Polihexanid	Prontosan Wundspüllösung	B. Braun
Octenidin	octenilin Wundspüllösung	Schülke & Mayr
Akut infizierte Wunde		
Polihexanid	Lavasept (Apothekenzubereitung)	B. Braun
Octenidin	octenisept	Schülke & Mayr
Infektion/Infektionsprophylaxe		
Polyhexanidhaltige Wundauflagen	Suprasorb X + PHMB Telfa AMD	Lohmann & Rauscher COVIDIEN
Silberhaltige Wundauflagen (nicht okklusiv)	Aquacel Ag Actisorb Silver 220	ConvaTec Systagenix
Hydrophobe Wundauflagen	Cutimed Sorbact	BSN medical

* weitere Produkte unter www.wundheilung.net

Bei der Applikation der Alginate ist darauf zu achten, dass sie passend in die Wunde eingelegt werden, sonst kann es zu Mazerationen kommen. Alginate in trockene Wunden einzulegen ist wenig sinnvoll.

Idealerweise erfolgt eine Sekundärabdeckung mit semiokklusiven Verbänden, was sich allerdings beim diabetischen Fußsyndrom wegen der Mazerationsgefahr verbietet. Ähnlich wie bei den Hydrogelen sollten imprägnierte, wirkstofffreie Wundgazen oder Lipidokolloidverbände aus Polyesterfasern eingesetzt werden.

Hydrofasern

Hydrofaserverbände werden aus Natriumcarboxymethylcellulose oder Polyesterfasern hergestellt. Sie können größere Mengen an Wundexsudat speichern. Die Feuchtigkeit wird in die Fasern aufgenommen und breitet sich dadurch kaum horizontal aus, sodass die Gefahr von Mazerationen minimal ist. Der bekannteste Hydrofaserverband ist Aquacel, bei Aufnahme von Flüssigkeit bildet er ein formstabiles Gel. Hydrofaserverbände werden zum Exsudatmanagement (insbesondere bei Mazerationsgefahr) und zur Granulationsförderung eingesetzt. Die Sekundärabdeckung erfolgt wie bei den Alginaten.

Hydropolymere/Schaumstoffe

Polyurethanschäume sind mehrschichtig aufgebaut. Um ein Verkleben mit dem Wundgrund zu verhindern sind die Schäume wundseitig je nach Hersteller z. B. mit Hydrogelen oder Hydrokolloidpartikeln beschichtet, feinporig aufgebaut oder als Silikonschicht ausgeführt. Der zentrale Kern ist ein grob- oder feinporiger PU-Schaum. Durch zusätzliche Superabsorber oder Hydrofasern ist er für eine hohe Exsudataufnahme prädestiniert. Als Außenschicht wird in der Regel ein semiokklusiver PU-Film eingesetzt, welcher einen freien Gas- und Wasserdampfaustausch ermöglicht. Bei ausreichender Feuchtigkeit bildet sich unter den Hydropolymerverbänden ein feuchtes Wundmilieu. Bemerkenswert ist auch die gute Thermoisolation, was insgesamt zur Stimulation von Granulation und Neoangiogenese führt.

> **Da die Wundauflagen selbst keine Feuchtigkeit abgeben, ist vor der Applikation darauf zu achten, dass ausreichend Wundexsudat vorhanden ist. Hydropolymere dürfen wegen der Gefahr einer Austrockung oder Nekrosenbildung nicht bei freiliegenden Sehnen und Knochen eingesetzt werden.**

Je nach Exsudatanfall können die Wundauflagen bis zu einigen Tagen auf dem Ulkus verbleiben. Für klinische Infektionen eignen sich nur Schaumstoffe ohne äußeren PU-Film.

Hyaluronsäurehaltige Wundbehandlungsmittel

Die Wirkung von Hyaluronsäure (HA) erstreckt sich auf alle Phasen der Wundheilung: Steuerung von inflammatorischen Prozessen, Förderung der Zellmigration und -proliferation, Neoangiogenese sowie Epithelisierung (Abatangelo et al. 1994; Chen u. Abatangelo 1999). Für die Applikation auf Wunden steht HYAFF, ein Ester der HA, zur Verfügung. Durch eine Veresterung mit Alkohol wird die HA langsam abgebaut (Benedetti et al. 1994) und steht damit kontinuierlich zur Verfügung. In Deutschland werden gegenwärtig vier Formen von HYAFF für unterschiedliche Wundheilungsphasen gehandelt, als Granulat (Exsudationsphase), Faser (Granulationsphase), Folie und Spray (Granulations- und Epithelisierungsphase) (Hoppe u. Lobmann 2008).

Bei sezernierenden Defekten kommt das Granulat zum Einsatz, es besteht aus einem Gemisch von HYAFF und Alginat. Vorrangige Aufgabe ist die Wundreinigung und die Beeinflussung inflammatorischer Prozesse bei chronischen Wunden. Das Granulat wird dünn aufgestreut, sodass die Wundfläche vollständig bedeckt ist. Bei tieferen Defekten muss zusätzlich ein Wundfüller (Alginat oder Hydrofaser) appliziert werden. Die Sekundärabdeckung erfolgt wie bei den Alginaten beschrieben.

Einen sehr starken granulationsfördernden Effekt haben Wundauflagen aus 100% HYAFF-Fasern, selbst auf Knochen und Sehnen bildet sich neues Gewebe.

Die HYAFF-Wundauflage verbleibt bis zu 2–3 Tagen auf der Wunde, die Fasern werden innerhalb dieses Zeitraums resorbiert. Da die Faserform insbesondere in der Granulationsphase eingesetzt wird und zu diesem Zeitpunkt im Regelfall nur noch eine mäßige bis geringe Exsudation zu beobachten ist, besteht auch hier die Möglichkeit, dünne Hydrokolloidverbände oder Hydropolymer-Wundauflagen als Sekundärabdeckung zu nutzen. Bei zu geringer Exsudatbildung sind die HYAFF-Fasern mit Ringerlösung anzufeuchten.

Proteasehemmer

Chronische Wunden leiden unter einer Überproduktion von entzündungsfördernden Proteasen (Lobmann et al. 2003; Mast u. Schultz 1996). Ziel der Wundbehandlung muss es daher sein, so schnell wie möglich diese Proteasen abzubauen und die Wunde in eine akute Phase zu überführen. Kollagen- und zellulosehaltige Wundauflagen sind in der Lage, diese Überproduktion zu stoppen (Anonymus 2003; Cochrane et al. 2004). Untersuchungen an einer kombinierten Wundauflage aus Kollagen und oxidierter regenerierter Zellulose (ORC) demonstrieren die hohe Fähigkeit zur Bindung von Proteasen und Elastase (Cullen et al. 2002; Gregory u. Cullen 2002).

> **Um eine hohe Effektivität zu erzielen sind bei nicht oder nur gering exsudierenden Defekten die Kollagen-Wundauflagen mit Ringerlösung anzufeuchten. Vor der Applikation sollte ein chirurgisches Débridement durchgeführt werden. Eine Abdeckung erfolgt mit Hydropolymerauflagen. Innerhalb von 2–3 Tagen wird das Kollagen bzw. die Kombination Kollagen/ORC resorbiert.**

Unterdrucktherapie

Das Prinzip der Unterdruckherapie besteht darin, durch einen offenporigen Schwamm die eng umschriebene Sogwirkung einer Redon-Drainage flächig auf die gesamte Wundoberfläche zu verteilen (Moch et al. 1999). Es wird eine effektive Wundreinigung erzielt und die Proliferation und Neoangiogenese sehr stark angeregt. Interessant ist auch der Ansatz, bei akuten Infektionen die Vakuumversiegelung zur intermittierenden Medikamenteninstallation zu nutzen (Fleischmann et al. 1998; Moch et al. 1999). Durch eine kontrollierte, lokale Applikation von mikrobioziden Wirkstoffen ist eine schnelle Infektsanierung möglich.

> **Die Grundvoraussetzung für eine Unterdrucktherapie ist ein vorheriges chirurgisches Débridement. Diese Therapie ist nicht in der Lage, Nekrosen von der Wundoberfläche zu entfernen. Auch müssen die Therapeuten mit der Technik vertraut sein, um ein kontinuierliches Vakuum zu gewährleisten (◘ Tab. 4.4).**

4.3.4 Epithelisierung

Um eine schnellere Migration von Epithelzellen zu ermöglichen, sollte ein vorsichtiges Anfrischen der Wundränder mittels Skalpell oder Ringkürette erfolgen. Untersuchungen am Beispiel des Dekubitalulkus belegen, dass die Auswachsrate von Epithelzellen unmittelbar am Wundrand nur 2–7% von gesunder Haut beträgt (Seiler u. Stähelin 1993). Auch ein dünner Feuchtigkeitsfilm auf dem Granulationsgewebe erleichtert die Wanderung der Epithelzellen. Dies wird insbesondere durch dünne Hydrokolloidverbände ermöglicht, die bis zu einer Woche auf dem Ulkus verbleiben können. Neben der Feuchtigkeitsregulation schützen Hydrokolloidverbände durch ihre äußere PU-Folie die Wundoberfläche vor Scher- und Reibekräften. Prinzipiell ist auch die Applikation von Silikon-Wundauflagen oder wirkstofffreien Fettgazen möglich, allerdings besitzen diese nicht die oben geschilderten Eigenschaften der Hydrokolloide.

> **Folienverbände, die häufig mit einem hypoallergenen Kleber versehen sind, eignen sich nur bedingt. Beim Verbandwechsel können durch die gute Klebewirkung bei empfindlicher, trockener Haut (Neuropathiker) oberflächliche Läsionen entstehen.**

4.3.5 Sauerstoffgenerierende Therapieverfahren

Die Wundheilung stellt einen energieintensiven Prozess dar, der neben Energie und Nährstoffen auch eine gesteigerte Sauerstoffzufuhr benötigt. Bei Grunderkrankungen wie Diabetes mellitus oder einer peripheren arteriellen Verschlusskrankheit liegt eine lokale Hypoxie vor. Von außen gelangt auch kaum Sauerstoff an gesunde Zellen des Wundgrunds, da durch Beläge oder Wundexsudat eine Diffusionsbarriere gebildet wird.

Neben einer adäquaten Behandlung der Grunderkrankung kann die Zufuhr von Sauerstoff durch sauerstoffgenerierende Therapieverfahren erhöht werden (Barnikol u. Pötzschke 2011; Kröger et al. 2012).

Hyperbare Sauerstofftherapie

Mittels hyperbarer Sauerstofftherapie ist insbesondere beim diabetischen Fußsyndrom eine verbesserte Heilung zu erzielen. Es wird davon ausgegangen, dass die Angiogenese stimuliert, sowie die Fibroblastenproliferation und die Kollagensynthese verbessert werden (Löndahl et al. 2010; Kranke et al. 2012). Die Anwendungen erfolgen in speziellen Druckkammerzentren, können aber auch ambulant mit mobilen Geräten durchgeführt werden.

Sauerstoffanreichernde Wundbehandlungsmittel

Neben den apparativen Möglichkeiten stehen auch spezielle Wundbehandlungsmittel dem Therapeuten zur Verfügung. Mehrjährige Erfahrungen liegen für eine glukoseoxidasehaltige Wundauflage vor, bei der mit Hilfe eines Aktivator-Gels Sauerstoff in die Wunde gelangt (Davis et al. 2009; Lafferty et al. 2011). Am Markt befindet sich seit 2012 ein Wundspray, bei dem Hämoglobin als Vehikel für Luftsauerstoff genutzt wird und diesen an den Wundgrund transportiert (Arenberger et al. 2011; Kröger et al. 2012). Die bisherigen Ergebnisse deuten für beide Produkte auf eine deutlich verbesserte Heilung hin.

Tissue-Engineering

Für größere Defekte oder zur Stimulierung bei stagnierender Epithelisierung bieten sich zum endgültigen Wundverschluss autologe Keratinozytenkulturen an. In Deutschland stehen gegenwärtig Epidermisäquivalente aus Zellen von Haarwurzelscheiden und Keratinozyten-Suspensionen aus kleinen Vollhautbiopsien zur Verfügung. Ferner können aus dem Blut des Patienten autologe Thrombozytenkonzentrate gewonnen werden. In diesen Konzentraten befindet sich ein Gemisch aus unterschiedlichen Wachstumsfaktoren, die die Wundheilung beschleunigen sollen. Bedingung für eine erfolg-

4

Tab. 4.4 Wundbehandlungsmittel zum Exsudatmanagement, zur Granulationsförderung und Epithelisierung (ohne Anspruch auf Vollständigkeit)

Produktgruppe	Produktbeispiele*	Firma
Exsudationsphase		
Alginate	Kaltostat SeaSorb Sorbalgon Sorbsan Trionic Algosteril	ConvaTec Coloplast Paul Hartmann B. Braun Systagenix
Hydrofaserverbände	Aquacel DURAFIBER	ConvaTec Smith & Nephew
Hyaluronsäure	Hyalogran	ATG med
Granulationsphase		
Hydropolymere (selbsthaftend)	Allevyn Adhesive Askina Transorbent Biatain selbst-haftend Tielle Versiva XC	Smith & Nephew B. Braun Coloplast Systagenix ConvaTec
Hydropolymere (nicht haftend)	Mepilex PermaFoam PolyMem	Mölnlycke Health Care Paul Hartmann mediset
Hydropolymere (ohne PU-Film)	Allevyn Cavity Biatain Cavity Cutimed Cavity	Smith & Nephew Coloplast BSN medical
Hyaluronsäure	Hyalofill TEXTUS heal	ATG med Biocell
Proteasehemmer		
Kollagen + ORC	Promogran	Systagenix
Reine Kollagenauflagen	mediCipio Nobakoll Suprasorb C	medichema NOBA Verbandmittel Lohmann & Rauscher
Unterdrucktherapie		
	PICO Suprasorb CNP V.A.C. Therapy	Smith & Nephew Lohmann & Rauscher KCI
Epithelisierungsphase		
Dünne Hydrokolloide	Algoplaque Film Askina Biofilm Transparent Hydrokoll thin Varihesive Extra dünn	URGO B. Braun Paul Hartmann ConvaTec

* weitere Produkte unter www.wundheilung.net

■ Tab. 4.5 Autologe Keratinozytenkulturen (ohne Anspruch auf Vollständigkeit)

Produktgruppe	Produktbeispiele	Firma
Epidermis-Äquivalent (aus Haarwurzelscheiden)	EpiDex	euroderm
Keratinozyten-Suspension	ReCell Spray-On Skin	avita medical

reiche Epithelisierung ist eine ausreichende Konditionierung des Ulkus vor der Applikation der Zellkultur bzw. Suspension (■ Tab. 4.5).

4.4 Gefäßchirurgische Therapieoptionen

A. Neufang

Die enorme Zunahme der Inzidenz des Diabetes mellitus mit gleichzeitiger Verbesserung der Lebenserwartung lässt viele Patienten die vaskulären Spätkomplikationen der Erkrankung erleben und erfordert von der modernen Medizin eine an der Lebensqualität dieser chronisch Kranken orientierte Therapie. Insbesondere die arteriosklerotische Makroangiopathie der Arterien der unteren Extremität ist in Kombination mit der Neuropathie mit für das im Vergleich zum nichtdiabetischen Patienten immer noch vielfach erhöhte Risiko des Diabetikers, im Laufe seines Lebens eine Amputation an der unteren Gliedmaße zu erleben, verantwortlich. Im Falle einer Major-Amputation bedeutet dies für den Betroffenen regelhaft eine drastische Veränderung seiner Lebensumstände mit erheblicher Einschränkung der Mobilität bis hin zur andauernden Pflegebedürftigkeit.

Daher muss der Erhalt eines, den Bedürfnissen des meistens älteren und chronisch kranken in seiner Alltagsaktivität oft eingeschränkten Patienten entsprechenden, gebrauchsfähigen Beines mit belastbarem Fuß im Vordergrund der gefäßchirurgischen Anstrengungen stehen. In über 50% der Fälle mit nichtheilenden Fußläsionen liegt eine makroangiopathische Ursache entweder in Form des rein ischämischen oder des neuropathisch-ischämischen diabetischen Fußsyndroms (DFS) vor. Die Wiederherstellung einer suffizienten Fußdurchblutung zur Beseitigung der zugrunde liegenden chronischen Ischämie ist als wichtigster Schlüssel zum Therapieerfolg sämtlicher weiterer operativer oder konservativer Maßnahmen anzusehen.

Das folgende Kapitel gibt einen Überblick über die derzeitigen gefäßchirurgischen Möglichkeiten mit den zu erwartenden langfristigen Revaskularisationsergebnissen beim DFS.

4.4.1 Diagnostik, Indikationen und Kontraindikationen für die gefäßchirurgische Therapie

Besonderheit des arteriosklerotischen Befallsmusters des Diabetikers

Beim nichtdiabetischen Patienten mit Ischämie der unteren Extremität dominieren neben dem typischen Befall der Beckengefäße v. a. Stenosen und Verschlüsse in der femoropoplitealen Gefäßachse (■ Abb. 4.11). Dagegen findet sich beim diabetischen Patienten neben diesen bekannten Verschlussmustern in ca. 40% der Fälle der sog. periphere Verschlusstyp der pAVK mit kaum veränderter aortoiliakaler und femoropoplitealer Gefäßachse, aber ausgeprägtem fokalem oder langstreckigem arteriosklerotischen Befall der Unterschenkelarterien kombiniert mit einer relativen Aussparung der Fußarterien vom Verschlussprozess (Veith et al. 1990). Häufig liegt ein kompletter Querschnittsverschluss aller Unterschenkelarterien mit jedoch noch teilweisem Erhalt einer knöchelnahen oder pedalen Arterie vor (■ Abb. 4.11). Wesentlich für die Erfolg versprechende Durchführung einer Wundbehandlung oder Heilung einer evtl. notwendigen Zehenamputation bei bereits etablierter Gangrän beim DFS ist daher eine frühzeitige und korrekte Erfassung der Durchblutungssituation des Fußes, die sich v. a. auch an diesem speziellen arteriosklerotischen Befallsmuster orientieren sollte.

Diagnostik

Klinische Untersuchung des diabetischen Patienten

Bereits bei der körperlichen Untersuchung muss eine beidseitige Palpation der Fußpulse (A. dorsalis pedis und A. tibialis posterior) sowie der A. poplitea in der Kniekehle und der A. femoralis communis in der Leiste erfolgen.

Der Nachweis eines kräftigen Kniekehlenpulses mit nur fraglich tastbaren Fußpulsen darf beim DFS nicht unkritisch als Zeichen einer noch ausreichenden Durchblutung des Fußes angesehen werden, sondern muss als alarmierendes Indiz für das Vorliegen des typischen distalen Verteilungstyps der pAVK gelten. In dieser Situation ist zwingend eine weitere apparative Abklärung der Fußdurchblutung zu fordern.

Ist anhand der Fußläsionen und des Pulstatus bereits sicher von einer therapiebedürftigen pAVK auszugehen, so sollte im Rahmen der körperlichen Untersuchung schon eine Beurteilung der ipsilateralen V. saphena magna im Stehen oder im Sitzen erfolgen, um ihre mögliche Verwendung als Bypassmaterial abschätzen zu können. Falls die V. saphena magna bereits durch ein Stripping entfernt wurde oder im Rahmen einer Herzoperation schon als Bypassmaterial Verwendung fand, sollte die klinische Untersuchung auch schon eine orientierende Beurteilung der Armvenen oder der V. saphena parva mit einschließen und der Patient im Rahmen dieser ersten Untersuchung schon über die möglichen interventionellen und operativen Revaskularisationsmaßnahmen informiert werden.

Präoperative apparative Diagnostik

Die schwere Durchblutungsstörung des Fußes mit Gefahr der Amputation wird sehr gut durch den Begriff der kritischen Gliedmaßenischämie beschrieben (Michaels 1993). Es handelt sich dabei um nicht heilende Läsionen oder einen mehr als 2 Wochen bestehenden therapierefraktären Ruhe-

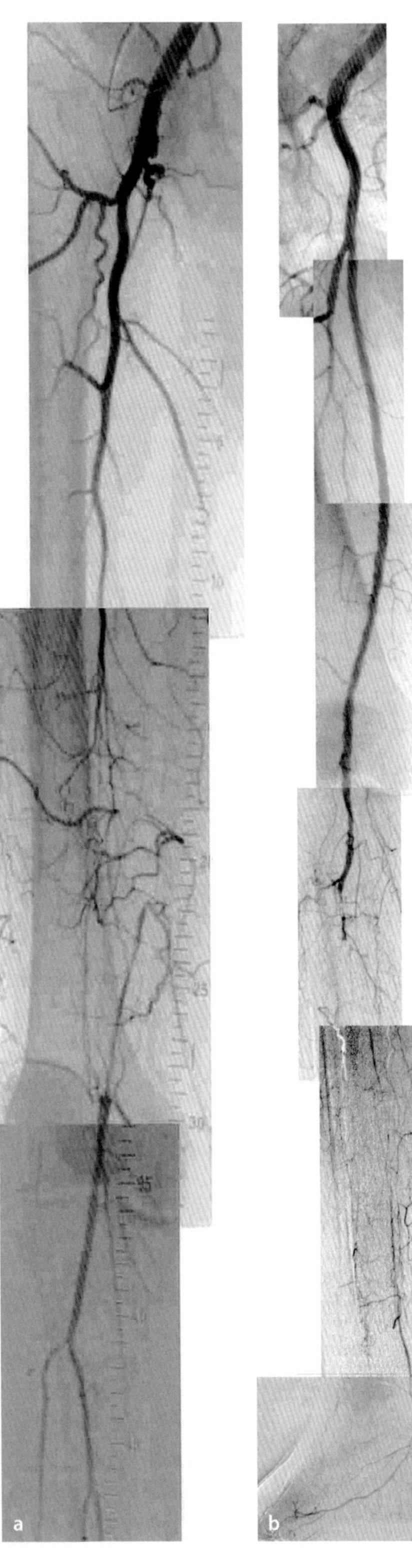

Abb. 4.11a,b Typische Verschlussbilder. **a** Verschluss der A. femoralis superficialis beim Raucher. Klinische Symptome der schweren Claudicatio intermittens. **b** Kompletter arteriosklerotischer Querschnittsverschluss aller Unterschenkelarterien mit Wiederauffüllung einer relativ wenig veränderten A. tibialis posterior. Der arterielle Einstrom bis in die distale A. poplitea ist normal. (Mit freundlicher Genehmigung der Klinik und Poliklinik für Radiologie [Direktor Prof. Dr. C. Düber], Universitätsmedizin Mainz)

schmerz an der betroffenen Extremität, der mit einer deutlichen Reduktion der peripheren Verschlussdrücke einhergeht. Zur objektiven Beurteilung der peripheren Durchblutung stehen diverse nichtinvasive und invasive Untersuchungsmethoden zur Verfügung. Die detaillierte Durchführung wird in den entsprechenden Kapiteln dieses Buches beschrieben (▶ Kap. 3.2 und 3.4.2).

Apparative Untersuchungsmöglichkeiten

- Dopplerverschlussdruckmessung
- CW-Dopplersonographie
- Oszillographie
- Transkutane Sauerstoffpartialdruckmessung ($tcpO_2$)
- Kontrastmittelangiographie (DSA)
- MR-Angiographie
- Duplexsonographie

Die Messung der Dopplerverschlussdrücke mit Bestimmung des brachiopedalen Gradienten kann jedoch gerade beim Diabetiker aufgrund einer zusätzlich noch vorliegenden Mediasklerose der großen Arterien nur bedingt verwertbar sein und darf den Untersucher bei vorliegenden Läsionen aber pseudonormal hohen Werten nicht in falscher Sicherheit wiegen.

Die CW-Dopplersonographie und die Oszillographie sind als weitere nichtinvasive Maßnahmen gut zur Bestimmung der Lokalisation der arteriellen Verschlüsse geeignet.

Eine qualitative Beurteilung der Gewebsperfusion in Form der transkutanen Sauerstoffpartialdruckmessung ($tcpO_2$) erlaubt die verlässliche Einschätzung einer ungestörten Wundheilung gerade im Falle einer noch anstehenden Minor-Amputation (Quigley et al. 1991). Liegt ein in der Nähe der peripheren Läsion gemessener $tcpO_2$-Wert <15 mmHg im Liegen vor, kann in der Regel nicht mehr mit der Abheilung einer Fußläsion ohne zusätzliche Revaskularisation gerechnet werden, während bei einem $tcpO_2$-Wert >30 mmHg noch von einer normalen Wundheilung ausgegangen werden kann (Padberg et al. 1996).

Bei einem pathologischen Pulsstatus oder kritischen $tcpO_2$-Werten besteht die zwingende Notwendigkeit zur angiographischen Darstellung der gesamten arteriellen Becken-Bein-Gefäße mit besonderer Berücksichtigung der pedalen Arterien.

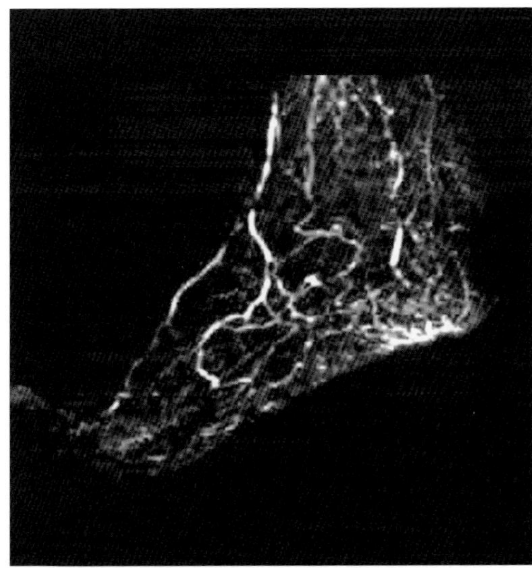

Abb. 4.12 MR-angiographische Darstellung eines diabetischen Fußes mit weitestgehendem Verschluss aller pedaler Arterien. Ein Segment der A. dorsalis pedis sowie die A. tarsalis lateralis sind noch erhalten. Die konventionelle Angiographie hatte keine pedalen Gefäße mehr dargestellt. Aufgrund des Nachweises einer noch offenen Tarsalarterie konnte die erfolgreiche Operation mittels pedalem Venenbypass erfolgen. (Mit freundlicher Genehmigung der Klinik und Poliklinik für Radiologie [Direktor Prof. Dr. C. Düber], Universitätsmedizin Mainz)

> **!** **Ein Verzicht auf die komplette angiographische Darstellung der distalen kruralen und pedalen Gefäße wird dem beim diabetischen Patienten bevorzugt auftretenden Befallsmuster nicht gerecht, nimmt dem Gefäßchirurgen die Chance zur Beurteilung der Möglichkeit einer distalen Revaskularisation und ist damit oft für eine fälschliche Klassifizierung als gefäßchirurgisch inoperabel verantwortlich.**

Einen besonderen Fortschritt stellt die Einführung der MR-Angiographie dar, die auch ohne nierengängiges Kontrastmittel auskommt (Carpenter et al. 1992). Sie kann sogar in der konventionellen Angiographie nur schlecht darstellbare pedale Gefäßsegmente zur Darstellung bringen (Abb. 4.12) und damit erst eine gefäßchirurgische Therapieplanung

Tab. 4.6 Indikationen und Kontraindikationen zur gefäßchirurgischen Intervention beim diabetischen Fußsyndrom

Indikationen	Kontraindikationen*
Ruheschmerz	Ausgedehnte Gangrän bis zum proximalen Drittel des Metatarsale
Akrale Gangrän	Kombination Fersengangrän und Vorfußgangrän beim diabetischen Dialysepatienten
Nicht heilende Ulzerationen	Etablierte fixierte Kontraktur des Kniegelenkes
Rasch progrediente Infektion	Definitive Bettlägerigkeit
Fersennekrose	Schwerste allgemeine Sepsis bei diabetischer Fußinfektion
Malum perforans mit Fußischämie	
Nicht abheilende Osteomyelitis	
Nicht heilende Minor-Amputation	

* Hier muss bereits frühzeitig an eine primäre Major-Amputation gedacht werden.

ermöglichen (Kreitner et al. 2000). Leider hat sich die Hoffnung auf eine Vereinfachung der pedalen Bildgebung gerade beim Patienten mit deutlich eingeschränkter Nierenfunktion nicht erfüllt, da es Hinweise auf die Verursachung der sog. nephrogenen Fibrose durch das MR-Kontrastmittel Gadolinium gibt (Pomposelli 2010). In den letzten Jahren hat daher auch die Anwendung der CO_2-Angiographie bei der Niereninsuffizienz wieder an Bedeutung gewonnen (Hegde et al. 2009).

Sind die üblichen angiographischen Methoden nicht anwendbar (Niereninsuffizienz; Herzschrittmacherträger) kann eine alleinige duplexsonographische Beurteilung der peripheren Gefäße hinreichend Aufschluss über mögliche anschlussfähige Gefäßsegmente geben (Karacagil et al. 1996). Vor einer Major-Amputation wegen fehlender Darstellung peripherer anschlussfähiger Arterien sollte noch die Möglichkeit einer operativen Probefreilegung distaler Gefäße mit evtl. zusätzlicher intraoperativer Angiographie bedacht werden, bevor die Indikation zu Major-Amputation gestellt wird.

Indikationen und Kontraindikationen

Die gefäßchirurgische Rekonstruktion muss immer erwogen werden, wenn die klinischen Kriterien einer kritischen Gliedmaßenischämie vorliegen und die bildgebende Diagnostik Aufschluss über das arteriosklerotische Verschlussmuster des Patienten erbracht hat.

Ist eine Ischämie des Fußes als ursächlich für die peripheren nicht heilenden Läsionen anzusehen und die Amputation nekrotischer Zehen notwendig, dann muss bei der weiteren Behandlung immer zuerst die Revaskularisation des Fußes und erst danach bei verbesserter Fußdurchblutung die notwendige Zehenamputation erfolgen. Ein Abweichen von dieser Reihenfolge, d. h. eine Zehenamputation ohne vorausgegangene Revaskularisation, führt regelhaft zu schweren Wundheilungsstörungen am Absetzungsrand mit raschem Fortschreiten der Gangrän und enttäuschendem teilweise monatelangem schließlich doch in der Major-Amputation endendem Krankheitsverlauf. Bis man sich dann, oft zu spät, der ursächlichen Ischämie besinnt und diese angeht, ist in der Regel zu viel wertvolle Zeit verstrichen und die peripheren Nekrosen so weit fortgeschritten, dass der Erhalt eines belastbaren Fußes fraglich geworden ist.

Im klinischen Alltag ist für die überwiegende Mehrzahl der Patienten die Möglichkeit einer Gefäßrekonstruktion bei limitiertem Ausmaß der peripheren Nekrosen und allgemeiner Operabilität gegeben. Sollten die gangränösen Veränderungen für den Erhalt eines funktionstüchtigen Fußes schon zu weit fortgeschritten sein oder der Patient aus allgemeinen Gründen nicht mehr von der Verbesserung der Fußdurchblutung profitieren können, muss im Einzelfall trotz technisch prinzipiell möglicher Operabilität der peripheren Gefäße bereits frühzeitig der primären Gliedmaßenamputation der Vorrang gegeben werden (Tab. 4.6). Wird jedoch eine gefäßchirurgische Intervention ins Auge gefasst, so sollten die allgemeine präoperative Evaluation des gesamten kardiovaskulären Risiko-

■ Tab. 4.7 Allgemeine und spezielle präoperative Diagnostik und vorbereitende Maßnahmen

Maßnahmen und Diagnostik	Ziel
EKG; evtl. UKG; kardiologische Mitbeurteilung bei schwerer kardialer Vorschädigung (KHK)	Erkennung des Hochrisikopatienten und Planung einer evtl. notwendigen perioperativen Intensivüberwachung
Karotisdoppler	Abschätzung Schlaganfallrisiko
Lungenfunktion (bei spezieller Anamnese)	Anpassung des Narkoseverfahrens (Operation in Periduralanästhesie)
Blutzuckereinstellung und gezielte Antibiose nach mikrobiologischem Abstrich	Eindämmung der Infektion und Nekroseausbildung; Optimierung der Bedingungen für eine ungestörte Wundheilung
Immobilisation und lokales Débridement	Vermeidung von weiteren Nekrosen bei Belastung; Kontrolle der Infektion
Bildgebende Diagnostik der Arterien	Planung der arteriellen Rekonstruktion; Differenzialindikation PTA oder operative Revaskularisation
Duplexsonographie der peripheren Venen speziell bei geplanter Armvenenentnahme keine Venenpunktionen	Genaue Planung der Gewinnung des Bypassmaterials; Vermeidung von Venenentzündung und Unbrauchbarkeit der Vene

profils und die Einleitung einer spezifischen Therapie der Fußischämie und ihrer Komplikationen erfolgen (■ Tab. 4.7).

4.4.2 Gefäßchirurgische Revaskularisationstechniken

Zentrale Revaskularisationstechniken

Die Wahl des gefäßchirurgischen Vorgehens orientiert sich an dem individuellen Verschlussmuster des arteriellen Gefäßbaumes, das durch die angiographische Diagnostik aufgedeckt wurde. Grundsätzlich wird dabei das Prinzip verfolgt, arterielle Läsionen von zentral nach peripher zu korrigieren und dabei nur so viel wie nötig operativ anzugehen. Finden sich bereits zentrale Läsionen an den Beckenarterien, so ist bei intakter peripherer Gefäßachse eine alleinige interventionelle Therapie mittels PTA oder Stent beim isolierten segmentalen Befall der A. iliaca oder beim langstreckigen Verschluss die Anwendung der klassisch gefäßchirurgischen Verfahren des aorto- oder iliakofemoralen Bypasses mit einer synthetischen Gefäßprothese bzw. die Desobliteration der A. iliaca mittels Ringstripper angezeigt und ausreichend. Beim Risikopatienten kommen hier auch die sog. extraanatomischen Verfahren, wie z. B. der femorofemorale Crossoverbypass in Betracht. Es können dabei aber auch sehr gut die endovaskulären Verfahren mit lokalen chirurgischen Maßnahmen kombiniert werden. Ein Beispiel ist die Rekonstruktion der Femoralisbifurkation mittels Ausschälung und Patchplastik in Kombination mit einer Stentangioplastie der Beckenarterien (Piazza et al. 2011).

Lokale Rekonstruktionstechniken peripherer Arterien

Liegt ein Verschluss oder eine höhergradige Stenose der Femoralisbifurkation vor, so ist die Thrombendarteriektomie, also die offene Ausschälung des obstruierenden arteriosklerotischen Materials und die Rekonstruktion der Arterie mittels Patchplastik zur Anhebung des distalen Perfusionsdruckes essenziell. Die Ausschälung und Erweiterung der A. profunda femoris als sog. Profundaplastik stellt den Einstrom in ein vorhandenes distales Kollateralsystem zur A. poplitea beim langstreckigen Verschluss der A. femoralis superficialis wieder her. Dieses Verfahren sollte als alleinige Minimaltherapie nur bei limitierender Claudicatio intermittens oder beim Ruheschmerz ohne zusätzliche periphere Gangrän zur Anwendung kommen (Diehm et al. 2004; van der Plas et al. 1993).

■ **Tab. 4.8** Möglichkeiten der infrainguinalen Bypassanlage

Bypassart	Zentrale Anastomose	Periphere Anastomose
Femoropoplitealer Bypass (■ Abb. 4.13, ■ Abb. 4.14)	A. femoralis communis, A. profunda femoris, Verlauf der A. femoralis superficialis	A. poplitea oberhalb oder unterhalb des Kniegelenkes vor Trifurkation
Femorokruraler Bypass (■ Abb. 4.15)	A. femoralis communis, A. profunda femoris, Verlauf der A. femoralis superficialis	Im Verlauf des Tr. tibiofibularis; der A. tibialis anterior, A. tibialis posterior oder A. fibularis
Kurzer distaler Bypass(»distal origin«; ■ Abb. 4.16, ■ Abb. 4.17)	Distale A. femoralis superficialis; Verlauf der A. poplitea und proximale Unterschenkelarterien	Popliteatrifurkation, Unterschenkelarterien im Verlauf und pedale Arterien
Pedaler Bypass (■ Abb. 4.18, ■ Abb. 4.19, ■ Abb. 4.20)	A. femoralis communis, A. profunda femoris, Verlauf der A. femoralis superficialis, Verlauf der A. poplitea und proximale Unterschenkelarterien	Pedale Arterien

! Beim fortgeschrittenen DFS mit vorliegender akraler Gangrän und noch notwendiger Minor-Amputation am Fuß ist die mit einer alleinigen Rekonstruktion der Femoralarterie erreichbare Verbesserung der Gewebsperfusion für eine ungestörte Wundheilung in der Regel aber als unzureichend anzusehen, da bei diesem Vorgehen die Verschlussprozesse jenseits der Femoralisbifurkation unverändert bestehen bleiben.

In dieser Situation ist die Umgehung des verschlossenen Gefäßsegmentes mittels eines peripheren Bypasses notwendig, der zusätzlich sehr gut mit einer evtl. notwendigen lokalen Rekonstruktion der Femoralarterie kombiniert werden kann. Grundsätzlich kommt das Bypassverfahren dann in Betracht, wenn langstreckige Stenosen oder Gefäßverschlüsse vorliegen (sog. Tasc-C- oder Tasc-D-Läsionen) (Norgren et al. 2007). Kurzstreckige Stenosen oder Verschlüsse der femoropoplitealen oder kruralen Gefäßachse können dagegen gleichzeitig mit der offenen Rekonstrukton der Femoralarterie erfolgversprechend mittels interventioneller Katheterverfahren in Form einer sog. Hybridoperation angegangen werden. Vereinzelt kommt sogar eine Ringstripperdesobliteration der verschlossenen A. femoralis superficialis in Betracht (Moll u. Ho 1997).

Bypassverfahren

Der periphere Bypass

Mittels Bypassanlage wird eine direkte Revaskularisation des distal noch erhaltenen Gefäßbettes durch Anlage einer neuen Verbindung zwischen dem noch intakten proximalen Einstrom und den peripher des Verschlusses gelegenen Arterien angestrebt. Die Art des gewählten Bypassverfahrens orientiert sich an dem individuellen angiographischen Verschlussmuster der infrainguinalen Arterien. Prinzipiell versucht man einerseits die Länge des angelegten Bypasses möglichst kurz zu halten, andererseits sollte nach Möglichkeit gerade bei bereits eingetretener peripherer Gangrän und noch notwendiger Minor-Amputation eine Optimierung des pedalen Perfusionsdrucks mit der Wiederherstellung eines pulsatilen Flusses in die noch vorhandenen pedalen Gefäße erfolgen (Pomposelli et al. 1990).

Die Länge des angelegten peripheren Bypasses wird von der tatsächlichen Verschlussstrecke der arteriellen Achse, der Beschaffenheit des proximalen arteriellen Spendergefäßes und dem zu erwartenden peripheren Abstrom über die angeschlossene distale Arterie bestimmt. Sollten sich zusätzlich zum ausgedehnten peripheren Verschluss noch signifikante Veränderungen in der vorgeschalteten arteriellen Beckenetage zeigen, kann durch gezielte prä- oder intraoperative interventionelle Maßnahmen mittels PTA oder Stentimplantation eine Optimierung des Einstromes in den peripheren Bypass erreicht werden.

Der proximale Anschluss eines peripheren Bypasses kann an der Femoralisbifurkation, an der A. profunda femoris, im Verlauf der A. femoralis superficialis, an der A. poplitea oder an den proximalen Unterschenkelarterien erfolgen. Prinzipiell stehen alle Segmente der A. poplitea, der kruralen und pedalen Arterien als denkbare periphere Anschlussgefäße zur Verfügung (◘ Tab. 4.8).

Grundsätzlich strebt man bei der pAVK vom Oberschenkeltyp mit noch durchgängiger A. poplitea und vorgeschaltetem komplettem langstreckigen Verschluss der A. femoralis superficialis zunächst die Anlage eines femoropoplitealen Bypasses entweder ober- oder unterhalb des Kniegelenkes an (◘ Abb. 4.13 und ◘ Abb. 4.14). Ist auch die A. poplitea komplett verschlossen oder hochgradig verändert, bietet sich die Anlage eines weiter distal anastomosierten kruralen oder pedalen Bypasses an. Beginnen dabei die Veränderungen schon in der proximalen femoropoplitealen Achse, wird ein langer Bypass von der Leiste zum Unterschenkel erforderlich (◘ Abb. 4.15). Bei angiographisch im wesentlichen intaktem Zustrom bis in die distale A. femoralis superficialis oder die A. poplitea kann ein kurzer autologer Venenbypass von dieser Arterie zu einem kruralen oder pedalen Anschlussgefäß als sog. »Distal-origin«-Bypass (◘ Abb. 4.16) ange-

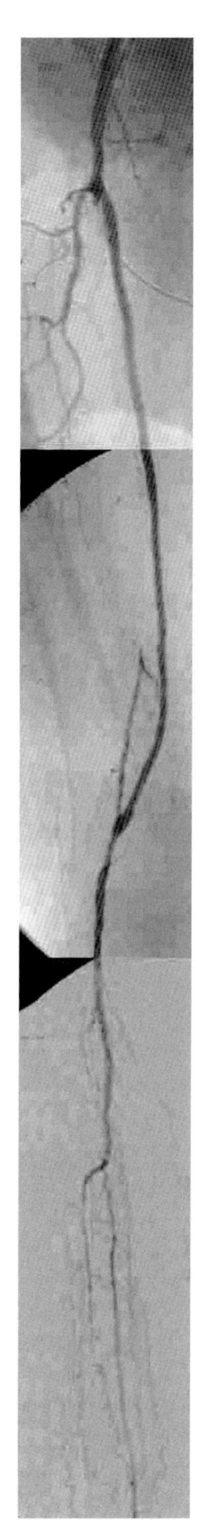

◘ Abb. 4.13

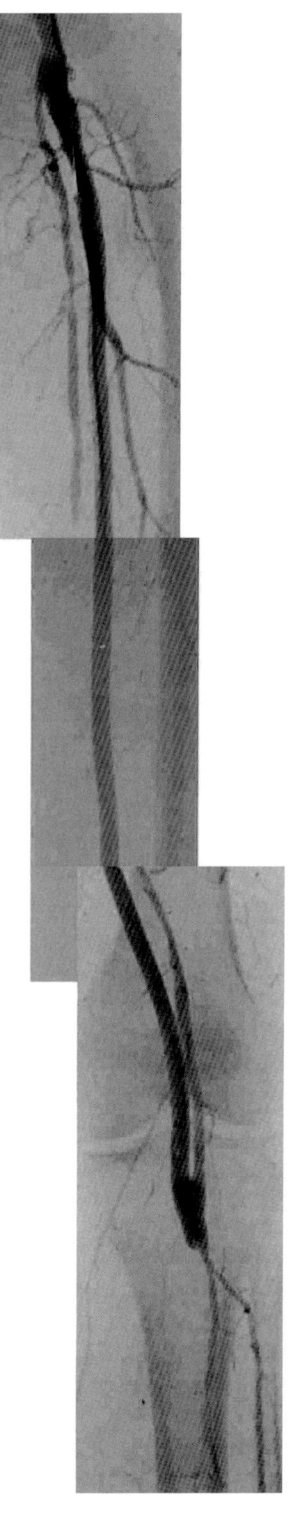

◘ Abb. 4.14

◘ **Abb. 4.13** Angiographische Darstellung eines femoropoplitealen Bypasses mit autologer Vena saphena magna auf das erste Popliteasegment (Offenheit 7,5 Jahre; Angiographie wegen erneuter akraler Ulzeration und deutlicher Progression der Unterschenkelarterienverschlüsse). (Mit freundlicher Genehmigung der Klinik und Poliklinik für Radiologie [Direktor Prof. Dr. C. Düber], Universitätsmedizin Mainz)

◘ **Abb. 4.14** Angiographische Darstellung eines femoropoplitealen Bypasses mit denaturierter humaner Umbilikalvene auf das dritte Popliteasegment: Die autologe Vena saphena magna konnte wegen Kleinkalibrigkeit keine Verwendung finden (Offenheit mit klinischer Beschwerdefreiheit 18 Jahre!). (Mit freundlicher Genehmigung der Klinik und Poliklinik für Radiologie [Direktor Prof. Dr. C. Düber], Universitätsmedizin Mainz)

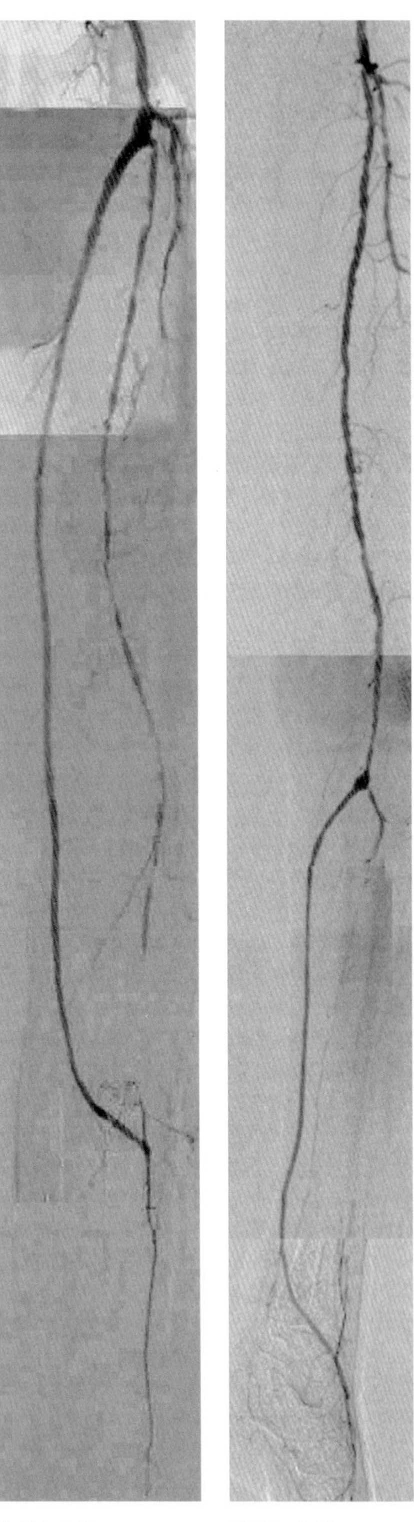

▣ Abb. 4.15 ▣ Abb. 4.16

legt werden (Ascer et al. 1988; Schmiedt et al. 2003; Veith et al. 1981). Die langfristige Prognose solcher kurzer distaler Venenbypässe mit einer Bypassoffenheit von 70% und einem Gliedmaßenerhalt von 78% nach 5 Jahren ist als sehr gut zu bezeichnen (Albers et al. 2006). Steht nur begrenzt autologes Venenmaterial zur Verfügung können sogar leichtere bis mittelgradige arteriosklerotische Veränderungen des Einstromgefäßes bei dieser Technik noch toleriert werden, da die rasche proximale Progression der pAVK in der Einstromachse hierbei im allgemeinen nicht zu befürchten ist (Brothers et al. 1995). Ebenso existieren sehr positive Erfahrungen mit der simultanen endovaskulären Therapie signifikanter Läsionen der Oberschenkeletage mit der Anlage kurzer distaler Venenbypässe bei limitierter Länge der verfügbaren autologen Vene (Lantis et al. 2008). Im Einzelfall bietet sich auch die Anlage kurzer kruro-kruraler oder kruropedaler (▣ Abb. 4.17) autologer Venenbypässe an (Monux Ducaju et al. 2001).

Der pedale Bypass

Eine Domäne der distalen Bypasschirurgie beim DFS ist die Revaskularisation noch erhaltener Fußarterien in Form des pedalen Bypasses, der sich beim Diabetiker aufgrund des arteriellen Verschlussmusters häufig anbietet. Als pedale Empfängergefäße stehen in erster Linie die A. dorsalis pedis (▣ Abb. 4.18) aber auch die A. tibialis posterior mit ihren beiden Endästen (▣ Abb. 4.19), der lateralen und medialen Plantararterie (▣ Abb. 4.20) zur Verfügung (Ascer et al. 1988; Harris et al. 1989). Die Indikationsstellung kann auch sehr gut nach Detek-

▣ Abb. 4.15 Langer femorokruraler In-situ-Bypass (Vena saphena magna) von der Femoralisbifurkation zur proximalen A. fibularis (Angiographie 36 Monate postoperativ wegen kritischer Ischämie des kontralateralen Beins). (Mit freundlicher Genehmigung der Klinik und Poliklinik für Radiologie [Direktor Prof. Dr. C. Düber], Universitätsmedizin Mainz)

▣ Abb. 4.16 Kurzer popliteopedaler (»distal origin«) Vena-saphena-magna-Bypass von der A. poplitea unterhalb des Kniegelenksspaltes zur A. dorsalis pedis: Diskrete, aber nicht signifikant stenosierende Veränderungen der vorgeschalteten Gefäßachse. (Mit freundlicher Genehmigung der Klinik und Poliklinik für Radiologie [Direktor Prof. Dr. C. Düber], Universitätsmedizin Mainz)

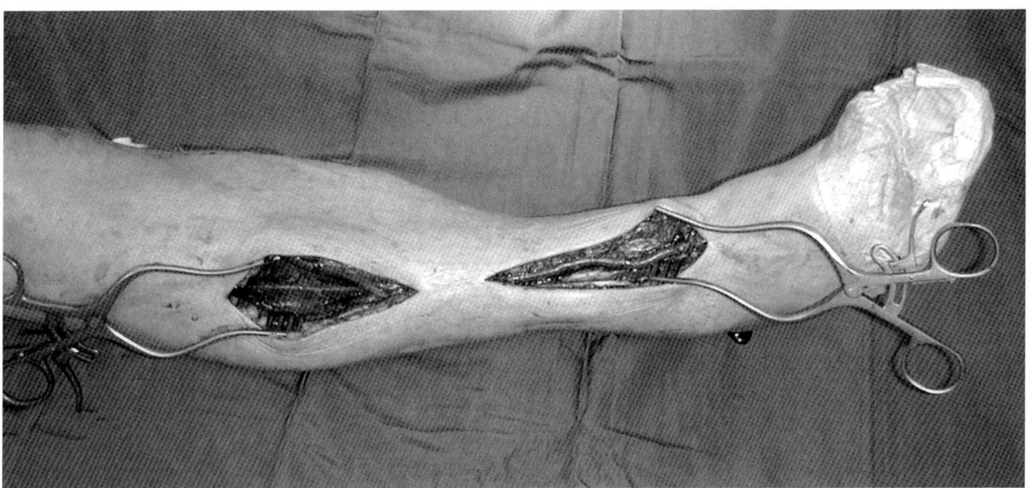

Abb. 4.17 Kurzer (»distal origin«) kruropedaler Bypass von der proximalen A. tibialis anterior zur A. dorsalis pedis. Die Bypassvene verläuft gut erkennbar subfaszial in der Streckerloge. Das Retinakulum wurde zur Vermeidung einer Bypasskompression gespalten

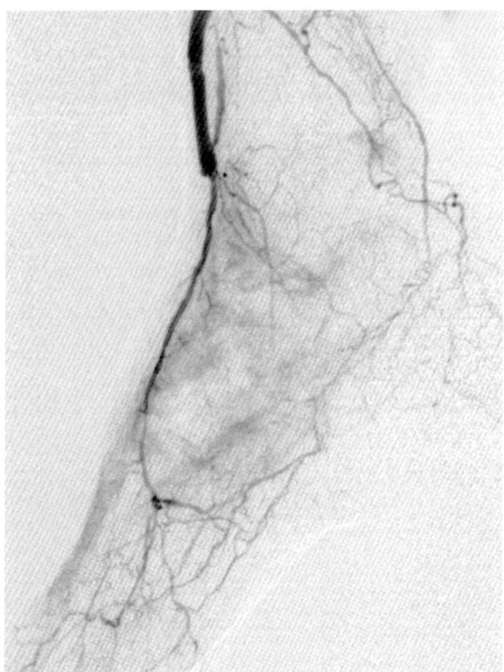

Abb. 4.18 Distale Anastomose eines Venenbypasses zur A. dorsalis pedis. Man erkennt deutlich den nur noch inkomplett erhaltenen arteriellen Fußbogen. (Mit freundlicher Genehmigung der Klinik und Poliklinik für Radiologie [Direktor Prof. Dr. C. Düber], Universitätsmedizin Mainz)

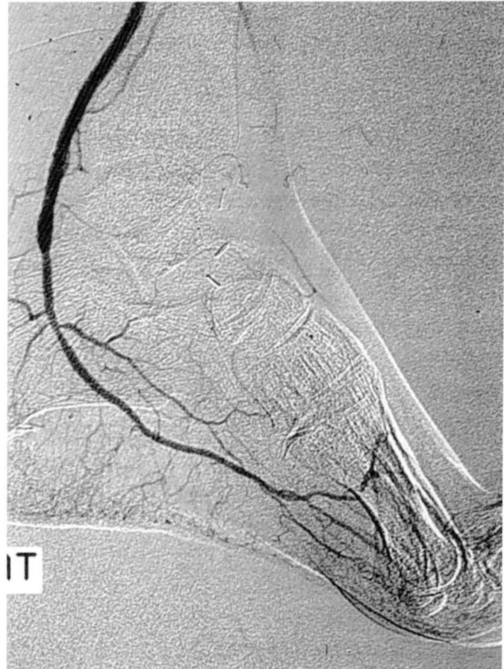

Abb. 4.19 Venenbypass zur A. tibialis posterior vor der Aufgabelung in eine kräftige laterale und eine zarte medialen Plantararterie. (Mit freundlicher Genehmigung der Klinik und Poliklinik für Radiologie [Direktor Prof. Dr. C. Düber], Universitätsmedizin Mainz)

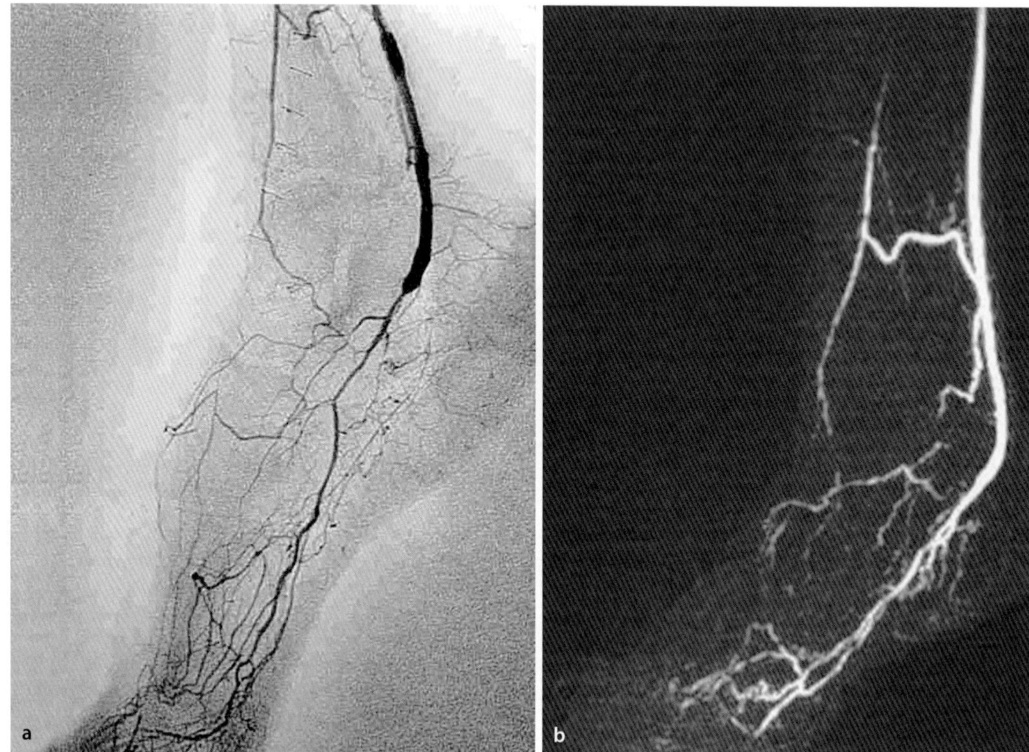

▪ **Abb. 4.20a,b** Sequenzieller Venenbypass zur A. tibialis posterior und zur medialen Plantararterie bei nicht heilendem Fersenulkus (**a**). **b** Der gleiche Bypass 15 Jahre später mit erhaltener Seit-zu-Seit-Anastomose zur distalen A. tibialis posterior und der distalsten Anastomose zur A. plantaris medialis (MR-Angiographie). (Mit freundlicher Genehmigung der Klinik und Poliklinik für Radiologie [Direktor Prof. Dr. C. Düber], Universitätsmedizin Mainz und der Radiologischen Praxis am Dr. Horst Schmidt Klinikum HSK Wiesbaden; Prof. Dr. K. Wernecke)

tion peripherer Anschlussgefäße mittels der MR-Angiographie erfolgen. Auf diese Weise nachgewiesene Gefäßabschnitte haben sich für eine pedale Bypassanastomose als verlässlich herausgestellt (Dorweiler et al. 2002).

Ein fehlender oder unterbrochener Fußbogen ist hierbei für den Erfolg einer Verbesserung der Durchblutung nur von nachgeordneter Bedeutung und stellt kein Ausschlusskriterium für eine arterielle Rekonstruktion dar (▪ Abb. 4.18, ▪ Abb. 4.20) (Pomposelli et al. 1995). In einzelnen Fällen kann sogar bei lokal ungünstigen Verhältnissen auch ein Bypassanschluss auf den Seitenast einer pedalen Arterie, wie z. B. die laterale Tarsalarterie (▪ Abb. 4.12), die mediale Plantararterie oder auf den Fußbogen selbst erfolgen (Connors et al. 2000; Friedman u. Safa 2002). Auch solche Rekonstruktionen zeigen eine günstige Offenheit und Gliedmaßenerhalt und können nach eigener Erfahrung sehr lange funktionstüchtig bleiben (▪ Abb. 4.20b) (Brochado-Neto et al. 2012; Hughes et al. 2004). Langstreckige Veränderungen der A. femoralis superficialis im vorgeschalteten Gefäßabschnitt machen in einzelnen Fällen auch die Anlage langer femoropedaler Rekonstruktionen notwendig (Shah et al. 1992).

Steht autologes Venenmaterial nur begrenzt zur Verfügung, kann auch der Bypassanschluss auf die A. fibularis erfolgen, sofern angiographisch eine ausreichende Kollateralenbildung zu den Fußgefäßen besteht (Abou-Zamzam et al. 1996). Zu bedenken ist hierbei allerdings, dass die Exposition gerade der distalen A. fibularis im Vergleich zu pedalen Gefäßen deutlich aufwändiger und traumatischer ist. Beim isolierten Querschnittsverschluss der kruralen Gefäße in Knöchelhöhe kann sogar die Überbrückung mittels kurzer autologer arterieller Transplantate sinnvoll sein (Treiman et al. 2000).

Spezielle gefäßchirurgische Technik

Anastomosentechnik

Besonderes Augenmerk muss bei kruralen und pedalen Bypassanschlüssen auf die Anastomosentechnik gelegt werden. Während man bei einer Anastomosierung der A. poplitea noch die Standardtechnik mit Abklemmung des 4–6 mm durchmessenden Gefäßes anwenden kann, sollte man bei den kleinlumigen nur 2–3 mm im Durchmesser großen kruralen oder pedalen Gefäßen am besten nach nur sparsamer Freilegung völlig auf ein Abklemmanöver verzichten und nach der Arteriotomie eine Blutungskontrolle durch endoluminale Blockierung mit dünnen Sonden oder Kathetern erreichen. Hiermit vermeidet man ein Klemmtrauma der kleinen Gefäße mit möglicher konsekutiver Ausbildung einer Stenose im geklemmten Gefäßabschnitt.

Auch die Anlage der distalen Anastomose in Blutleere kann das Vorgehen v. a. bei schwer verkalkten Gefäßen entscheidend erleichtern. Die Anastomosen selbst werden unter Lupenbrillenvergrößerung mit feinem synthetischem monofilem Nahtmaterial in subtiler fortlaufender Nahttechnik durchgeführt. Die teilweise durch die begleitende Mediasklerose völlig wandstarren, aber vom Lumen her noch durchgängigen kruralen oder pedalen Arterien bedürfen allerdings einer Anpassung der Nahttechnik seitens des Operateurs oder der Verwendung spezieller gehärteter Nadeln. Die Bypassführung selbst kann sich am natürlichen Verlauf der erkrankten nativen Gefäße orientieren, sie kann aber auch angepasst an die individuellen lokalen Erfordernisse im subkutanen Gewebe als sog. extraanatomischer Bypass erfolgen.

Sollte eine Fußinfektion vorliegen, kann ohne erhöhtes Risiko für eine Infektion des Venengrafts und den damit verbundenen Komplikationen eine Anastomosenanlage auch in der Nähe der infizierten Region erfolgen, solange die resistenzgerechte begleitende antibiotische Therapie erfolgt. Entscheidend ist die sichere Abdeckung der Anastomosenregion mit vitalem Gewebe (Tannenbaum et al. 1992). Liegt bereits eine lokal fortgeschrittene Destruktion des Fußes vor, kann auch im Einzelfall bei noch möglicher Wiederherstellbarkeit eines belastbaren Fußes und damit erhaltbarer Mobilität eine Kombination der Bypassanlage mit einer plastisch chirurgischen Rekonstruktion mit Hilfe eines freien vaskulär gestielten myokutanen Transplantates erfolgen. Dies kommt insbesondere bei Läsionen der Ferse in Betracht (McCarthy et al. 1999; Tukiainen et al. 2000; Walmsley et al. 1996). Der Gefäßstiel des freien Lappens wird dabei arteriell mit dem Venenbypass und venös mit einer peripheren Begleitvene anastomosiert (Lang u. Horch 2006; Malikov et al. 2009).

Besondere seltene Revaskularisationsverfahren

Sollte sich trotz Ausschöpfung aller diagnostischer Maßnahmen kein arterielles peripheres Gefäß zeigen, kann sogar in verzweifelten Fällen eine Arterialisation des venösen Systems erwogen werden. Hierbei wird der venöse Fußbogen nach Zerstörung der Venenklappen mit einem arteriellen Bypass, mit dem Ziel eine verbesserte Sauerstoffversorgung des Gewebes über eine Flussumkehr im Fußvenensystem zu erreichen, versorgt (Rowe et al. 2002; Taylor et al. 1999). Nach einer neueren Metaanalyse der Ergebnisse bei 228 Patienten mit einem Beinerhalt von 71% nach einem Jahr kann diese Methode als Alternative zur Major-Amputation erwogen werden (Lu et al. 2006).

Wahl des optimalen Gefäßersatzes

- **Autologer Gefäßersatz**

Es ist als gesichert anzusehen, dass die autologe Vene als das ideale Implantat zum kleinlumigen Gefäßersatz in der peripheren Bypasschirurgie in jeder Position, also auch in der femoropoplitealen Achse, dem synthetischen oder biologischen Gefäßersatz vorzuziehen ist (Berlakovich et al. 1994; Johnson u. Lee 2000). Nur bei einem hohen allgemeinen Operationsrisiko beim alten Patienten mit deutlich eingeschränkter Lebenserwartung kann in supragenualer poplitealer Lokalisation einer Gefäßprothese der Vorzug zur Begrenzung der Operationszeit gegeben werden.

> **Als autologes Venentransplantat der ersten Wahl gilt die ipsilaterale V. saphena magna.**

Zur Ausschaltung der Venenklappen kann sie in der einfachsten Form nach der Entnahme in umgedrehter (reversed) Position implantiert werden. Gerade beim peripheren Anschluss sehr kleinlumiger kruraler und pedaler Arterien mittels langem Bypasses entsteht aber häufig ein deutliches Missverhältnis der Gefäßkaliber, falls die distale Anastomose mit dem großkalibrigen proximalen Venenanteil notwendig wird. Hier besteht die Möglichkeit, die Venenklappen mit speziellen Instrumenten, sog. Valvulotomen, atraumatisch zu zerstören und damit in der Vene einen nach distal gerichteten Blutfluss zu ermöglichen. Die Vene wird dann als nicht umgedrehter (non-reversed) oder sog. orthograder Bypass implantiert, was ein wesentlich harmonischeres Kaliberverhältnis zwischen Arterie und Bypassvene ermöglicht.

Besonders elegant ist die Verwendung der sog. *In-situ-Technik*, bei der die V. saphena magna nicht entnommen wird, sondern großenteils in ihrem Gewebeverbund verbleibt (◘ Abb. 4.15). Dabei werden nur der proximale und der distale Venenanteil zur spannungsfreien Anlage der Anastomosen mobilisiert. Die anatomische Nähe der V. saphena magna zur A. tibialis posterior oder der distalen A. tibialis anterior macht diese Methode besonders für knöchelnahe Bypassanlagen interessant (Neufang et al. 2003). Die Zerstörung der Venenklappen erfolgt dabei wie beim Non-reversed-Bypass mittels eines speziellen flexiblen atraumatischen Valvulotoms. Die als arteriovenöse Fisteln wirkenden großen Seitenäste werden intraoperativ mittels Angiographie, Duplexsonographie oder Flussmessung lokalisiert und über zusätzliche kleine Inzisionen ligiert. Kleinere Seitenäste sind dabei nur von untergeordneter Bedeutung und verschließen sich im späteren Verlauf oft spontan (Lundell u. Nyborg 1999).

Die *Grenzen der In-situ-Bypasstechnik* liegen allerdings in der fehlenden proximalen Länge der V. saphena magna bei Notwendigkeit eines Anschlusses an die A. femoralis communis oder distal beim Anschluss auf die A. dorsalis pedis. Während im Allgemeinen für die Verwendbarkeit der V. saphena magna ein Mindestdurchmesser von 3–3,5 mm gefordert wird, können für die In-situ-Technik auch noch kleinere Venen in Frage kommen. Allerdings kann nicht grundsätzlich gesagt werden, dass die In-situ-Technik der Verwendung der ipsilateralen umgedrehten V. saphena magna überlegen ist (Lawson et al. 1999; Sasajima et al. 1993; Watelet et al. 1997). Vielmehr sollte immer im Einzelfall je nach Qualität und Verlauf der Vene die jeweilige Technik ausgewählt werden.

Ist die ipsilaterale V. saphena magna nicht für einen Bypass geeignet oder durch frühere kardiochirurgische oder gefäßchirurgische Eingriffe bereits verbraucht, kann als Alternative auch die *kontralaterale V. saphena magna* bei nur gering ausgeprägter pAVK am gegenseitigen Bein entnommen werden (Chew et al. 2002; Donaldson et al. 1993). Es können aber auch andere oberflächliche Venen, sog. alternative Venen, wie die V. saphena parva oder Armvenen (V. cephalica und V. basilica) als Bypassmaterial in Betracht gezogen werden (Alexander et al. 2002; Browning et al. 2000; Calligaro et al. 1997; Faries et al. 2000; Faries et al. 2000; Holzenbein et al. 1996). Sollte die Länge der so gewonnenen Vene nicht ausreichend sein, um eine Bypassanlage aus einem Segment zu ermöglichen, kann sogar eine Anastomosierung einzelner brauchbarer Venensegmente zu einem zusammengesetzten Venenbypass, sog. »spliced vein graft«, erfolgen (Chew et al. 2001). Bei Verwendung von Venensegmenten ausreichenden Kalibers und korrekter Veno-Venostomietechnik ist diese Methode bezüglich der langfristigen Bypassfunktion nicht als nachteilig anzusehen.

▪ Gefäßprothesen

Nur bei tatsächlich fehlendem autologem Venenmaterial kommen als Implantate kleinlumige Gefäßprothesen in Betracht. Hier stehen als rein synthetische Materialien PTFE oder Dacron zur Verfügung, aber auch biologische Blutleiter wie, Conduits aus tierischem Kollagen oder homologe arterielle oder venöse Gefäße zur Verfügung (Neville et al. 1997; Wengerter u. Dardik 1999; ◘ Tab. 4.9). Die denaturierte humane Umbilikalvene (HUV), die ebenfalls in der peripheren Bypasschirurgie mit befriedigenden Ergebnissen zur Anwendung kam, steht derzeit nicht mehr zur Verfügung (Neufang et al. 2005; Neufang et al. 2007). Ermutigende Ergebnisse bei der Verwendung heparinbeschichteter synthetischer PTFE-Prothesen bei der kritischen Extremitätenischämie wurden in aktuellen Behandlungsserien in Hinsicht auf Bypassfunktion und Beinerhalt berichtet (Pulli et al. 2010).

Für pedale Bypassanlagen kommt die alleinige Verwendung einer Gefäßprothese wegen des klei-

Tab. 4.9 Bypassmaterialien

Art des Materials	Indikation	Vorteil	Nachteil
Autologer Gefäßersatz			
V. saphena magna	Peripherer Bypass	Kaliberadäquat, gute Offenheitsraten	Begrenzte Verfügbarkeit
V. saphena parva	Peripherer Bypass	Kaliberadäquat, gute Offenheitsraten	Begrenzte Verfügbarkeit, unzureichende Länge
Armvene (V. cephalica, V. basilica	Peripherer Bypass	Kaliberadäquat, gute Offenheitsraten	Begrenzte Verfügbarkeit, unzureichende Länge
Synthetischer Gefäßersatz			
Dacron	Zentrale Rekonstruktion und peripherer Bypass	Gute Verfügbarkeit, gute Offenheitsraten bei zentraler Rekonstruktion	Infektionsrisiko, schlechte Offenheitsrate bei distalem Anschluss
PTFE (Polyethylen-terephtalat)	Zentrale Rekonstruktion und peripherer Bypass	Gute Verfügbarkeit, gute Offenheitsraten bei zentraler Rekonstruktion	Infektionsrisiko, schlechte Offenheitsrate bei distalem Anschluss
Biologischer Gefäßersatz			
Ovine Kollagenprothese, Onmiflow-II-Prothese	Peripherer Bypass	Gute Verfügbarkeit, gute Offenheitsrate bei poplitealem Anschluss	Biodegeneration, mäßige Offenheitsrate bei distalem Anschluss
Denaturierte humane Umbilikalvene*	Peripherer Bypass	Gute Verfügbarkeit, gute Offenheitsrate bei poplitealem Anschluss	Biodegeneration, mäßige Offenheitsrate bei distalem Anschluss
Homologe Venen und Arterien	Peripherer Bypass	Adäquates Kaliber, Infektresistenz	Hoher logistischer Aufwand, schlechte Offenheitsraten

* nicht mehr verfügbar

nen Kalibers des pedalen Gefäßes jedoch kaum in Betracht. Kunststoffprothesen oder biologische Implantate können auch als sog. Composite-Bypässe mit noch vorhandenen autologen Venensegmenten ausreichenden Kalibers kombiniert werden, was v. a. den Anschluss auf kleinkalibrige krurale Arterien erleichtert (Chang u. Stein 1995). Werden angiographisch mehrere krurale oder pedale Gefäßsegmente als anastomosierbar identifiziert, kann zur Erhöhung des Flusses im Bypass auch die Anlage eines sog. sequentiellen Bypasses mit 2 distalen Anastomosen, v. a. bei der Notwendigkeit der Verwendung einer Gefäßprothese, trotz leicht verlängerter Operationszeit sinnvoll sein (Deutsch et al. 2001; Mahmood et al. 2002; Oppat et al. 1999; Roddy et al. 2002). Einige Autoren empfehlen bei der notwendigen Verwendung einer Gefäßprothese im kruralen Bereich die zusätzliche Anlage einer arteriovenösen Fistel zur Erhöhung des Flussvolumens im Bypass mit dem Ziel einen frühzeitigen Bypassverschluss zu vermeiden (Ascer et al. 1996; Dardik et al. 1996; Harris et al. 1993). Bei extrem veränderten distalen Anschlussgefäßen und fehlender autologer Vene kann auch die Kombination eines autologen Venenpatches mit einer arteriovenösen Fistel und einem synthetischen Bypassgraft erfolgversprechend zur Anwendung kommen (Neville et al. 2009).

Nachbehandlung nach gefäßchirurgischer Therapie

Nach erfolgreicher gefäßchirurgischer Wiederherstellung der peripheren Durchblutung kommt es innerhalb weniger Tage zu einer für die ungestörte Wundheilung einer notwendigen Minor-Amputation ausreichenden Reperfusion des Fußes (Arroyo et al. 2002). Die Abtragung demarkierter Nekrosen kann daher ab dem 3. postoperativen Tag erfolgen.

Perioperativ ist die Gabe von Heparin entweder intravenös oder subkutan zur Antikoagulation sinnvoll. Langfristig ist eine Gerinnungshemmung entweder durch Dauergabe eines Thrombozytenfunktionshemmers oder durch orale Langzeitantikoagulation mit einem Vitamin-K-Antagonisten (Dicumarol) indiziert. Hierbei scheint die orale Antikoagulation bei Verwendung eines autologen Venengrafts der Gabe eines Thrombozytenfunktionshemmers bei allerdings erhöhtem Blutungsrisiko überlegen zu sein (The Dutch Bypass Oral Anticoagulants or Aspirin Study 2000). Eine duale Plättchenhemmertherapie ist nur bei der Verwendung synthetischer Grafts sinnvoll – nicht jedoch bei autologen Venenbypässen (Belch et al. 2010).

Einen besonderen Stellenwert nimmt die langfristige Überwachung v. a. der infrainguinalen Venengrafts mittels Duplexsonographie ein. Hierbei wird der gesamte Bypass auf die Entwicklung von neuen Stenosen im Bypassverlauf oder an den Anastomosen in regelmäßigen Zeitintervallen (3- bis 6-monatig), v. a. in den ersten 2 postoperativen Jahren, untersucht. Verschlussgefährdete Venenbypässe lassen sich anhand der Flussgeschwindigkeit in Höhe einer sich neu entwickelten Stenose identifizieren und einer gezielten interventionellen oder chirurgischen Therapie (◘ Abb. 4.21) zuführen und damit die langfristige Bypassfunktionsrate verbessern (Bergamini et al. 1995; Ferris et al. 2003; Kirby et al. 1999; Olojugba et al. 1998).

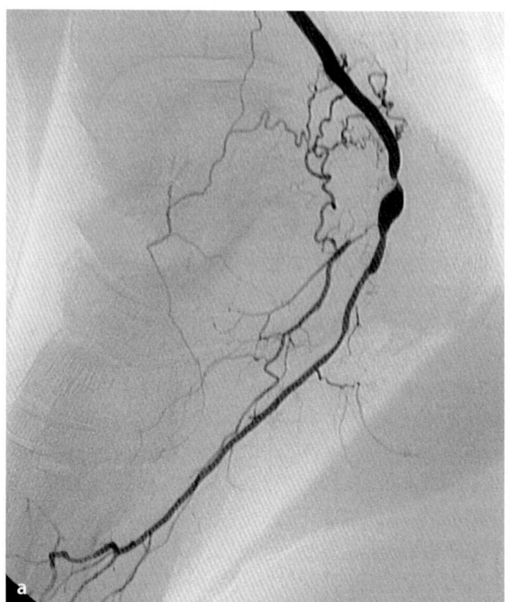

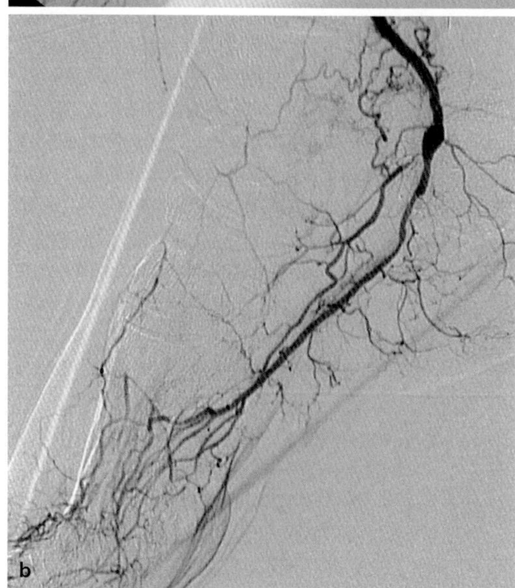

◘ **Abb. 4.21a,b** Filiforme Anastomosenstenose eines popliteoplantaren Venenbypasses 13 Monate nach Bypassanlage (**a**). Klinisch erneute Zeichen der kritischen Ischämie. **b** Erfolgreiche interventionelle Behandlung durch PTA mit idealem postinterventionellem Ergebnis. (Mit freundlicher Genehmigung der Klinik und Poliklinik für Radiologie [Direktor Prof. Dr. C. Düber], Universitätsmedizin Mainz)

4.4.3 Prognose und langfristige Ergebnisse gefäßchirurgischer Revaskularisationen

Ergebnisse

Bezüglich des zu erwartenden klinischen Erfolges einer gefäßchirurgischen Therapie besteht entgegen der allgemein verbreiteten Annahme kein Nachteil für den diabetischen Patienten im Vergleich zum Nichtdiabetiker. Die langfristigen Ergebnisse der gefäßchirurgischen Revaskularisationstechniken beim DFS sind gut. Bei zentralen Rekonstruktionen des Beckens kann aufgrund des großen Implantatkalibers von langfristigen Bypassoffenheitsraten von über 85% nach 5 Jahren

Tab. 4.10 Exemplarische Übersicht über die langfristigen Ergebnisse der peripheren Bypasschirurgie am Beispiel des pedalen Venenbypasses

Autor	Jahr	Anzahl (n)	Besonderheiten	Offenheit [%]	Beinerhalt [%]
Gloviczki	1994	100	Keine	69 (3 Jahre)	79 (3 Jahre)
Darling	1995	238	A. dorsalis pedis	67 (5 Jahre)	86 (5 Jahre)
Eckstein	1996	56	Auch PTFE-Composite	62 (4 Jahre)	66 (4 Jahre)
Luther	1997	109	Keine	72 (2 Jahre)	72 (2 Jahre)
Berceli	1999	432	A. dorsalis pedis	62 (5 Jahre)	
Connors	2000	24	Pedale Seitäste	70 (2 Jahre)	78 (2 Jahre)
Roddy	2001	19	Plantararterie	74 (15 Monate)	74 (15 Monate)
Neufang	2003	84	In-situ-Technik	75 (5 Jahre)	78 (5 Jahre)
Pomposelli	2003	1032	A. dorsalis pedis	62 (5 Jahre)	78 (5 Jahre)
Hughes	2004	89	Seitenäste pedal	50 (5 Jahre)	69 (5 Jahre)
Staffa	2007	81	Detektion pedales Gefäß mit Duplexsonographie im Vergleich zur Angiographie	80 (5 Jahre)	82 (5 Jahre)
Neufang	2008	24	Schlechter Abstrom; zusätzlich adjuvante AV-Fistel	77 (1 Jahr)	65 (1 Jahr)
Brochado-Neto	2012	25	Seitenäste pedal	37 (3 Jahre)	69 (3 Jahre)
Uhl	2014	75	Bypass pedal nach gescheiterter PTA	61 (1 Jahr)	80 (1 Jahr)

ausgegangen werden. Wird ein peripherer Bypass mit autologer Vene angelegt, so sind Bypassoffenheitsraten zwischen 60 und 75% nach 5 Jahren zu erwarten. Es ist hierbei nicht von entscheidender Bedeutung, ob dabei der periphere Bypassanschluss in Höhe der A. poplitea oder einer kruralen Arterie gewählt werden musste.

Nur geringfügig schlechter sind die Ergebnisse der pedalen Venenbypasschirurgie, obwohl es sich dabei um die peripherststen und technisch anspruchsvollsten Rekonstruktionen handelt. Die Langzeitergebnisse der pedalen Bypasschirurgie sind exemplarisch in Tab. 4.10 im Überblick dargestellt. Die jüngeren Arbeiten konzentrieren sich dabei auf die Anpassung der chirurgischen Technik an die lokal schon fortgeschrittenen Gefäßveränderungen wie z. B. im Falle eines sehr schlechten peripheren Abstroms oder auf die Bypassfunktion nach primärer gescheiterter endovaskulärer Therapie.

Da glücklicherweise nicht jeder Verschluss einer Bypassvene im Verlauf zum erneuten Auftreten einer kritischen Ischämie führt, liegt die Beinerhaltungsrate mit 80–85% nach 5 Jahren höher als die entsprechende Bypassoffenheitsrate, d. h. in der überwiegenden Zahl der Fälle kann durch die Revaskularisation der Beinverlust langfristig vermieden werden.

Die Offenheitsraten eines Kunststoffimplantates oder eines biologischen Gefäßersatzes sind der körpereigenen Vene unterlegen. Die Ergebnisse werden dabei umso schlechter, je distaler der Bypassanschluss erfolgen muss. Dennoch ist bei vorliegender kritischer Ischämie die Verwendung solcher Implantate bei fehlender autologer Vene als sinnvoll anzusehen, da trotz häufigem frühzeitigem Bypassverschluss die bedrohte Extremität noch in 50% der Fälle langfristig erhalten werden kann (Parsons et al. 1996). Dies ist darin begründet, dass die zunächst erreichte Durchblutungsverbesserung in vielen Fällen die Abheilung der peripheren Läsionen sicherstellt. Kommt es danach zum erneuten, u. U. langsam ablaufenden Verschluss des Implantates, kann bei abgeheilter Läsion auch eine erneut verschlechterte Durchblutung des Fußes toleriert werden. Zur Verbesserung der Funktion synthetischer Gefäßprothesen kann die Anwendung spezieller Anastomosentechniken mit Integration autologen Venenmaterials in Form von sog. Patches oder Cuffs sinnvoll sein (Neville 2003; Stonebridge et al. 1997; Yeung et al. 2001). Gerade im vergangenen Jahrzehnt haben sich die Möglichkeiten der endovaskulären Therapie peripherer Gefäßläsionen erheblich ausgeweitet. Ihr Einsatz als primäre Therapie wird daher vor allem von schwerpunktmäßig interventionell tätigen Therapeuten empfohlen. Allerdings sehen die Daten der bislang einzigen randomisierten Vergleichsstudie zwischen peripherem Bypass und peripherer Intervention einen signifikanten Vorteil für die Operation falls der Patient eine Lebenserwartung von mehr als zwei Jahren zum Zeitpunkt der Therapie hat (Bradbury et al. 2010). Ebenso geben aktuelle Analysen Hinweise auf eine schlechtere Prognose chirurgischer Rekonstruktionen nach gescheiterter Intervention mit erhöhter Amputationsrate (Nolan et al. 2011).

Natürlich ist die Gesamtprognose dieser multimorbiden diabetischen Patienten bezüglich des langfristigen Überlebens in erster Linie durch die regelhaft bestehenden anderen kardiovaskulären Begleiterkrankungen im Vergleich zur gesunden Altersgruppe durch Myokardinfarkt, Schlaganfall und Nierenversagen reduziert. Trotzdem scheint sich der Effekt der distalen Revaskularisation beim Patienten mit DFS sogar langfristig positiv auf die Überlebensrate der Patienten auszuwirken. So liegt die 5-Jahres-Uberlebensrate nach erfolgreicher pedaler Revaskularisation bei 60%, während nach gescheiterter Revaskularisation und Gliedmaßenverlust lediglich noch 26% der Patienten nach 5 Jahren überlebten (Kalra et al. 2001).

Einzig die Patientengruppe mit zusätzlicher dialysepflichtiger terminaler Niereninsuffizienz scheint von einer aggressiven chirurgischen Revaskularisation nur eingeschränkt zu profitieren. Trotz funktionstüchtigem Bypass ist hier nicht immer mit einer Wundheilung zu rechnen und eine Major-Amputation oft doch unvermeidlich (Leers et al. 1998). Ebenfalls besteht bei einer bereits fortgeschrittenen Fersennekrose in dieser Situation kaum Hoffnung auf einen erfolgreichen Gliedmaßenhalt. Da die Überlebensrate dieser Patienten mit nur 52% nach 2 Jahren relativ gering ist, sollte hier eine aufwändige Gefäßrekonstruktion nur bei lokal noch begrenztem Defekt und bezüglich des langfristigen Überlebens guter Prognose erwogen werden (Wolfle et al. 2003).

4.5 Radiologisch-interventionelle Therapie

S. Schadmand-Fischer

Die perkutane transluminale Angioplastie (PTA) erfolgt nach interdisziplinärer Diskussion der vorhandenen klinischen, laborchemischen und bildgebenden Befunde.

4.5.1 Interventionsmodalitäten

Die perkutane transluminale Angioplastie kann als alleinige Ballonangioplastie oder als PTA mit Applikation eines Stents erfolgen.

Vorbereitung

Die Vorbereitung und die Kontraindikationen der Untersuchung sind derjenigen der digitalen Subtraktionsangiographie (DSA) gleich (▶ Kap. 3.4). Die Aufklärung erweitert sich um die Komplikationen der PTA.

Aufklärung Becken-Bein-Angiographie incl. PTA und Stentimplantation

- Infektion, Hämatom
- Gefäß-, Nervenverletzung
- Blutung mit evtl. notwendiger Operation
- Bei Blutung evtl. Gabe von Blutprodukten mit der Gefahr der Infektion mit HIV/Hepatitis
- Reaktion auf Lokalanästhetikum
- Kontrastmittelreaktion bis zum Tod

- Verschlechterung der Gefäßsituation
- Gefäßverschluss durch Thrombose oder Embolie mit akuter Ischämie
- Notwendige lokale Lysetherapie
- Stentfehllage
- Notwendige Operation
- Verlust der Extremität
- Keine Erfolgsgarantie

Durchführung

Gemäß der diagnostischen Katheterangiographie wird meist die A. femoralis communis punktiert und in Seldinger-Technik eine Schleuse platziert. Hierüber kann ein Katheter- bzw. Führungsdrahtwechsel problemlos durchgeführt werden. Liegt die zu therapierende Stenose im Becken, erfolgt eine retrograde Punktion, zur PTA einer Stenose der Beingefäße eine antegrade Punktion.

Im Bereich der Beckengefäße wird zur anatomischen Lokalisation der Stenose die Beckenanatomie bzw. das »Roadmappingverfahren« angewandt. Zur Lokalisation der Stenose einer Beinarterie wird ein röntgendichtes Lineal unter dem Patienten platziert (◘ Abb. 4.22).

Vor Überwinden der Stenose mit Hilfe eines Führungsdrahtes und eines Katheters werden die Gefäßsegmente unterhalb der Stenose aktuell dargestellt. Nach Einwechseln des Ballonkatheters wird dieser in definierter Höhe dilatiert. Nach Deflation wird das Ergebnis incl. der distalen Gefäßsegmente dokumentiert (◘ Abb. 4.23).

Zur Stentimplantation stehen verschiedene Modelle zur Verfügung, mit unterschiedlichen Erfolgs- und Offenheitsraten. Die Stentimplantation als anerkanntes Behandlungskonzept hat bei sehr guten Langzeitoffenheitsraten mittlerweile zu einer Vielzahl kommerziell erhältlicher Gefäßendoprothesen geführt.

! Sowohl zur Ballonangioplastie als auch zur Stentimplantation sollte die optimale Größe eingesetzt werden, da eine Überdilatation die Komplikationsrate vergrößern kann.

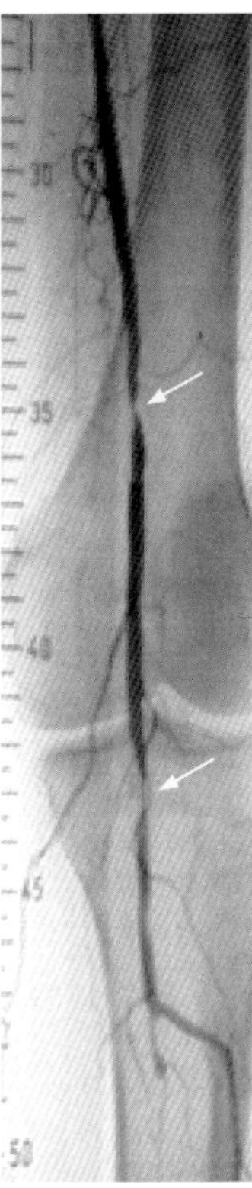

◘ **Abb. 4.22** Lineal medialseitig des linken Beins zur Positionsbestimmung der Poplitealstenosen auf Höhe Messpunkt 35 und 43 (*Pfeile*)

Postinterventionelle medikamentöse Therapie

Es existiert noch keine einheitliche Richtlinie zur postinterventionellen medikamentösen Therapie.

› Die Indikation über die Art und Weise der postinterventionellen Antikoagulanzientherapie stellt der Radiologe, auch unter Berücksichtigung des Schweregrades des Eingriffs.

Nach erfolgreicher PTA mit oder ohne Stentimplantation empfiehlt sich die Gabe von Heparin für die nächsten 48 h.

Zur langfristigen Therapie stehen Acetylsalicylsäure, Phenprocoumon oder Clopidogrel zur Verfügung. Der Radiologe dokumentiert in seinem Befund seine Empfehlung unter Berücksichtigung der Kontraindikationen.

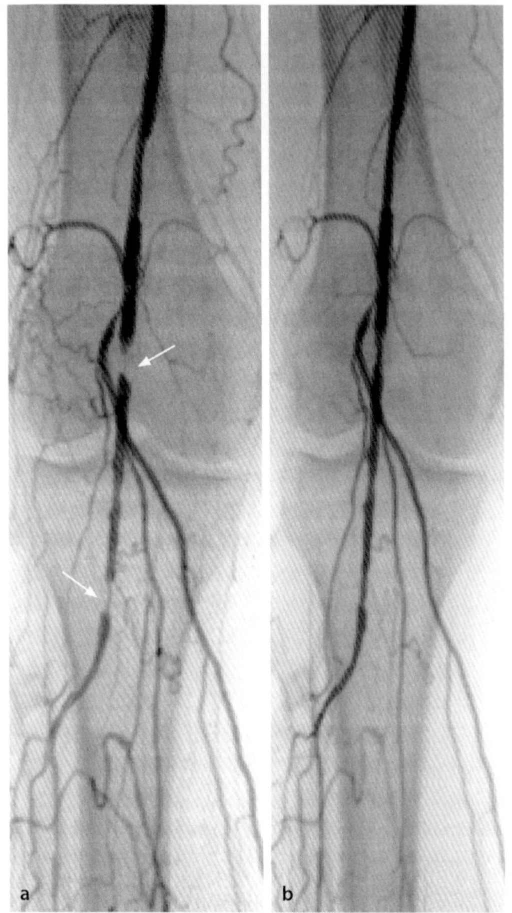

Abb. 4.23a,b Poplitealstenosen (*Pfeile*) **a** vor und **b** nach Ballondilatation

4.5.2 Indikation der Ballonangioplastie versus Stentimplantation

Im Bereich der Beckenstrombahn werden perkutane transluminale Angioplastien mit Ballondilatation und/oder mit Stentimplantation mit guten Langzeitergebnissen versorgt. Eine Beckenarterienstenose wird nach Ballondilatation sekundär einer Stentimplantation bei unzureichendem hämodynamischem Ergebnis oder einer Komplikation, die die Durchgängigkeit des Gefäßes beeinträchtigt, wie z. B. der Dissektion, unterzogen.

Eine primäre Stentimplantation kann bei chronischem Beckenarterienverschluss, evtl. unter zu Hilfenahme einer Lysetherapie, Anwendung finden.

Das hämodynamische Ergebnis wird mittels blutiger Druckmessung vor und nach der Intervention dokumentiert.

Der Stent wird in die Gefäßwand eingebaut und es bildet sich innen eine Neointima aus.

Bedingt durch das Erscheinungsbild der Erkrankung werden perkutane transluminale Angioplastien beim Diabetiker hauptsächlich am Unterschenkel durchgeführt, da diese Gefäße beim Diabetes mellitus bevorzugt obliterieren (Abb. 4.24, Abb. 4.25).

Sowohl die Langzeitoffenheitsrate als auch der klinische und hämodynamische Erfolg sind im Bereich der Femoral-, Politea- und Unterschenkelgefäße nach alleiniger Ballondilatation besser als nach Stenteinlage.

Hier hat sich die primäre Stentimplantation noch nicht ausreichend erfolgreich bewähren können. Eine sekundäre Stentimplantation empfiehlt sich bei akuter Komplikation nach Ballondilatation, die die Durchgängigkeit des Gefäßes behindern, z. B. Dissektion oder Gefäßruptur.

4.6 Therapieoptionen der diabetischen Polyneuropathie

F. Birklein

Die diabetische Polyneuropathie ist eine heterogene Gruppe von Erkrankungen. Sie umfasst Störungen der sensomotorischen und vegetativen peripheren Nervenfasern. Insofern ist es verständlich, dass es *die* Therapie der dPNP nicht geben kann. Die Behandlung der diabetischen Polyneuropathie (PNP) richtet sich vielmehr nach der klinischen Symptomatik. Die zentrale Maßnahme, das Fortschreiten der PNP zu verhindern oder zumindest zu verlangsamen, ist die konsequente Blutzuckereinstellung. Die weitere Therapie sollte sich nach den Symptomen richten. So bedürfen Schmerzen bei diabetischer Neuropathie einer gezielten, sich an den Mechanismen der Schmerzentstehung orientierenden Intervention. Dazu sollte man Schmerzsymptome »lesen« können. Die Funktionsstörungen des autonomen Nervensystems sind komplex und müssen gezielt behandelt werden. Dieses Kapitel zeigt, wie v. a. die symptomatische Therapie bei diabetischer

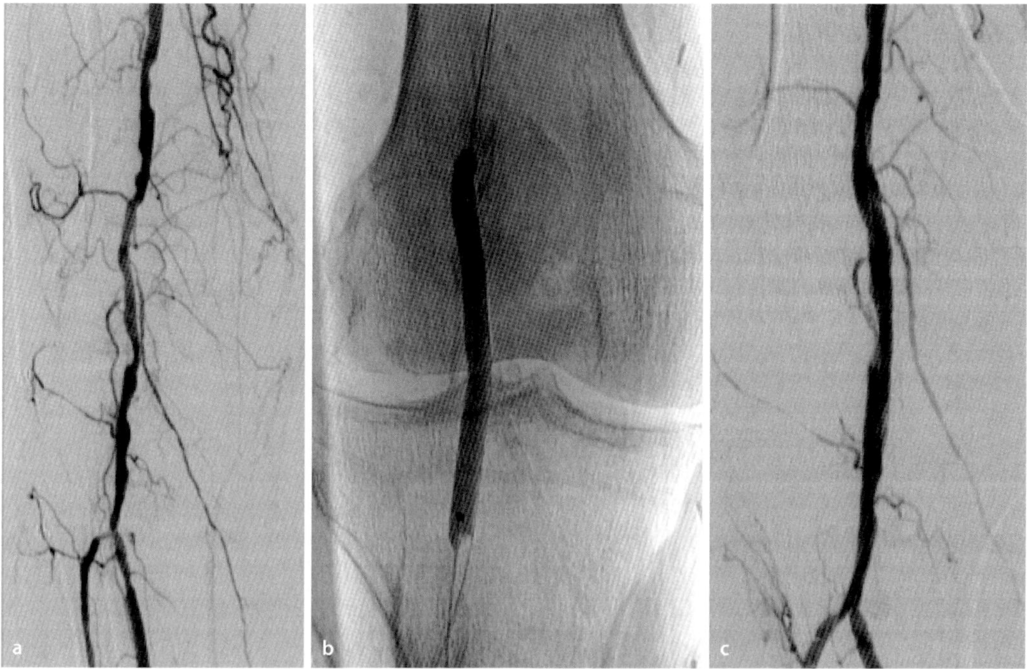

Abb. 4.24a–c Multisegmentale Arteriosklerose in der Knieregion des rechten Beins mit Umgehungskreislauf. **a** vor Dilatation, **b** dilatierter Ballonkatheter, **c** Ergebnis nach Dilatation

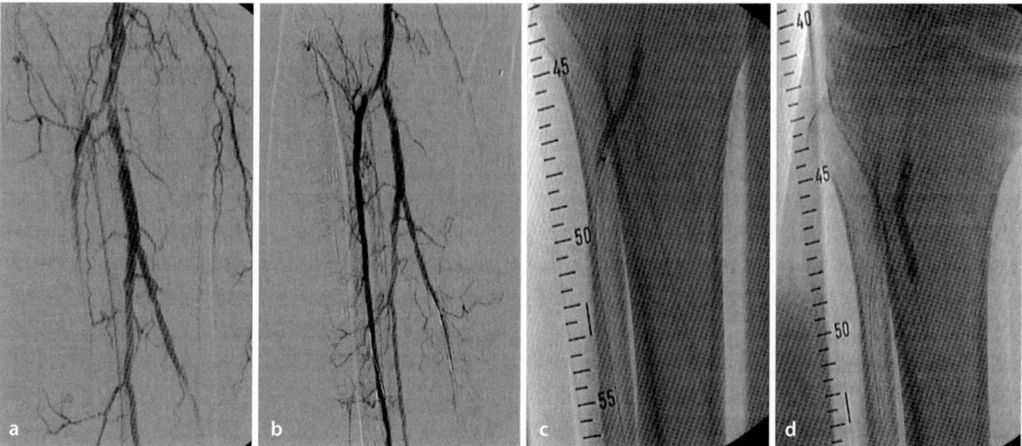

Abb. 4.25a–d Remodelling der Trifurkation: **a** vor Dilatation, **b** Ergebnis nach Ballondilatation, **c** dilatierter Ballonkatheter in A. poplitea III und A. tibialis anterior, **d** dilatierter Ballonkatheter in A. poplitea III und Tractus tibiofibularis

Polyneuropathie erfolgreich gestaltet werden kann. Alles hat den Zweck, die Lebensqualität der Patienten jetzt zu verbessern und Spätkomplikationen des Diabetes wie das diabetische Fußsyndrom zu verhindern.

4.6.1 Diabetische Polyneuropathie

Die diabetische Polyneuropathie (dPNP) ist Folge der Glukosestoffwechselstörung. Andere Erkrankungen (z. B. Alkoholismus, entzündliche Ursachen etc.), die eine PNP auslösen können, müssen für die Diagnose dPNP zuverlässig ausgeschlossen sein. Wichtig ist die Erfassung anderer Erkrankungen aber auch deshalb, weil sie synergistisch mit dem Diabetes zur Entstehung einer PNP beitragen. In der Regel ist deshalb das längere Vorliegen einer diabetischen Stoffwechsellage Voraussetzung für die Diagnose (= chronische dPNP). In selteneren Fällen kann sich eine Nervenfunktionsstörung aber bereits zu Beginn der diabetischen Stoffwechsellage bemerkbar machen, meist als Funktionsstörung der dünnen Nervenfasern (= small-fiber dPNP) (Ziegler 2001).

Die dPNP betrifft das gesamte periphere Nervensystem, also motorische, sensible und autonome Nervenfasern (Spitzer et al. 1997). Diese Fasertypen sind nicht zwangsläufig gleich stark geschädigt, was die klinische Symptomatik sehr variantenreich macht. Da aber die Klinik bzw. die Leitsymptome die symptomatische Therapie bestimmen, ist es sinnvoll die dPNP anhand der in der folgenden Übersicht gelisteten klinischen Kriterien zu unterscheiden. Diese Einteilung der dPNP bestimmt das therapeutische Vorgehen (Boulton et al. 1998).

Klinische Einteilung der dPNP

- Distal-symmetrische, sensomotorische schmerzlose dPNP
- Distal-symmetrische, sensomotorische schmerzhafte dPNP
- Proximale dPNP (Radikulopathie, Plexopathie, Mononeuropathie)
- Autonome dPNP

4.6.2 Therapieoptionen

Therapie der nichtschmerzhaften distal-symmetrischen sensomotorischen dPNP

> **Die einzige Therapieform, für die bisher gezeigt werden konnte, dass dadurch ein Fortschreiten bzw. das Auftreten der dPNP verhindert oder zumindest verlangsamt wird, ist die intensivierte Blutzuckereinstellung (The Diabetes Control and Complications Trial Research Group 1993).**

Nach einem Positionspapier europäischer Fachgesellschaften ist ein HbA_{1C}-Wert <6,5% anzustreben. Aber auch durch lange und konsequente Blutzuckereinstellung darf man nicht erwarten, dass sich v. a. die klinischen Zeichen der Nervenschädigung wie Taubheitsgefühl an den Füßen oder Muskelatrophien wieder zurückbilden. Dies gelingt nur bei den akuten »Small-fiber«-Formen der dPNP, wenn die Blutzuckereinstellung rasch und konsequent gelingt. Bei der chronischen dPNP, die ja die weitaus häufigste Form ist, führen nur Pankreas-Nieren-Transplantationen zu einer Rückbildung der neurologischen Ausfälle (Solders et al. 1992). Ein Teil dieser Besserung ist auf die Normalisierung der Nierenfunktion zurückzuführen.

> **Da ein Hypertonus das Fortschreiten der dPNP begünstigt, ist es Konsens, dass Blutdruckwerte <130/80 mm Hg anzustreben sind (Malik et al. 1998).**

Weitere *Allgemeinmaßnahmen*, für deren Wirksamkeit kein evidenzbasierter Nachweis vorliegt, die aber dem normalen medizinischen Verständnis folgen, ist der Verzicht auf Noxe, die Nerven zusätzlich schädigen (z. B. Alkohol), Reduktion von Adipositas, Normalisierung von Blutfettwerten und Änderung von Lebensgewohnheiten (NVL 2011). Zur Therapie motorischer Defizite und sensibel bedingter Gleichgewichtsstörungen (sensible Ataxie) eignet sich Krankengymnastik auf neurophysiologischer Grundlage (z. B. nach Vojta, Bobath oder PNF [propriozeptive neuromuskuläre Fazilitation]).

Experimentelle Therapieoptionen für die Zukunft

Durch die Hyperglykämie entsteht oxidaktiver Stress (OS) im peripheren Nerv. OS führt dazu, dass der nukleäre Transkriptionsfaktor NF-κB in Neuronen herab und in der Vasa nervorum hochreguliert wird. Dadurch wird die Apoptose gefördert und neuronale Ischämien induziert. OS führt außerdem zu einer Beeinträchtigung des Fettsäure- und Mitochondrienstoffwechsels, was die neurodestruktiven Eigenschaften noch verstärkt.

Neurone nehmen Glukose unabhängig von Insulin auf. Durch die Glukoseakkumulation werden das Enzym Aldosereduktase und damit der »Polyol-Pathway« aktiviert, wodurch es zu einer Imbalance des zellulären Stoffwechsels kommt (Verminderung des Myoinositols, der Na^+/K^+ATPase, etc.).

Weiterhin aktiviert die Hyperglykämie die Proteinkinase C, die zusätzlich zu NF-κB die Durchblutung der Nerven beeinträchtigt. Sie führt zur Bildung sog. »advanced glycation endproducts« (AGE), welche die Nervenfunktion gesondert beeinträchtigen (Bierhaus et al. 2003).

All diese Mechanismen sind mehr oder weniger antagonisierbar; im Tierversuch waren pharmakologische Interventionen erfolgreich. Bei der Anwendung am Menschen mit dPNP haben aber alle kausal begründbaren Therapieoptionen bislang versagt. Möglicherweise müssen mehrere der pathologischen Veränderungen gleichzeitig blockiert werden, um therapeutische Erfolge zu erzielen.

Die einzige gesicherte Kausaltherapie der schmerzlosen dPNP ist die konsequente Blutzuckereinstellung.

Pathophysiologisch begründbare Therapieansätze zur Neuroprotektion existieren noch nicht, wissenschaftliche Fortschritte sind aber in den kommenden Jahren zu erwarten

Therapie der schmerzhaften dPNP

Die Forschung der letzten Jahre hat verschiedene Mechanismen der Entstehung neuropathischer Schmerzen aufgezeigt (Birklein 2002). Für eine erfolgreiche Therapie sollten diese auch möglichst gezielt antagonisiert werden. Dazu ist es nötig, Symptome in Mechanismen der Schmerzentstehung zu übersetzten. Dies gelingt nicht immer, und es können auch mehrere Arten der Schmerzentstehung parallel vorliegen, aber so kann eine vermutlich erfolgreiche Medikamentenauswahl getroffen werden. Außerdem lassen sich sinnvolle Medikamentenkombinationen aus verschiedenen Gruppen (■ Abb. 4.26) zusammenstellen. Voraussetzung ist natürlich eine jeweils wirksame Medikamentendosis. Da diese Vorgehensweise zwar pathophysiologisch plausibel, aber die klinische Forschung diesbezüglich noch in den Kinderschuhen steckt, sei an dieser Stelle ganz ausdrücklich auf die aktuelle nationale Versorgungsleitlinie »Neuropathie bei Diabetes im Erwachsenenalter« der AWMF hingewiesen (NVL 2011).

Wenn die Hyperglykämie Axone schädigt, können diese spontan aktiv werden. Spontanaktivität

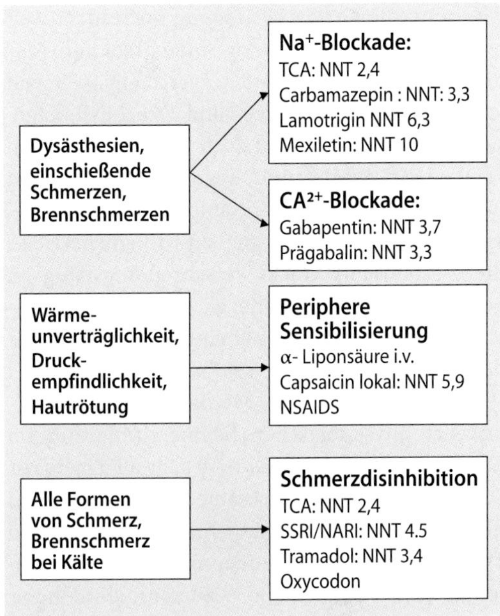

■ **Abb. 4.26** Schmerzsymptome bei dPNP führen zur primären Therapie. Alle hier genannten Pharmaka wurden in kontrollierten Studien getestet. Wo immer möglich, ist die NNT (»number needed to treat«) für 50%-Schmerzreduktion angegeben. Dieses Diagramm ermöglicht auch sinnvolle Medikamentenkombinationen, wenn Medikamente aus verschiedenen Kästen der rechten Spalte kombiniert werden

peripherer Axone verursacht Dysästhesien (Kribbelmissempfindungen) und vor allem einschießende Schmerzen. Wenn diese Symptome bei dPNP vorliegen, sollte man zuerst Medikamente geben, welche die Spontanaktivität unterdrücken, z. B. Na^+-Kanalblocker. Die wichtigsten Vertreter aus dieser Stoffgruppe, für die eine Wirksamkeit bei dPNP nachgewiesen ist, sind die trizyklischen Antidepressiva (TCA, Amitritylin, Nortriptylin) und mit Einschränkungen für das Antiepileptikum Carbamazepin (Sindrup u. Jensen 1999).

Gabapentin und Pregabalin modulieren die Funktion spannungsabhängiger Ca^{2+}-Kanäle und stabilisieren deshalb geschädigte Axone (Pan et al. 1999). Beide haben noch weitere wichtige Angriffspunkte am nozizeptiven System (Dworkin et al. 2003).

Wenn Axone geschädigt werden, werden benachbarte gesunde Axone sensibilisiert (Wu et al. 2001). Diese periphere Sensibilisierung findet man

v. a. wenn die Nervenschädigung noch nicht weit fortgeschritten ist, also im Anfangsstadium der dPNP. Leitsymptome sind Unverträglichkeit von Wärme und Druck (Hitze- und Druckhyperalgesie). Möglicherweise sind auch die schmerzhaften Hautpartien gerötet und warm (»burning feet«; Orstavik et al. 2003). Wirksame Medikamente bei Vorliegen dieser Symptome sind möglicherweise die α-Liponsäure (nicht verschreibungsfähig zu Lasten der GKV) (Ziegler et al. 1999) und mit Einschränkungen und befristet eingesetzt nichtsteroidale Analgetika (Kingery 1997).

Der dritte wesentliche Mechanismus ist der Verlust der physiologischen Schmerzinhibition im Zentralnervensystem. Dies trägt ganz allgemein zur Schmerzgenese bei. Wirksame Medikamente bei dPNP gegen diese fehlende Schmerzinhibition sind TCA und modernere Antidepressiva, die die Serotonin- und Noradrenalin Wiederaufnahme hemmen (Duloxetin, mit Einschränkungen wegen fehlender Daten Venlafaxin) (Rowbotham et al. 2004), oder aber Opioide wie Tramadol oder Oxycodon (Watson et al. 2003). Beim Einsatz von Opioiden müssen Regeln beachtet werden.

Zur Therapie neuropathischer Schmerzen bei dPNP gibt es viele Medikamente. Die erste Auswahl sollte sich nach den Schmerzsymptomen richten.

Therapie der proximalen asymmetrischen dPNP (schmerzhaft/schmerzlos)

Die Therapie entspricht den bislang genannten Grundzügen.

In den letzten Jahren setzte sich aber zunehmend die Erkenntnis durch, dass die Pathogenese der proximalen dPNP vorwiegend vaskulär-ischämisch ist und eine entzündliche Komponente aufweist. Deshalb wurden in letzter Zeit Therapiestudien mit Steroiden oder intravenösen polyvalenten Immunglobulinen (IVIG) durchgeführt, die den Krankheitsverlauf bei proximaler dPNP verkürzen sollen (Amato u. Barohn 2001).

Die diabetische Radikulo- und Plexopathie hat eine entzündliche Komponente, die gesondert therapiert werden kann.

Therapie der autonomen dPNP

Orthostatische Hypotonie

Durch den Verlust der peripheren Vasokonstriktion und der autonomen kardialen Kontrolle entwickeln sich Übelkeit und *Schwindel* bis hin zur *Synkope* nach dem Aufstehen. Die symptomatische Therapie sollte zunächst nichtmedikamentös gestaltet werden: Gesteigerte Kochsalzzufuhr, Schlafen mit erhöhtem Oberkörper, Kreuzen der Beine nach dem Aufstehen sowie Kompressionsstrümpfe. Reichen diese Maßnahmen nicht aus, kann entweder das intravasale Volumen durch Fludrokortison erhöht oder der periphere Gefäßtonus durch Midodrin gesteigert werden (Ziegler 2001).

Gastrointestinale Symptome

Bei diabetischer Gastroparese kommt zu *dyspeptischen Symptomen* wie Völlegefühl und Aufstoßen. Die Therapie besteht aus häufigen kleineren Malzeiten und der Gabe von Prokinetika wie Metoclopramid (nicht mehr uneingeschränkt verfügbar), Domperidon oder Erythromycin. Aufgrund des Verlustes der Darmperistaltik kann es einerseits zur Besiedelung mit pathologischen Darmkeimen und *Diarrhö* kommen, die mit Loperamid und Antibiotika (Doxicyclin, Ampicillin) behandelt werden. Zum anderen führt die fehlende Peristaltik nicht selten zu ausgeprägten *Obstipationen*. Abhilfe schaffen eine ausreichende Flüssigkeits- und Ballaststoffzufuhr sowie die Gabe von Laxanzien oder Metoclopramid (Dutsch et al. 2001).

Urogenitale Symptome

Beim Mann ist das erste Zeichen der Funktionsschädigung vegetativer Nerven häufig die *erektile Dysfunktion*. Nach Ausschluss vaskulärer Ursachen helfen Phosphodiesterasehemmer (z. B. Sildenafil) zumindest vorübergehend. Häufig kann auf invasivere Methoden wie SKAT verzichtet werden.

Medizinisch wichtiger als die erektile Dysfunktion ist die *Zystopathie*. Dadurch kommt es zu einer unvollständigen Entleerung der Blase und der Gefahr von Harnwegsinfekten. Wirksame Therapien sind regelmäßiges Wasserlassen oder Selbstkatheterisierung, sofern die Patienten dazu in der Lage sind. Medikamentös können Parasympathomimetika (z. B. Mestinon) versucht werden (Dutsch et al. 2001).

Störungen des Schwitzens und der Hauttrophik

Die autonome diabetische Neuropathie verursacht einen Untergang der Sudomotoren mit konsekutiver Atrophie der Schweißdrüsen. Dadurch wird die Haut an den Füßen trocken und rissig. Diese Risse können sich unter Umständen infizieren und die Grundlage eines neuropathischen Ulkus darstellen. Neben der täglichen Inspektion helfen fetthaltige Cremes, diese Hautrisse zu verhindern. Der *Ausfall des Schwitzens* an weiten Teilen der Haut führt aber auch dazu, dass noch funktionierende Schweißdrüsen v. a. am Oberkörper und im Gesicht überaktiv werden. Dies nennt man kompensatorische *Hyperhidrose*. Eine effektive Therapie ist die lokale intrakutane Behandlung mit Botulinum-Toxin, wodurch die Schweißdrüsenüberfunktion an den Injektionsstellen für 3–6 Monate ausgeschaltet wird (Braune et al. 2001).

Die symptomatische Therapie autonomer Störungen soll weitere Spätfolgen des Diabetes verhindern – auch den diabetischen Fuß. Als weiterführende Literatur sei explizit auf die nationale Versorgungsleitlinie »Neuropathie bei Diabetes im Erwachsenenalter« der AWMF hingewiesen (NVL 2011) (◘ Tab. 4.11).

◘ **Tab. 4.11** Rationelle Therapie autonomer Symptome bei dPNP

Symptom der autonomen PNP	Therapiemaßnahme
Orthostatische Hypotonie	Allgemeinmaßnahmen zur Hebung des Blutdruck
	Cross-Leg-Manöver, Stützstrümpfe
	Fludrokortison
	Midodrin
Dyspepsie	Kleine Mahlzeiten
	Erythromycin
	Domperidon (Metoclopramid)
Diarrhö	Loperamid
	Antibiotika
Obstipation	Flüssigkeit
	Laxantien
	Domperidon (Metoclopramid)
Erektile Dysfunktion	Phospohidesterasehemmer (z. B. Sildenafil)
	SKAT
Blasenstörung mit Restharn	Regelmäßiges Wasserlassen
	Mestinon
	Selbstkatheterisierung
Hypohidrose	Fettige Cremes
Kompensatorische Hyperhidrose	Botulinum-Toxin-Injektionen

Die Therapiemaßnahmen sollten beim vorliegen entsprechender Symptome der Reihe nach von oben nach unten versucht werden.

4.7 Mikrobiologische Aspekte bei der Therapie

A. Ambrosch

In den meisten Fällen der täglichen Praxis wird die Diagnose einer Wundinfektion ausschließlich auf Basis der klinischen Inspektion gestellt (Bamberg et al. 2002). Hierbei wird per definitionem der Nachweis von mindestens 2 Zeichen oder Symptomen der Entzündung gefordert (eitriges Wundsekret, Rötung, Schmerzen, Induration, Überwärmung etc.), In einer kürzlich durchgeführten Metaanalyse konnte gezeigt werden, dass die klassischen klinischen Zeichen für Infektion bei chronischen Wunden mit Sensitivitäten von teilweise unter 50% zur richtigen Diagnose geführt hätten (Reddy et al. 2012). Da jedoch bei chronischen Wundinfektionen des Diabetikers aufgrund der Grunderkrankungen/Komplikationen die klassischen Infektzeichen fehlen können, gehört die Durchführung der mikrobiologischen Diagnostik als unabdingbare Ergänzung zur klinischen Evaluation dazu (Gardner et al. 2001). Die Kenntnis und richtige Interpretation der Wundmikrobiologie kann eine wichtige therapeutische Entscheidungshilfe leisten.

Sofern die Indikation zur Durchführung einer Antibiotikatherapie gestellt wird, muss bei der Wahl und der Dauer die milde Form der Infektion ohne systemische Zeichen von einer moderaten Infektion mit systemischen Zeichen bzw. der schweren Infektion mit klinischen Zeichen einer Septikämie unterschieden werden.

Die kalkulierte Antibiotikatherapie richtet sich nach dem Schweregrad der Infektion unter Berücksichtigung der lokalen Resistenzsituation, wobei bei leichten Infektionen eine orale Antibiose mit einem Kokken-wirksamen Chemotherapeutikum eingesetzt wird, bei schweren Infektionen eine Sequenztherapie bzw. die intravenöse Applikation eines Breitspektrumantibiotikums. Die Therapie muss nach Vorliegen von mikrobiologischen Befunden spezifiziert werden, was letztlich die Dauer einer Therapie verkürzt, Resistenzen verhindert und die Erfolgsaussichten steigert.

4.7.1 Wundmikrobiologie

Mikrobielle Kolonisation

Subkutanes Gewebe bietet grundsätzlich ein hervorragendes Milieu für die Kontamination und Kolonisation durch Mikroorganismen. Falls das betroffene Gewebe darüber hinaus devitalisiert (ischämisch, hypoxisch, nekrotisch) und die lokale oder systemische Immunkompetenz vermindert ist, kommt es zur unkontrollierten mikrobiellen Vermehrung. Bei chronischen Ulzerationen unterschiedlichster Entitäten stammen die nachgewiesenen Mikroorganismen in erster Linie aus 3 Habitaten:

- von der umgebenden Hautoberfläche (z. B. Staphylococcus epidermidis, Corynebacterium spp., Propionibacterium spp.),
- von den endogenen Schleimhautoberflächen (Gastrointestinaltrakt, oropharyngeale und urogenitale Schleimhäute),
- aus der Umgebung (Luftkeime, Bodenkeime).

Hierbei ist anzumerken, dass es im zeitlichen Verlauf von relativ »frischen« Ulzerationen zu länger bestehenden Ulzerationen zu einer Änderung des Keimspektrums kommt: während die nachgewiesenen Keime primär von der umgebenden Hautoberfläche stammen, wechselt das Keimspektrum bei älteren Ulzerationen (>4 Wochen) und zeigt zunehmend ein »fäkales Spektrum« (Enterobacterium spp., Anaerobier, Enterococcus spp.) unter häufiger Beteiligung von Staphylokokken (Gerding 1995; Pathare et al. 1998).

Prädisponierende Faktoren für die mikrobielle Proliferation

Chirurgische Wunden bei Patienten ohne Grunderkrankungen heilen im Regelfall rasch ab, da eine optimale Blutperfusion für ausreichenden Transport von Sauerstoff, Nährstoffen und Zellen des Immunsystems zum Ort der Verletzung sorgt und so die Proliferation von Mikroorganismen kontrolliert werden kann. Bei niedrigen Sauerstoffpartialdruck von pO_2<20 mmHg in schlecht perfundiertem Gewebe ist die Abheilung von Weichteilverletzungen unwahrscheinlich, da ein Sauerstoffpartialdruck von mindestens 30 mmHg für aktive Zellteilungsprozesse in sich regenerierendem Gewebe notwendig ist (Morykwas u. Argenta 1997).

Darüber hinaus ist Sauerstoff kritische Komponente für die »Respiratory-burst«-Aktivität von polymorphkernigen Granulozyten, welche intrazellulär hochpotente antimikrobielle Metabolite produzieren. Insbesondere bei Diabetikern finden sich bei schlecht eingestellter metabolischer Situation lokale Immundefekte, die v. a. die Chemotaxis, Phagozytose und das intrazelluläre Killing durch Neutrophile betreffen. Kommt es beim DFS durch vorgenannte immunologische Defizite und schlechte Gewebeperfusion zur mikrobiellen Proliferation, so führt der mikrobielle Zellmetabolismus zu einer weiteren Reduktion des Sauerstoffpartialdrucks und erklärt u. a. den hohen Anteil an Anaerobiernachweisen bei Patienten mit DFS (bis 95% der Fälle).

Weiterhin führen erhöhte Glukosekonzentrationen zur abnormalen Akkumulation von »advanced glycation endproducts« (AGE), welche hochgradig reaktiv sind und Immunresponsemoleküle wie Antikörper/Komplement modifizieren können. Dies erklärt u. a. die veränderte spezifische Immunantwort von Diabetikern gegenüber Mykobakterien/Viren oder ihre Anfälligkeit gegenüber bekapselten Bakterien wie bsp. Pneumokokken (Martinez et al. 2014; Restrepo u. Schlesinger 2013).

Quantitative Mikrobiologie: Signifikanz der Keimdichte

Bereits in den frühen 1970er Jahren wurde die Bedeutung der mikrobiellen Biomasse bei Wundheilungsstörungen und chronischen Ulzerationen erkannt. Aus diesen Studien konnte abgeleitet werden, dass bei einer Keimdichte von 10^4–10^5 »colony forming units« (cfu)/g Gewebe nur eine verzögerte oder keine Wundheilung zu erwarten ist (Breidenbach u. Trager 1995; Browne et al. 2001) und daher eine Antibiose oder lokale antiseptische Behandlung *unabhängig* von klinischen Zeichen einer Infektion notwendig wird. Aus aktuellen Daten zur Analytik des Mikrobioms aus neuropathischen Ulzerationen bei Diabetikern zeigt sich jedoch, dass die mikrobielle Biomasse nach Quantifizierung der 16s rRNA bei klinisch nicht infizierten, nicht heilenden Wunden mit über 10^7 Keimen/g offenbar deutlich höher zu sein scheint. Hieraus kann abgeleitet werden, dass mit klassischen Verfahren die mikrobielle Biomasse noch deutlich unterschätzt wird und Wundheilungsstörungen schon bei geringerer Keimlast eintreten können (Garden et al. 2013).

Zur Beurteilung der mikrobiellen Biomasse empfiehlt es sich deshalb, Ulkusbiopsien zu entnehmen oder Abstriche halbquantitativ bezüglich der nachgewiesenen Erregeranzahl auszuwerten. Die Relevanz oberflächlicher Abstriche wird oftmals kritisch gesehen, da das nachgewiesene Keimspektrum Diskrepanzen zu tiefen Abstichen zeigt und Anaerobier oftmals nicht erfasst werden (Pellizzer et al. 2001). Trotz kontroverser Meinungen finden sich in vielen Untersuchungen gute Korrelationen der nachgewiesenen Keimzahl bzw. dem Erregerspektrum zwischen aufwändiger invasiver Biopsie und einfach durchzuführenden Abstrichen (Armstrong et al. 1995; Gardner et al. 2006).

Pro Ulkus sollten immer mehrere (auch tiefe) Abstriche durchgeführt werden (z. B. 4-Quadrantentechnik, Z-Technik), da sowohl die mikrobielle Biomasse als auch das Keimspektrum innerhalb eines Ulkus unterschiedlich verteilt sein können. Bei DFS mit Osteomyelitis ist die Bewertung der Biomasse in Knochenmaterial (Sequester) unbedeutend, da es sich um primär steriles Gewebe handelt. Im Hinblick auf die Erregeridentifizierung sollten jedoch immer Biopsiematerialien/Sequester aus dem Knochen oder Material nach Wunddébridement zur mikrobiologischen Untersuchung eingesendet werden. Bei schweren Infektionen mit systemischen Zeichen muss immer auch an die Entnahme von Blutkulturen gedacht werden. Der zügige Transport von entnommenen Proben in ein kompetentes mikrobiologisches Labor versteht sich von selbst.

Qualitative Mikrobiologie: Signifikanz spezifischer Mikroorganismen

Bei neu entstandenen Ulzerationen werden am häufigsten Monoinfektionen durch Staphylokokken beobachtet, während bei älteren Ulzerationen mit Nekrosen (älter als 4 Wochen) und einer Antibiotikahistorie eine polymikrobielle Flora mit fäkaler Charakteristik überwiegt. Bei molekularbiologischen Analytik von solchen Ulzerationen können bis zu 60 Keimspezies/Biopsie identifiziert werden, wobei ein Großteil – meist Anaerobier – mit klassischen Methoden nicht anzüchtbar zu sein scheint (Garden et al. 2013). Hierbei zeigt sich auch, dass Keimdiversität und bestimmte Keimspezies (Nachweis von Anaerobiern/Staphylococcus aureus) mit Ulkusdauer und -tiefe assoziiert sind.

Enterokokken werden selektioniert und nachgewiesen, wenn die Patienten mit Breitspektrumantibiotika mit Enterokokkenlücke (Cephalosporine der 3. Generation oder Chinolone) vorbehandelt waren. Pseudomonaden können nosokomialer Herkunft sein bzw. werden häufiger isoliert, wenn die Wunden mit feuchtem Wunddressing behandelt wurden. Insgesamt wird die Keimdiversität auch dadurch beeinflußt, woher die Patienten stammen. So zeigen Untersuchungen aus Indien, dass bei Patienten mit diabetischen Ulzerationen deutlich häufiger Nachweise von Gram-negativen, hoch-resistenten Erregern geführt werden als bei europäischen oder nordamerikanischen Kollektiven (Gadepalli et al. 2006).

Bei differenzierter Betrachtung von Pathogenitäts- und Virulenzfaktoren zeigt sich, dass Staphylokokken (S.), insbesondere S. aureus, für die Infektionen von Weichteilen und des Knochens prädestiniert erscheinen. Dies wird insbesondere bei Betrachtung des Infektionsablaufs deutlich: Das initiale Ereignis zu Beginn einer Infektion ist die Adhäsion, die zunächst reversibel über Ionenwechselwirkung und Hydrophobizität zwischen Bakterien- und Gewebeoberfläche zustande kommt. Falls die Gewebeoberfläche jedoch Proteinstrukturen enthält, für die der Mikroorganismus spezifische

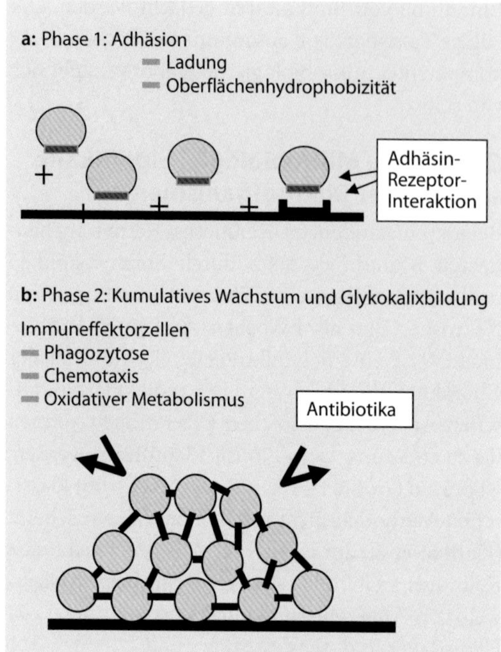

Abb. 4.27a,b Biofilmbildung: **a** Zunächst (Phase 1) kommt es über Ionenwechselwirkungen, Hydrophobizität und bakterielle Adhäsine zur bakteriellen Adhäsion. **b** Nach kumulativem Wachstum schützt ein Konglomerat aus bakteriellen und wirtseigenen Glykoproteinen (Glykokalix) die Mikroorganismen vor immunologischen Abwehrmechanismen und therapeutischen Antibiotikakonzentrationen (Phase 2)

Rezeptoren (Adhäsine) besitzt, so folgt eine irreversible, hochspezifische, kovalente Bindung. Die Mehrzahl von S.-aureus-Stämmen besitzen Rezeptoren für Typ-I- und -II-Kollagen, Fibrinogen, Laminin, Fibronektin, Thrombospondin, Bone-Sialoproteine (BSP) und Heparansulfat (Greene et al. 1996; Patti et al. 1993). Darüber hinaus kann im Falle von S. aureus und S. epidermidis (koagulasenegative Staphylokokken) die Synthese und Sekretion von Polysacchariden (Glykokalix) eine Rolle spielen (Akiyama et al. 2002). Die Polysaccharidproduktion beginnt unmittelbar nach der Adhäsion, umhüllt die Bakterien und ist essenzieller Bestandteil für die Entwicklung eines Biofilms, hinter dessen Begrifflichkeit sich ein strukturiertes Konglomerat aus Bakterien, bakteriellen Exoprodukten und Wirtsproteinen verbirgt (Abb. 4.27).

Ein solcher Biofilm, zu dessen Ausbildung auch andere Infektionserreger wie Pseudomonaden und Enterokokken befähigt sind, spielt insbesondere eine Rolle bei chronifizierten Infektionen von Weichteilen, des Knochens, der Lunge und bei der Besiedelung von implantierten Fremdkörpern. Der Polysaccharidfilm ist wesentlicher Bestandteil für die Pathogenität, da er den Keim vor der Wirkung einer antibiotischen Therapie und dem Zugriff der spezifischen und unspezifischen Immunität schützt (Bergamini et al. 1994; Dasgupta 1996; Steinberg et al. 1999; Yasuda et al. 1994): Im Mausmodell scheinen Biofilme die T- und B-Zell-Blastogenese und die Chemotaxis zu hemmen, wodurch die Virulenz des Keimes erhöht wird. Darüber hinaus können oberflächliche immunogene, bakterielle Elemente wie Lipoteichonsäure oder Teichonsäure durch bakterielle Glykokalix »getarnt« werden und somit einer Opsonierung der Erreger entgegenwirken.

Untersuchungen der Wachstumskinetik und Morphologie von Bakterien haben gezeigt, dass sich innerhalb eines Biofilms der Phänotyp der Bakterien verändert (Roggenkamp et al. 1998; Von Eiff et al. 1997; Von Eiff et al. 2000). Bakterien bilden zunächst Mikrokolonien (»small colony variants«), in welchen der bakterielle Stoffwechsel reduziert ist. Die Zellen werden größer und die zelluläre Wanddicke nimmt zu. Diese Veränderungen können vor einer Antibiotikawirkung schützen, soweit der bakterizide Effekt in erster Linie während der Teilungs- und Wachstumsphasen eintritt (z. B. bei β-Lactamantibiotika). Grundsätzlich ist jedoch die Antibiotikaresistenz von biofilmbildenden Erregern nur unzulänglich geklärt. Möglicherweise beruht sie auf chemischen Milieuveränderungen innerhalb des Biofilms (z. B. pH-Veränderungen), unter denen Antibiotika wirkungslos werden.

Neben spezifischen Adhärenzmechanismen besitzen Staphylokokken eine Reihe weiterer mehr oder minder unspezifischer Pathogenitätsfaktoren, die bei der Infektion von Weichteilen und Knochen von Vorteil sein können. Untersuchungen zum Genotyp von Staphylococcus aureus haben gezeigt, dass diese Pathogenitätsfaktoren insbesondere im »bundle« von klinischer Relevanz sein können: Staphylokokken mit Genclustern für Enterotoxin, Leukozidin, Hämolysinen und bestimmten Kapseltypen scheinen eher mit Ulkusinfektionen bei Diabetikern assoziiert zu sein als Staphylokokken ohne diese genetischen Ausstattung (Sotto et al. 2008).

4.7.2 Aspekte der antibiotischen Therapie

Einschätzung der Schweregrade der Infektion

Das Abschätzen des Schweregrades der Infektion bei diabetischem Fußsyndrom ist essenziell für die Auswahl eines antibiotischen Regimes: Die Schwere der Infektion beeinflusst die Applikationsart des Antibiotikums, die Notwendigkeit einer Hospitalisierung und den Einsatz chirurgischer Maßnahmen.

> **Grundsätzlich kann eine milde Form der Infektion ohne systemische Zeichen mit lokalisierter Zellulitis, oberflächlichen Ulzerationen und minimaler Purulenz von einer moderaten Infektion mit systemischen Zeichen bei tiefem penetrierendem Ulkus, plantaren Abszessen und akuter Osteomyelitis bzw. der schweren Infektion bei proximaler Zellulitis mit Lymphangiitis, Gangrän, nekrotisierender Fasziitis und klinischen Zeichen einer Septikämie unterschieden werden.**

Die Wunde muss zu Therapiebeginn sorgfältig untersucht werden, um festzustellen, wie tief die Infektion ausgebreitet ist, ob nekrotisches Material vorhanden ist und ob der Knochen betroffen ist. Etwa 50–60% der schweren Fußinfektionen sind durch eine Osteomyelitis verkompliziert.

Geeignete Darreichungsform von Antibiotika

Grundsätzliche Indikation für eine Antibiotikatherapie ist die klinische Infektion. Die intravenöse Antibiose ist initial bei Patienten, die systemische Zeichen der Infektion zeigen oder eine schwere lokale Infektion aufweisen (schwere Weichteilinfektion, Osteomyelitis), die orale Antibiotika nicht tolerieren oder bei denen ein Keim nachgewiesen wird, der einer oralen Therapie nicht zugänglich ist, indiziert. Wenn sich der Lokalbefund stabilisiert hat bzw. die Infektion auf eine Therapie anspricht, können die meisten Patienten auf eine orale Therapie umgestellt werden (*Sequenztherapie*).

> **Es muss berücksichtigt werden, dass bei Patienten mit einer peripheren vaskulären Erkrankung trotz adäquater Serumkonzentration des Antibiotikums oft im betroffenen Areal keine therapeutischen Konzentrationen erreicht werden (Seabrook et al. 1991). Dies trifft zumindest für hochmolekulare Substanzen zu (z. B. Vancomycin). Bei Substanzen mit einer günstigeren Pharmakologie zeigen Untersuchungen an Diabetikern ausreichende Konzentrationen im entzündeten Gewebe selbst beim Vorliegen von Angiopathien (Traunmüller et al. 2010; Joukhadar et al. 2003).**

Grundsätzlich ist die orale Antibiotikatherapie günstiger und leichter durchzuführen als die parenterale Therapie. Die Bioverfügbarkeit von oralen Antibiotika ist unterschiedlich, wobei auch berücksichtigt werden muss, dass bei diabetischen Patienten orale Medikamente aufgrund einer häufig assoziierten Gastroparese schlechter aufgenommen werden können. Einige Antibiotika wie z. B. Clindamycin und Chinolone werden nach oraler Gabe gut absorbiert (Duckworth et al. 1993; Kuck et al. 1998). Insbesondere Chinolone erreichen hohe Gewebekonzentrationen, wenn sie oral gegeben werden und zeigen eine gute klinische Effektivität in unterschiedlichen Studien.

Bei leichten Infektionen oder kritischer Kolonisation (Keimnachweis ohne Infektzeichen bei Wundheilungsstörungen) von Fußulzerationen wird von einigen Autoren die Option einer *topischen Therapie* empfohlen. Hinter dieser Applikationsform steht die Rationale des Erreichens hoher lokaler Antibiotikakonzentrationen und der Vermeidung systemischer Nebenwirkungen, allerdings birgt diese Darreichungsform die Gefahr einer raschen Resistenzentwicklung und Allergisierung in sich.

Die Therapie mit Antiseptika wie z. B. Chlorhexidin ist nicht zu empfehlen, da sie meistens zu aggressiv auf das geschädigte Gewebe wirkt. Silbersulfadiazin, Neomycin, Polymyxin B, Gentamycin und Mupirocin sind in unterschiedlichen Studien bei Weichteilinfektionen topisch appliziert worden, bislang fehlen allerdings ausreichende Daten über die Effektivität bei diabetischen Fußinfektionen.

Tab. 4.12 Empirische Antibiotikatherapie bei diabetischer Fußinfektion in Abhängigkeit vom Schweregrad. (Mod. nach Lipsky et al. 2012)

Schweregrad	Therapieoption
Leichte Infektion (orale Therapie)	Cephalosporin der 1. oder 2. Generation (Cefalexin, Cefuroxim-axetil) Amoxicillin-Clavulansäure Clindamycin Levofloxacin (suboptimal bei S. aureus)
Moderate/schwere Infektion (Sequenztherapie)	Ampicillin-Sulbactam Levofloxacin oder Ciprofloxacin ± Clindamycin Cephalosporin der 3. Generation
Lebensbedrohliche Infektion (verlängerte i.v. Applikation)	Imipenem oder Meropenem Piperazillin-Tazobactam (Pseudomonas-Verdacht) Cephalosporin der 3. Generation ± Vancomycin/Linezolid (MRSA-Verdacht)

Auswahl des Antibiotikums

Bei den meisten Patienten beginnt die antibiotische Therapie mit einem empirischen Regime. Diese Therapie ist auf die wichtigsten und häufigsten Pathogene mit Modifikationen in Abhängigkeit von der Schwere der Infektion gerichtet (Tab. 4.12). Bei *leichteren Infektionen* werden meist Antibiotika mit einem engen Wirkspektrum insbesondere gegen grampositive Erreger verwendet (Isoxazolylpenicilline [z. B. Flucloxacillin], Cephalosporine der 1. oder 2. Generation [z. B. Cephazolin, Cefuroxim, Cefalexin], Lincosamide [Clindamycin]). Bei *schweren Infektionen* werden Antibiotika mit einem breiten Spektrum eingesetzt, die zunächst intravenös appliziert werden sollten, da schneller höhere Wirkspiegel erreicht werden (Cephalosporine der 3. Generation [Ceftriaxon, Cefotaxim], Aminopenicilline mit β-Lactmaseinhibitoren [Ampicillin/Sulbactam], Chinolone, Carbapeneme). Darüber hinaus sind Faktoren zu berücksichtigen, die patientenspezifisch sind (Allergien) und die renale Dysfunktion berücksichtigen (*Cave*: Aminoglykoside!). Das Antibiotikaregime sollte ein Mittel mit Wirksamkeit gegen Staphylokokken und Streptokokken beinhalten.

Antibiotisch vorbehandelte Patienten bzw. schwere, bereits länger bestehende Infektionen (länger als 4 Wochen) müssen mit Breitspektrumantibiotika gegen gramnegative Bakterien und Enterokokken-Spezies abgedeckt werden, bei nekrotischen, gangränösen oder übelriechenden Wunden ist im Regelfall auch die Wirksamkeit gegen Anaerobier zu berücksichtigen.

Antibiotika mit Wirksamkeit gegen Anaerobier

- Amoxicillin/Ampicillin
- Carbapeneme
- Piperacillin, Mezlocillin
- Chinolone der 4. Generation (Moxifloxacin)
- Kombination mit Clindamycin oder Metronidazol
- Linezolid

Sobald ein kulturelles Ergebnis mit Resistenzlage vorliegt, sollte eine Therapie spezifiziert werden. Antibiotika mit engerem Spektrum sind hier zu bevorzugen, wobei es allerdings immer wichtig ist, inwieweit die klinische Infektion auf die Therapie anspricht. Wenn die Läsion abheilt und der Patient das empirische Antibiotikaregime toleriert, sollte die Therapie belassen werden, auch wenn einige der isolierten Organismen gegen das eingesetzte Antibiotikum in-vitro resistent erscheinen. Wenn sich die Infektion verschlechtert, obwohl die isolierten Keime im Resistenzspektrum empfindlich erscheinen, sollte die Therapie geändert werden und eine mögliche chirurgische Intervention berücksichtigt werden. Obwohl theoretische und pharmakokinetische Betrachtungen bei der Therapie wichtig sind, ist letztlich die Überprüfung einer effizienten Therapie nur durch klinische Studien möglich.

Antibiotika, die ihre klinische Effektivität in retrospektiven und prospektiven Studien bei Weichteilinfektionen und Osteomyelitis unter Einschluss des diabetischen Fußsyndroms gezeigt haben (Akova et al. 1996; Corey et al. 2010; Diamantopoulos et al. 1998; Eron u. Gentry 1990; Galanakis et al. 1997; Gentry u. Rodriguez-Gomez 1991; Grayston et al. 1994; Grayston et al. 1994; Grosse et al. 2005; Kanellakopoulou u. Giamarellou 1990; Lipsky et al. 1997; Lipsky et al. 2004; Lipsky u. Stoutenburgh 2005; Peterson et al. 1989; Shaper et al. 2013;Tan et al. 1993), sind:

- Penicilline in Kombination mit β-Lactamin-hibitoren (Amoxicillin/Clavulansäure, Ampicillin-Sulbactam, Piperacillin-Tazobactam, Ticarcillin-Clavulansäure)
- Cephalosporine (Cephalexin, Cefoxitin, Ceftazidim, Ceftarolin)
- Lincosamide (Clindamycin)
- Chinolone (Ciprofloxacin, Ofloxacin, Trovafloxacin, Moxifloxacin)
- Carbapeneme (Imipenem)
- Oxazolidinone (Linezolid)
- Zyklische Lipopeptide (Daptomycin)
- Glykozykline (Tigecyclin)

In sämtlichen Studien war die klinische Ansprechrate der eingesetzten Antibiotika als Mono – oder Kombinationstherapie bei definierter Indikationsstellung zumindest unter Berücksichtigung eines Nachbeobachtungszeitraumes (follow-up) ähnlich effektiv.

Beim Einsatz von Glykopeptiden (Vancomycin, Teicoplanin) oder Aminoglykosiden (Gentamycin, Amikacin) ist beim diabetischen Patienten aufgrund nephrotoxischer Nebenwirkungen Vorsicht geboten, außerdem zeigen Glykopeptidantibiotika eine schlechte Gewebegängigkeit.

Der Nachweis von Biofilmen bzw. biofilmbildenden Mikroorgansimen in chronischen Ulzerationen lässt sich bislang nur mit aufwändigen Methoden nachweisen und ist daher nicht für die Routinediagnostik geeignet. Aufgrund von experimentellen Untersuchungen scheint jedoch die Problematik der Biofilmbildung am ehesten durch Antibiotika mit Wirkung auf die Proteinsynthese (Lincosamide, Chinolone, Rifampicin) lösbar zu sein (Nakamoto et al. 1994; Nemotot et al. 2000). Darüber hinaus können Biofilme experimentell sowohl enzymatisch als auch durch Störung der bakteriellen Kommunikation (»quorum sensing«) gehemmt werden (Hentzer et al. 2002; Ren et al. 2001). In der Praxis ist sicherlich ein effektives Débridement die wirksamste Methode zur Beseitigung von Biofilmen.

Therapieoptionen bei multiresistenten Erregern

Bei Nachweis von resistenten grampositiven Kokken (Methicillin-resistentem S. aureus [MRSA], Enterococcus faecium) können alternativ zum Vancomycin bei entsprechender Empfindlichkeit Lincosamide (Clindamycin), zyklische Lipopeptide (Daptomycin), Oxazolidinone (Linezolid), Zykline/Glykozykline (Doxycyclin/Tigecycline), moderne Cephalospsorine (Ceftarolin) oder auch Kombinationen aus Trimethoprim/Sulphamethoxazol und Rifampicin eingesetzt werden. Insbesondere bei Infektionen von Weichteilen und Knochen mit MRSA, resistenten koagulasenegativen Staphylokokken oder resistenten Enterokokken bietet sich Linezolid oder Daptomycin als Alternative zum Vancomycin an (Lipsky et al. 2004; Lipsky u. Stoutenburgh 2005). Linezolid ist oral applizierbar, zeigt eine Bioverfügbarkeit von 100% und eine Gewebepentration von 83,4% (Vancomycin 30%) der Serumkonzentration im Muskelgewebe, 104% in der Haut und ca. 60% (Vancomycin 7–13%) im Knochen (Gee et al. 2001; Lovering et al. 2002; Rana et al. 2002). Im Gegensatz zu Aminoglykosiden und Glykopeptiden treten als Nebenwirkungen keine nephrotoxischen oder ototoxischen Effekte auf, allerdings sind myelosuppressive, neuropathische und hepatotoxische Effekte beschrieben. Eine Linezolidtherapie sollte aufgrund seines Nebenwirkungsprofils die Dauer von 21 Tagen nicht überschreiten.

Aufgrund von hohen MRSA-Raten in diabetischen Fußambulanzen oder auf spezialisierten Abteilungen sind neben einer effektiven Therapie bei Infektionen oder Kolonisation als Maßnahmen entsprechende Hygieneregeln zu beachten.

Hygieneregeln

- Information und Aufklärung von Patienten, Angehörigen und Personal hinsichtlich der Bedeutung (z. B. Merkblatt)
- Räumlich getrennte Unterbringung von MRSA-Patienten im stationären Bereich
- Erhebung des Kolonisationsstatus bei MRSA-Nachweis bzw. Verdacht bei entsprechendem Risikoprofil
- Striktes Einhalten der Händehygiene (!)

- Richtiger Einsatz von Einmalhandschuhen
- Anlegen von Schutzkitteln, ggf. Mund-, Nasenschutz bei pflegerischer-/ärztlicher Tätigkeit am Patienten
- Routinemäßige Desinfektion (tägliche) aller patientennahen Flächen
- Stethoskope, Thermometer etc. sind patientenbezogen zu benutzen und anschließend zu desinfizieren
- Dokumentation aller Maßnahmen
- Ggf. Einleiten von Dekolonisierungsmaßnahmen

Neben multiresistenten grampositiven Kokken treten in zunehmendem Maße multiresistente gramnegative Erreger (MRGN: Klebsiellen, E. coli, Acinetobacter, Pseudomonaden) als Ursache von diabetischen Weichteilinfektionen auf, die aufgrund der Synthese von *Breitspektrum-β-Lactamasen oder Metalloproteasen* gegen eine Vielzahl von bakteriziden Therapeutika der ersten Wahl (Cephalosporine der 3. Generation, Breitspektrumpenicilline, Chinolone, Carbapeneme) resistent sind. Therapie der Wahl bei Nachweis von MRGN sind Carbapeneme, wobei darüber hinaus – wie grundsätzlich bei allen multiresistenten Keimen – entsprechende Hygieneregeln (s. oben) einzuhalten sind.

Dauer der Therapie

Bislang existieren nur wenige Studien, die sich mit der exakten Dauer einer Antibiotikatherapie bei diabetischen Fußinfektionen auseinandersetzen. Bei leichten Infektionen sind im Regelfall 1–2 Wochen Antibiokatherapie effektiv (Lipsky et al. 1990), während bei schweren Infektionen mit Knochenbeteiligung meistens 4–6 Wochen bis mehrere Monate therapiert werden muss (Diamantopoulos et al. 1998; Grayston et al. 1994). Bei der Bewertung bislang durchgeführter Studien ist zu berücksichtigen, dass der Therapieerfolg aufgrund der hohen Rückfallquote grundsätzlich erst nach einem längeren Nachbeobachtungszeitraum (1–2 Jahre) beurteilt werden kann. Die Vergleichbarkeit der Antibiotikaregime in diversen Studien ist ebenfalls eingeschränkt, da bislang keine standardisierten Techniken zur Diagnosestellung der Schwere einer Infektion existieren.

Erfolg einer Antibiotikatherapie

Bei leichten Infektionen kann bei 80–90% der Patienten unter einer adäquaten Therapie mit einer Verbesserung bzw. Abheilung der Infektion gerechnet werden. Wenn die Infektionen tief ins Weichteilgewebe oder in den Knochen vorgedrungen sind, ist im Regelfall eine Kombination aus Antibiotikatherapie und extensivem Débridement notwendig. Knochenresektion bzw. partielle Amputationen werden hier bei nahezu 2/3 der Patienten notwendig (Grayston et al. 1994). Die meisten solcher Minor-Amputationen können letztlich fußerhaltend sein und führen in über 80% der Fälle zur Kontrolle der Infektion.

> **Eine große Anzahl von Major-Amputationen und Langzeithospitalisierungen können durch eine frühzeitige chirurgische Intervention und adäquaten Einsatz von Antibiotika vermieden werden.**

Hierbei ist bemerkenswert, dass die Antibiotikatherapie am gesamten Kostenvolumen von schweren Fußinfektionen bei Diabetikern lediglich 4% ausmacht, während durch die topische Behandlung 51% der Kosten verursacht werden (Tennvall et al. 2000). Faktoren, die den Heilungsprozess positiv beeinflussen, sind Infektionen ohne Beteiligung des Knochens, tastbare Poplitealpulse, Fußdruck von >45 mmHg, oder »Ankledruck« >80 mmHg und Leukozyten im peripheren Blut <12.000/mm^3 (Prompers et al. 2008).

4.8 Operative Verfahren

A. Eckardt

Bei drohenden Ulzerationen bedingt durch ausgeprägte Zehenfehlstellung muss auch bei Patienten mit Diabetes mellitus die Indikation für eine prophylaktische operative Stellungskorrektur überprüft werden. Bei nicht heilender plantarer Ulzeration mit Osteomyelitis oder bei Abszess oder Phlegmone kommen als Notfalleingriffe verschiedene operative Verfahren durch den Orthopäden, Chirurgen oder

Gefäßchirurgen in Betracht. Wenn immer möglich sollte eine Konditionierung der Wunde und antibiotische Vorbehandlung des Infektes erfolgt sein. Die präoperative Abklärung umfasst neben dem konventionellen Röntgenbild in 2 Ebenen die Magnetresonanztomographie, um eine Osteomyelitis und ggf. Weichteilabszedierungen zu erkennen.

Voraussetzung für eine Wundheilung nach operativem Vorgehen ist eine $tcpO_2$ >20 mmHg im Liegen, anderenfalls muss – wenn möglich – eine gefäßchirurgische Maßnahme vorangestellt werden. Ausnahmen sind in Einzelfällen hochinfektiöse Krankheitsbilder mit drohender oder beginnender Sepsis.

Als operative Maßnahmen kommen eine Abszessspaltung, die Resektion osteomyelitischer Knochenanteile, Amputationen von Zehen und am Vorfuß in Betracht. Bei der sog. Grenzzonenamputation gelingt häufig ein primärer Wundverschluss nicht; zum möglichst weitgehenden Erhalt der Fußlänge müssen die bekannten Amputationslinien in diesen Fällen nicht berücksichtigt werden. Bei infiziertem Wundgrund, wenn sich ein primärer Wundverschluss verbietet, nimmt die kontrollierte Vakuumtherapie einen unverzichtbaren Platz in der weiteren Behandlung zur raschen Förderung der Wundheilung ein. Nur bei fehlender Revaskularisierungsmöglichkeit des Fußes ist eine Major-Amputation am Unterschenkel oder selten am Oberschenkel bei z. B. gleichzeitig vorliegender fortgeschrittener Gonarthrose indiziert. Bei Zehenfehlstellungen oder einer Spitzfußstellung ist die Indikation zur Stellungskorrektur und damit Druckentlastung nach Abheilung von Ulzerationen individuell zu überprüfen, um zukünftige rezidivierende Ulzerationen zu vermeiden.

4.8.1 Indikationen für ein chirurgisches Vorgehen bei DFS

Malum perforans mit Osteomyelitis

Wurde die Diagnose einer Osteomyelitis als Ursache für ein nicht heilendes Ulkus mittels klinischer Untersuchung (Sondierung), Röntgen und ggf. der Magnetresonanztomographie gesichert, so ist ein chirurgisches Vorgehen im Sinne einer Resektion des entzündeten Knochens angezeigt.

Begründung

- Selbst bei ausreichender Durchblutung bzw. nach erfolgreicher Revaskularisation würde eine konservative Therapie der Osteomyelitis Monate in Anspruch nehmen. In dieser Zeit kann der Patient den Fuß nicht belasten, was häufig eine Immobilisierung mit den bekannten nachfolgenden Problemen zur Folge hat.
- Durch die für eine konservative Therapie erforderliche, langfristige Antibiotikaeinnahme können in der Wunde Problemkeime selektiert werden, die ein Ausheilen der Knochenentzündung ohne operative Resektion gänzlich verhindern.
- Schließlich müssen die Nebenwirkungen einer langfristigen Antibiotikatherapie auf den ohnehin schon vorgeschädigten Organismus des Diabetikers im Einzelfall berücksichtigt werden.
- Die chirurgische Intervention verkürzt die Krankheitsdauer und verringert damit auch die mit der Hospitalisationszeit entstehenden Kosten.

Voraussetzung für eine Wundheilung nach einer chirurgischen Intervention ist in jedem Fall eine ausreichende Durchblutung des Fußes ($tcpO_2$ >20 mmHg im Liegen). Ist dieser kritische Wert nicht erreicht, muss präoperativ eine gefäßchirurgische Konsiliaruntersuchung erfolgen, um die Möglichkeit einer Revaskularisierung zu überprüfen.

Abszess, Phlegmone, Gangrän und Charcot-Arthropathie mit Superinfektion

Kommt es infolge einer Superinfektion einer diabetischen Fußläsion zu einem akuten Weichteilinfekt mit Fortleitung der Entzündung in die Umgebung längs der Faszien und Sehnenzüge oder einer Abszedierung, so wird bei Gefährdung der Extremität oder evtl. gar lebensbedrohlicher Sepsis ein notfallmäßiges chirurgisches Vorgehen erforderlich. Nur in dieser Ausnahmesituation ist ein notfallmäßiges operatives Vorgehen erlaubt, ohne dass eine Abklärung oder Verbesserung der Durchblutungssituation abgewartet werden kann.

Die Entscheidung für einen Notfallminimaleingriff (Abszessspaltung, Drainage, Nekrosektomie) muss interdisziplinär zwischen Internist, ggf. Intensivmediziner und dem Chirurgen/Orthopäden unter Berücksichtigung des Gesamtzustandes des Patienten getroffen werden. Wenn immer möglich sollte jedoch auch im Infekt die Abklärung der Durchblutungssituation unter antibiotischer Konditionierung unbedingte Priorität haben.

! Ein akuter »Charcot-Fuß« kann mit seiner typischen Rötung und massiven Schwellung mit einer Phlegmone verwechselt werden.

Es fehlen jedoch die laborchemischen Befunde im Sinne der schweren Allgemeinentzündung, in der Regel ist die Haut unversehrt, Abszedierung und Gangrän fehlen. Im Spätstadium der Charcot-Arthropathie kann es jedoch aufgrund der aufgetretenen Deformierungen zu Fehlbelastungen und Druckspitzen mit nachfolgenden Ulzerationen und hierdurch resultierenden Infektionen kommen, die dann im Einzelfall mittels Débridement, Abszessspaltung und Drainage chirurgisch behandlungspflichtig werden können. Eine operative Korrektur der Fehlstellung ist im akuten Stadium kontraindiziert; lediglich die externe Stabilisierung über einen Fixateur externe hat sich bewährt. Schraubenosteosynthesen können erst im Stadium 3 nach Eichenholtz durchgeführt werden (▶ Kap. 5.3). Gefahr für alle Verfahren beim Charcot-Fuß ist ein hohes Pseudarthrosenrisiko. Im Einzelfall kann aber auch eine »stabile« Pseudarthrose bei erreichter Stellungskorrektur nach orthopädischer Schuhversorgung zu einem guten funktionellen Ergebnis führen und Ulzerationen vorbeugen.

Zehenfehlstellungen

Angeborene oder erworbene Zehenfehlstellungen führen bei diabetischer Neuropathie häufig zu Ulzerationen. Auch führt die Polyneuropathie durch Minderinnervation zu Verkürzungen der intrinsischen Muskulatur mit konsekutiver Fehlstellung der Zehen. Sind Druckschwielen aufgetreten und gefährden insbesondere bei gleichzeitigem Sensibilitätsverlust die Hautintegrität, so sollten bei ausreichender Durchblutung der Extremität auch prophylaktisch Korrekturen der Fehlstellungen durchgeführt werden. Häufig führen Hammerzehen, Mallet-Zehen sowie Ulzerationen über dem MT-V-Köpfchen bei Spreizfuß zu Ulzerationen mit nachfolgenden Infektionen, die durch prophylaktische Korrektur vermieden werden könnten. Alternativ kann eine lebenslange orthopädische Schuhzurichtung zur Vermeidung der Ulzerationen beitragen.

Hallux-valgus-Deformität

Auch eine vorbestehende Hallux-valgus-Deformität, die im Alter in der Regel mit einem Spreizfuß kombiniert ist, kann durch Druckulkus unter dem MT-I-Köpfchen oder medial über der Bursa und der Pseudoexostose zu Hautläsionen und damit zur Gefährdung des Fußes führen. Weichteileingriffe in Kombination mit knöchernen Eingriffen zur Stellungskorrektur sind hier indiziert, um Druckentlastung herbeizuführen. Die Durchblutungssituation des Fußes muss präoperativ abgeklärt werden. Nur bei suffizienter Durchblutung ist ein prophylaktischer Eingriff zur Sekundärprävention indiziert.

Spitzfußstellung

Nicht nur durch das Tragen höherer Absätze, sondern auch durch längere Phasen der Immobilisation treten Verkürzungen der Wadenmuskulatur mit Atrophie und Kontraktur des M. gastrocnemius und damit einer Verkürzung der Achillessehne mit resultierender Spitzfußstellung auf. Diese führt zu einer vermehrten plantaren Belastung im Vorfuß, was beim Diabetiker ursächlich für viele Ulzera unterhalb der Metatarsaleköpfchen verantwortlich ist.

Der diabetische Fuß muss vor jedem operativem Vorgehen auf das Vorliegen einer Spitzfußstellung untersucht werden. Diese kann im Rahmen des operativen Eingriffs – insbesondere bei Vorfußamputationen – durch eine perkutane Achillessehnenverlängerung erfolgreich mitbehandelt werden, was die nachfolgende Rezidivgefahr aufgrund der erzielten Druckentlastung drastisch vermindert.

4.8.2 Planung

Zur präoperativen Planung eines Eingriffs bei DFS gehört die orthopädische Untersuchung des Fußes und orientierend des gesamten Bewegungsappara-

Tab. 4.13 Planung vor orthopädisch/chirurgischen Eingriffen

Check-Liste vor operativem Eingriff	To do
Inspektion und ggf. Sondieren des Lokalbefundes	Operateur
Überprüfung der Funktionen des Bewegungsapparate/Kenntnis der sozialen Situation (postoperative Versorgung, Compliance etc.)	Operateur
Kenntnis der Röntgenbilder/ggf. MRT	Operateur
Kenntnis der Durchblutungssituation der Extremität ($tcpO_2$, Angiographie, Angio-MR)	Operateur, bei Major-Amputationen immer Rücksprache mit Gefäßchirurgen
Rücksprache mit behandelndem Diabetologen	Operateur/Assistent
Operationsaufklärung, Aufklärung über Nachbehandlung, ggf. weitere Operationen, Sekundärprophylaxe	Operateur/Assistent
Vorstellung beim Anästhesisten: periphere, regionale Narkose, z. B. distaler Ischiadikusblock, möglich?	Operateur/Assistent
Ggf. Intensivbett, postoperative Überwachung organisieren	Operateur/Assistent

tes des Patienten. Nur so können zum einen die Erwartungen des Patienten hinsichtlich seiner postoperativen Mobilität, zum anderen aber auch die Erfolgsaussichten des Eingriffs abgeschätzt werden. Nach Beurteilung der gesundheitlichen Gesamtsituation, der Durchblutungssituation der Extremität sowie der klinischen Symptomatik, Röntgen- und ggf. MRT-Diagnostik kann das operative Procedere geplant und mit dem Patienten besprochen werden (Tab. 4.13). Neben der Aufklärung über ggf. erforderliche weitere Eingriffe ist ein ausführliches Gespräch mit dem Patienten hinsichtlich der erforderlichen postoperativen Behandlung, Druckentlastung, ggf. Ruhigstellung und der Notwendigkeit orthopädietechnischer Versorgung zur Optimierung der Compliance sinnvoll. Auch sollte der Operateur das soziale Umfeld des Patienten erfragen, um Unsicherheiten bezüglich der postoperativen Mobilisation und Versorgung des Patienten klären zu können.

Bei Patienten mit DFS und in der Regel eingeschränkter oder revaskularisierter Durchblutungssituation wird auf die perioperative Blutsperre verzichtet. Kleinere Eingriffe am Vorfuß können auch unter laufender Heparinisierung erfolgen, wenn hierdurch die Gefahr des Verschlusses eines neuangelegten pedalen Bypasses minimiert wird.

Grundregeln für alle Eingriffe am diabetischen Fuß

- Keine Lokalanästhetika, hierdurch werden das lokale Ödem und damit die Durchblutung weiter kompromittiert.
- Immer mehrere intraoperative tiefe Abstriche (Keimspektrum oft divergent zu oberflächlichem Abstrich), z. B. »Quadrantenabstriche« und Histologie zur Frage der Infektfreiheit des Resektionsrandes.
- Operation immer ohne Blutsperre, am Schluss der Operation sollten die Resektionsränder oder debridierten Wundflächen bluten.
- Besonders schonende Hautbehandlung, Haut nicht mit der Pinzette quetschen.
- Stets so viel Haut wie möglich konservieren.
- Radikales Débridement nekrotischen Gewebes.
- Bei unsicherem Débridement offene Wundbehandlung bzw. kontrollierte Vakuumtherapie, großzügig Indikation für 2. Eingriff zur definitiven Sanierung und ggf. Wundverschluss stellen.
- Bei Amputationen immer auf eine ausreichende Weichteildeckung achten, keine Kompromisse bezüglich des Hautverschlus-

ses, lieber knöcherne Nachresektion, bevor eine sekundäre Wundheilung in Kauf genommen wird.
- Nach Wundverschluss müssen die Wundränder gut durchblutet sein, sonst sind eine Dehiszenz und damit verlängerte Rekonvaleszenz und Morbidität unweigerlich vorprogrammiert.
- Großzügig Drainagen einsetzen, Easyflow-Drainagen aber spätestens nach 2 Tagen entfernen, da ansonsten der Drainagenkanal granuliert und ein primärer Wundverschluss nicht gelingt.
- Wenn von internistischer Seite Einstellung der Blutzuckerentgleisung und der Infektsituation möglich: verzögertes operatives Vorgehen, hierdurch bessere Voraussetzungen durch Abschwellen, Durchblutungsverbesserung, Vorkonditionieren durch Antibiose. Meist sparsamere Resektion bzw. distalere Amputation möglich.
- Großzügige Inzisionen mit Lascheneinlage verhindern im Infekt einen Sekretstau, auf einen Wundverschluss sollte in der Regel verzichtet werden, um den Sekretabfluss nicht zu behindern.

4.8.3 Eingriffe bei akuten Infektionen

Bei akuten, lebens- oder extremitätsbedrohenden Infektionen werden notfallmäßige Weichteildébridements, Amputationen, Nekrosektomien und Abszessdrainagen erforderlich.

Regeln für das Vorgehen bei akuter Infektion bei DFS

- Auch gezielte Antibiotikatherapie ersetzt das chirurgische Wunddébridement nicht!
- Präoperativ muss der Gefäßstatus des Fußes abgeklärt werden!
- Bei Gefahr für die Extremität oder lebensbedrohlicher Sepsis: frühzeitige und aggressive Drainage und Débridement sämtlichen entzündlichen oder nekrotischen Gewebes und Knochens!
- Bei durch die entzündliche Destruktion verursachtem Funktionsverlust des Fußes und lebensbedrohlicher Sepsis: so genannte »Guillotine«-Amputation, die immer offen bleibt, ggf. Versorgung mit einer kontrollierten Vakuumtherapie sinnvoll. Spätere Nachresektion/Débridement nach Beherrschung der Infektsituation und Durchblutungsverbesserung.
- Bei tiefer Infektion und Metatarsaleosteomyelitis: offene Keilresektion nach Brunner.

Weitere Eingriffe zur sekundären Deckung sind nach Abschwellung und antibiotischer Therapie der Infektsituation in der Regel erforderlich. In der Zwischenzeit favorisieren wir eine feuchte Wundbehandlung mit Hydrogel, Lavaseptgel, Salbengittergaze, Saugkompressen. Bei sehr produktiven Wunden sollte der Verband 2-mal täglich gewechselt werden. Selbstverständlich bleibt der Fuß entlastet und ruhig gestellt. Insbesondere große oder tiefgehende Wundflächen können mit der Vakuumtherapie beschleunigt zur Granulation gebracht werden (◘ Abb. 4.28).

4.8.4 Druckentlastende Verfahren

Bei ausreichenden Durchblutungsverhältnissen und drohenden Ulzerationen kommen die gängigen orthopädisch-chirurgischen Verfahren zur Anwendung.

Wir bevorzugen bei *Krallenzehenbildung ohne Luxation* im Grundgelenk die Operation nach Hohmann, d. h. Längsschnitt über dem proximalen Interphalangealgelenk, Spalten der Extensorensehne, Schonung der Flexsorensehne und Durchtrennung der Kollateralbänder, mit dem Luer werden die Kondylen des Grundgliedes reseziert. Für 2 Wochen Kirschnerdrahttransfixation, raffende Naht der Extensorensehne (◘ Abb. 4.29).

Liegt eine *Subluxation oder Luxation im Grundgelenk* vor, wie dies in der Regel bei DFS der Fall ist, wird in Abwandlung der oben geschilderten Technik

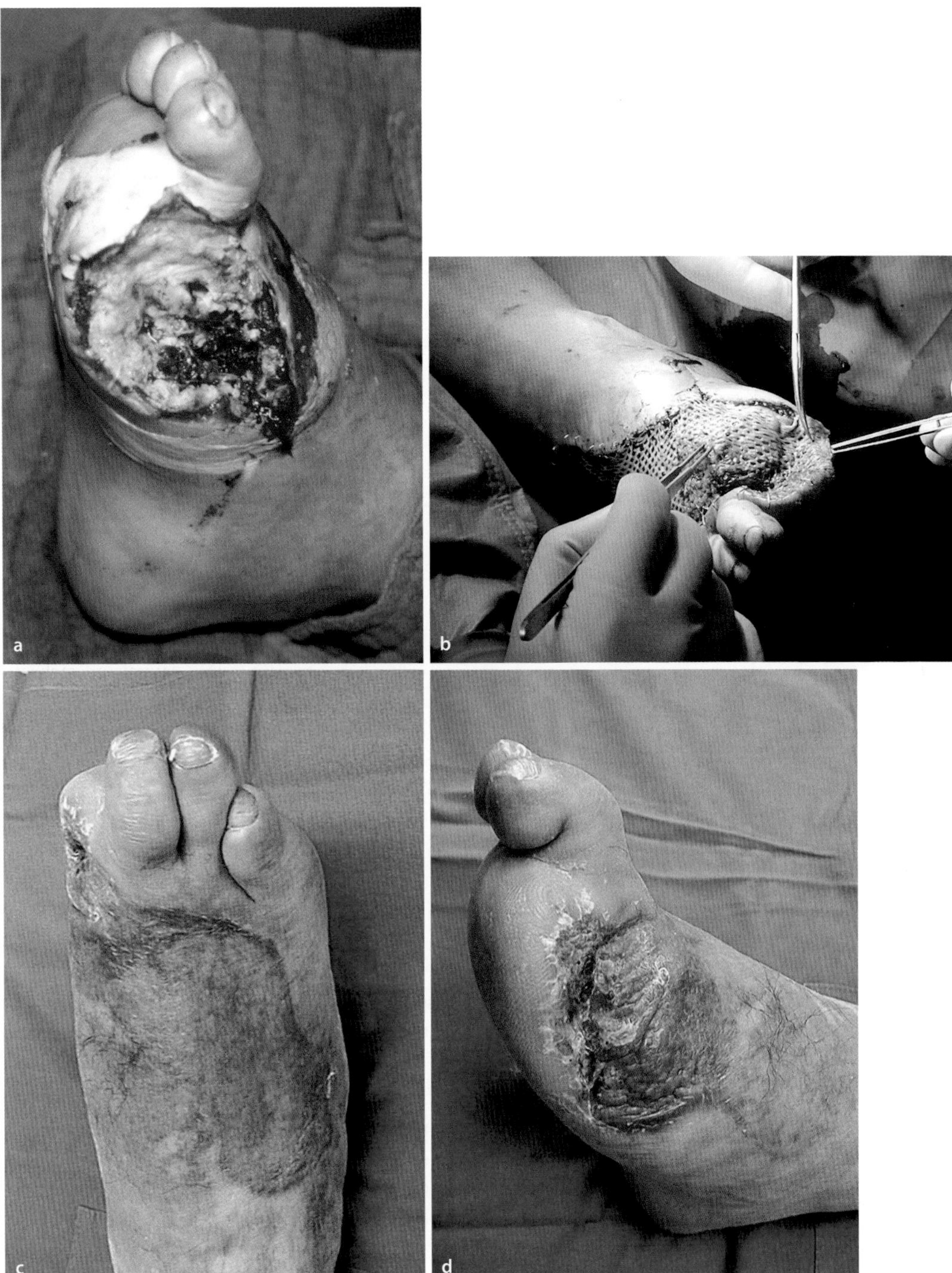

◘ Abb. 4.28a–d Guillotine-Amputation: **a** Notfallmäßig bei Sepsis wegen nekrotisierender Gangrän durchgeführte Guillotine-Amputation der Großzehe mit WeichteilDébridement, **b** nach 20 Tagen Wundkonditionierung und gezielter Antibiotikatherapie Spalthautdeckung möglich, **c** Ausheilungsergebnis nach 8 Wochen, Ansicht von dorsal, **d** Ansicht von medial

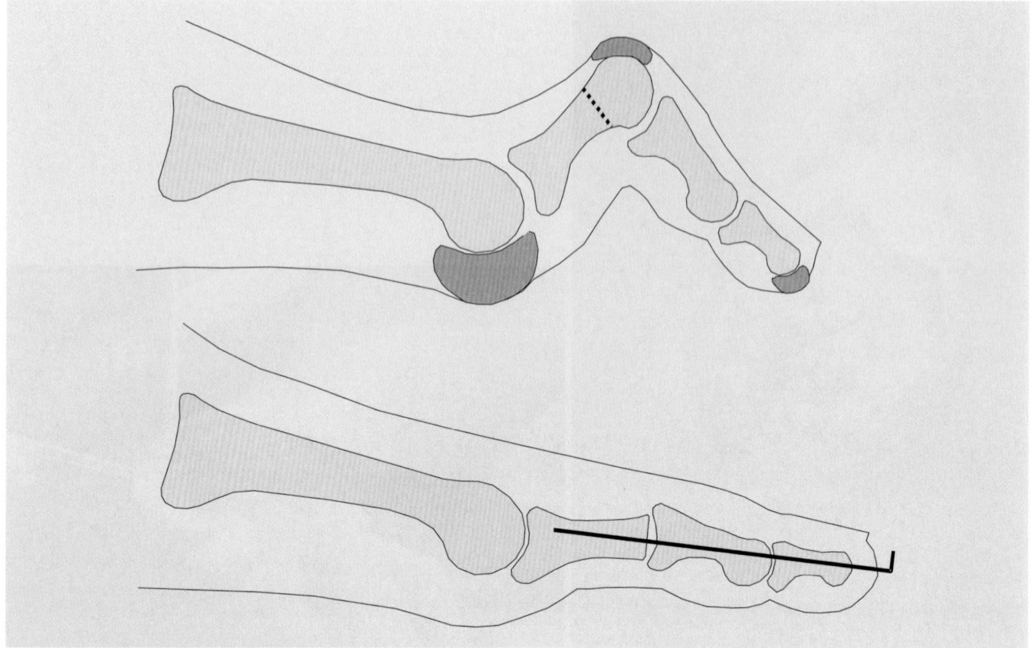

Abb. 4.29 Operative Korrektur der Krallenzehe

die Basis des Grundgliedes reseziert, hier ist ggf. zusätzlich ein Transfer der Flexorensehne erforderlich.

Kontrakturen im Endgelenk (*Mallet-Zehe*), die besonders häufig die 2. Zehe betreffen, werden insbesondere beim Diabetiker durch perkutane Flexorentenotomie in der distalen Beugefalte behoben, hartnäckige Ulzerationen und Verhornungen an der Zehenspitze lassen sich hierdurch in wenigen Wochen sanieren. Ist bei schwerster, langfristig bestehender Kontraktur hierdurch keine Korrektur möglich, besteht die Möglichkeit der Resektionsdermodese (dorsale elliptische Hautexzision, Extensorensehne und dorsale Kapsel des Endgliedes werden durchtrennt, die Mittelphalanx im Bereich der Kondylen gekürzt und auch die knorpelige Basis der Endphalanx mit dem Luer abgetragen. K-Draht).

Eine *Hallux-valgus-Deformität beim älteren Patienten* mit DFS wird eher mittels Resektionsarthroplastik in der von Keller-Brandes beschriebenen Technik versorgt (Abb. 4.30). Hierbei wird 1/3 der Basis des Grundgelenkes reseziert, nachdem von dorsomedial eine Bursektomie und Resektion der Pseudoexostose erfolgte. Eine sofortige Mobilisation ist möglich, eine Nachtlagerungsschiene ist für 3 Monate empfohlen, deren Sitz gerade bei Sensibilitätsverlust bei Polyneuropathie unbedingt engmaschig kontrolliert werden sollte.

Ist eine *angeborene Metatarsus-primus-varus-Fehlstellung* Ursache des Hallux valgus, sollte auch bei älteren Patienten die Basisosteotomie zur Korrektur der Deformität erwogen werden (Abb. 4.31). Kombiniert wird dieser Eingriff immer mit einem distalen Weichteileingriff, der Durchtrennung des M. abductor hallucis und des Lig. intermetatarsale I, die laterale Gelenkkapsel wird inzidiert. Zusätzlich erfolgt eine mediale Raffung in Kombination mit Abtragung der Pseudoexostose.

> **Bei jüngeren Patienten ohne Gelenkarthrose und bei Fehlstellung hauptsächlich im Grundgelenk (Hallux-valgus-Winkel), aber normalem Intermetatarsalewinkel besteht die Möglichkeit zur Korrektur durch distale Osteotomien.**

Eine Vielzahl von Operationstechniken sind beschrieben worden. Wir bevorzugen die *Osteotomie nach Chevron* in Kombination mit einem distalen Weichteileingriff (Abb. 4.32).

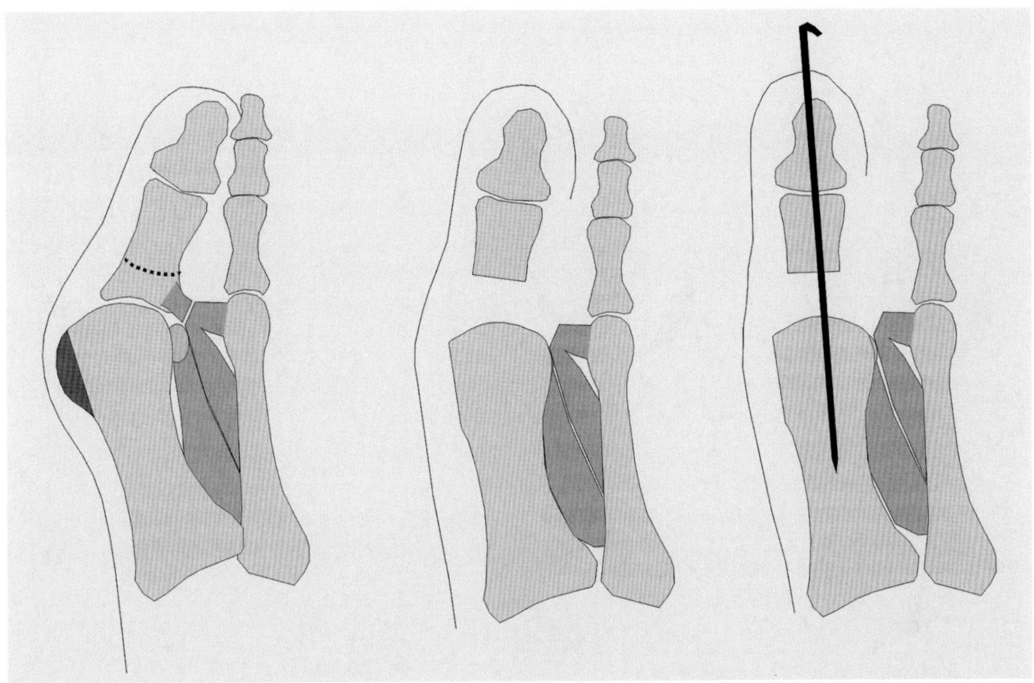

Abb. 4.30 Keller-Brandes-Operation mit Release der Adduktorsehne durch Resektion der Basis der Grundphalanx, Abtragung der medialen Pseudoexostose, mediale Kapselraffung

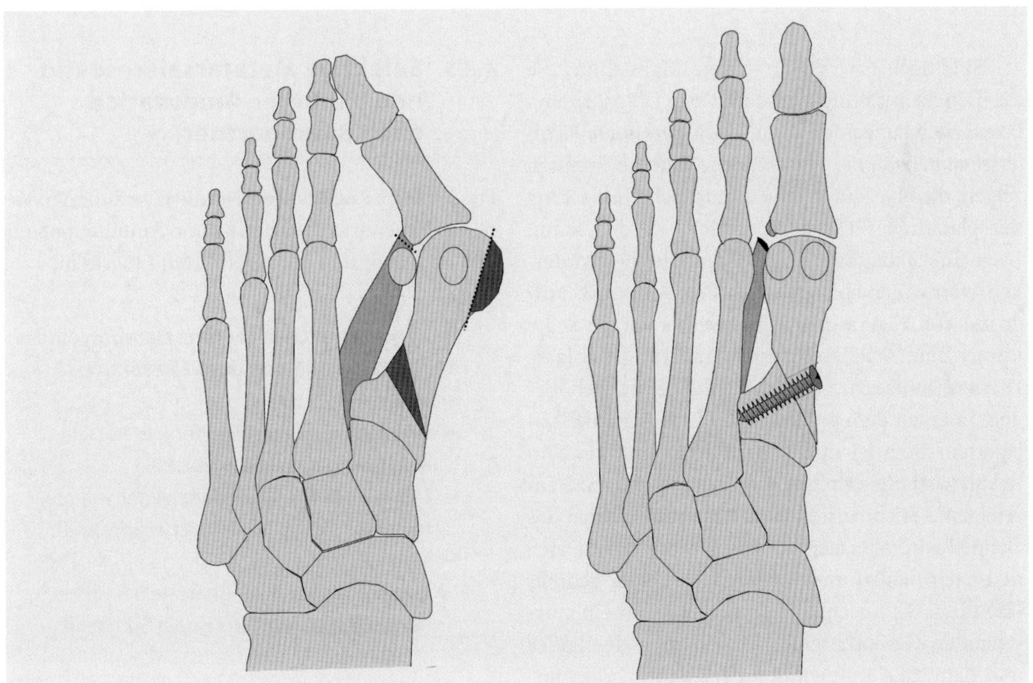

Abb. 4.31 Basisosteotomie zur Korrektur einer Hallux-valgus-Fehlstellung bei Metatarsus primus varus und milder Hallux-valgus-Fehlstellung

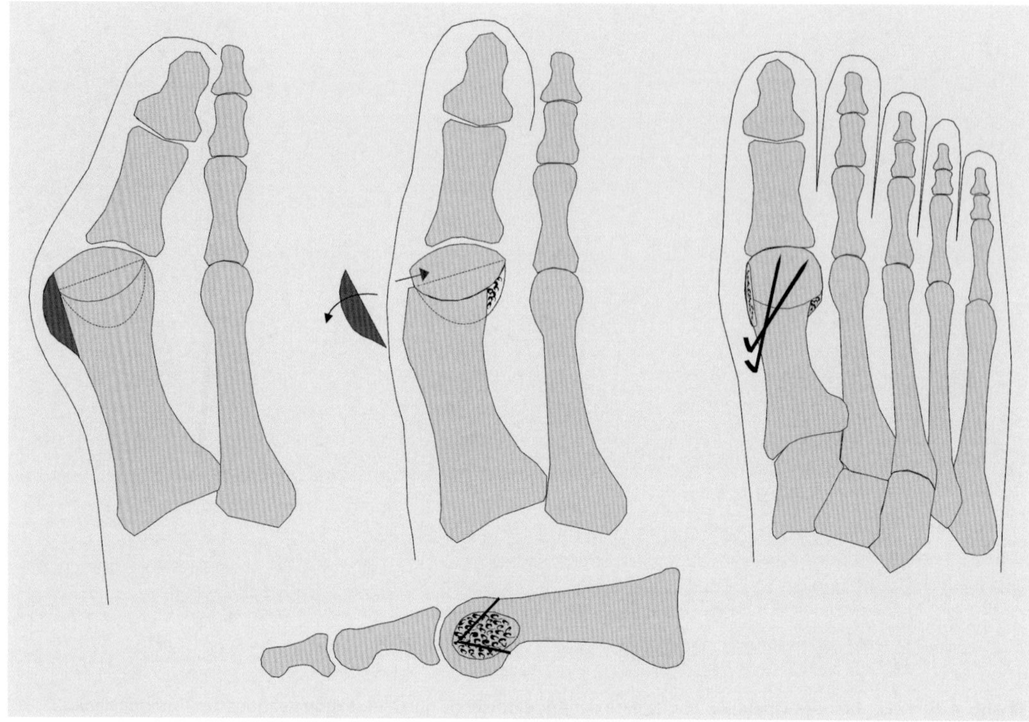

Abb. 4.32 Chevron-Osteotomie zur Korrektur der Hallux-valgus-Deformität bei normalem Intermetatarsalwinkel

Eine höchst wirksame weitere Maßnahme, die zur Druckentlastung und damit zur Ulkusprophylaxe eingesetzt werden kann, ist die *perkutane Achillessehnentenotomie*. Verschiedene Studien konnten zeigen, dass hierdurch eine dramatische Entlastung der plantaren Fußdrücke erreicht werden kann. Liegt eine Spitzfußstellung bei gleichzeitig erforderlich werdender chirurgischer Prozedur z. B. aufgrund von Ulzera mit Osteomyelitis vor, so sollte immer eine Achillessehnenverlängerung erfolgen. Diese ist in Bauch- oder Rückenlage bei angehobenem oder auf dem gegenseitigen Unterschenkel gelagertem Bein leicht durchzuführen und kann in Lokalanästhesie erfolgen. Im Abstand von ca. 3 cm erfolgen 3 Stichinzisionen mittig in die Sehne; das Skalpell wird alternierend einmal nach lateral, einmal nach medial und wieder nach lateral gedreht (Abb. 4.33). Anschließend wird unter einem knirschenden Geräusch eine Dorsalflexion des Fußes und damit die Aufdehnung der Sehne vorgenommen; Verschluss der Wunden mit Steristrips. Eine spezielle Nachbehandlung ist nicht erforderlich.

4.8.5 Selektive Metatarsaleresektionen (»innere« Amputation nach Baumgartner)

Die selektive Resektion entzündlich veränderter Metatarsalia gehört neben den Minor-Amputationen zu den am häufigsten durchgeführten Eingriffen.

Häufigste Ursachen für eine Osteomyelitis der Metatarsalia und damit Resektionsindikationen

- Druckspitzen unterhalb der Metatarsaleköpfchen plantar bei Spreizfuß
- Lateraler Druck des Schuhs gegen ein prominentes MFK-V-Köpfchen bei Spreizfuß
- Medialer Druck des Schuhs gegen die Pseudoexostose des 1. Metatarsale bei Hallux-valgus-Fehlstellung und/oder Spreizfuß

Als operative Maßnahme ist die selektive subtotale Resektion des infizierten Knochens von dorsal indi-

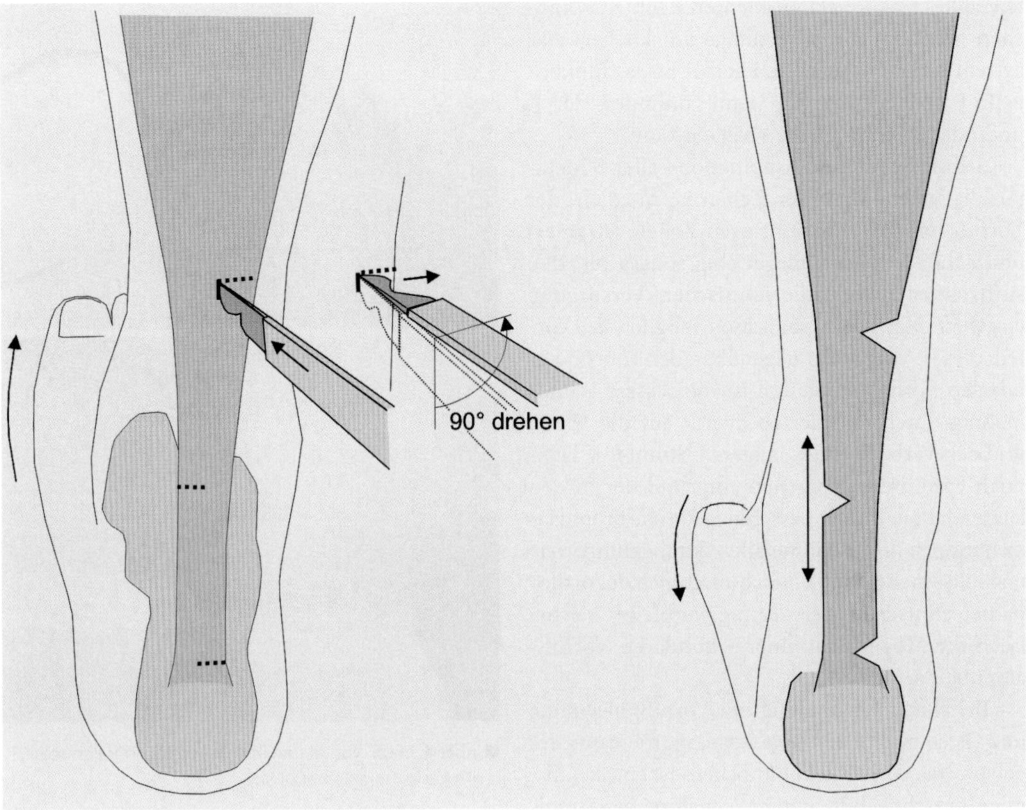

■ **Abb. 4.33** Perkutane Achillessehnentenotomie

ziert. Das plantare Ulkus kann in gleicher Sitzung debridiert werden, heilt aber nach Resektion des infizierten Knochens und Druckentlastung z. B. im »total-contact cast« rasch ab (■ Abb. 4.34).

Obwohl das Ergebnis der Resektion mit einem Funktionsverlust im Grundgelenk und MT-Köpfchen einhergeht, sind als Vorteile der Methode zum einen der »kosmetische« Erhalt der Zehe, zum anderen die fehlende Durchtrennung der Nerven und die Schonung des Gewebes auch hinsichtlich der Durchblutung herauszustellen. Nachteilig wirken sich eine vermehrte Lastübertragung im Sinne einer Umverteilung auf die verbleibenden Metatarsaleköpfchen aus, was eine gute orthopädietechnische Nachbehandlung erforderlich macht (quere, retrokapitale Entlastung der MT-Köpfchen, Ballenrolle mit kompletter Sohlenversteifung).

Bei *Befall mehrerer Strahlen* ist in der Technik nach Baumgartner auch über 2 dorsale Inzisionen, deren Abstand voneinander 5 cm nicht unterschrei-

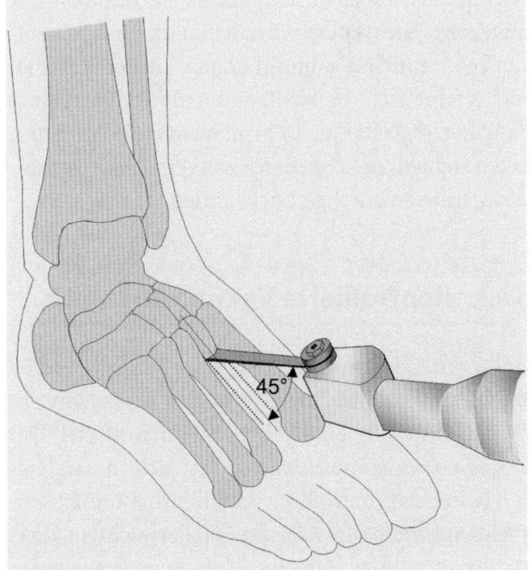

■ **Abb. 4.34** Selektive Resektion des MT-II, Säge 45° nach plantar gekippt, Resektion im spongiösen Bereich

ten sollte, eine Resektion mehrerer Mittelfußknochen möglich, aber heutzutage glücklicherweise extrem selten erforderlich. Hierbei ist das funktionelle Ergebnis noch gut, wenn zumindest der 1. und/oder 5. Strahl erhalten bleiben kann.

Selbst die »innere Amputation« aller 5 Metatarsalia unter Erhalt der Zehen ist möglich, der Vorfuß mit den funktionslosen Zehen retrahiert und stabilisiert sich bindegewebig, sodass mit Hilfe suffizienter orthopädietechnischer Versorgung eine befriedigende Mobilisation möglich ist. Vorteil dieses Vorgehens gegenüber der transmetatarsalen Vorfußamputation ist die bessere Wundheilung durch reduzierten Druck auf die Narbe und der Verbleib eines längeren Stumpfes. Dennoch wird dieses Vorgehen aufgrund der in den letzten Jahren immer besseren Sekundärprophylaxe nur noch in Ausnahmefällen durchgeführt werden müssen. Bei Problemen hinsichtlich der orthopädietechnischen Versorgung verbleibt hierbei noch die Möglichkeit einer sekundären Vorfußamputation.

Bei akuter Entzündung mit Vorfußphlegmone und Osteomyelitis der Zehe (»sausage toe«) und des entsprechenden Mittelfußknochens ist eine keilförmige Ausschneidung unter Wegnahme des Strahls (komplette oder basisnahe subtotale Resektion des Metatarsale und der Zehe, keilförmige Weichteilresektion) als Sonderform der selektiven Osteotomie angezeigt. Die weitere Wundbehandlung erfolgt offen bzw. mittels Vakuumtherapie. In der Regel ist ein kosmetisch befriedigender Wundverschluss möglich, regelmäßige Débridements, die einen unerwünschten zu schnellen Hautverschluss verhindern, müssen durchgeführt werden.

4.8.6 Kontrollierte Vakuumtherapie

Bei tiefen, schlecht heilenden, stark sezernierenden und stark kontaminierten Wunden und wenn der Wundgrund für eine plastisch-chirurgische Deckung vorbereitet werden soll, hat sich in den letzten Jahren die kontrollierte Vakuumtherapie zunehmend verbreitet. In 90% der Fälle erreichten Armstrong et al. eine Abheilung nach chirurgischem Débridement am diabetischen Fuß, sodass wir mit dieser Methode ein sicheres, wirksames und auch kosteneffektives Instrument haben, um eine rasche Wundheilung zu erzielen (■ Abb. 4.35).

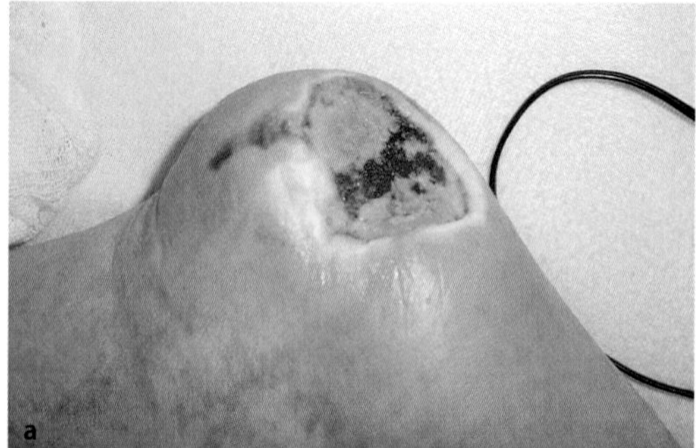

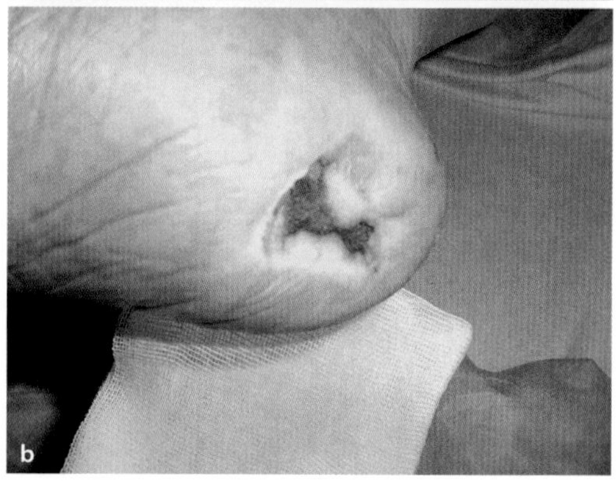

■ **Abb. 4.35a,b** Vor (a) und nach (a) Einsatz der kontrollierten Vakuumtherapie bei DFS

4.8.7 Amputationen

Operationstechnisch gelten für Amputationen die oben genannten Regeln für Eingriffe am diabetischen Fuß. Die Haut wird während des Eingriffs sorgfältig vor Hakendruck geschont, ein Anfassen mit der Pinzette sollte unterbleiben.

Eine ausreichende Weichteildeckung ist gerade bei Patienten mit DFS von größter Bedeutung. Jede Sekundärheilung bedeutet Verzögerung in der Mobilisation und damit einhergehende erhöhte Mortalität. Ein spannungsfreier Wundverschluss ist unbedingtes Ziel jeder Amputation, auch wenn hierfür die knöcherne Resektion ausgedehnter als präoperativ geplant erfolgen muss.

Knöcherne Resektionslinien für die Amputation am durchblutungsgestörten diabetischen Fuß sind in ■ Abb. 4.36 dargestellt.

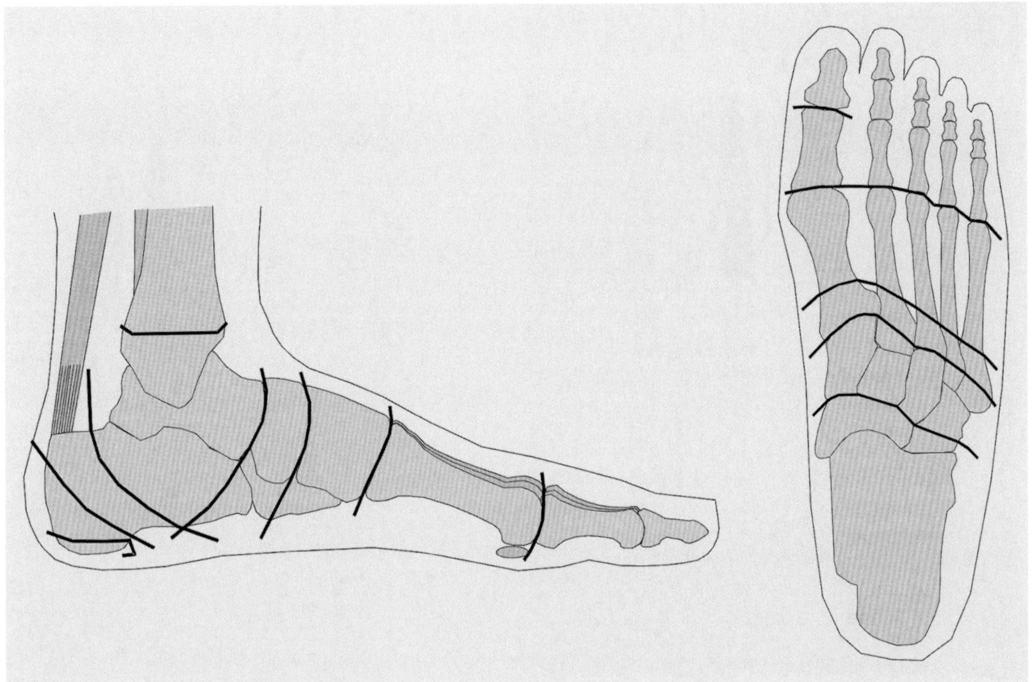

Abb. 4.36 Amputationslinien am diabetischen Fuß (modifiziert nach Baumgartner)

Zehenamputation

- **Technik des Verfahrens**
  - Der Hautschnitt wird (Abb. 4.37) angezeichnet. Er verläuft racketförmig 15 mm proximal des Gelenkspaltes und läuft dorsal über dem Grundgelenk und dem distalen Metatarsale aus.
  - Mit dem Skalpell erfolgt die Durchtrennung der Weichteile in einem Zug bis auf den Knochen.
  - Unter Extension der Zehe Durchtrennung der Strecksehne, Darstellen des Grundgelenkes und des Grundgliedes unter Schutz durch Hohmann-Haken. Nach Resektion der Seitenbänder und der Kapsel Luxieren der Grundphalanx.
  - Die Sehnen werden auf dem Niveau des Grundgelenkes gekürzt, Lascheneinlage nach Spülung des Wundgebietes. Modellieren des Hautlappens, wenige durchgreifende Hautnähte, keine Subkutannaht!

Zwei *nebeneinanderliegende Zehen* werden von einem Hautschnitt, der über die Basis der Grundglieder beider Zehen verläuft und zwischen den Metatarsalia ausläuft, entsprechend reseziert (Abb. 4.38).

Ob beim DFS eine Amputation der Großzehe ohne transmetatarsale Resektion des MT-I sinnvoll ist, wird kontrovers diskutiert, da bei alleiniger Großzehenamputation ein spannungsfreier Wundverschluss über dem prominenten MT-I-Köpfchen meist nicht gelingt (Abb. 4.39).

Wir sind aufgrund aufgetretener Wundheilungsprobleme bei alleiniger Großzehenamputation dazu übergegangen, in der überwiegenden Zahl der Fälle eine transmetatarsale Amputation durchzuführen, insbesondere, wenn die Ansprüche an die Funktionalität des Fußes nicht hoch sind und im Hinblick auf eine sichere Rezidivprophylaxe der biomechanische Vorteil des Erhalts des MT-I-Köpfchens in den Hintergrund rückt.

Amputationen am Vor- und Rückfuß

Vorfußamputationen können je nach Ausdehnung der knöchernen Infektsituation oder der Weichteilverhältnisse am Vorfuß in verschiedenen Höhen durchgeführt werden.

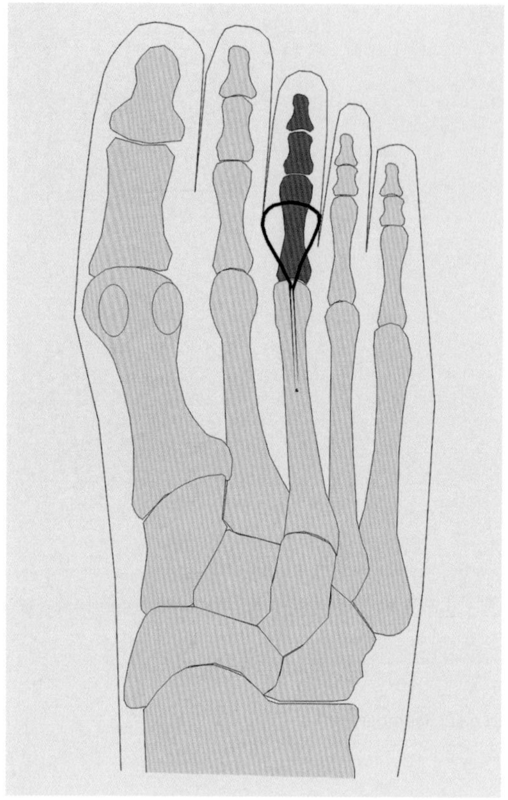

Abb. 4.37 Hautschnitt zur Amputation einzelner Zehen

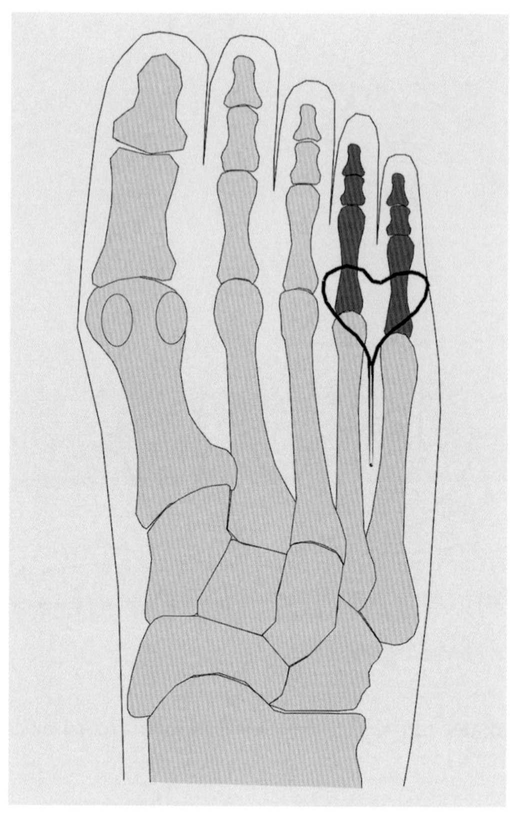

Abb. 4.38 Hautschnitt zur Amputation zweier nebeneinanderliegender Zehen

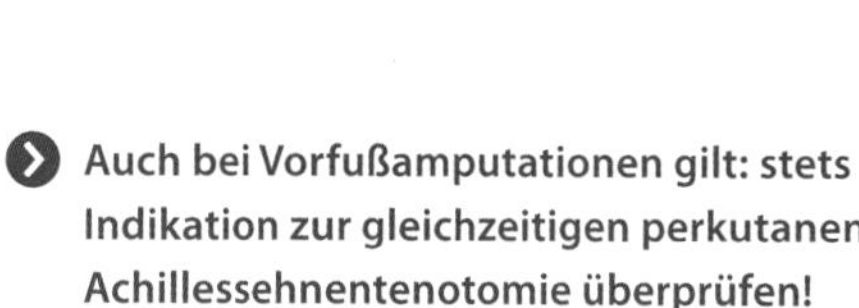

Auch bei Vorfußamputationen gilt: stets Indikation zur gleichzeitigen perkutanen Achillessehnentenotomie überprüfen!

Sind die Fußwurzelknochen und Basen der Metatarsalia infektfrei (MRT) und ist der Weichteillappen plantar bis zu den Grundgliedbasen erhalten, so ist eine Amputation unter Erhalt der Basen der Metatarsalia möglich. Des Weiteren sind die Amputationshöhen am Vorfuß das Lisfranc-Gelenk, die Bona-Jäger-Gelenklinie (Gelenk zwischen Naviculare und Cuneiforme 1–3) und zum Rückfuß das Chopart-Gelenk (Abb. 4.40).

Amputationen am Rückfuß, die einer Stabilisierung mittels Schrauben oder Klammern bedürfen und eine knöcherne Fusion der Resektionsflächen erfordern, eignen sich für den durchblutungsgestörten und infektionsanfälligen Fuß des Diabetikers nicht.

Technik des Verfahrens

- Nach Markierung des Hautschnitts Schnitt dorsal und plantar in einem Zug tiefgehend bis auf den Knochen, Freipräparieren der knöchernen Resektionsebene nach Blutstillung, Wundhaken dürfen nur nach distal eingesetzt werden.
- Bei transmetatarsaler Amputation Neigung der Säge 45° nach plantar, ansonsten stumpfes Trennen der Gelenke mit dem Raspatorium unter Schonung des Knorpels, nachdem die Gelenkkapseln scharf inzidiert wurden (Abb. 4.41).
- Bei jeder Amputationshöhe muss auf ein gutes Alignement der Resektionsränder geachtet werden, Glätten der Stümpfe, Knochenkanten werden mit dem Luer gebrochen. Sorgfältige Schonung der Gefäße unter dem MT-III.

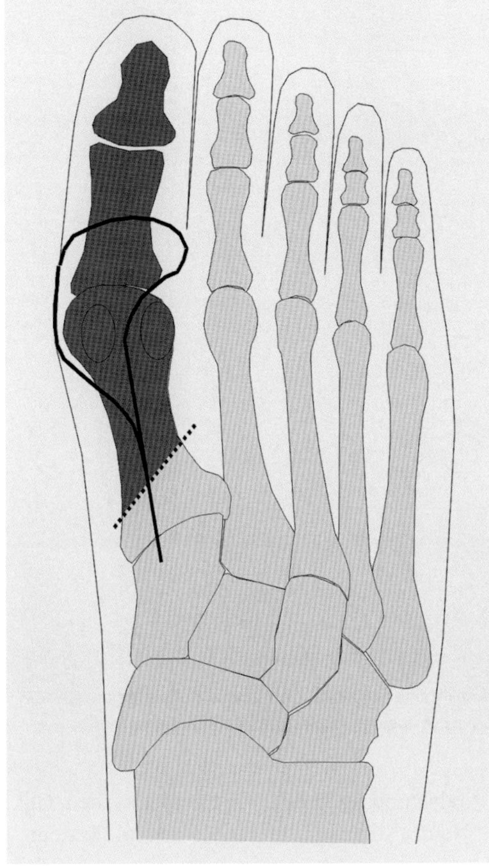

Abb. 4.39 Hautschnitt zur transmetatarsalen Amputation des 1. Strahls

- Überprüfen, ob der plantare Lappen zur Deckung ausreicht, ansonsten Ausschärfen der Weichteile. Easyflow-Drainage für 2 Tage aus den Wundwinkeln (Abb. 4.42).

- **Nachbehandlung**
  - Reichlich sekretaufnehmendes Verbandmaterial auf die Drainagestümpfe.
  - Polsterverband an der Achillessehne, Hochlagern, Spitzfußprophylaxe.
  - Belastung im Vorfußentlastungsschuh nach Wundheilung (nicht früher als 3 Wochen postoperativ, aufgrund der Gefahr der Wunddehiszens).

Amputationen am Rückfuß

Rückfußamputationen werden häufig erforderlich, wenn eine fehlende Weichteildeckung für Amputationen am Rückfuß oder Mittelfuß bei Osteomyelitis, Instabilität des Fußskeletts bei diabetischer Osteoarthropathie odernicht beherrschbare Infektsituation des Fußes vorliegen. Für den Erfolg dieser Techniken ist allerdings eine gute arterielle Durchblutung der Haut und Weichteile wichtigste Voraussetzung (Rammelt et al. 2011; Baumgartner 2005).

- **Voraussetzung**
  - Intakte Fußsohlen- bzw. Fersenhaut,
  - nachgewiesener anterograder Fluss oder palpabler Puls der A. tibialis posterior
  - gesunder zu erhaltender Knochen (Kalkaneus, Tibia, Fibula), kein Infekt im oberen Sprunggelenk.

- **Technik und Aussichten**
  - *Chopart-Amputation*: Erhalt der Beinlänge, da Amputation in der Chopart-Gelenklinie, volle Belastbarkeit, geringe Bewegungsfähigkeit im oberen Sprunggelenk, Achtung: häufig Spitzfuß- und Varusstellung des Fußes, wenn nicht

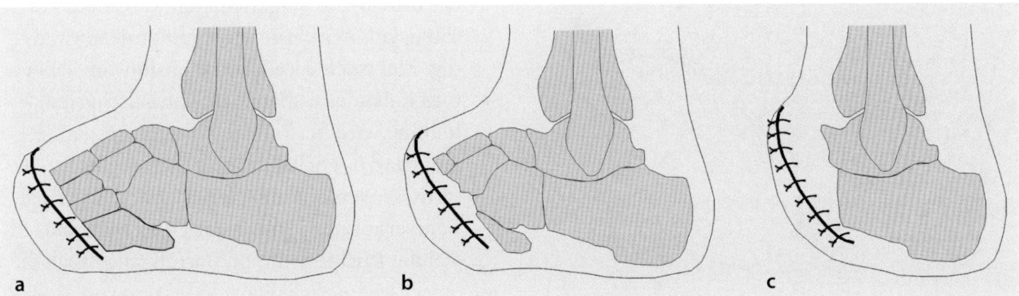

Abb. 4.40a–c Vorfußamputationshöhen seitlich: erkennbar ist die Reduktion der Standfläche des Fußes, je proximaler das Amputationsniveau. **a** transmetatarsal, **b** Lisfranc, **c** Chopart (modifiziert nach Baumgartner)

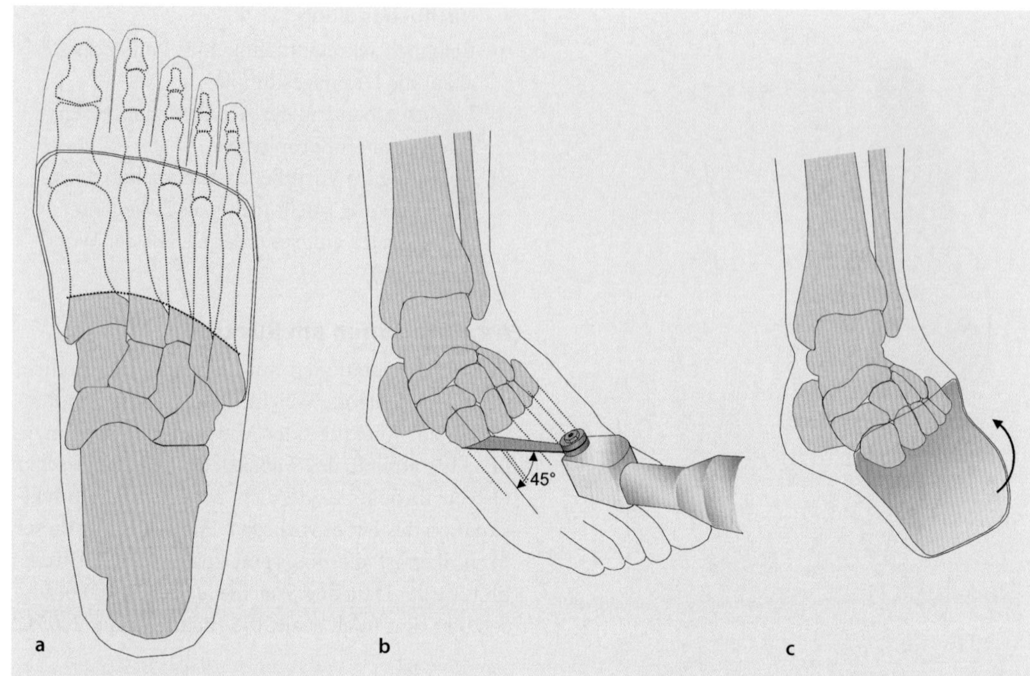

Abb. 4.41 Transmetatarsale Vorfußamputation, erforderlich ist eine intakte Sohlenhaut bis über die Grundgelenke, Sägeblatt 45° kippen, um Druckspitzen plantar durch schräge Osteotomie zu vermeiden (modifiziert nach Baumgartner)

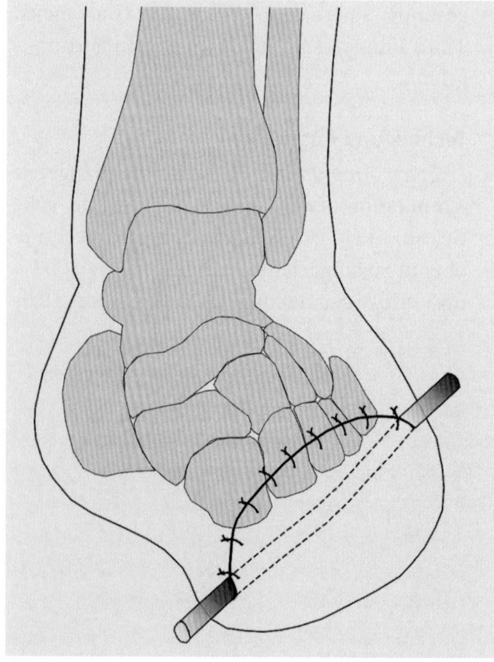

Abb. 4.42 Easyflow-Drainage nach spannungsfreiem Wundverschluss nach Vorfußamputation

Talus und Kalkaneur abgerundet werden. Ggf. Neutralstellung mittels tibiotalarem Fixateur externe sichern.

- *Partielle Kalkanektomie* (innnere Amputation): bei therapierefraktären Ulzerationen über dem Kalkaneus ist eine Resektion von mehr als 50% des rückwärtigen Fersenbeines möglich, damit sich die Haut ohne Spannung wieder verschliessen lassen kann.
- *Pirogoff-Amputation*: Resektion des Proc. anterior calcanei, Enukleation des Talus und Fusion des um 70–80° aufgerichteten Kalkaneus zur Tibia, ggf. Achillessehnentenotomie notwendig. Ziel ist eine knöcherne Fusion von Tibia und Kalkaneus, aber auch eine Falschgelenkbildung wird bei Patienten mit Neuropathie aufgrund der Schmerzlosigkeit bei guter Orthesenversorgung toleriert. Vorteil: geringe Beinverkürzung, Erhalt der Fußsohlenhaut, stabiler Rückfußstumpf, Barfußgang möglich.
- *Syme-Amputation*: Plane Resektion von Tibia und Fibula, dadurch endbelastbarer Stumpf, für kurze Strecken (nächtlicher Toilettengang) auch

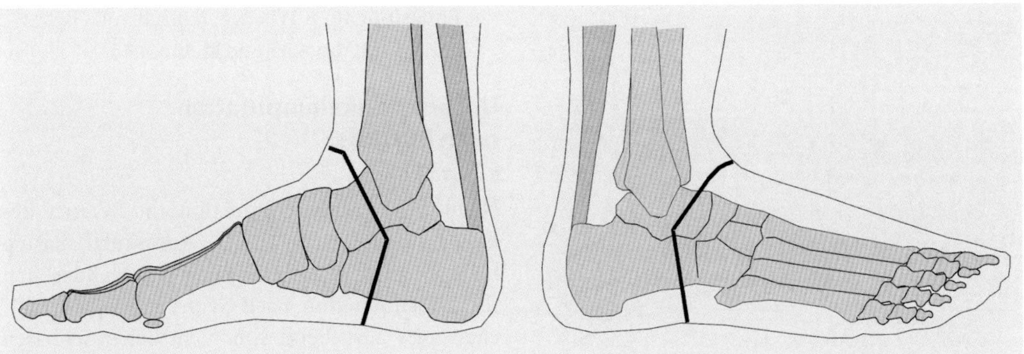

■ **Abb. 4.43** Angezeichneter Hautschnitt für die Amputation des Fußes in der Technik nach Syme (modifiziert nach Baumgartner)

ohne Prothese, langer, prothesenfähiger Unterschenkelstumpf, allerdings Beinverkürzung von 7–8 cm; freies Gangbild, auch Treppensteigen ohne Geländer möglich; Prothese im Konfektionssport oder Freizeitschuh tragbar.

- **Technik der Syme-Amputation**
- Rückenlage,
- Hautschnitt nach Desinfektion anzeichnen (■ Abb. 4.43),
- Anzeichnen von Innen- und Außenknöchel,

Für eine Syme-Amputation benötigt man einen intakten Weichteil- und Hautlappen, der die gesamte Ferse bis in Höhe des Chopart-Gelenkes umfasst.

- Teils mit dem Skalpell, teils mit dem Raspatorium erfolgt ein sukzessives Ausschälen des Kalkaneus aus den Weichteilen unter sorgfältiger Schonung der Fersenhaut, der Fuß wird dabei immer wieder in unterschiedliche Richtungen gedreht.

Es besteht die Gefahr, dass die dünne Haut über der Achillessehne perforiert – hier ist ein Schutz durch Hohmann-Haken erforderlich. Die Achillessehne wird zunächst weggehalten, damit sie schließlich ganz nah am Knochen in ihrer breiten Insertion am Kalkaneus scharf abgesetzt werden kann. Wichtig ist auch ein Schutz der Weichteile und besonders der Gefäße am Malleolus medialis durch Hohmann-Haken (■ Abb. 4.44).

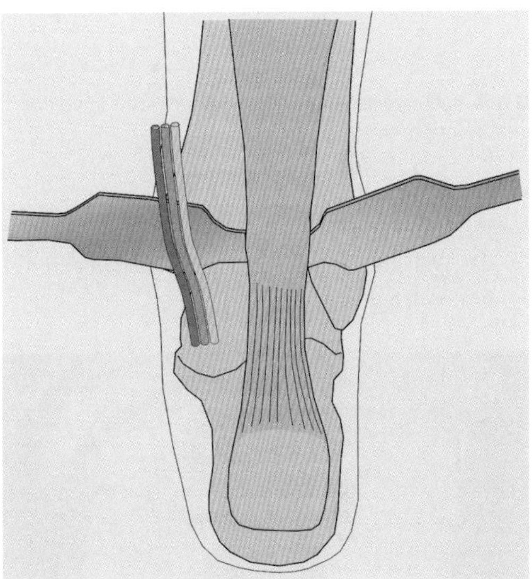

■ **Abb. 4.44** Schutz der A. tibialis posterior durch Hohmann-Haken

- Nach Exartikulation des Fußes im oberen Sprunggelenk erfolgt das knappe Resezieren des Knorpels und von Malleolus medialis und lateralis,
- sodann Umklappen des Weichteillappens,
- mehrfache Spülung,
- Einlage einer Easyflow-Drainage,
- adaptierende subkutane Nähte und Donati-Rückstichnähte mit monofiler nichtresorbierbarer Naht.

Es ist sorgfältig darauf zu achten, dass das Weichteilpolster unterhalb der Resektion der Tibia liegt und nicht zur Seite abrutscht.

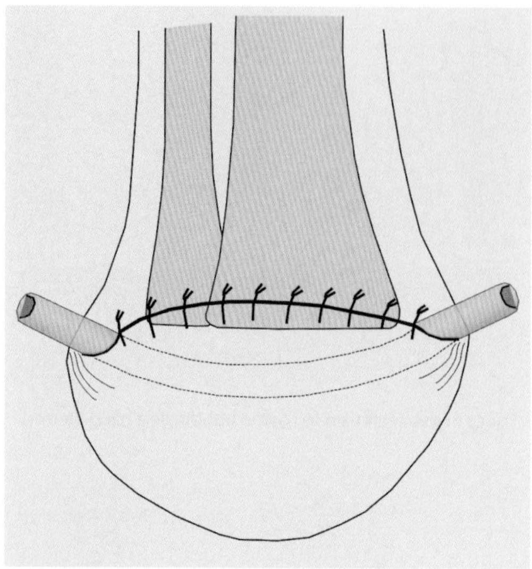

Abb. 4.45 Symestumpf nach Wundverschluss (modifiziert nach Baumgartner)

- **Nachbehandlung**
- Ruhigstellung für 2 Wochen und Zentrierung des Weichteillappens unter der Tibia in einer dorsalen Schiene,
- Entlastung für 8 Wochen, danach volle Belastbarkeit (Abb. 4.45 und Abb. 4.46).

Unterschenkelamputation nach Burgess

- **Indikation**

Nicht beherrschbare Infektion im Bereich des Fußes, besonders, wenn eine Revaskularisierung nicht möglich ist, ungenügende Weichteildeckung für Fußamputation nach Syme, lebensbedrohliche Sepsis ausgehend von nicht beherrschbaren Infektionen des Unterschenkels/Fußes auch bei ungeklärter Durchblutungssituation (»life before limb«).

- **Voraussetzung**
- Intakte dorsale Unterschenkelhaut bis zum Übergang des M. gastrocnemius in die Achillessehne,
- Proximale Tibia radiologisch ohne Osteomyelitisverdacht,
- Kniegelenksbeweglichkeit weitgehend frei, kein wesentliches Streckdefizit, keine fortgeschrittene, symptomatische Gonarthrose

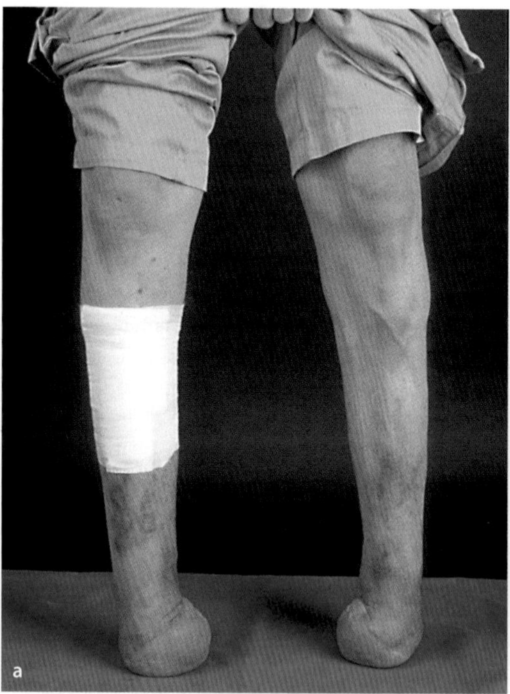

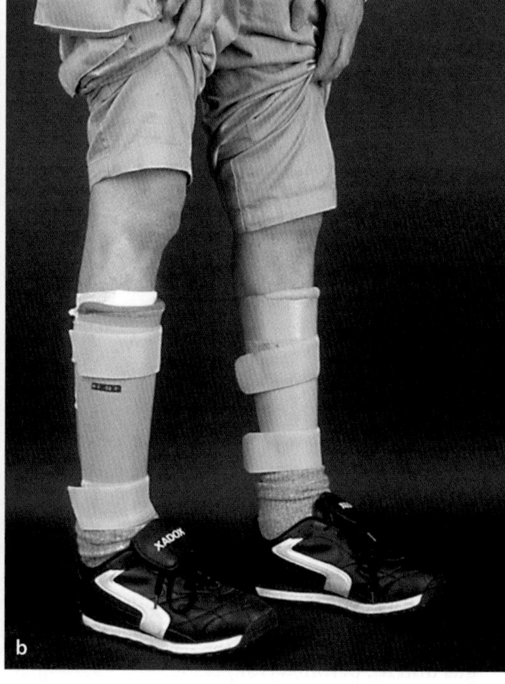

Abb. 4.46a,b Patient mit 2 Symestümpfen, volle Endbelastbarkeit, freies Gehen und Treppensteigen möglich

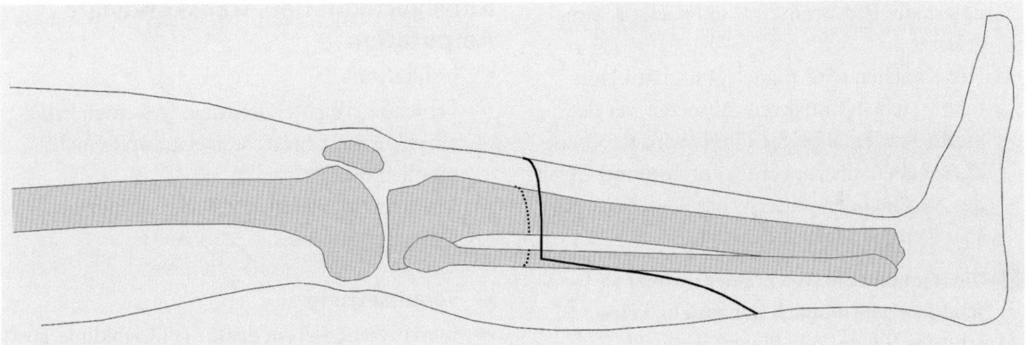

Abb. 4.47 Hautschnitt Unterschenkelamputation nach Burgess

- **Aussichten**
- Belastbares, kurzes Stumpfende macht Versorgung mit Kurzprothese nach Botta möglich.
- Auch ältere Patienten lernen noch ein freies Gangbild, auch Treppensteigen mit Geländer.
- Prothese im Konfektionssport oder Wanderschuh tragbar.

- **Technik**
- Rückenlage,
- Hautschnitt nach Desinfektion anzeichnen (Abb. 4.47).

Für eine Untersschenkelamputation benötigt man einen intakten Weichteil- und Hautlappen, der bis zum Übergang der Wadenmuskulatur in die Achillessehne reicht.

- Markieren der Resektionshöhe von Tibia und Fibula nach Messen mit dem cm-Maß, bei kompromittierter Durchblutung, wie sie beim Diabetiker in solchen Fällen in der Regel vorliegt, Tibia nicht länger als 12 cm ab Kniegelenkslinie belassen. Minimale knöcherne Länge wird durch die Tuberositas tibiae bestimmt, bei Stümpfen kürzer als 6 cm muss die Fibula komplett entfernt werden, da sie keinen Halt durch die fehlende Membrana interossea mehr hat. Gefahr der Hautperforation!
- Mit dem Skalpell tiefes Durchtrennen von Haut und Weichteilen ventral. Die Muskulatur der Peronealloge und der Streckerloge mit M. tibialis anterior, M. extensor digitorum longus und M. peroneus longus wird durchtrennt, die Gefäße oberhalb der Membrana interossea

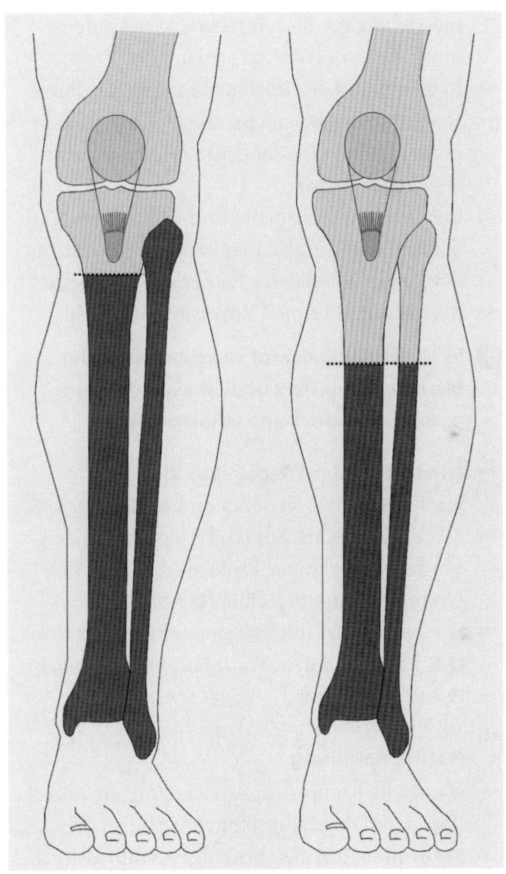

Abb. 4.48 Minimale (limitiert durch den Ansatz des Lig. patellae an der Tuberositas tibiae) und maximale (12 cm) Länge der Tibia bei Gefäßpatienten, Unterschenkelamputation nach Burgess

ligiert, der Peronealnerv 2 cm nach proximal gekürzt.
- Der Knochen wird freigelegt und mit Hohmann-Hebeln umfahren, Absetzen mit der oszillierenden Säge, die Fibula wird 0,5–1 cm kürzer ebenfalls vorsichtig durchtrennt, Gefahr des Auseinandersplitterns des Knochens. Abschrägen der Tibiavorderkante.

> **Die Haut und die Weichteile proximal so schonend wie möglich behandeln, keine scharfen Haken, kein Pinzettendruck!**

- Nach Absetzen von Tibia und Fibula Aufstellen des Unterschenkels, mit dem Amputationsmesser zügiges Durchtrennen der Wadenmuskulatur nach distal auslaufend.
- Kompression der Weichteile zur Blutstillung.
- Resektion des M. soleus, dieser kann stumpf mit der Hand von der dorsalen Muskulatur abgehoben werden.
- Ligatur der Vasa tibialia und Kürzen des N. tibialis und N. suralis, den man in der Mitte an der längsten Stelle des Hinterlappens aufsucht.
- Bei kurzen Stümpfen Resektion der Fibula.

> **Es ist sorgfältig darauf zu achten, dass der Markraum von Tibia und Fibula nicht kompromittiert wird, keine scharfen Haken!**

- Überprüfen der Weichteildeckung, ggf. Nachkürzen der Knochenenden (◘ Abb. 4.48).
- 2-schichtige Naht des Hinterlappens an den Vorderlappen, zuvor Einlage einer Easyflow-Drainage hinter die Tibia (◘ Abb. 4.49).
- Hautverschluss mit kräfigen, monofilen Donati-Rückstichnähten, Wattepolsterung und elastische Wickelung.

■ **Nachbehandlung**
- Elastische Kompressionswickelung, beginnend dorsal, um den Stumpf nach vorne zu drücken, 8er Touren, um gleichmäßige Kompressionswirkung von distal nach proximal absteigend zu erzielen.
- Intensive Physiotherapie zur Vermeidung von Kniegelenkskontrakturen.
- Nach Wundheilung zunächst Mobilisation in Interimsprothese, dann Versorgung mit Kurzprothese nach Botta (◘ Abb. 4.50).

Knieexartikulation, transkondyläre Amputation

■ **Indikation**
- Fehlende Weichteildeckung, was einen Erhalt eines kurzen Unterschenkelstumpfes nicht möglich macht.
- Massives Streckdefizit z. B. bei Gonarthrose, Kniegelenkfibrose.

■ **Voraussetzung**
- Intakte Haut 4–5 cm distal der Gelenklinie, auch langer Vorder- oder Hinterlappen möglich.
- Röntgenologisch gesunder Knochen distales Femur.
- Der nur mit Haut gepolsterte Stumpf ist empfindlich: Cave bei Gefäßpatienten!
- Zur Rezidivprophylaxe bei kritischem Allgemeinzustand der Patienten oder problematischer Weichteildeckung eher Oberschenkelamputation.

■ **Aussichten**

Endbelastbarer Stumpf, Prothesenversorgung im Weichwandschaft, auch Gelenkversorgung mit oder ohne Sperrmöglichkeit möglich.

■ **Technik**
- Rückenlage,
- Hautschnitt 4–5 cm distal der Gelenklinie nach Desinfektion anzeichnen,
- Dorsale Haut ist dicker und belastbarer, wenn möglich also langer Hinterlappen, Narbe außerhalb der Hauptbelastungszone, spannungsfreier Wundverschluss muss möglich sein.
- Freipräparieren des Unterschenkels, Absetzen des Lig. patellae an der Tuberositas tibiae, Durchtrennen der Kapsel, Seitenbänder, Resektion der Menisken, Durchtrennen der Kreuzbänder.
- Luxation des Tibiakopfes nach ventral bei 90° gebeugtem Knie.
- Darstellen der Poplitealgefäße, doppelte Ligatur nach proximal, einfache Ligatur nach distal, Absetzen der Gefäße, obliterierte Gefäßprothesen müssen wegen des Infektionsrisikos in toto bis in die Leiste verfolgt und abgesetzt werden (präoperativ Rücksprache mit Gefäßchirurgen).

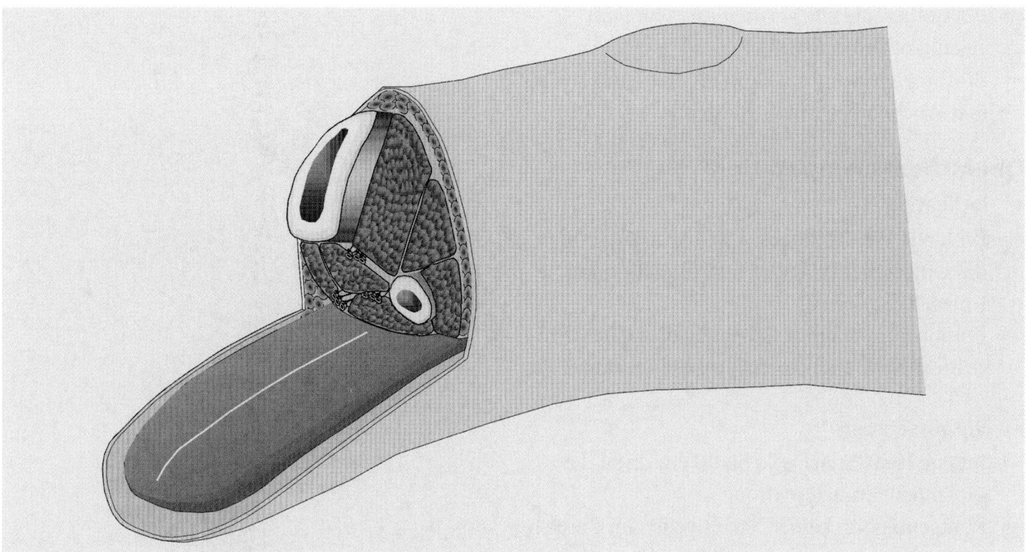

Abb. 4.49 Der M. soleus ist reseziert, die Gefäße ligiert, Nerven gekürzt, der Hinterlappen mit M. gastrocnemius wird nun nach vorne geschwenkt und vernäht

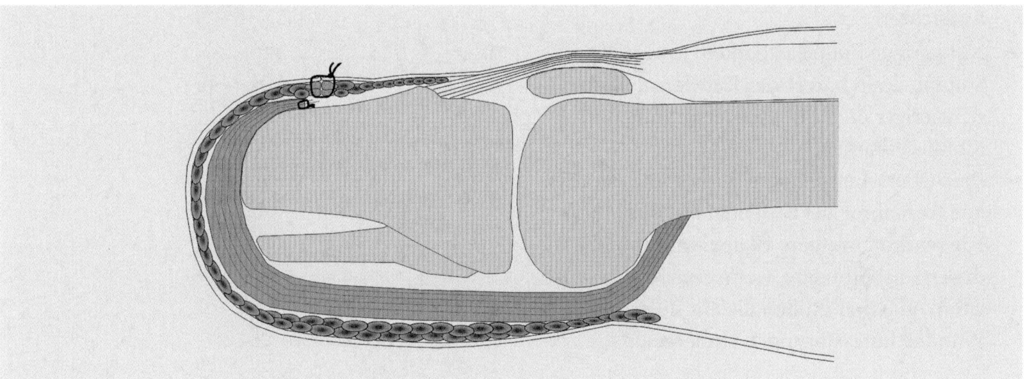

Abb. 4.50 Teilbelastbarer, kurzer Stumpf nach Unterschenkelamputation nach Burgess

- Kürzen von N. tibialis und fibularis communis oberhalb der Kondylen.
- Zuletzt werden die Köpfe des M. gastrocnemius an ihrem Ursprung desinseriert.
- Kürzen der Patellarsehne am distalen Patellapol.

Die Patella rutscht höher und kann hier belassen werden, lediglich bei kritischer Weichteildeckung kann eine Resektion der Patella einen spannungsärmeren Wundverschluss ermöglichen. Falls immer noch keine ausreichende Deckung: transkondyläre Nachresektion.

- Mehrfache Spülung,
- Einlage einer Easyflow-Drainage,
- Adaptierende subkutane Nähte und Donati-Rückstichnähte mit monofiler nichtresorbierbarer Naht.

Nachbehandlung

- Wegen der druckempfinglichen Haut keine Kompressionswickelung.
- Wattepolsterung, Hochlagern, Entlasten/Freilagern der kritischen Stellen (lateraler Kondylus, Patella).

- Physiotherapie zur Vermeidung von Hüftgelenkskontrakturen.
- Prothesenversorgung kann oft erst nach 6–8 Wochen begonnen werden.

Oberschenkelamputation

- **Indikation**
- Fehlende Weichteildeckung für Amputationen des Unterschenkels oder Exartikulation im Kniegelenk.
- Immobile, bettlägrige Patienten, die keine Chance mehr haben, mit einer Prothese zu laufen.

- **Voraussetzung**
- Intakte Haut/Weichteile bis 10 cm distal der geplanten Femurresektion.
- Röntgenolgisch keine Osteomyelitis im Bereich der geplanten Absetzung, falls doch, zusätzlich Sequesterausräumung und ggf. Ketteneinlage intramedullär.

- **Aussichten**
- Nur geringe Endbelastbarkeit, je kürzer der Stumpf, desto kürzer der Hebelarm, desto schwieriger die Prothesenversorgung und Mobilisierbarkeit.
- Eine Oberschenkelamputation sollte die absolute Ausnahme bei Patienten mit diabetischem Fußsyndrom bleiben, ist aber im Einzelfall indiziert, insbesondere, wenn eine Knieexartikulation mit einer großen Gefahr hinsichtlich Wundheilungsstörungen einhergeht.

- **Technik**
- Rückenlage,
- Hautschnitt nach Desinfektion anzeichnen,
- Bildung von gleich großem Vorder- und Hinterlappen (muskuläre Balance; Abb. 4.51).

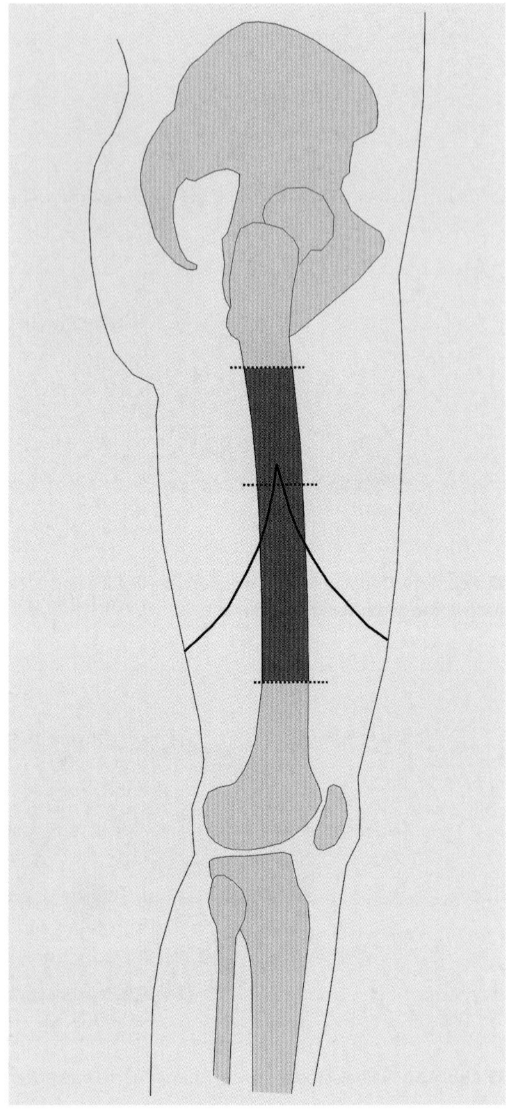

Abb. 4.51 Hautschnitt bei Oberschenkelamputation, Absetzen des Femurs im grauen Bereich möglich, Hautschnitt an geplante Resektionshöhe anpassen

Hautzipfel bilden sich postoperativ kaum zurück und können eine erneute Gefahr hinsichtlich Infektion/Wundheilungsstörung bedingen und die Prothesenversorgung kompromittieren, sie sind somit unbedingt zu vermeiden. Obliterierte Gefäßprothesen stellen ein Infektionsrisiko dar und sollten entfernt werden, präoperativ Rücksprache mit dem Gefäßchirurgen.

- Bildung des Vorderlappens hauptsächlich aus dem M. quadriceps: Mit dem langen Amputationsmesser Durchstich in der Frontalebene von medial vor dem M. vastus medialis, Führen des Messers um das Femur herum und Austreten aus der lateralen Wunde hinter dem M. vastus lateralis. Zügiges, scharfes Durchtrennen der aufgeladenen Weichteile, Versorgung der A. und V. femoralis.

Tab. 4.14 Verschiedene operative Verfahren beim DFS und typische Nachbehandlung

Operationsverfahren	Nachbehandlung
Korrektur von Zehenfehlstellungen	2 Wochen Vorfußentlastungsschuh, nach K-Draht-Entfernung Mobilisation, später elastische Bettungseinlage, Abrollhilfe, Platz im Schuh für den Vorfuß!
Keller-Brandes-Operation bei Hallux valgus	2 Wochen Vorfußentlastungsschuh, nach K-Draht-Entfernung Mobilisation, elastische Bettungseinlage, Abrollhilfe, Platz im Schuh für den Vorfuß!
Basisosteotomie bei Hallux valgus	US-Gipsschiene, ab der 2. Woche Verbandsschuh mit Abrollsohle und Sohlenversteifung, Entlastung für mindestens 6 Wochen postoperativ, danach elastische Bettungseinlage, Abrollhilfe, Platz im Schuh für den Vorfuß!
Chevron-Osteotomie bei Hallux valgus	US-Gipsschiene, ab der 2. Woche Verbandsschuh mit Abrollsohle und Sohlenversteifung, Entlastung für 4 Wochen postoperativ, danach Röntgenkontrolle, Aufbelasten, nach 6 Wochen elastische Bettungseinlage, Abrollhilfe, Platz im Schuh für den Vorfuß!
Abszessspaltung, Débridement	Entlastung bis zur Wundheilung, ggf. »Total Contact Cast«, Vorfußentlastungsschuh je nach Lokalisation, später elastische Bettungseinlage, Abrollhilfe, Platz im Schuh für den Vorfuß!
Selektive Osteotomie	Entlasten bis zur Wundheilung, 2–4 Wochen, später elastische Bettungseinlage, Abrollhilfe, Platz im Schuh für den Vorfuß!
Zehenamputation	Je nach Durchblutung 2–4 Wochen Vorfußentlastungsschuh, bei schlechter Durchblutungssituation keine Prothesenversorgung, Ballenrolle, Sohlenversteifung, Hallux-rigidus-Feder bei Amputation 1. Zehe
Vorfußamputation	4 Wochen Entlastung zur Wundheilung, Kurzprothese nach Bellmann oder Botta, verbreiterter Absatz oder Keilabsatz, Mittelfußrolle proximal des knöchernen Stumpfendes
Rückfußamputation	4 Wochen Entlastung zur Wundheilung, Prothese muss seitlich stabilisieren, daher bis zum proximalen Unterschenkel reichen
Syme-Amputation	6 Wochen Gips zur Zentrierung des plantaren Weichteilpolsters, danach Endbelastbarkeit im inneren Weichwandschaft und äußeren Gießharzschaft, alternativ Rahmenprothese nach Botta, hieran befestigter Prothesenfuß
Unterschenkelamputation nach Burgess	Bandagieren beginnend an der Rückseite des Stumpfes, sodass die Nahtränder zusammengedrückt werden, Interimsprothese zur baldigen Mobilisierung, Vollkontaktschaft nach Botta nach frühesten ca. 4 Wochen, Nachpassen in der Regel erforderlich
Oberschenkelamputation	Bandagieren, intensive KG zur Prophylaxe einer Hüftbeuge- und Abduktionskontraktur, nach 2–4 Wochen Prothesenversorgung, rasche Mobilisierung!
Perkutane Achillessehnentenotomie	Sofortige Mobilisation, ggf. Liegeschale zur Rezidivprophylaxe in Neutralstellung des OSG

- Femurresektion mit der oszillierenden Säge.
- Bei rechtwinklig abgekipptem distalen Femur Durchtrennung der dorsalen Weichteile mit dem Amputationsmesser, Blutstillung, Versorgung von A. und V. profunda femoris.
- Aufsuchen des N. ischiadicus und Kürzen mindestens 5 cm proximal der Femurresektion.
- Eine Ligatur des Nervs ist wegen der stark blutenden Begleitgefäße erforderlich.
- Abrunden der Schnittstelle am Femur.
- Adaptierende Muskelnaht, beim Gefäßpatienten eher ohne Myopexie zur Weichteildeckung des Femurs, Easyflow-Drainage, Hautverschluss spannungsfrei durch kräftige Donati-Rückstichnähte mit monofilem Faden.

- **Nachbehandlung**
  - Hochlagern des Stumpfes zur Ödemprophylaxe, aber …
  - Intensive Physiotherapie zur Kontrakturvermeidung in der Hüfte, Bauchlagerung etc.
  - Frühzeitige Mobilisation mit Interimsprothese.
  - Nach 6 Wochen Prothesenversorgung, wenn der Patient physisch in der Lage ist, damit laufen zu lernen, ansonsten Rehabilitation im Rollstuhl.

4.8.8 Nachbehandlung

Die Nachbehandlung nach den unterschiedlichen operativen Verfahren am diabetischen Fuß wird in ◘ Tab. 4.14 dargestellt. Der Operateur wird jedoch immer nach den Gegebenheiten der individuellen Situation des Patienten einen Nachbehandlungsplan aufstellen. Hierbei berücksichtigt werden müssen weitere Behinderungen des Patienten, die eine sichere Mobilisation erschweren oder unmöglich machen können (z. B. Sehschwäche, Gangunsicherheit bei Polyneuropathie, Amputation der Gegenseite etc.).

4.9 Plastisch-chirurgische Verfahren

J. Kopp, R.E. Horch

Innerhalb der interdisziplinären Therapie des diabetischen Fußsyndroms kommt der plastischen Chirurgie eine entscheidende Bedeutung zu. Nach vorangehender internistischer, optimierter Einstellung des Diabetes, einer peniblen chirurgischen Sanierung akut infektiöser Prozesse oder nekrotischer Areale, einer, falls notwendig, durchgeführten gefäßchirurgischen Revaskularisation sowie einer, an biomechanischen Grundsätzen ausgerichteten Sanierung des Fußskelettes zur Prävention erneuter Läsionen kann eine adäquate Weichteildeckung am Fuß das erneute Auftreten von Läsionen verhindern. Neben lokalen Lappenplastiken kommen u. a. der freie Gewebetransfer und auch innovative Techniken wie die Vakuumversiegelung in Kombination mit klassisch-chirurgischen Methoden zum Einsatz.

4.9.1 Grundlagen und Indikation

Das Haut- und Subkutangewebe der Fußsohle sind einzigartig. Vor allem in den Belastungszonen an der Ferse und über den Metatarsaleköpfen findet sich eine fibroadipöse Platte, deren feste, nichtverschiebliche fasziokutane Verbindung den hohen biomechanischen Belastungen in diesen Arealen gerecht wird. Ein gleichwertiger Ersatz bei Verlust ist unmöglich, die Rekonstruktion daher schwierig. Transplantiertes Gewebe aus anderen Regionen des Körpers nimmt nicht die fußsohlentypischen Eigenschaften an und ist daher mit zunehmender Wiederbelastung der Zone nach Rekonstruktion anfällig für neue Defekte. Der Hauptgrund dafür sind zum einen Areale, in denen das neue Gewebe knöcherne Prominenzen decken muss und zum anderen die Tatsache, dass frei transponierte Gewebe zumeist keine Sensibilität wiedererlangen. Es kommt zu künstlich induzierten trophischen Veränderungen, die in Gewebeuntergängen resultieren.

Zur optimalen chirurgischen Deckung von Defekten der Fußsohle eignet sich daher defektnahes Gewebe, da dieses nicht nur die optimale anatomische Struktur zur Verfügung stellt, sondern auch eine ausreichende Sensibilität nach Deckung gewährleistet.

In fortgeschrittenen Fällen, in denen der zu deckende Defekt zu groß oder die Menge an verbliebenem lokoregionärem Gewebe zu klein ist, muss der freie Gewebetransfer in Betracht gezogen werden.

In Fällen, in denen eine Revaskularisation nicht mehr möglich ist oder das hohe Alter der Patienten oder deren Multimorbidität längere, belastende Eingriffe verbietet, können moderne Verfahren der Wundkonditionierung wie die Vakuumversiegelung in Kombination mit einfachen, nichtbelastenden chirurgischen Deckungsverfahren in Betracht gezogen werden.

4.9.2 Präoperatives Management

Die plastisch-chirurgische Zielsetzung einer möglichst optimalen Deckung schließt auch eine intensive präoperative Vorbereitung des Patienten mit ein. In enger Zusammenarbeit mit den Internisten sollte zunächst eine optimale Einstellung des Diabetes mittels adäquater Insulintherapie erreicht werden, bevor an eine weiterführende chirurgische Therapie gedacht werden kann. Von ebenso fundamentaler Bedeutung ist die exakte Diagnose eines angiopathischen, neuropathischen oder gemischt angiopathisch-neuropathischen Defektes. Dazu gehören neben einer genauen Erhebung des Neurostatus die Durchführung einer Angiographie an der betroffenen Extremität und ggfs. deren Revaskularisation durch einen Gefäßchirurgen. Unabdingbare Voraussetzung für eine erfolgreiche chirurgische Intervention ist auch das radikale Débridement der zu versorgenden Areale, welches auch bei fortgeschrittener Nekrose oder Mumifikation die Amputation von einzelnen oder mehreren Zehen mit einschließt. Nur infektfreie Areale ohne Nekrosen sind optimale Voraussetzung für eine definitive plastisch-chirurgische Deckung.

Eine weitere wichtige Rolle spielt die Sanierung vorliegender Skelettdeformitäten des Fußes, wie sie gerade beim Charcot-Fuß anzutreffen sind. Hier ist v. a. die orthopädische Chirurgie gefordert, deren Hauptziel eine knöcherne Sanierung unter Berücksichtigung biomechanischer Gegebenheiten am Fußskelett sein sollte.

Nur bei strikter Berücksichtigung dieser Vorgehensweise kann mit einem dauerhaften Erfolg bei der plastisch-chirurgischen Sanierung des diabetischen Fußsyndroms gerechnet werden.

4.9.3 Plastisch-chirurgische Techniken der Defektdeckung am Fuß

Aus plastisch-chirurgischer Sicht sollte die Wahl des rekonstruktiven Verfahrens mit größtem Gewinn für den Patienten bei gleichzeitig geringster operativer Belastung verbunden sein.

Dabei dient die rekonstruktive Chirurgie der Wiederherstellung einer annehmbaren Form und Funktion einer verletzten oder geschädigten Region des Körpers auf der einen sowie einer schnellstmöglichen und effektiven Wundheilung nach Hauttransplantation oder Gewebetransfer auf der anderen Seite.

Die mögliche Komplexität rekonstruktiver Techniken wird von Fall zu Fall individuell den spezifischen Ansprüchen angepasst, um einen zuverlässigen Wundverschluss – kombiniert mit der Wiederherstellung der funktionellen Integrität in der schnellstmöglichen Zeit kombiniert mit der kleinstmöglichen resultierenden Morbidität – erreichen zu können. Dabei kommen mit zunehmender technisch-chirurgischer Schwierigkeit zunächst Hauttransplantate, dann lokale Lappenplastiken gefolgt von gestielten Lappen und als Ultima Ratio der freie Gewebetransfer in der Anwendungsplanung in Betracht. Die zu berücksichtigende »Eskalation« im Schwierigkeitsgrad dieser Techniken wird auch als »rekonstruktive Leiter« (◘ Abb. 4.52) bezeichnet, da die steigende Komplexität der Durchführung auch eine zunehmende Expertise vom Operateur verlangt.

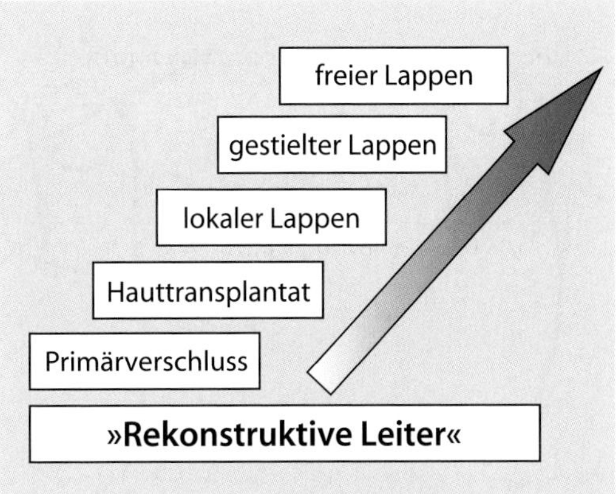

◘ **Abb. 4.52** Die »rekonstruktive Leiter«. Je nach Anforderung des zu deckenden Defektes kommt es zu einer Therapieeskalation: Der Schwierigkeitsgrad und der technische Aufwand der Rekonstruktion nehmen nach oben hin zu

Hauttransplantation

Die Transplantation von Voll- oder Spalthaut eignet sich besonders für solche Areale, in denen keine unterliegende knöcherne Prominenz zu finden ist. In den meisten Fällen reicht eine adäquate Weichteilunterlage aus, um bei entsprechender Pflege des Transplantates auch in druckexponierten Arealen eine ausreichend stabile Deckung zu ermöglichen. Durch die Etablierung der Vakuumtherapie in den vergangenen Jahren ist der Chirurgie ein Werkzeug an die Hand gegeben worden, welches eine optimale Konditionierung von Wunden an diabetischen Füßen erlaubt und die Erfolgsaussichten einer Spalt- oder Vollhauttransplantation deutlich steigert (Kopp et al. 2004a,b).

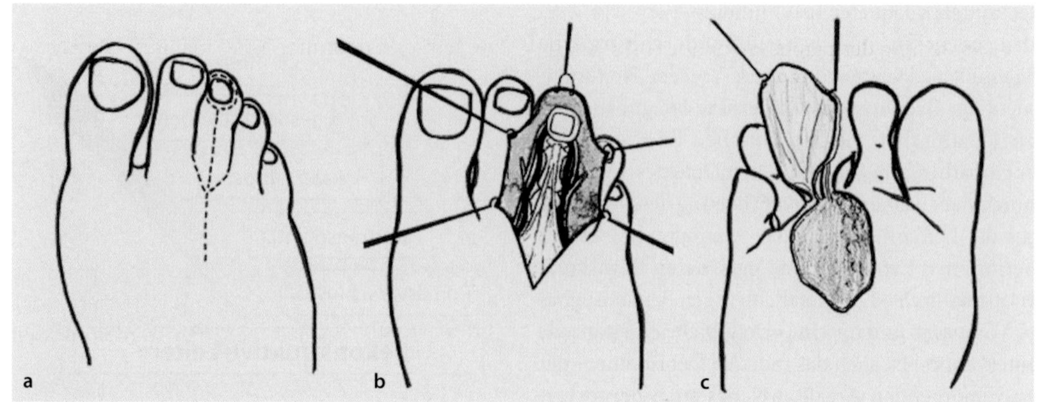

◘ Abb. 4.53a–c Zehenlappen: **a** Dorsale Inzision des Hautweichteilmantels und **b** Dissektion des Gewebes vom Zehenskelett unter Schonung der Gefäßnervenbündel. Resektion des Zehenskelettes mit oder ohne Mitnahme des entsprechenden Metatarsaleköpfchens. Mobilisation der Gefäßnervenbündel und Durchtrennung des Lig. transversum um den Rotationsbogen des Lappens zu vergrößern. **c** Adipokutane Lappenbildung und Einschwenken in den Defekt. (Adaptiert nach Strauch et al. 1990)

Lokale Lappenplastiken

Transpositions- und Rotations-»Random pattern«-Lappen

Als Fußsohlenlappen mit sog. zufälliger, nichtaxialer Blutversorgung eigenen sich Transpositions- und Rotationslappen mit lateraler Basis deren Hebedefekt in der nicht druckbelasteten Zone liegt und daher ohne Probleme mit einem Voll- oder Spalthauttransplantat gegentransplantiert werden kann. Mit diesen Lappen können Defekte bis zu 6×8 cm Größe gedeckt werden. Aufgrund ihrer nichtdefinierten Blutversorgung muss bei diesen Lappen eine Präkonditionierung – also Umschneidung ohne Hebung und Verschiebung – durchgeführt werden, um eine sichere Transposition des Gewebes zu gewährleisten. Es sind also 2 Operationen im Abstand von 2–3 Wochen notwendig (Curtin 1977; Emmett 1976; Eren et al. 2001; Freeman 1968).

Filetierter Zehenlappen

Der neurovaskuläre Weichgewebemantel von Zehen stellt eine gute Quelle zur Deckung von plantaren Defekten über den Metatarsaleköpfen dar (◘ Abb. 4.53). Viele Patienten, die an einem chronisch schmerzhaften Defekt in diesen Arealen leiden, sind oftmals froh, einen Zeh gegen einen schmerzlosen Fuß einzutauschen. Bei dieser Operation wird unter Schonung beider Gefäßnervenbündel das knöcherne Skelett des Zehes unter Mitnahme des Nagelorgans reseziert und der resultierende Weichteillappen in den entsprechenden Defekt eingeschwenkt. Als gestielter neurovaskulärer Insellappen kann sogar die Ferse erreicht werden (Snyder u. Edgerton 1965). Unter Zuhilfenahme dieses Lappens kann eine ausreichende Sensibilität in der Deckungszone erreicht werden (Emmett 1976; Kuntscher et al. 2001).

Medialer Plantarlappen – »Instep-flap«

Die nichtgewichttragende Region der Fußsohle besitzt genügend Oberfläche um das gesamte Fersenareal damit decken zu können (Harrison u. Morgan 1981). Unter Mitnahme der medialen Plantararterie sowie des sie begleitenden N. plantaris medialis können sowohl eine gute Perfusion als auch eine zufriedenstellende Sensibilität nach Transposition erreicht werden (Shanahan u. Gingrass 1979).

▪ Operative Technik

Präoperativ empfiehlt sich die dopplersonographische oder angiographische Darstellung der A. plantaris medialis. Erst bei positivem Nachweis sollte die Planung des Oberflächendesigns erfolgen, welches an die jeweiligen Erfordernisse angepasst wird. Bei der Präparation der Lappenplastik wird distal zunächst nach Durchtrennung des Hautweichteilmantels begonnen sowie die darunter lokalisierte Plantarfaszie und die Digitaläste der Arterie dargestellt. Danach wird die Präparation proximal mit der Darstellung der plantaren kutanen Nervenäste fortgesetzt, welche nach Identifikation von dem N. plantaris medialis unter Lupenbrillensicht separiert werden. Ebenso dargestellt und separiert werden die arteriellen Äste zum M. flexor digitorum profundus. Nach Identifikation dieser Strukturen in ihrem proximalen Verlauf an der Unterseite des M. abductor hallucis, wird dieser an seiner Insertion desinseriert um einen größeren Rotationsbogen zu erlangen. Ist noch größere Mobilität der Lappenplastik erforderlich, können auch die proximalen Anteile der Plantarfaszie sowie der Ursprung des Muskels durchtrennt werden. Nach Möglichkeit sollte auf eine Schonung der V. saphena magna und ihrer Äste geachtet werden. Nach Transposition des Lappens in das zu deckende Areal kann der Hebedefekt mit Spalthaut gegentransplantiert werden.

Lateraler Kalkaneuslappen

Der laterale Kalkaneuslappen, gestielt an der A. calcanea lateralis, ist ein äußerst zuverlässiger Lappen zur sensiblen Deckung der hinteren Ferse (◘ Abb. 4.54). Bei entsprechend ausgedehnter Präparation kann sogar der plantare Anteil der Ferse erreicht werden (Grabb u. Argenta 1981). Neben der bereits erwähnten A. calcanea lateralis wird der untere Anteil der V. saphena und der N. suralis in die Präparation mit eingeschlossen. Gerade bei älteren Patienten mit arterieller Verschlusskrankheit und Diabetes hat sich der laterale Kalkaneuslappen als effektiv und zuverlässig erwiesen.

Plantararterienlappen

Wird eine Deckung der plantaren Fläche des Fußes benötigt, muss ein besonderes Augenmerk auf die Erfordernisse des zu transplantierenden Areals gelegt werden. Aufgrund der besonderen Architektur des Fußsohlenweichgewebes ist die Rotation breit gestielter Lappen besonders schwierig. Die Planung eines Lappens mit arterieller Gefäßachse macht diese Bedenken hinfällig und erlaubt den Transfer großer Mengen an Gewebe. Durch zusätzliche Integration begleitender Nerven kann die Sensibilität in rekonstruierten Arealen aufrechterhalten werden (Reiffel u. McCarthy 1980).

▪ Lappenplanung und -ausdehnung

Die Tatsache, dass über der A. plantaris lateralis sowohl ein antegrader, über die A. tibialis posterior, als auch retrograder Fluss über den Plantarbogen möglich ist, erlaubt die Planung von 2 verschiedenen, axial versorgten myofasziokutanen Lappen (◘ Abb. 4.55).

Proximal gestielter Lappen Wird die A. plantaris lateralis vor dem Plantarbogen ligiert, kann ein proximal gestielter Lappen gehoben werden, dessen Drehpunkt direkt anteromedial des Kalkaneus liegt. Anhand der ausgezeichneten Durchblutung ist die Hebung eines 10 cm langen und 7 cm breiten Gewebe-»compounds« ohne Schwierigkeiten möglich. In der Regel grenzt der posteriore Rand der Lappenplastik direkt an den zu deckenden Defekt, die laterale Grenze sollte dabei außerhalb der Belastungszone liegen. Besondere Aufmerksamkeit sollte darauf gelegt werden, dass der distale Rand nicht in den gewichttragenden Bereich der Metatarsalköpfe gelegt wird.

Distal gestielter Lappen Die Ligatur der A. plantaris lateralis unterhalb der A. tibialis posterior erlaubt die Planung eines distal gestielten, retrograd über den Plantarbogen ernährten Lappens. Bezüglich der Dimensionen sind vergleichbare Ausdehnungen wie beim proximal gestielten Lappen möglich. Es sollte Wert darauf gelegt werden, die mediale und laterale Inzision außerhalb der Belastungszone zu planen. Der Rotationspunkt ist über dem Plantarbogen lokalisiert, gedeckt werden können Defekte der Region über den Metatarsaleköpfen.

▪ Präoperative Vorbereitung

Eine Angiographie oder Doppleruntersuchung sollte unbedingt zur Überprüfung der Durchgängigkeit von A. dorsalis pedis und A. tibialis posterior durchgeführt werden.

Abductor-digiti-minimi-Lappen

Dieser Lappen wird zur Defektdeckung an der Ferse und dem lateralen Sprunggelenk eingesetzt (◘ Abb. 4.56). Der posteriore Muskelbauch ist überraschend voluminös und seine Hebung führt zu keinen nennenswerten funktionellen Einbußen (Ger 1975; Yoshimura et al. 1985).

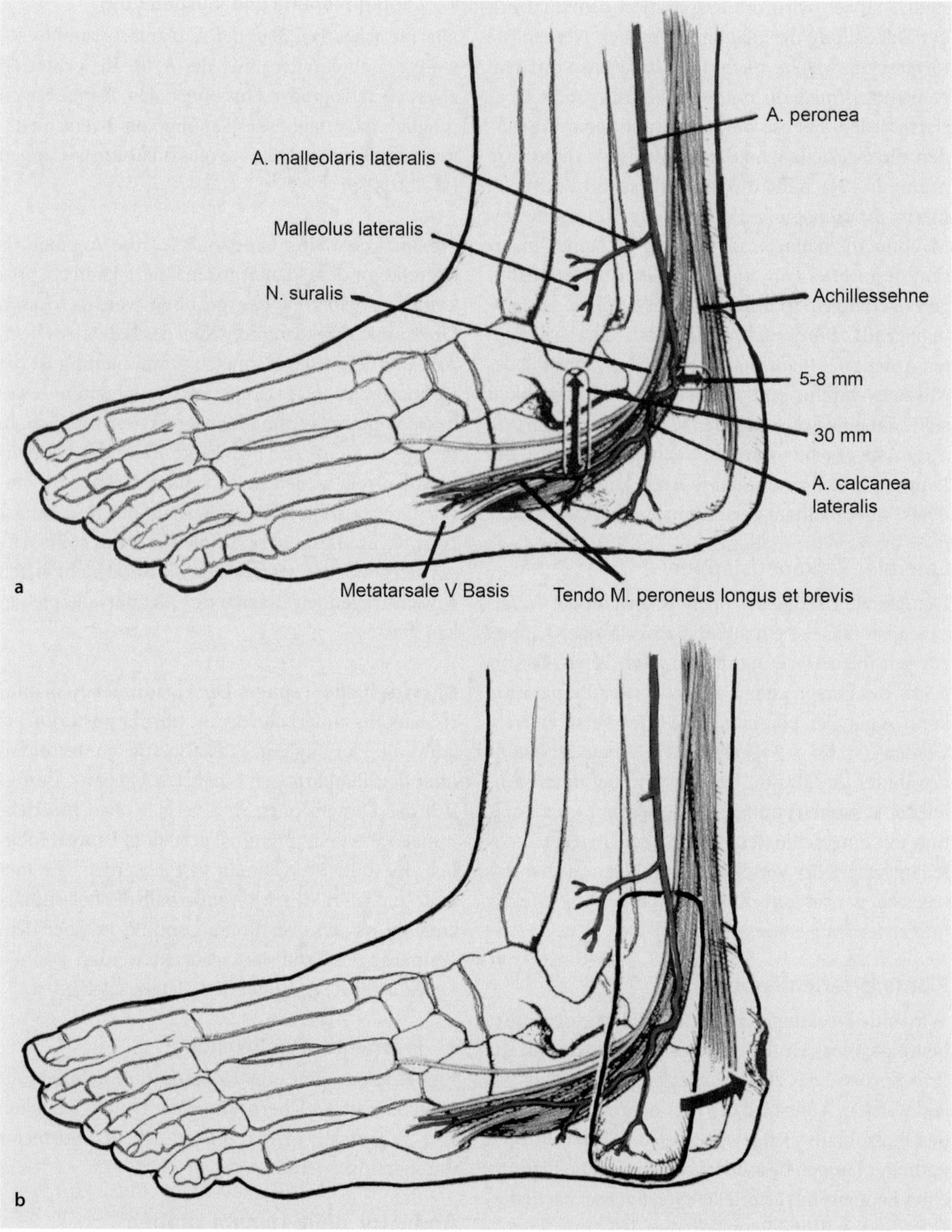

Abb. 4.54a,b Kalkaneuslappen: **a** Anatomie der lateralen Sprunggelenk- und Fußregion. **b** Defektdeckung mit dem lateralen Kalkaneuslappen hier in der »kurzen« axialen Ausführung als Insellappen. Die Lappenpräparation ist direkt über der Arterie platziert. Präoperativ ist der Verlauf mit einem Doppler markiert worden. Die Größe des Lappens ist abhängig von der zu deckenden Defektgröße. Unabdingbare Vorbereitung bei der präoperativen Planung ist der Einsatz der Dopplersonographie zur Bestimmung der Durchgängigkeit der A. calcanea lateralis. Bei Patienten mit ausgeprägter Atherosklerose ist die Erhebung der Flussrichtung über dem Gefäß maßgebend, da ein retrograder Fluss vorliegen kann. Daher ist eine Angiographie ebenfalls anzustreben um sicherzustellen, dass neben der A. calcanea lateralis noch mindestens ein weiteres arterielles Gefäß am Fuß durchgängig ist, um dessen Durchblutung nach der Operation sicherzustellen. (Adaptiert nach Strauch et al. 1990)

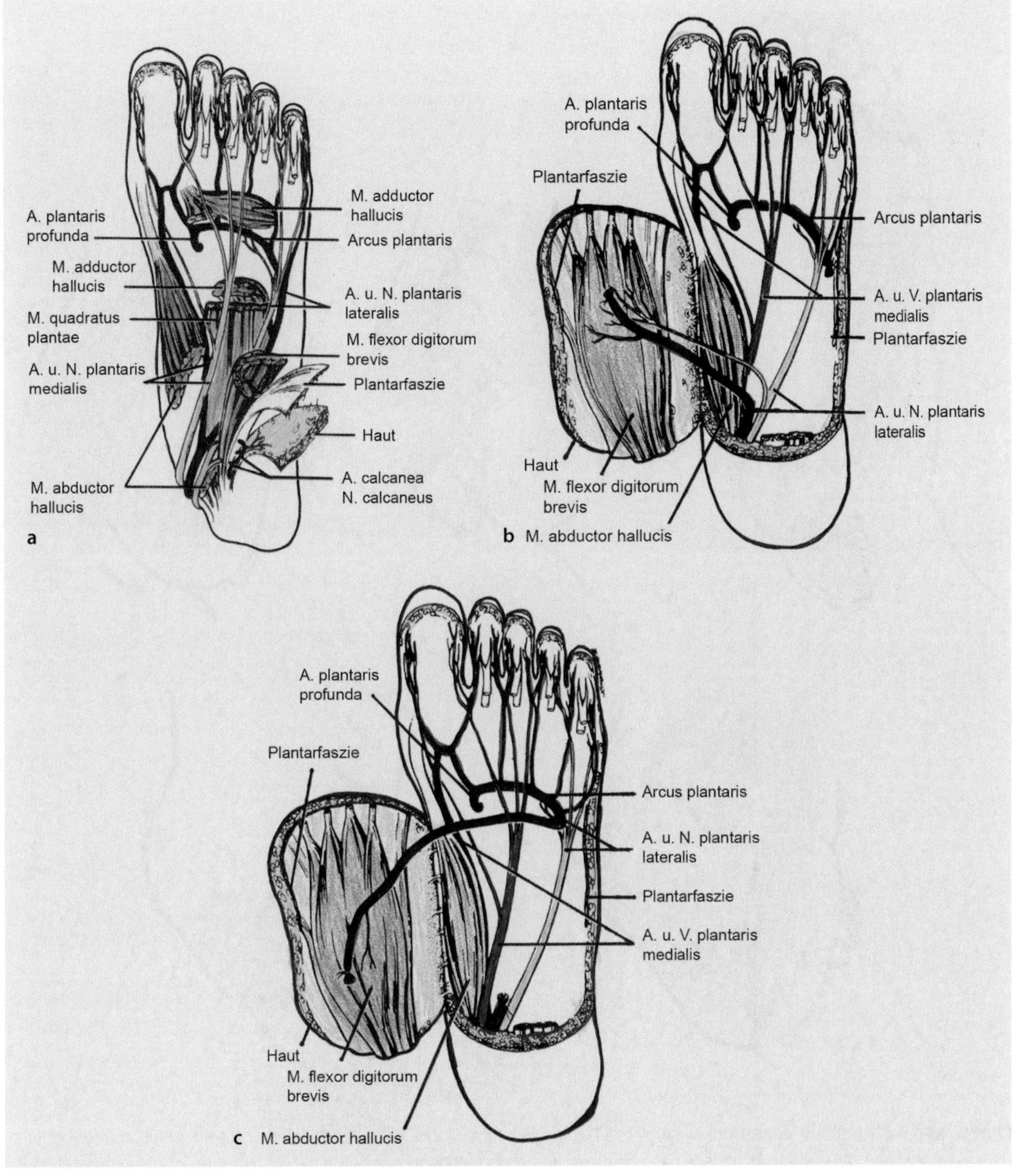

Abb. 4.55a–c Plantararterienlappen: **a** A. und N. plantaris lateralis überqueren die Plantarfläche des Fußes zwischen M. flexor digitorum brevis und der Quadratus-plantae-Muskulatur. Während ihres Verlaufes geben sie perforierende Äste durch die Plantarfaszie an die Haut des zentralen Fußgewölbes ab. Die tiefe Plantararterie verbindet die A. dorsalis pedis mit dem Plantarbogen, welcher ebenfalls einen Hauptzufluss aus der A. plantaris lateralis sowie einen geringeren Zustrom aus der A. plantaris medialis erhält. **b** Darstellung des proximal gestielten Lappens. Die A. plantaris lateralis wird proximal des Plantarbogens ligiert. Die den Lappen versorgenden Äste des N. plantaris lateralis werden vom Hauptstamm freipräpariert und in die Lappenhebung eingeschlossen. Der M. flexor digitorum brevis sowie die anhängende Plantarfaszie werden im Bereich des Lappens disseziert und in den Compound mit eingeschlossen. **c** Darstellung des distal gestielten Lappens. Die A. plantaris lateralis wird direkt anterior zum Kalkaneus ligiert. Der N. plantaris lateralis wird durch die Präparation des Lappens nicht berührt. Wie beim proximal gestielten Lappen werden wiederum der M. flexor digitorum brevis sowie die Plantarfaszie disseziert und mitgehoben. Tiefgehende Dissektionen im Bereich des Plantarbogens sollten allerdings vermieden werden. (Adaptiert nach Strauch et al. 1990)

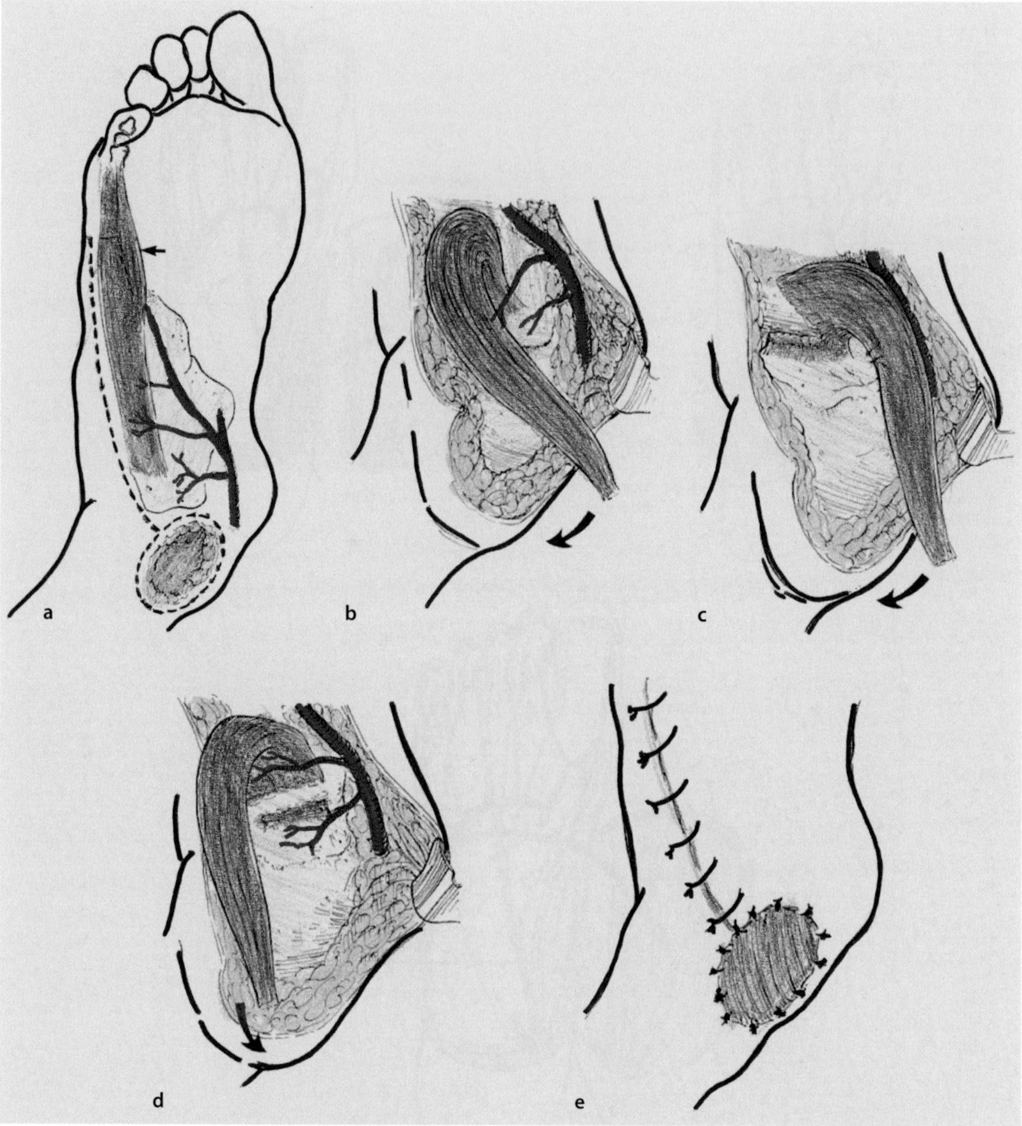

a b c d e

Abb. 4.56a–e Abductor-digiti-minimi-Lappen: **a** Darstellung des M. abductor digiti minimi und seiner Blutversorgung. In der schematischen Darstellung sichtbar ein Fersenulkus, dessen Exzisionsgrenze durch die gestrichelte Linie angedeutet ist. Die angedeutete längliche Inzisionslinie ermöglicht den Zugang zum Muskel. Die Abductor-digiti-minimi-Sehne wird von der begleitenden Flexor-digiti-minimi-brevis-Sehne und deren Muskulatur freipräpariert und nachfolgend distal disseziert. **b** Proximal superiore Rotation des gehobenen Muskels ohne Irritation seines knöchernen Ursprungs. **c, d** Weiterführende Dissektionen unter partieller oder totaler Dissektion des knöchernen Ursprunges können den möglichen Rotationsbogen erheblich erweitern. **e** Abschließende Nahtfixation und Spalthautdeckung zum kompletten Defektverschluss. (Modifiziert nach Strauch et al. 1990)

Abductor-hallucis-brevis-Lappen

Diese Lappenplastik kann zur Deckung von Fersendefekten und Läsionen des medialen Sprunggelenkes und Malleolus medialis genutzt werden. Seine Transposition zur Defektdeckung resultiert in keinen funktionellen Einbußen, da durch die umliegenden Muskelgruppen sein Fehlen kompensiert wird (Shanahan u. Gingrass 1979; Skef et al. 1983).

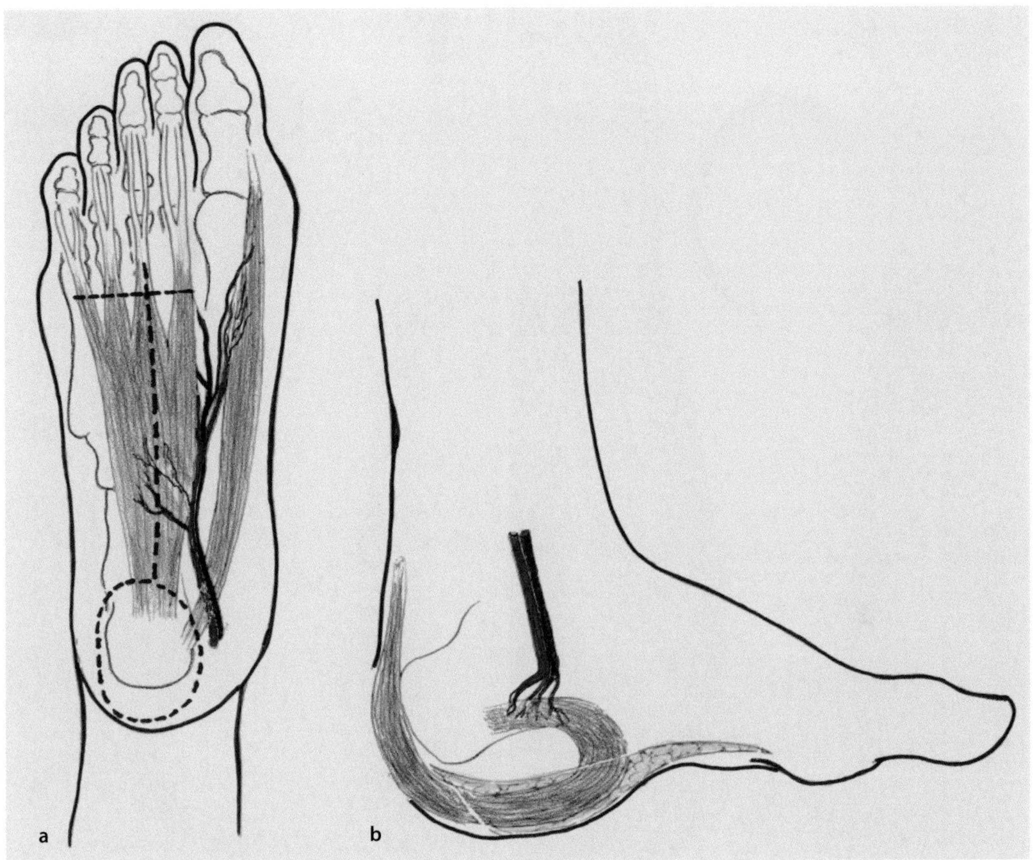

Abb. 4.57a,b Flexor-digitorum-brevis-Lappen: **a** Grafische Darstellung von M. flexor digitorum brevis und M. abductor hallucis mit den zwischen ihnen verlaufenden plantaren Gefäßen. Die *gestrichelte ovale Linie* deutet ein zu deckendes Fersenulkus an, während die *longitudinal verlaufende Linie* die benötigte Schnittführung zur Darstellung des Muskels darstellt. Die *quer verlaufende Linie* demonstriert die Höhe der durchzuführenden Dissektion. **b** Der gehobene Muskelbauch wird über sich selbst umgeschlagen und in den zu deckenden Defekt eingelegt. (Modifiziert nach Strauch et al. 1990)

Flexor-digitorum-brevis-Lappen

Der Flexor-digitorum-brevis-Lappen wird auf Grund seines eingeschränkten Rotationsbogens ausschließlich zur Defektdeckung im Bereich der Ferse eingesetzt (Abb. 4.57; Bostwick 1976; Hartrampf et al. 1980; Vasconez et al. 1974).

Flexor-hallucis-brevis-Lappen

Der Flexor-hallucis-brevis-Lappen ist zur Rekonstruktion von Defekten der anteromedialen Fußsohle (malum perforans) hervorragend geeignet. In Kombination mit einem gehobenen Abductor-digiti-minimi-Lappen können auch ausgedehnte Ulzera über der Ferse gedeckt werden (Ger 1971).

Peronaeus-brevis-Lappen

Diese Lappenplastik eignet sich hervorragend zur Deckung von Defekten im Bereich der Ferse und des medialen Malleolus. Der distal gestielte Muskel ist aufgrund der konstanten Anatomie des versorgenden Perforators sicher und zuverlässig und bietet einen großen Rotationsbogen (Eren et al. 2001).

Suralislappen

Der neurovaskulär gestielte Suralislappen stellt eine sehr zuverlässige Lappenplastik dar, welche auf Grund ihres großen Rotationsbogens und langen Stieles für die Deckung vieler Defekte am Unterschenkel in Frage kommt (Abb. 4.58; Benito-Ruiz

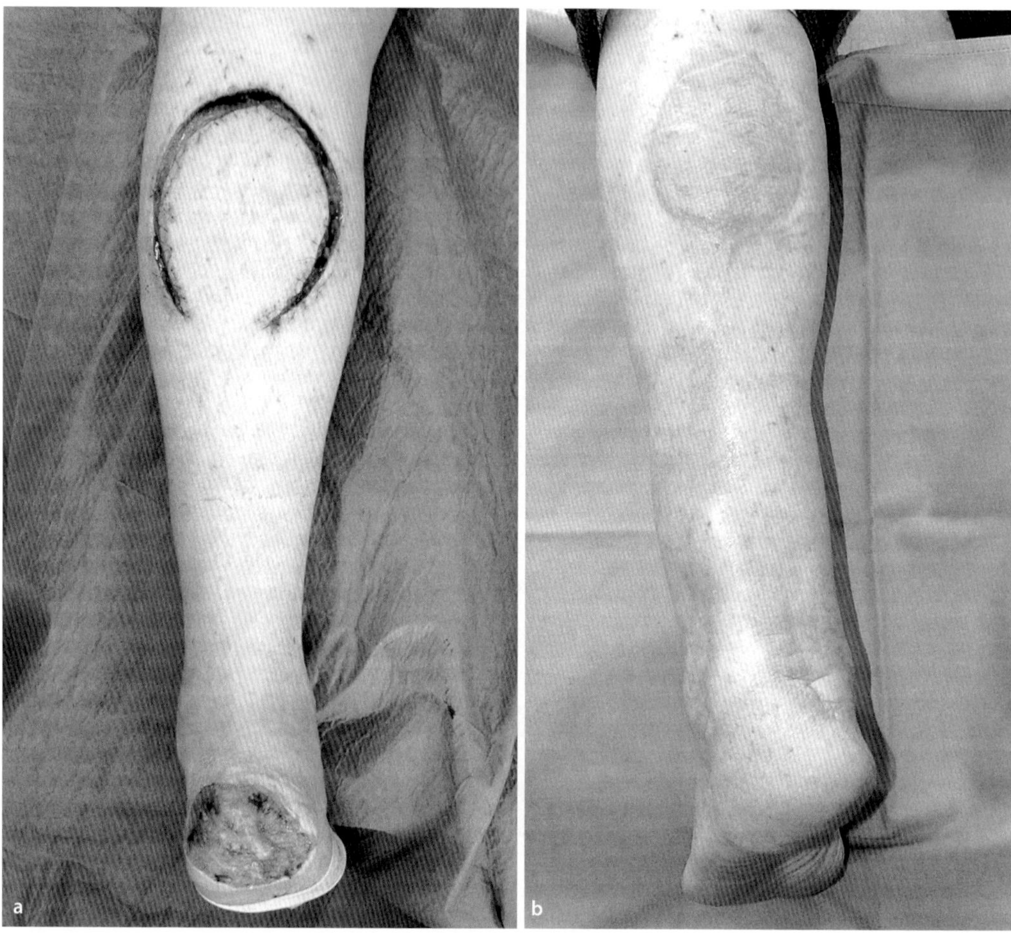

Abb. 4.58a,b Klinisches Anwendungsbeispiel eines großflächigen, in einer zweizeitigen Prozedur für die Deckung eines großen diabetischen Fersenulkus gehobenen Suralislappens bei einem 76-jährigen Diabetiker. **a** Erneutes Heben des präkonditionierten Lappens 2 Wochen nach der ersten Operation. **b** Zustand 8 Monate nach der zweiten Operation. Es finden sich stabil abgeheilte, voll belastbare Defektverhältnisse. Der Hebedefekt nach Spalthautgegentransplantation zeigt ebenfalls ein kosmetisch akzeptables Ergebnis

et al. 2004). Durch zusätzliche Präkonditionierung bei zweizeitigem Vorgehen, können sehr große Lappen gehoben und für großflächige Defekte der Ferse, beider Malleoli oder auch der Fußsohle benutzt werden (Ayyappan u. Chadha 2002).

Mikrochirurgisch transponierte (»freie«) Lappenplastiken

Indikation

Der freie mikrochirurgische Gewebetransfer ist die Methode der Wahl, wenn infizierte diabetische Fußulzera gedeckt werden müssen, in denen das lokale Gewebe ischämisch ist oder lokale Lappenplastiken wegen der Defektgröße nicht möglich sind. Statistisch ist die Lappenmorbidität beim Diabetiker mit der des Nichtdiabetikers vergleichbar (Musharrafieh et al. 2003).

Kutane freie Lappen

- **Leistenlappen**

Der Leistenlappen war der erste freie mikrochirurgische Lappen, um einen Defekt über dem Kalkaneus zu decken. Seine *Vorteile* liegen unter anderem in seiner möglichen Ausdehnung. Im Bereich der Crista iliaca können Lappen bis zu 30×15 cm bei direktem Verschluss des Hebedefektes gehoben

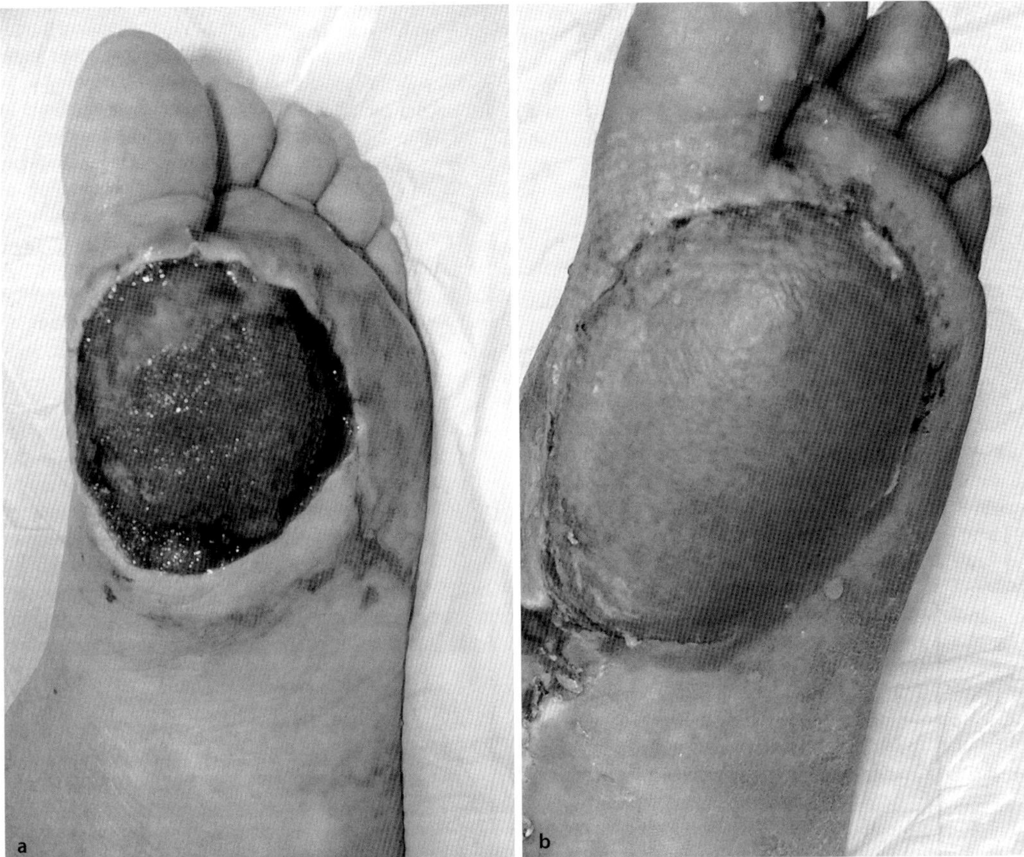

Abb. 4.59a,b Freier Radialislappen: **a** 42-jährige Patientin mit großen diabetischem Ulkus (8 · 8 cm) über den Metatarsophalangealgelenken I–III. Hier Zustand nach Konditionierung der Wunde mit einer Vakuumversiegelung. **b** Nach Deckung mit einem freien Radialislappen ist der Defekt stabil verschlossen

werden. Seine *Nachteile* liegen zum einen in der schwierigen Präparation bei übergewichtigen Patienten sowie im kleinen Durchmesser der Stielgefäße A. und V. circumflexa iliaca superficialis.

Skapularlappen

Der Lappen wird über der Fossa infraspinata der Skapula gehoben. Seine *Vorteile* liegen in einer leichten Hebung, einem langen Gefäßstiel, großem Durchmesser der Stielgefäße (A. und V. circumflexa scapulae), dem direkt möglichen Verschluss der Entnahmestelle sowie der fakultativen Einbindung des Lappens in einen sog. »Compound-Flap«, einer Lappenplastik die sich aus mehreren Lappen aus der gleichen Region zusammensetzt. Seine Nachteile liegen v. a. in seiner Dicke.

Paraskapularlappen

Der Paraskapularlappen wird in der gleichen Region wie der Skapularlappen gehoben und wird durch die gleichen Vor- und Nachteile charakterisiert. Sein Stielgefäß ist ein absteigender Ast der A. circumflexa scapulae.

Fasziokutane Lappen

Radialislappen

Der am häufigsten und vielseitigste eingesetzte freie Lappen am Fuß ist der Radialislappen mit der A. radialis als versorgender Gefäßachse (Abb. 4.59). Von *Vorteil* sind die einfache Präparation und Hebung, der lange Stiel mit großem Gefäßdurchmesser, die Möglichkeit einer Reinervation durch Mitnahme der sensiblen, kutan verlaufenden, Nn. antebrachii und die Möglichkeit, den Lappen mit einem knöcherne Span vom Radius als osteokutanen Lappen zu heben. *Nachteilig* ist der je nach zu deckendem Defekt sehr groß ausfallende Hebedefekt, der dann nicht mehr geschlossen werden kann und mit Spalthaut gegentransplantiert werden muss, was eine gewisse Morbidität beinhaltet.

▪ Lateraler Oberarmlappen

Ein sehr dünner und schmaler Lappen welcher über dem anteriorlateralen Areal des distalen Drittels des Armes an septokutanen Ästen der A. brachialis profunda gehoben wird. Er ist einfach zu heben und gut zu reinnervieren. Nachteilig sind seine kleinen Ausmaße bei erwünschtem direktem Verschluss der Entnahmestelle sowie das kleine Kaliber der Stielgefäße.

▪ Dorsalis-pedis-Lappen

Die zuerst als lokaler Lappen beschriebene Plastik kann auch als freier Lappen gehoben und mikrochirurgisch transponiert werden. Jedoch lassen seine kleinen Ausmaße sowie die Tatsache, dass der Gefäßstiel eine der Gefäßachsen des Fußes beinhaltet, ihn nur zu einem Lappen zweiter Wahl werden.

Muskellappen

▪ Latissimus-dorsi-Lappen

Gemeinsam mit dem Radialislappen ist der Latissimus-dorsi-Lappen der am häufigsten frei mikrochirurgisch transponierte Lappen zur Defektdeckung beim Diabetiker (Walgenbach et al. 1999; Walgenbach et al. 2001; ◘ Abb. 4.60). Er kann entweder als reiner Muskel oder als myokutaner Lappen gehoben werden. Von *Vorteil* sind seine großen Ausmaße, die einfache Dissektion, der lange Gefäßstiel (A. und V. thoracodorsalis) sowie deren großer Durchmesser. Die hauptsächlichen *Nachteile* liegen in der Dicke des Lappens, die innerhalb von etwa 6 Monaten abnimmt und dem Verlust eines wichtigen Muskels.

▪ Gracilislappen

Dieser nur sehr selten in der Fußrekonstruktion eingesetzte Lappen bietet den *Vorteil* einer einfachen Hebung sowie eines großen Gefäßdurchmessers bei gleichzeitig langem Gefäßstiel. Er wird entweder als Muskel oder als myokutaner Lappen mit sehr kleiner

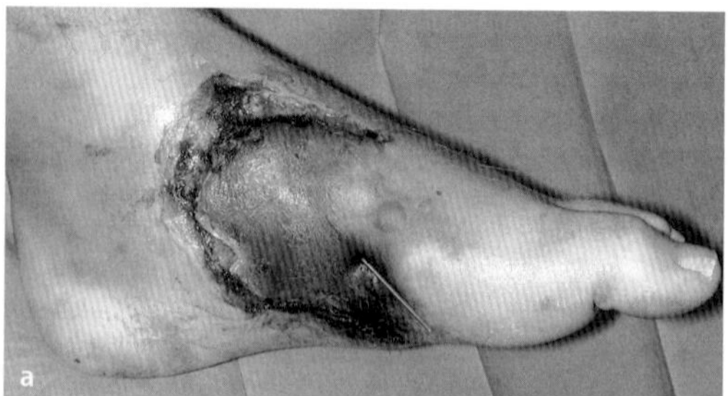

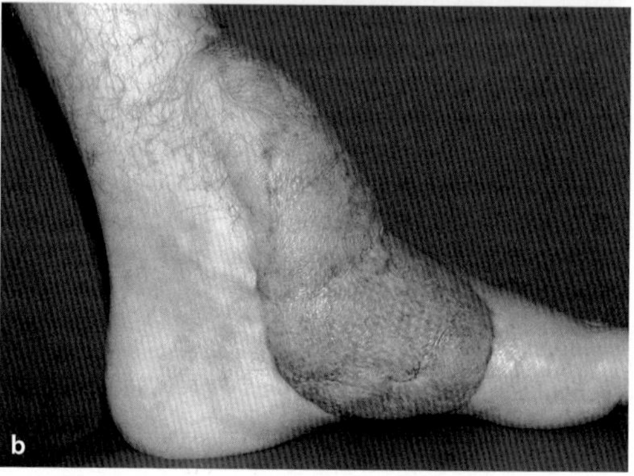

◘ **Abb. 4.60a,b** Freier M.-latissimus-dorsi-Lappen: **a** 37-jähriger Patient mit diabetischer Gangrän nach Anpralltrauma der medialen Fußgewölbes. **b** 2 Monate nach Defektdeckung mit einem freien M.-latissimus-dorsi-Lappen und konsekutiver Spalthautdeckung des Muskels. Stabiles, gut belastbares Resultat

Hautinsel über der Medialseite des Oberschenkels an der A. circumflexa femoris medialis gestielt gehoben. Der Entnahmedefekt kann ohne funktionelle Einbußen direkt verschlossen werden.

▪ Serratus-anterior-Lappen

Der sehr langstielige Lappen (A. und V. thoracodorsalis) wird an der lateralen Seite des Thorax gehoben und bietet den *Vorteil*, dass kein signifikant wichtiger Muskel wie z. B. der M. latissimus dorsi geopfert werden muss. Er lässt sich gut mit anderen Muskeln der Umgebung als »Compound« heben, ferner ist der Hebedefekt ohne Morbidität direkt verschließbar. Es muss jedoch hervorgehoben werden, dass die Dissektion sehr schwierig ist und nur dem Erfahrenen vorbehalten bleiben sollte.

▪ Rectus-abdominis-Lappen

Dieser an der A. und V. epigastrica inferior gestielte Lappen bietet neben dem *Vorteil* einer einfachen Präparation einen großkalibrigen, langen Gefäßstiel bei gleichzeitig großer Muskelmasse, die sich hervorragend zum Verschluss ausgedehnter Defekte des Fußes eignet (Walgenbach et al. 1999). Der Hebedefekt lässt sich ohne Probleme verschließen, jedoch muss die Gefahr einer Herniation als Folge einer möglichen Schwächung der Rektusscheide hervorgehoben werden.

Osteokutane Lappen

▪ Frei transponierte Crista iliaca

Der bereits vorangehend beschriebene Leistenlappen kann auch unter Mitnahme der Crista iliaca gehoben werden. Beim diabetischen Fußsyndrom eignet er sich hervorragend zum Ersatz eines aufgebrauchten Kalkaneus. Er kann mit 2 Gefäßstielen (A. und V. circumflexa iliaca profunda für den Knochen; A. und V. circumflexa iliaca superficialis für die Hautinsel) gehoben werden, setzt aber große Erfahrung wegen der diffizilen Dissektion zwingend voraus. Der Hebedefekt lässt sich in der Regel ohne Probleme verschließen, die Patienten müssen jedoch vor dem Eingriff darauf aufgeklärt werden, dass die postoperative Phase sehr schmerzhaft sein kann.

▪ Freie Fibula

Der lange und sehr stabile Knochen der Fibula kann, gestielt an der A. und V. peronea, auf langer Strecke gehoben werden, ohne dass es zu wesentlichen funktionellen Einbußen für den Patienten kommt. In der Chirurgie des diabetischen Fußes eignet er sich v. a. zum Ersatz geschädigter Metatarsalknochen. Wird er als osteokutaner Lappen gehoben, kann die Dissektion schwierig sein. Bei größeren erforderlichen Weichteilvolumina kann auch der M. soleus in die Präparation mit eingeschlossen werden.

Literatur

Zu Kap. 4.1 und 4.2

Ambrosch A, Haefner S, Jude E, Lobmann R (2011) Diabetic foot infections: microbiological aspects, current and future antibiotic therapy focusing on methicillin-resistant Staphylococcus aureus (MRSA). Intern Wound J 8: 567–77

Apelqvist J, Bakker K, Van Houtum WH, Schaper NC (2008) Practical guidelines on the management and prevention of the diabetic foot: based upon the International Consensus on the Diabetic Foot (2007) Prepared by the International Working Group on the Diabetic Foot Diabetes Metab Res Rev 24 (Suppl 1):S181–7

Apelqvist J (2012) Diagnostics and treatment of the diabetic foot. Endocrine 41: 384–397

Beer HD, Longaker MT, Werner S (1997) Reduced expression of PDGF and PDGF receptors during impaired wound healing. J Invest Dermatol 109: 132–138

Brem H, Sheehan P, Boulton AJ (2004) Protocol for treatment of diabetic foot ulcers. Am J Surg 187: 1S–10S

Buchberger B, Follmann M, Freyer D, Huppertz H, Ehm A, Wasem J (2011) The evidence for the use of growth factors and active skin substitutes for the treatment of non-infected diabetic foot ulcers (DFU): a health technology assessment (HTA). Exp Clin Endocrinol Diabetes 119: 472–9

Bus SA (2012) Priorities in offloading the diabetic foot. Diabetes Metab Res Rev 28 (Suppl): 1: 54–9

Chin GS, Thigpin TG, Perrin KJ, Moldawer LL, Schultz GS (2003) Treatment of chronic ulcers in diabetic patients with a topical metalloproteinase inhibitor, Doxycycline. Wounds 15: 315–323

Clemens MW, Attinger CE (2008) Biological basis of diabetic foot wounds. Surg Technol Int 17: 89–95

Cullen B, Smith R, McCulloch E, Silcock D, Morrison L (2002) Mechanism of action of PROMOGRAN, a protease modulating matrix, for the treatment of diabetic foot ulcers. Wound Repair Regen 10: 16–25

Cunha BA (2000) Antibiotic selection for diabetic foot infections: a review. J Foot Ankle Surg 39: 253–257

Curran MP, Plosker GL (2002) Bilayered bioengineered skin substitute (Apligraf): a review of its use in the treatment of venous leg ulcers and diabetic foot ulcers. Bio Drugs 16: 439–455

Davidson JM, Broadley KN, Quaglino D (1997) Reversal of the wound healing deficit in diabetic rats by recombined basic fibroblast growth factor and transforming growth factor-b1 therapy. Wound.Repair Regen 5: 77

Frykberg R (1998) Diabetic foot ulcers: current concepts. J Foot Ankle Surg 37: 440–446

Futrega K, King M, Lott WB, Doran MR (2014) Treating the whole not the hole: necessary coupling of technologies for diabetic foot ulcer treatment. Trends Mol Med. 20: 137–42

Game FL (2013) Osteomyelitis in the diabetic foot: diagnosis and management. Med Clin North Am. 97: 947–56

Hogge J, Krasner D, Nguyen H, Harkless LB, Armstrong DG (2000) The potential benefits of advanced therapeutic modalities in the treatment of diabetic foot wounds. J Am Podiatr Med Assoc 90: 57–65

Knighton DR, Ciresi K, Fiegel VD, Austin LL, Butler E (1986) Classification and treatment of chronic, non-healing wounds: successful treatment with autologous platelet-derived wound healing factors (PDWHF). Ann Surg 204: 322–330

Lamparter S, Slight SH, Weber KT (2002) Doxycycline and tissue repair in rats. J Lab Clin Med 139: 295–302

Lateef H, Stevens MJ, Varani J (2004) All-trans-retinoic acid suppresses matrix metalloproteases activity and increases collagensynthesis in diabetic human skin in organ culture. Am J Pathol 165: 167–174

Lipsky BA (2004) A report from the international consensus on diagnosing and treating the infected diabetic foot. Diabetes Metab Res Rev 20 (Suppl 1): S68–S77

Lobmann R (1999) Konservative Therapie des diabetischen Fußes aus internistischer Sicht. Diab & Stoffw 8 (Suppl. 5): 9–11

Lobmann R, Pittasch D, Muhlen I, Lehnert H (2003) Autologous human keratinocytes cultured on membranes composed of benzyl ester of hyaluronic acid for grafting in nonhealing diabetic foot lesions: a pilot study. Diabetes Complications 17: 199–204

Lobmann R, Achwerdov O, Brunk-Loch S, Engels G, Trocha A, Groene C, Kersken J for the quality management representatives of the working group diabetic foot of the German Diabetes Society (2014) The diabetic foot in Germany 2005–2012: Analysis of quality in specialized diabetic foot care centers. Wound Medicine 4: 27–29

Moustafa M, Simpson C, Glover M et al. (2004) A new autologous keratinocyte dressing treatment for non-healing diabetic neuropathic foot ulcers. Diabet Med 21: 786–789

Peters EJ, Lipsky BA (2013) Diagnosis and management of infection in the diabetic foot. Med Clin North Am 97: 911–46

Plummer ES, Albert SG (2008) Diabetic foot management in the elderly. Clin Geriatr Med 24:551–67

Puolakkainen PA, Twardzik DR, Ranchalis JE, Pankey SC, Reed MJ, Gombotz WR (1995) The enhancement in wound healing by transforming growth factor-beta 1 (TGF-beta 1) depends on the topical delivery system. J Surg Res 58: 321–329

Robson MC, Phillips LG, Thomason A, Robson LE, Pierce GF (1992) Platelet-derived growth factor BB for the treatment of chronic ulcers. Lancet 339:23–25

Robbins JM (2003) Treatment of onychomycosis in the diabetic patient population. J Diabetes Complications 17: 98–104

Schaper NC, Apelqvist J, Bakker K (2003) The international consensus and practical guidelines on the management and prevention of the diabetic foot. Curr Diab Rep 3: 475–479

Schultz GS, Sibbald RG, Falanga V et al. (2003) Wound bed preparation: a systematic approach to wound management. Wound Repair Regen 11: S1–S28

Shanahan DR (2013) The Explorer study: the first double-blind RCT to assess the efficacy of TLC-NOSF on DFUs. J Wound Care 22(2):78–82

Smiell J, Wieman TJ, Steed DL et al. (1999) Efficacy and safety of becaplermin (recombinant human platelet-derived growth factor-BB) in patients with non-healing, lower extremity diabetic ulcers: a combined analysis of four randomized studies. Wound Repair Regen 7: 335–346

Stark GB, Kaiser HW, Horch R, Kopp J, Spilker G (1995) Cultured autologous keratinocytes suspended in fibrin glue (KFGS) with allogenic overgraft for definitive burn wound coverage. Europ J Plast Surg 18: 267–271

Steed DL, Donohoe D, Webster MW, Lindsley L (1996) Effect of extensive debridement and treatment on the healing of diabetic foot ulcers. Diabetic Ulcer Study Group. J Am Coll Surg 183: 61–64

Varani J, Perone P, Merfert MG et al. (2002) All-trans retinoic acid improves structure and function of diabetic rat skin in organ culture. Diabetes 51: 3510–3516

Veves A, Sheehan P, Pham HT (2002) A randomized, controlled trial of promogran (a collagen/oxidized regenerated cellulose dressing) vs standard treatment in the management of diabetic foot ulcers. Arch Surg 137: 822–827

Wozniak G, Noll T, Dapper F, Piper HM, Hehrlein FW (1998) The fibrin-stabilizing factor as a topical means for leg ulcer healing: biochemical and experimental properties and clinical results. Intern J Angiol 7: 109–114

Zu Kap. 4.3

Abatangelo G, Brun P, Cortivo R (1994) Hyaluronan (Hyaluronic Acid): An overview. In: Williams DF (ed) Novel biomaterials based on hyaluronic acid and its derivatives, 10.09.1994. Pisa (Proceedings of a Workshop held at the Annual Meeting of the European Society for Biomaterials), S. 8–18

Ambrosch A, Lehnert H, Lobmann R (2003) Mikrobiologische Aspekte und rationelle antibiotische Therapie des diabetischen Fußsyndroms. Medizinische Klinik 98 (5): 259–265

Anonymus (2003) Chronisch stagnierende Wunden: Aus der Flaute - volle Fahrt in Richtung Heilungserfolg. Zeitschrift für Wundheilung 8: 148–152

Arenberger P, Engels P, Arenbergerova M, Gkalpakiotis S, Martínez FJGL, Anaya AV, Fernande, LJ (2011) Clinical results of the application of a hemoglobin spray to promote healing of chronic wounds. GMS Krankenhaushygiene Interdisziplinär 6 (1): 1–9

Barnikol WKR, Pötzschke H (2011) Complete healing of chronic wounds of a lower leg with haemoglobin spray and regeneration of an accompanying severe dermatoliposclerosis with intermittent normobaric oxygen inhalation (INBOI): a case report. German medical science: GMS e-journal 9

Below H, Brauer VFH, Kramer A (2007) Iodresorption bei antiseptischer Anwendung von Iodophoren und Schlussfolgerungen zur Risikobewertung. GMS Krankenhaushygiene Interdisziplinär 2 (2): 1–11

Benedetti L, Bellini D, Renier D, O'Regan M (1994) Chemical modification of hyaluronan. In: Williams DF (ed): Novel biomaterials based on hyaluronic acid and its derivatives, 10.09.1994. Pisa (Proceedings of a Workshop held at the Annual Meeting of the European Society for Biomaterials), S. 20–29

Bonn D (2000) Maggot therapy: an alternative for wound infection. The Lancet 356 (9236): 1174

Bradley M, Cullum N, Sheldon T (1999) The debridement of chronic wounds: a systematic review. Health Technol Assess 3 (17 Pt 1): iii-iv, 1–78

Briggs M, Torra i. Bou JE (2002) Schmerzen beim Wundverbandwechsel: Ein Behandlungsleitfaden. Positionsdokument EWMA. London

Chen WY, Abatangelo G (1999) Functions of hyaluronan in wound repair. Wound Repair Regen 7 (2): 79–89

Cochrane CA, Walker M, Bowler PG (2004) Effect of a silver-containing Hydrofiber dressing on matrix metalloproteinase and elastase activity. 17th Annual Symposium on Advanced Wound Care & 14th Medical Research Forum on Wound Repair. Abstract Review. Ostomy/Wound Management 50: 85

Cullen B, Smith R, McCulloch E, Silcock D, Morrison L (2002) Mechanism of action of PROMOGRAN, a protease modulating matrix, for the treatment of diabetic foot ulcers. Wound Repair Regen 10 (1): 16–25

Davis P, Wood L, Wood Z, Eaton A, Wilkins J (2009) Clinical experience with a glucose oxidase-containing dressing on recalcitrant wounds. J Wound Care 18 (3): 114, 116–121

Dissemond J, Gerber V, Kramer A, Riepe G, Strohal R, Vasel-Biergans A, Eberlein T (2009) Praxisorientierte Expertenempfehlung zur Behandlung kritisch kolonisierter und lokal infizierter Wunden mit Polihexanid. GMS Krankenhaushygiene Interdisziplinär 4 (2)

Edwards R, Harding KG (2004) Bacteria and wound healing. Curr Opin Infect Dis 17 (2): 91–96

Eisenbeiß W (2007) Stellenwert und Vorgehensweise des chirurgischen Debridements. GMS Krankenhaushygiene Interdisziplinär 2 (2): 1–3

Enoch S, Harding K (2003) Wound Bed Preparation: The Science Behind the Removal of Barriers to Healing [Part 1]. Wounds 15 (7): 213–229

Fleischmann W, Russ M, Westhauser A, Stampehl M (1998) Die Vakuumversiegelung als Trägersystem für eine gezielte lokale Medikamentenapplikation bei Wundinfektionen. Der Unfallchirurg 101 (8): 649–654

Fleischmann W, Grassberger M (2002) Erfolgreiche Wundheilung durch Maden-Therapie. Biochirurgie: die wieder entdeckte Behandlungsmethode bei diabetischem Fuss und anderen schlecht heilenden Wunden. Trias, Stuttgart

Gottrup F (2002) Wound debridement. In: Wound Healing Institute (ed) The Oxford European wound healing course handbook. Positif, Oxford, pp 116–120

Gregory SJ, Cullen B (2002) A comparison of Promogran (Orc/Collagen) and other polymers to modify the chronic wound environment. Posterabstract 11. Zeitschrift für Wundheilung 7: 116–117

Hallern B v, Lang F (2010) Hat sich Cutisorb Sorbact als bakterieller Verband in der Praxis bewährt? Medizin & Praxis 50–54

Hirsch T, Koerber A, Jacobsen F et al. (2010) Evaluation of Toxic Side Effects of Clinically Used Skin Antiseptics In Vitro. Journal of Surgical Research 164 (2): 344–350

Hoppe H-D (2012) Bakterielle Biofilme. Teil 1: Vorkommen, Entstehung und Mechanismen. WundManagement 6 (5): 198–200

Hoppe H-D, Gerber V (2010) Beläge auf chronischen Wunden - Fibrin, Nekrosen, Biofilm. Medizin & Praxis, S. 28–32

Hoppe H-D, Lobmann R (2008) Hyaluronsäure – Ihre Bedeutung für die Wundheilung. Medizin & Praxis, S. 77–82

Kramer A (2008) Wundantiseptik. Die infizierte Problemwunde. Deutsche Gesellschaft für Krankenhaushygiene (DGKH). Berlin, 21.04.2008

Kramer A, Daeschlein G, Kammerlander G, et al. (2004) Konsensusempfehlung Wundantiseptik. Zeitschrift für Wundheilung 9: 110–120

Kramer A, Zastrow K-D (2008) Wundantiseptik. Hygiene-Tipp der DGKH. Deutsche Gesellschaft für Krankenhaushygiene (DGKH). Online verfügbar unter http://www.dgkh.de/informationen/hygiene-tipp/hygienetipp2008/174, zuletzt geprüft am 23.01.2013

Kranke P, Bennett MH, Martyn-St James M et al. (2012) Hyperbaric oxygen therapy for chronic wounds. The Cochrane Library (CD004123)

Kröger K, Dissemond J, Storck M, Risse A, Engels P (2012) Chronische Wunden: Die Hypoxie verhindert die Heilung. WundManagement 6 (5): 212–217

Lafferty B, Wood L, Davis P (2011) Improved care and reduced costs with advanced wound dressings. Wounds 7 (14-23)

Ljungh A, Wadström T (2010) Wirkstofffreie, antibakteriell wirkende Wundauflagen – eine Alternative zur Sanierung infizierter Wunden? Medizin & Praxis, S. 47–49

Lobmann R (1999) Konservative Therapie des diabetischen Fußes aus internistischer Sicht. Diabetes und Stoffwechsel 8: 9–11

Lobmann R, Schultz G, Lehnert H (2003) Molekulare Grundlagen der Wundheilung bei diabetischem Fußsyndrom. Med Klin 98: 292–301

Löndahl M, Katzman P, Nilsson A, Hammarlund C (2010) Hyperbaric Oxygen Therapy Facilitates Healing of Chronic Foot Ulcers in Patients With Diabetes. Diabetes Care 33 (5): 998–1003

Mast BA, Schultz GS (1996) Interactions of cytokines, growth factors, and proteases in acute and chronic wounds. Wound Repair Regen 4 (4): 411–420

Moch D, Fleischmann W, Russ M (1999) Das BMW-Konzept beim diabetischen Fuß. Zentralblatt für Chirurgie 124 (Suppl 1): 69–72

Müller G, Winkle, Y, Kramer A (2003) Antibacterial activity and endotoxin-binding capacity of Actisorb Silver 220. J Hosp Infect 53 (3): 211–214

Phillips PL, Wolcott RD, Fletcher J, Schultz GS (2010) Biofilme. Einfach erklärt. Wounds International 3 (1): 1–6. Online verfügbar unter http://www.woundsinternational.com/pdf/content_9607.pdf, zuletzt geprüft am 23.01.2013

Piaggesi A, Schipani E, Campi F, Romanelli M, Baccetti F, Arvia C, Navalesi R (1998) Conservative surgical approach versus non-surgical management for diabetic neuropathic foot ulcers: a randomized trial. Diabet Med 15 (5): 412–417

Reike H (1999) Infektionen beim diabetischen Fußsyndrom. In: Reike H (Hrsg.) Diabetisches Fuss-Syndrom. Diagnostik und Therapie der Grunderkrankungen und Komplikationen. Walter de Gruyter, Berlin New York, S. 95–119

Schultz GS, Sibbald RG, Falanga V, Ayello EA, Dowsett C, Harding K et al. (2003) Wound bed preparation: a systematic approach to wound management. Wound Repair Regen 11 Suppl 1: 1–28

Schwarzkopf A (2002) Die Mikrobiologie der Wunde. Zeitschrift für Wundheilung (2): 214–216

Schwarzkopf A (2003) Betrachtungen zur Hygiene bei der Wundversorgung. Zeitschrift für Wundheilung 8 (3): 82–84

Schwarzkopf A, Assenheimer, B, Bültemann, A, Gerber, V, Hoppe, H.-D, Kröger, K. (2012) Hygienefachliche und -rechtliche Bewertung der Anwendung von Leitungswasser als Wundspüllösung. WundManagement 6 (5): 195–197.

Seiler WO, Stähelin HB (1993) Dekubitus. In: Sedlarik KM (Hrsg.) Wundheilung. 2. Aufl. Gustav Fischer, Jena Stuttgart, S. 192–212

Stadler R, Wallenfang K (2002) Anwendungsbeobachtung der aktivkohlehaltigen Wundauflage Actisorb bei 12.444 Patienten mit chronischen Wunden. Aktuelle Dermatologie 28: 351–354

Steed D. L, Donohoe D, Webster MW, Lindsley L (1996) Effect of extensive debridement and treatment on the healing of diabetic foot ulcers. Diabetic Ulcer Study Group. J Am Coll Surg 183 (1): 61–64

Thomas S, Andrews AM, Hay NP, Bourgoise S (1999) The anti-microbial activity of maggot secretions: results of a preliminary study. J Tissue Viability 9 (4): 127–132

Wright JB, Lam K, Burrell RE (1998) Wound management in an era of increasing bacterial antibiotic resistance: a role for topical silver treatment. IAm J Infect Control 26 (6): 572–577

Wright B, Lam K, Hansen D, Burrell RE (1999) Efficacy of topical silver against fungal burn wound pathogens. Am J Infect Control 27 (4): 344–350

Young MJ (1993) The use of alginates in the management of exsudating, infected wounds: case studies. Dermatol Nurs 5 (5): 359–63, 356

Zu Kap. 4.4

Abou-Zamzam AM, Jr., Moneta GL, Lee RW, Nehler MR, Taylor LM, Jr., Porter JM (1996) Peroneal bypass is equivalent to inframalleolar bypass for ischemic pedal gangrene. Arch Surg 131: 894–8; discussion 898–9

Albers M, Romiti M, Brochado-Neto FC, De Luccia N, Pereira CA (2006) Meta-analysis of popliteal-to-distal vein bypass grafts for critical ischemia. J Vasc Surg 43: 498–503

Alexander J, Gutierrez C, Katz S (2002) Non-greater saphenous vein grafting for infrageniculate bypass. Am Surg 68: 611–4

Arroyo CI, Tritto VG, Buchbinder D, Melick CF, Kelton RA, Russo JM, Ritter WA, Kassaris CP, Presti MS (2002) Optimal waiting period for foot salvage surgery following limb revascularization. J Foot Ankle Surg 41: 228–32

Ascer E, Gennaro M, Pollina RM, Ivanov M, Yorkovich WR, Ivanov M, Lorensen E (1996) Complementary distal arteriovenous fistula and deep vein interposition: a five-year experience with a new technique to improve infrapopliteal prosthetic bypass patency. J Vasc Surg 24: 134–43

Ascer E, Veith FJ, Gupta SK (1988) Bypasses to plantar arteries and other tibial branches: an extended approach to limb salvage. J Vasc Surg 8: 434–41

Ascer E, Veith FJ, Gupta SK, White SA, Bakal CW, Wengerter K, Sprayregen S (1988) Short vein grafts: a superior option for arterial reconstructions to poor or compromised outflow tracts? J Vasc Surg 7: 370–8

Belch JJ, Dormandy J, Biasi GM, Cairols M, Diehm C, Eikelboom B, Golledge J, Jawien A, Lepantalo M, Norgren L, Hiatt WR, Becquemin JP, Bergqvist D, Clement D, Baumgartner I, Minar E, Stonebridge P, Vermassen F, Matyas L, Leizorovicz A (2010) Results of the randomized, placebo-controlled clopidogrel and acetylsalicylic acid in bypass surgery for peripheral arterial disease (CASPAR) trial. J Vasc Surg 52: 825–33, 833 e1–2

Bergamini TM, George SM, Jr., Massey HT, Henke PK, Klamer TW, Lambert GE, Miller FB, Garrison RN, Richardson JD (1995) Intensive surveillance of femoropopliteal-tibial autogenous vein bypasses improves long-term graft patency and limb salvage. Ann Surg 221: 507–15

Berlakovich GA, Herbst F, Mittlbock M, Kretschmer G (1994) The choice of material for above-knee femoropopliteal bypass. A 20-year experience. Arch Surg 129: 297–302

Bradbury AW, Adam DJ, Bell J, Forbes JF, Fowkes FG, Gillespie I, Ruckley CV, Raab GM (2010) Bypass versus Angioplasty in Severe Ischaemia of the Leg (BASIL) trial: Analysis of amputation free and overall survival by treatment received. J Vasc Surg 51: 18S–31S

Brochado-Neto FC, Cury MV, Bonadiman SS, Matielo MF, Tiossi SR, Godoy MR, Nakano K, Sacilotto R (2012) Vein bypasses to branches of pedal arteries. J Vasc Surg 55: 746–52

Brochado-Neto FC, Cury MV, Bonadiman SS, Matielo MF, Tiossi SR, Godoy MR, et al. (2012) Vein bypasses to branches of pedal arteries. J Vasc Surg 55:746–752

Brothers TE, Robison JG, Elliott BM, Arens C (1995) Is infrapopliteal bypass compromised by distal origin of the proximal anastomosis? Ann Vasc Surg 9: 172–8

Browning N, Zammit M, Rodriguez D, Sauvage L, Loudenback D, Raghavan A (2000) Use of arm veins for lower extremity arterial bypass – results, anatomical features and technical considerations. S Afr J Surg 38: 36–41

Calligaro KD, Syrek JR, Dougherty MJ, Rua I, Raviola CA, DeLaurentis DA (1997) Use of arm and lesser saphenous vein compared with prosthetic grafts for infrapopliteal arterial bypass: are they worth the effort? J Vasc Surg 26: 919–24

Carpenter JP, Owen RS, Baum RA, Cope C, Barker CF, Berkowitz HD, Golden MA, Perloff LJ (1992) Magnetic resonance angiography of peripheral runoff vessels. J Vasc Surg 16: 807–13

Chang JB, Stein TA (1995) The long-term value of composite grafts for limb salvage. J Vasc Surg 22: 25–31

Chew DK, Conte MS, Donaldson MC, Whittemore AD, Mannick JA, Belkin M (2001) Autogenous composite vein bypass graft for infrainguinal arterial reconstruction. J Vasc Surg 33: 259–64

Chew DK, Owens CD, Belkin M, Donaldson MC, Whittemore AD, Mannick JA, Conte MS (2002) Bypass in the absence of ipsilateral greater saphenous vein: safety and superiority of the contralateral greater saphenous vein. J Vasc Surg 35: 1085–92

Connors JP, Walsh DB, Nelson PR, Powell RJ, Fillinger MF, Zwolak RM, Cronenwett JL (2000) Pedal branch artery bypass: a viable limb salvage option. J Vasc Surg 32: 1071–9

Dardik H, Silvestri F, Alasio T, Berry S, Kahn M, Ibrahim IM, Sussman B, Wolodiger F (1996) Improved method to create the common ostium variant of the distal arteriovenous fistula for enhancing crural prosthetic graft patency. J Vasc Surg 24: 240–8

Deutsch M, Meinhart J, Howanietz N, Froschl A, Heine B, Moidl R, Mendel H, Sisel A, Stumpflen A, Zilla P (2001) The bridge graft: a new concept for infrapopliteal surgery. Eur J Vasc Endovasc Surg 21: 508–12

Diehm N, Savolainen H, Mahler F, Schmidli J, Do DD, Baumgartner I (2004) Does deep femoral artery revascularization as an isolated procedure play a role in chronic critical limb ischemia? J Endovasc Ther 11: 119–24

Donaldson MC, Whittemore AD, Mannick JA (1993) Further experience with an all-autogenous tissue policy for infrainguinal reconstruction. J Vasc Surg 18: 41–8

Dorweiler B, Neufang A, Kreitner KF, Schmiedt W, Oelert H (2002) Magnetic resonance angiography unmasks reliable target vessels for pedal bypass grafting in patients with diabetes mellitus. J Vasc Surg 35: 766–72

Eikelboom BC (2000) Efficacy of oral anticoagulants compared with aspirin after infrainguinal bypass surgery (The Dutch Bypass Oral Anticoagulants or Aspirin Study): a randomised trial. Lancet 355: 346–51

Faries PL, Arora S, Pomposelli FB, Jr., Pulling MC, Smakowski P, Rohan DI, Gibbons GW, Akbari CM, Campbell DR, LoGerfo FW (2000) The use of arm vein in lower-extremity revascularization: results of 520 procedures performed in eight years. J Vasc Surg 31: 50–9

Faries PL, Logerfo FW, Arora S, Hook S, Pulling MC, Akbari CM, Campbell DR, Pomposelli FB, Jr. (2000) A comparative study of alternative conduits for lower extremity revascularization: all-autogenous conduit versus prosthetic grafts. J Vasc Surg 32: 1080–90

Faries PL, Logerfo FW, Arora S, Pulling MC, Rohan DI, Akbari CM, Campbell DR, Gibbons GW, Pomposelli FB, Jr. (2000) Arm vein conduit is superior to composite prosthetic-autogenous grafts in lower extremity revascularization. J Vasc Surg 31: 1119–27

Ferris BL, Mills JL, Sr., Hughes JD, Durrani T, Knox R (2003) Is early postoperative duplex scan surveillance of leg bypass grafts clinically important? J Vasc Surg 37: 495–500

Friedman SG, Safa TK (2002) Pedal branch arterial bypass for limb salvage. Am Surg 68: 446–8

Harris HW, Rapp JH, Reilly LM, Orlando PA, Krupski WC, Goldstone J (1989) Saphenous vein bypass to pedal arteries. An aggressive strategy for foot salvage. Arch Surg 124: 1232–5

Harris PL, Bakran A, Enabi L, Nott DM (1993) ePTFE grafts for femoro-crural bypass – improved results with combined adjuvant venous cuff and arteriovenous fistula? Eur J Vasc Surg 7: 528–33

Hegde UN, Khanapet MS, Rajapurkar MM, Gang SD, Gohel KD, Rane G, Parikh P, Patil D, Desai T, Patil P, Kelawala N (2009) Is carbon dioxide a safe and good alternative for diatrizoate meglumine as a contrast in digital subtraction angiography? Indian J Nephrol 19: 15–9

Holzenbein TJ, Pomposelli FB, Jr., Miller A, Contreras MA, Gibbons GW, Campbell DR, Freeman DV, LoGerfo FW (1996) Results of a policy with arm veins used as the first alternative to an unavailable ipsilateral greater saphenous vein for infrainguinal bypass. J Vasc Surg 23: 130–40

Hughes K, Domenig CM, Hamdan AD, Schermerhorn M, Aulivola B, Blattman S, Campbell DR, Scovell SD, LoGerfo FW, Pomposelli FB, Jr. (2004) Bypass to plantar and tarsal arteries: an acceptable approach to limb salvage. J Vasc Surg 40: 1149–57

Hughes K, Domenig CM, Hamdan AD, Schermerhorn M, Aulivola B, Blattman S, et al. (2004) Bypass to plantar and tarsal arteries: An acceptable approach to limb salvage. J Vasc Surg 40:1149–1157

Johnson WC, Lee KK (2000) A comparative evaluation of polytetrafluoroethylene, umbilical vein, and saphenous vein bypass grafts for femoral-popliteal above-knee revascularization: a prospective randomized Department of Veterans Affairs cooperative study. J Vasc Surg 32: 268–77

Kalra M, Gloviczki P, Bower TC, Panneton JM, Harmsen WS, Jenkins GD, Stanson AW, Toomey BJ, Canton LG (2001) Limb salvage after successful pedal bypass grafting is associated with improved long-term survival. J Vasc Surg 33: 6–16

Karacagil S, Lofberg AM, Granbo A, Lorelius LE, Bergqvist D (1996) Value of duplex scanning in evaluation of crural and foot arteries in limbs with severe lower limb ischaemia – a prospective comparison with angiography. Eur J Vasc Endovasc Surg 12: 300–3

Kirby PL, Brady AR, Thompson SG, Torgerson D, Davies AH (1999) The Vein Graft Surveillance Trial: rationale, design and methods. VGST participants. Eur J Vasc Endovasc Surg 18: 469–74

Kreitner KF, Kalden P, Neufang A, Duber C, Krummenauer F, Kustner E, Laub G, Thelen M (2000) Diabetes and peripheral arterial occlusive disease: prospective comparison of contrast-enhanced three-dimensional MR angiography with conventional digital subtraction angiography. AJR Am J Roentgenol 174: 171–9

Lang W, Horch RE (2006) [Distal extremity reconstruction for limb salvage in diabetic foot ulcers with pedal bypass, flap plasty and vacuum therapy]. Zentralbl Chir 131 Suppl 1: S146–50

Lantis J, Jensen M, Benvenisty A, Mendes D, Gendics C, Todd G (2008) Outcomes of combined superficial femoral endovascular revascularization and popliteal to distal bypass for patients with tissue loss. Ann Vasc Surg 22: 366–71

Lawson JA, Tangelder MJ, Algra A, Eikelboom BC (1999) The myth of the in situ graft: superiority in infrainguinal bypass surgery? Eur J Vasc Endovasc Surg 18: 149–57

Leers SA, Reifsnyder T, Delmonte R, Caron M (1998) Realistic expectations for pedal bypass grafts in patients with end-stage renal disease. J Vasc Surg 28: 976–80

Lu XW, Idu MM, Ubbink DT, Legemate DA (2006) Meta-analysis of the clinical effectiveness of venous arterialization for salvage of critically ischaemic limbs. Eur J Vasc Endovasc Surg 31: 493–9

Lundell A, Nyborg K (1999) Do residual arteriovenous fistulae after in situ saphenous vein bypass grafting influence patency? J Vasc Surg 30: 99–10

Mahmood A, Garnham A, Sintler M, Smith SR, Vohra RK, Simms MH (2002) Composite sequential grafts for femorocrural bypass reconstruction: experience with a modified technique. J Vasc Surg 36: 772–8

Malikov S, Magnan PE, Casanova D, Lepantalo M, Valerio N, Ayari R, Champsaur P, Branchereau A (2009) Bypass flap reconstruction, a novel technique for distal revascularization: outcome of first 10 clinical cases. Ann Vasc Surg 23: 745–52

McCarthy WJ, 3rd, Matsumura JS, Fine NA, Dumanian GA, Pearce WH (1999) Combined arterial reconstruction and free tissue transfer for limb salvage. J Vasc Surg 29: 814–8

Michaels J (1993) Second European Consensus Document on Chronic Critical Limb Ichaemia. Eur J Vasc Surg 7: 223

Moll FL, Ho GH (1997) Closed superficial femoral artery endarterectomy: a 2-year follow-up. Cardiovasc Surg 5: 398–400

Monux Ducaju G, Serrano Hernando FJ, Sanchez Hervas L (2001) Popliteo-distal and tibio-tibial bypasses: a viable alternative for the revascularisation of the critically ischaemic limb. J Cardiovasc Surg (Torino) 42: 651–6

Neufang A, Dorweiler B, Espinola-Klein C, Reinstadler J, Kraus O, Schmiedt W, Oelert H (2003) [Limb salvage in diabetic foot syndrome with pedal bypass using the in-situ technique]. Zentralbl Chir 128: 715–9

Neufang A, Espinola-Klein C, Dorweiler B, Pitton M, Savvidis S, Schmiedt W, et al. (2008) Questionable value of adjuvant arteriovenous fistula in pedal bypass at high risk for early failure. Ann Vasc Surg 22:379–387

Neufang A, Espinola-Klein C, Dorweiler B, Reinstadler J, Pitton M, Savvidis S, Fischer R, Vahl C, Schmiedt W (2005) Sequential femorodistal composite bypass with second generation glutaraldehyde stabilized human umbilical vein (HUV). Eur J Vasc Endovasc Surg 30: 176–83

Neufang A, Espinola-Klein C, Dorweiler B, Savvidis S, Schmiedt W, Vahl CF (2007) Infrapopliteal composite bypass with autologous vein and second generation glutaraldehyde stabilized human umbilical vein (HUV) for critical lower limb ischaemia. Eur J Vasc Endovasc Surg 34: 583–9

Neville RF (2003) Diabetic revascularization: improving limb salvage in the absence of autogenous vein. Semin Vasc Surg 16: 19–26

Neville RF, Attinger C, Sidawy AN (1997) Prosthetic bypass with a distal vein patch for limb salvage. Am J Surg 174: 173–6

Neville RF, Dy B, Singh N, DeZee KJ (2009) Distal vein patch with an arteriovenous fistula: a viable option for the patient without autogenous conduit and severe distal occlusive disease. J Vasc Surg 50: 83–8

Nolan BW, De Martino RR, Stone DH, Schanzer A, Goodney PP, Walsh DW, Cronenwett JL (2011) Prior failed ipsilateral percutaneous endovascular intervention in patients with critical limb ischemia predicts poor outcome after lower extremity bypass. J Vasc Surg 54: 730–5

Norgren L, Hiatt WR, Dormandy JA, Nehler MR, Harris KA, Fowkes FG, Rutherford RB (2007) Inter-society consensus for the management of peripheral arterial disease. Int Angiol 26: 81–157

Olojugba DH, McCarthy MJ, Naylor AR, Bell PR, London NJ (1998) At what peak velocity ratio value should duplex-detected infrainguinal vein graft stenoses be revised? Eur J Vasc Endovasc Surg 15: 258–60

Oppat WF, Pearce WH, McMillan WD, Matsumura JS, McCarthy WJ, Yao JS (1999) Natural history of composite sequential bypass: ten years' experience. Arch Surg 134: 754–7

Padberg FT, Back TL, Thompson PN, Hobson RW, 2nd (1996) Transcutaneous oxygen (TcPO2) estimates probability of healing in the ischemic extremity. J Surg Res 60: 365–9

Parsons RE, Suggs WD, Veith FJ, Sanchez LA, Lyon RT, Marin ML, Goldsmith J, Faries PL, Wengerter KR, Schwartz ML (1996) Polytetrafluoroethylene bypasses to infrapopliteal arteries without cuffs or patches: a better option than amputation in patients without autologous vein. J Vasc Surg 23: 347–54

Piazza M, Ricotta JJ, 2nd, Bower TC, Kalra M, Duncan AA, Cha S, Gloviczki P (2011) Iliac artery stenting combined with open femoral endarterectomy is as effective as open surgical reconstruction for severe iliac and common femoral occlusive disease. J Vasc Surg 54: 402–11

Pomposelli F (2010) Arterial imaging in patients with lower extremity ischemia and diabetes mellitus. J Vasc Surg 52: 81S–91S

Pomposelli FB, Jr., Jepsen SJ, Gibbons GW, Campbell DR, Freeman DV, Miller A, LoGerfo FW (1990) Efficacy of the dorsal pedal bypass for limb salvage in diabetic patients: short-term observations. J Vasc Surg 11: 745–51

Pomposelli FB, Jr., Marcaccio EJ, Gibbons GW, Campbell DR, Freeman DV, Burgess AM, Miller A, LoGerfo FW (1995) Dorsalis pedis arterial bypass: durable limb salvage for foot ischemia in patients with diabetes mellitus. J Vasc Surg 21: 375–84

Pulli R, Dorigo W, Castelli P, Dorrucci V, Ferilli F, De Blasis G, Monaca V, Vecchiati E, Pratesi C (2010) Midterm results from a multicenter registry on the treatment of infrainguinal critical limb ischemia using a heparin-bonded ePTFE graft. J Vasc Surg 51: 1167–1177 e1

Quigley FG, Faris IB (1991) Transcutaneous oxygen tension measurements in the assessment of limb ischaemia. Clin Physiol 11: 315–20

Roddy SP, Darling RC, 3rd, Ozsvath KJ, Kreienberg PB, Chang BB, Mathew TS, Paty PS, Mehta M, Shah DM (2002) Composite sequential arterial reconstruction for limb salvage. J Vasc Surg 36: 325–9

Rowe VL, Hood DB, Lipham J, Terramani T, Torres G, Katz S, Kohl R, Weaver FA (2002) Initial experience with dorsal venous arch arterialization for limb salvage. Ann Vasc Surg 16: 187–92

Sasajima T, Kubo Y, Kokubo M, Izumi Y, Inaba M (1993) Comparison of reversed and in situ saphenous vein grafts for infragenicular bypass: experience of two surgeons. Cardiovasc Surg 1: 38–43

Schmiedt W, Neufang A, Dorweiler B, Espinola-Klein C, Reinstadler J, Kraus O, Herber S, Gerhards A, Oelert H (2003) [Short distal origin vein graft in diabetic foot syndrome]. Zentralbl Chir 128: 720–5

Shah DM, Darling RC, 3rd, Chang BB, Kaufman JL, Fitzgerald KM, Leather RP (1992) Is long vein bypass from groin to ankle a durable procedure? An analysis of a ten-year experience. J Vasc Surg 15: 402–7

Staffa R, Kriz Z, Gregor Z, Vlachovsky R, Vojtisek B, Hofirek I (2007) Pedal bypass grafting on arteriographically invisible foot arteries detected by duplex ultrasound for limb salvage. Minerva Chir 62:115–124

Stonebridge PA, Prescott RJ, Ruckley CV (1997) Randomized trial comparing infrainguinal polytetrafluoroethylene bypass grafting with and without vein interposition cuff at the distal anastomosis. The Joint Vascular Research Group. J Vasc Surg 26: 543–50

Tannenbaum GA, Pomposelli FB, Jr., Marcaccio EJ, Gibbons GW, Campbell DR, Freeman DV, Miller A, LoGerfo FW (1992) Safety of vein bypass grafting to the dorsal pedal artery in diabetic patients with foot infections. J Vasc Surg 15: 982–8

Taylor RS, Belli AM, Jacob S (1999) Distal venous arterialisation for salvage of critically ischaemic inoperable limbs. Lancet 354: 1962–5

Treiman GS, Lawrence PF, Rockwell WB (2000) Autogenous arterial bypass grafts: durable patency and limb salvage in patients with inframalleolar occlusive disease and end-stage renal disease. J Vasc Surg 32: 13–22

Tukiainen E, Biancari F, Lepantalo M (2000) Lower limb revascularization and free flap transfer for major ischemic tissue loss. World J Surg 24: 1531–6

Uhl C, Hock C, Betz T, Töpel I, Steinbauer M (2014) Pedal bypass surgery after crural endovascular Intervention. J Vasc Surg 59:1583–7

van der Plas JP, van Dijk J, Tordoir JH, Jacobs MJ, Kitslaar PJ (1993) Isolated profundaplasty in critical limb ischaemia – still of any use? Eur J Vasc Surg 7: 54–8

Veith FJ, Gupta SK, Samson RH, Flores SW, Janko G, Scher LA (1981) Superficial femoral and popliteal arteries as inflow sites for distal bypasses. Surgery 90: 980–90

Veith FJ, Gupta SK, Wengerter KR, Goldsmith J, Rivers SP, Bakal CW, Dietzek AM, Cynamon J, Sprayregen S, Gliedman ML (1990) Changing arteriosclerotic disease patterns and management strategies in lower-limb-threatening ischemia. Ann Surg 212: 402–12

Walmsley D, Inglefield CJ, Naylor AR, Murchison LE, Kolhe PS, Cooper GG (1996) Aggressive limb salvage using tibiopedal bypass grafting with free tissue transfer in a diabetic patient. Diabet Med 13: 281–3

Watelet J, Soury P, Menard JF, Plissonnier D, Peillon C, Lestrat JP, Testart J (1997) Femoropopliteal bypass: in situ or reversed vein grafts? Ten-year results of a randomized prospective study. Ann Vasc Surg 11: 510–9

Wengerter K, Dardik H (1999) Biological vascular grafts. Semin Vasc Surg 12: 46–51

Wolfle K, Schaal J, Rittler S, Bruijnen H, Loeprecht H (2003) [Infrainguinal bypass grafting in patients with end-stage renal disease and critical limb ischaemia: is it worthwhile?]. Zentralbl Chir 128: 709–14

Yeung KK, Mills JL, Sr., Hughes JD, Berman SS, Gentile AT, Westerband A (2001) Improved patency of infrainguinal polytetrafluoroethylene bypass grafts using a distal Taylor vein patch. Am J Surg 182: 578–83

Zu Kap. 4.5

Dyet JF, Nicholson AA, Ettles DFE ((2000) Vascular imaging and intervention in peripheral arteries in the diabetic patient. Diabetes Metab Res Rev 16: S16–S22

Faglia E, Mantero M, Caminiti M et al. (2002) Extensive use of peripheral angioplasty, particularly infrapopliteal, in the treatment of ischaemic diabetic foot ulcers: linical esults of a multicentric study of 221 consecutive diabetic subjects. J Intern Med 252: 225–232

Grenacher L, Saam T, Geier A et al. (2004) PTA versus Stent bei Stenosen der A. femoralis und A. poplitea: Ergebnisse einer prospektiv randomisierten Multizenterstudie (REFSA). Fortschr Röntgenstr 176: 1302–1310

Hintner M, Behrmann C (2000) Langzeitergebnise von Angioplastien der Becken- und Beingefäße. Fortschr Röntgenstr 172: 775–779

Libicher M, Richter GM, Kauffmann GW (1997) Leitlinien für Radiologische Interventionen. Fortschr Röntgenstr 165: L1–L44

Pfeifer KJ, Krötz M, Kessler SB (1999) Die bildgebende Diagnostik des diabetischen Fußsyndroms unter besonderer Berücksichtigung der radiologisch-interventionellen Therapiemöglichkeiten. Internist 40: 1042–1050

Strunk H, Clouse M, Stokes K, Thelen M (1991) Früh- und Spätergebnisse der perkutanen transluminalen Angioplastie (PTA) beim Diabetiker. Fortschr Röntgenstr 154: 315–320

Zu Kap. 4.6

The Diabetes Control and Complications Trial Research Group (1993) The effect of intensive treatment of diabetes on the development and progression of long-term complications in insulin-dependent diabetes mellitus. N Eng J Med 329: 977–986

Amato AA, Barohn RJ (2001) Diabetic lumbosacral polyradiculoneuropathies. Curr Trat Options Neurol 3: 139–146

Bierhaus A, Humpert PM, Rudofsky G et al. (2003) New treatments for diabetic neuropathy:pathogenetically oriented treatment. Curr Diab Rep 3: 452–458

Birklein F (2002) Neuropathische Schmerzen – Mechanismen und Therapie. Fortschr Neurol Psychiatr 70: 88–94

Boulton AJ, Gries FA, Jervell JA (1998) Guidelines for the diagnosis and outpatient management of diabetic peripheral neuropathy. Diabet Med 15: 508–514

Braune C, Erbguth F, Birklein F (2001) Dose thresholds and duration of the local anhidrotic effect of botulinum toxin injections:measured by sudometry. Br J Dermatol 144: 111–117

Dutsch M, Hilz MJ, Neundorfer B (2001) Diabetic autonomic neuropath.. Fortschr Neurol Psychiatr 69: 423–438

Dworkin RH, Backonja M, Rowbotham MC et al. (2003) Advances in neuropathic pain: diagnosis, mechanisms, and treatment recommendations. Arch Neurol 60: 1524–1534

Kingery WS (1997) A critical review of controlled clinical trials for peripheral neuropathic pain and complex regional pain syndromes. Pain 73: 123–139

Malik RA, Williamson S, Abbott C et al. (1998) Effect of angiotensin-converting-enzyme (ACE) inhibitor trandolapril on human diabetic neuropathy: randomised double-blind controlled trial. Lancet 352: 1978–1981

Orstavik K, Weidner C, Schmidt R et al. (2003) Pathological C-fibres in patients with a chronic painful condition. Brain 126: 567–578

Pan HL, Eisenach JC, Chen SR (1999) Gabapentin suppresses ectopic nerve discharges and reverses allodynia in neuropathic rats. J Pharmacol Exp Ther 288: 1026–1030

Rowbotham MC, Goli V, Kunz NR, Lei D (2004) Venlafaxine extended release in the treatment of painful diabetic neuropathy: a double-blind, placebo-controlled study. Pain 110: 697–706

Sindrup SH, Jensen TS (1999) Efficacy of pharmacological treatments of neuropathic pain: an update and effect related to mechanism of drug action. Pain 83: 389–400

Solders G, Tyden G, Persson A, Groth CG (1992) Improvement of nerve conduction in diabetic neuropathy. A follow-up study 4 yr after combined pancreatic and renal transplantation. Diabetes 41: 946–951

Spitzer A, Lang E, Birklein F, Claus D, Neundörfer B (1997) Cardiac autonomic involvement and peripheral nerve function in patients with diabetic neuropathy. Funct Neurol 12: 115–122

Watson CP, Moulin D, Watt-Watson J, Gordon A, Eisenhoffer J (2003) Controlled-release oxycodone relieves neuropathic pain: a randomized controlled trial in painful diabetic neuropathy. Pain 105: 71–78

Wu G, Ringkamp M, Hartke TV et al. (2001) Early onset of spontaneous activity in uninjured C-fiber nociceptors after injury to neighboring nerve fibers. J Neurosci 21: RC140

Ziegler D (2001) Diagnosis and treatment of diabetic autonomic neuropathy. Curr Diab Rep 1: 216–227

Ziegler D, Hanefeld M, Ruhnau KJ et al. (1999) Treatment of symptomatic diabetic polyneuropathy with the antioxidant alpha-lipoic acid: a 7-month multicenter randomized controlled trial (ALADIN III Study). ALADIN III Study Group. Alpha-Lipoic Acid in Diabetic Neuropathy. Diabetes Care 22: 1296–1301

Nationale VersorgungsLeitlinie (NVL) (2011) Neuropathie bei Diabetes im Erwachsenenalter. http://www.versorgungsleitlinien.de/themen/diabetes2/dm2_neuro/pdf/nvl-t2d-neuro-lang.pdf

Zu Kap. 4.7

Akiyama H, Huh WK, Yamasaki O, Oono T, Iwatsuki K (2002) Confocal laser scanning microscopic observation of glycocalyx production by Staphylococcus aureus in mouse skin: Does S. aureus generally produce a biofilm on damaged skin? Br J Dermatol 147: 879–885

Akova M, Ozcebe O, Gullu I, Unai S, Gur D, Akalin S (1996) Efficacy of sulbactam-ampicillin for the treatment of severe diabetic foot infections. J Chemotherapy 8:284–289

Armstrong DG, Liswood PJ, Todd WF (1995) Prevalence of mixed infections in the diabetic pedal wound: A retrospective reviw of 112 infections. J Am Podiatr Med Assoc 85: 533–537

Bamberg R, Sullivan PK, Conner-Kerr TA (2002) Diagnosis of wound infections: current culturing practices of US wound care professionals. Wounds 14(9):314–327

Bergamini TM, Corpus RA, Hoeg KL et al. (1994) Immune regulation of bacterial biofilm graft infection. ASAIO J 40: 219–226

Breidenbach WC, Trager S (1995) Quantitative culture technique and infection in complex wounds of the extremities closed with free flaps. Plast Reconstr Surg 95: 860–865

Browne VC, Vearncombe M, Sibbald RG (2001) High bacterial load in asymptomatic diabetic patients with neurotrophic ulcers retards wound healing after application of Dermagraft. Ostomy Wound Manage 47: 44–49.

Caballero E, Frykberg RG (1998) Diabetic foot infections. J Foot Ankle Surg 37: 248–255

Corey GR, Wilcox M, Talbot GH, Friedland HD, Baculik T, Witherell GW, Critchley I, Das AF, Thye D (2010) Integrated analysis of CANVAS 1 and 2: phase 3, multicenter, randomized, double-blind studies to evaluate the safety and efficacy of ceftaroline versus vancomycin plus aztreonam in complicated skin and skin-structure infections. Clin Infect Dis 51: 641–50

Dasgupta MK (1996) Biofilm causes decreased production of interferon-gamma. J Am Soc Nephrol 7: 877–882

Diamantopoulos E, Haritos D, Yfandi D et al. (1998) Management and outcome of severe diabetic foot infections. Endocrinol Diabetes 106: 346–352

Duckworth C, Fisher JF, Carter SA (1993) Tissue penetration of clindamycin in diabetic foot infections. J Antimicrob Chemotherap 31: 581–583

Eron L, Gentry L (1990) Oral ofloxacin for infections caused by bacteria resistant to oral antimicrobial agents. Diagn Microbiol Infect Dis 15: 435–439

Gadepalli R, Dhawan B, Sreenivas V, Kapil A, Ammini AC, Chaudhry R (2006) A clinico-microbiological study of diabetec foot ulcers in an indian tertiary care hospital. Diabetes Care 29: 1727–173

Galanakis N, Giamarellou H, Moussas T, Dounis E (1997) Chronic osteomyelitis caused by multi-resistant gram-negative bacteria. Evaluation of treatment with newer quinolones after prolonged follow-up. J Antimicrob Chemother 39: 241–246

Gardner SE, Frantz RA, Troia C, et al. (2001) A tool to assess clinical signs and symptoms of localized infection in chronic wounds: development and reliability. Ostomy Wound Manage 47(1): 40–47

Gardner S, Frantz R, Saltzman C, HillisS, Park H, Scherubel M (2006) Diagnostic validityof three swab techniquesfor identifying chronic wound infections. Wound Rep Reg 14: 548–557

Garden S, Hill S, Heilmann K, Segre J, Grice E (2013) The Neuropathic foot ulcer microbiome is associated with clinical factors. Diabetes 62: 923–930

Gee T, Ellis R, Marshall G (2001) Phamacokinetics and tissue penetration of linezolid following multiple oal doses. Antimicrob Agents Chemother 45: 1843–1846

Gentry L, Rodriguez-Gomez G (1991) Ofloxacin versus parenteral therapy for chronic osteomyelitis. Antimicrob Agents Chemother 35: 538–541

Gerding DN (1995) Foot infections in diabetic patients: the role of anaerobes. Clin Inf Dis 20: S283–S288

Grayston ML, Gibbons GW, Habershaw GM (1994) Use of ampicillin/sulbactam versus imipenem/cilastin in the treatment of limb-threatening foot infections in diabetic patients. Clin Infect Dis 18: 683–693

Greene C, Vaudaux PE, Francois P et al. (1996) A low-fibronectin-binding mutant of Staphylococcus auresu 879R4 S has Tn918 inserted into its single fnb gene. Microbiology 142: 2153–2160

Grosse EJ, Babinchank T, Dartois N, Rose G, Loh E (2005) Tigecycline 300 and 305 cSSSI Study Group. The efficacy and safety of tigecycline in the treatment of skin and skin-structure infections: results of 2 double-blind phase 3 comparison studies with vancomycin-aztreonam. Clin Inf Dis 41: S341–S353

Hentzer M, Riedel K, Rasmussen TB et al. (2002) Inhibition of quorum sensing in Pseudomonas aeruginosa biofilm bacteria by halogenated furanone compound. Microbiol 148: 87–102

Joukhadar C, Strass H, Müller-Zellenberg U, Lackner E, Kovar F, Minar E, Müller M (2003) Penetration of Moxifloxacin into healthy and inflamed subcutaneous adipose tissue in humans. Antimicrobial Agents Chemotherap 47: 3099–3103

Kanellakopoulou K, Giamarellou H (1990) Clinical experience with parenteral and oral ofloxacin in severe infections. Scand J Infect Dis 68: 64–69

Kuck EM, Bouter KP, Hoekstra JBL (1998) Tissue concentrations after a single-dose, orally administered ofloxacin in patients with diabetic foot infections. Foot Ankle Int 19: 38–40

Reddy M, Gill S, Wu W, Kalkar S, Rochon P (2012) Does this patient have an infection an infection oft a chronic wound ? JAMA 307, 605–611

Pathare NA, Bal A, Talvalkar GV, Antani DU (1998) Diabetic foot infections: a study of microorganisms associated with the different Wagner Grades. Indian J Pathol Microbiol 41:437–441

Martinez PJ, Mathews C, Actor JK, Hwang S, Brown E, De Santiago H, Fisher Hoch S, Mccormick J, Mirza S (2014) Impaired CD4+ and TH17 memory response to Streptococcus pneumoniae is associated with elevated glucose and percent glycated hemoglobin A1c in Mexican Americans with type 2 diabetes mellitus. Transl Research 163: 53–63

Morykwas MJ, Argenta LC (1997) Nonsurgical modalities to enhance healing and care of soft tissue wounds. J South Orthop Assoc 6: 279–288

Restrepo B, Schlesinger L (2013) Host-pathogen interaction in tuberculosis patients with type 2 diabetes mellitus. Tuberculosis 93: S1

Pellizzer G, Strazzabosco M, Presi S (2001) Deep tissue biopsy vs. superficial swab culkture monitoring in the microbiological assessment of limb-threatening diabetic foot infection. Diab Med 18: 822–827

Lipsky B, Baker P, Landon G, Fernau R (1997) Antibiotic therapy for diabetic foot infections. comparison of two parenteral-to-oral regimens. Clin Infect Dis 24: 643–648

Lipsky BA, Pecoraro RE, Larson SA, Ahroni JH (1990) Outpatient management of uncomplicated lower-extremitiy infections in diabetic patients. Arch Int Med 150: 790–797

Lipsky BA, Itani K, Norden C (2004) Linezolid diabetic foot infections study group. Treating foot infections in diabetic patients: a randomized, multicenter, open-label trial of linezolid versus ampicillin/amoxicillin-clavulanate. Clin Inf Dis 38:17–24

Lipsky BA, Stoutenburgh U (2005) Daptomycin for treating infected diabetic foot ulcers: evidence from a randomized, controlled trial comparing daptomycin with vancomycin or semi-synthetic penicillins for complicated skin and skin-structure infections. J Antimicrob Chemotherap 55: 240–5

Lovering AM, Zhang J, Bannister GC et al. (2002) Penetration of linezolid into bone, fat, muscle and hematoma of patients undergoing routine hip replacement. J Antimicrob Chemother 50: 73–77

Nakamoto DA, Rosenfield ML, Haaga JR (1994) In vivo treatment of infected prosthetic graft material with urokinase. An animal model. J Vasc Interv Radiol 5: 549–552

Nemotot K, Hirota K, Ono T et al. (2000) Effect of varidase (streptokinase) on biofilm formed by Staphylococcus aureus. Chemotherapy 46: 111–115

Patti JM, Boles JO, Höök M (1993) Identificartion and biochemical characetrization of the ligand binding domain of collagen adhesin of Staphylococcus aureus. Biochemistry 32: 11428–11435

Peterson L, Lissack L, Canter K et al. (1989) Therapy of lower extremity infections with ciprofloxacin in patients with diabetes mellitus, peripheral vascular disease or both. Am J Med 86: 801–808

Prompers L, Schaper N, Apelqvist J, Edmonds M, Jude E, Mauricio D, Uccioli L, Urbancic V, Bakker K, Holstein P, Jirkovska

A, Piaggesi A, Ragnarson-Tennvall G, Reike H, Spraul M, Van Acker K, Van Baal J, Van Merode F, Ferreira I, Huijberts M (2008) Prediction of outcome in individuals with diabetic foot ulcers: focus on the differences between individuals with and without peripheral arterial disease. The EURODIALE Study. Diabetologia 51(5):747–55

Rana B, Butcher I, Grigoris P et al. (2002) Linezolid penetration into osteo-articulr tissues. J Animicrob Chemother 50: 747–750

Ren D, Sims JJ, Wood TK (2001) Inhibition of biofilm formation and swarming of Escherichia coli by (5Z)-4-bromo-5-(bromomethylene)-3-bythyl-2(5H) furanone. Environ Microbiol 3: 731–736

Roggenkamp A, Sing A, Hornef M et al. (1998) Chronic prosthetic hip infection caused by a small-colony variant of Escherichia coli. J Clin Microbiol 36: 2530–2534

Seabrook GR, Edmiston CE, Schmitt DD (1991) Comparison of serum and tissue antibiotic levels in diabetic-related foot infections. Surgery 110: 671–677

Shaper NC, Dryden M, Kujath P, Nathwani D, Arvis P, Reimnitz P, Alder A, Gyssens IC (2013) Eifficacy and safety of iv./po. Moxifloxacin and iv. piperacillin/tazobactam followedfollowed po. Amoxicillin clavulic acid in the treatment of diabetic foot infections: resultts oft he RELIEF study. Infection 41, 175–186

Sotto A, Lina G, Richard JL, Combescure C, Bourg G, Vidal L, Jourdan N, Etienne J, Lavigne JP (2008) Virulence potential of Staphylococcus aureus strains isolated from diabetic foot ulcers, Diabetes Care 31, 2318–2324

Steinberg D, Poran S, Shapira L (1999) The effect of extracellular polysaccharides from Streptococcus mutans on the bactericidal activity of human neutrophils. Arch Oral Biol 44: 437–444

Tan JS, Wishnow RM, Talan D for the Piperacillin/Tazobactam Skin and Skin Structure Study Group (1993) Treatment of hospitalized patients with complicated skin and skin structure infections. Double-blind, randomized multicenter study of piperacillin-tazobactam vs ticarcillin-clavulanate. Antimicrob Agents Chemother 37: 1580–1586

Tennvall GR, Apelqvist J, Eneroth M (2000) Cost of deep infections in patients with diabetes mellitus. Pharmacoeconomics 18: 225–238

Traunmüller F, Schintler M, Metzler J, Spendel S, Mauric O, Popovic M, KonzKH, Scharnagl E, Joukhadar C (2010) Soft tissue and bone penetration abilities of daptomycin in diabetic patients with bacterial foot infections, J Antimicrob Chemother 1252-1257

Von Eiff C, Heilmann C, Proctor RA et al. (1997) A site-directed Staphylococcus aureus hemB mutant is a small-colony variant which persists intracellularly. J Bacteriol 179: 4706–4712

Von Eiff C, Proctor RA, Peters G (2000) Staphylococcus aureus small colony variants. Formation and clinical impact. Int J Clin Pract Suppl 115: 44–49

Yasuda H, Ajiki Y, Aoyama J, Yokota T (1994) Interaction between human polymorphonuclear leucocytes and bacteria released from in-vitro bacterial biofilm models. J Med Microbiol 41: 359–367

Zu Kap. 4.8

Armstrong DG, Stacpoole-Shea S, Nguyen BH, Harkless L (1999) Lengthening of the achilles tendon in diabetic patients who are at high risk for ulceration of the foot. J Bone Joint Surg 81-B: 535–538

Armstrong DG, Lavery LA, Abu-Rumman P (2002) Outcomes of subatmospheric pressure dressing therapy on wounds of the diabetic foot. Ostomy Wound Manage 48: 64–68

Armstrong DG, Boulton AJM, Banwell P (2004) Topical negative pressure: management of complex diabetic foot wound. The Oxford Wound Healing Society

Bauer R, Kerschbaumer F, Poisel F (1996) Orthopädische Operationslehre. Becken und untere Extremität Teil 2, Georg Thieme, Stuttgart New York

Baumgartner R (1973) Knee disarticulation vs. above-knee amputation. Prosthet Orthot Int 3:15–19

Baumgartner R (1983) Failures in through-knee amputation. Prosth Orthot Int 7:116–118

Baumgartner R (1989) Die Exartikulation der Gliedmaße in Höhe des Kniegelenks. Operat Orthop Traumatol 1: 228–236

Baumgartner R (1989) Knieexartikulation: Technik für die Amputation bei durchblutungsgestörten Gliedmaßen. Langenbecks Arch Chir Suppl II Verh Dtsch Ges Chir: 637–643

Baumgartner R (2001) Forefoot and hindfoot amputations. In: Surgical techniques in orthopedics and traumatology. Elsevier, Paris, 55-700-C-10

Baumgartner R (2009) Amputation als Komplikation – Komplikationen bei Amputationen. Med Orth Tech 129(2):7–28

Baumgartner R (2009) Komplikationen am Amputationsstumpf – Komplikationen bei Amputationen. Med Orth Tech 129(2):7–18

Baumgartner R (2010) Amputationschirurgie – Rückblick und Ausblick. Med Orth Tech 130(1):13–25

Baumgartner R (2010) Komplikationen bei der Amputation. In: Wirth, Mutschler et al. (Hrsg.): Komplikationen in der Orthopädie und Unfallchirurgie. Thieme, Stuttgart, S 403–416

Baumgartner R, Botta P (1989) Amputation und Prothesenversorgung der unteren Extremität. Enke, Ludwigsburg

Baumgartner R, Botta P (2008) Amputation und Prothesenversorgung, 3. Aufl. Thieme, Stuttgart, S 360–389

Baumgartner R, Botta P (2008) Amputation und Prothesenversorgung, 3. Aufl. Thieme, Stuttgart, S 339–359

Baumgartner R, Greitemann B (1994) Die Resektion von Mittelfußknochen als Alternative zur Vorfußamputation. Operat Orthop Traumat 6:119–131

Baumgartner R, Stinus H (2001) Die orthopädietechnische Versorgung des Fußes. Thieme, Stuttgart

Baumgartner R, Wetz HH (1991) Amputationen am Vorfuß. Operat Orthop Traumat 3:203–212

Beaman DN, Fortin PT, Guyton GP, Holmes JR, Saltzman CL (2002) The diabetic foot. Instructional Course Lectures,

American Academy of Orthopaedic Surgeons, San Francisco

Bellmann D (2008) Vorfußprothese nach Bellmann. In: Baumgartner R, Botta P (Hrsg) Amputation und Prothesenversorgung. Thieme, Stuttgart, S 293–297

Bowker J et al. (2000) North American Experience with knee disarticulation with use of a posterior myofasciocutaneous flap. J Bone Joint Surg 82 A:1571–1574

Bowker JH (2004) Amputations and disarticulations within the foot: surgical management. In: Smith DG, Michael JW, Bowker J (Hrsg) Atlas of amputations and limb deficiencies. American Academy of Orthopaedic Surgeons, S 429–448

Bowker JH (2004) Transtibial amputation: surgical management. In: Smith DG, Michael JW, Bowker J (Hrsg) Atlas of amputations and limb deficiencies. American Academy of Orthopaedic Surgeons, S 481–501

Brückner L (1992) Die standardisierte Unterschenkelamputation nach Brückner bei chronisch arterieller Verschlusskrankheit im Stadium IV nach Fontaine. Operat Orthop Traumatol 4:63–72

Brückner L (2009) Komplikationen am Amputationsstumpf – der Weichteilüberschuß. Med Orth Tech 129(2):29–40

Burgess E et al. (1969) The management of lower extremity amputations. US Government Printing Office TR, Washington/DC, S 10–16

Burgess E et al. (1971) Amputations of the leg for peripheral vascular insufficiency. J Bone Joint Surg 63(A):874–890

Eckardt A, Kraus O, Küstner E (2003) Die interdisziplinäre Therapie des diabetischen Fußsyndroms. Orthopäde 23: 190–198

Eckardt A, Schöllner C, Decking J (2004) The impact of Syme amputation in surgical treatment of patients with diabetic foot syndrome and Charcot-neuro-osteoarthropathy. Arch Orthop Trauma Surg 124: 145–150

Eckhardt R (2008) Transkutane Sauerstoffpartialdruck ($tcpO_2$)-Messung. In: Baumgartner R, Botta P (Hrsg) Amputation und Prothesenversorgung. Thieme, Stuttgart, S 84–87

Eckhardt R (2010) Amputationen an der unteren Extremität – Aufbau eines Versorgungs-Managements an einem Großklinikum. Med Orth Tech 1:37–48

Eckhardt R (2010) Amputationen an der unteren Extremität. Med Orth Tech 130(1):37–48

Edmonds ME, Foster AVM, Sanders LJ (2004) A practical manual of diabetic footcare. Blackwell Publishing

Gottschalk F (2004) Transfemoral Amputation. In: Smith DG, Michael JW, Bowker J (eds) Atlas of amputations and limb deficiencies. American Academy of Orthopaedic Surgeons, S 533–540

Guedes-Pinto MA et al. (2006) Fibulare Knochenbrücke für Unterschenkelstümpfe. Med Orth Tech 126(2) 45–50

Hagberg K, Brånemark R (2009) One hundred patiens treated with osseointegrated transfemoral amputation prostheses – rehabilitation perspective. J Rehabil Res Dev 46(3):331–344

Horch RE (2004) Grundlagen und Ergebnisse der Vakuumtherapie (VAC) in der rekonstruktiven Chirurgie. Zentralbl Chir 129: 52–55

Icks A, Haastert B, Trauner C et al. (2009) Incidence of lower-limb amputations in the diabetic compared to the non-diabetic population. Nationwide insurance data, Germany, 2005–2007. Exp Clin Endocrinol Diabetes 117(9): 500–504

Jensen JS (1983) Life expectancy and social consequences of through-knee amputations. Prosthet Orthot Int 7:113–115

Kessler SB, Bothlar A, Kalteis TA (1999) Indikationsstellung und Vorgehen bei der chirurgischen Behandlung des diabetischen Fußsyndroms. Internist 40: 1024–1028

Klaes W, Eigler EW (1985) Eine neue Technik der transgenikulären Amputation. Chirurg 56:735–742

Koller A, Fiedler R (2010) Operative Versorgungsmöglichkeiten des diabetischen Fuß-Syndroms mit komplexer Problematik. Med Orth Tech 1:49–56

Koller A, Hafkemeyer U, Fiedler R, Wetz HH (2004) Rekonstruktive Fußchirurgie bei diabetisch-neuropathischer Osteoarthropathie. Orthopäde 33: 983–991

Koller A, Wetz HH (2003) Die offene Keilresektion in der Technik nach Brunner. Ein extremitätenerhaltender Eingriff bei Fußphlegmone des Diabetikers. Orthopäde 32: 225–230

Malgaigne JF (1875) Médecine opératoire. Librairie Germer Baillière, Paris, pp 481–484

Morbach S, Müller E, Reike H, Risse A, Spraul M (2004) Diagnostik, Therapie, Verlaufskontrolle und Prävention des diabetischen Fußsyndroms. Deutsche Diabetesgesellschaft: Teil 1. Evidenzbasierte Leitlinien Diabetes und Stoffwechsel 13: 9–30

Müller A (2008) Versorgungsmanagement Beinamputierter. AOK Siegen. Symposium Baumrain-Klinik, Bad Berleburg

Neufang A, Kraus O, Dorweiler B (2002) Pedale Bypasschirurgie beim diabetischen Fußsyndrom: Indikation, Technik und Ergebnisse. Med Klinik 97: 256–262

Othman T, Friese G, Gierth T, Ziegler G, Scherbaum W (2004) Die Anwendung der Vakuumpumpentherapie (VAC-System) beim diabetischen Fußsandrom. Zentralbl Chir 129: 116–118

Pautsch S (1998) Klinische Ergebnisse nach der Unterschenkelamputation nach Robb/Persson. Medizinische Dissertation, Universität Leipzig

Reike H (1999) Diabetisches Fuß-Syndrom. Diagnostik und Therapie der Grunderkrankungen und Komplikationen. De Gruyter. Berlin New York

Richardson EG, Donley BG (1998) Disorders of Hallux. In: Canale E (ed) Campbell's Operative Orthopaedics, Volume II: The Foot in Adolescents and Adults. Mosby

Robinson KP, Brånemark R, Ward DA (2004) Osseointegration in transfemoral amputees. In: Smith DG, Michael JW, Bowker J (Hrsg) Atlas of amputations and limb deficiencies. American Academy of Orthopaedic Surgeons, S 673–681

Sauerbruch F (1922) Die Exstirpation des Femur mit Umkipp-Plastik des Unterschenkels. Dtsch Z Chirurgie 169:1–22

Schäfer M (2008) Silikone in der Technischen Orthopädie. Med Orth Tech 1:7–16

Thermann H (2004) Neue Techniken Fußchirurgie. Steinkopff, Darmstadt

Veves A, Giurini JM, LoGerfo FW (2002) The diabetic foot – medical and surgical management. Humana Totowa, New Jersey

Wendt KW, Zimmermann KW (1994) Verkürzungsosteotomie des Femurs nach Knieexartikulation. Unfallchirurg 97:652–654

Wetz HH, Gisbertz D, Fiedler R (1998) Amputation und Prothetik. Teil 2: Amputationen am Fuß und ihre orthopädietechnische Versorgung. Orthopäde 27: 779–792

Wild T (2003) Konsensus der Deutschen und der Österreichischen Gesellschaft für Wundheilung und Wundbehandlung. MMW – Fortschritte der Medizin 145: 97–101

Winkelmann W (1993) Die Umdrehplastiken. Orthopade 22:152–159

Wühr J et al. (2010) Schaftsysteme im Vergleich. Orthop Tech 61(7):506–511

Wukich DK, Lowery NJ, Mc Millen RL, Frykberg RG (2010) Postoperative infection rates in foot and ankle surgery: a comparison of patients with and without diabetes mellitus. J Bone Joint Surg Am 92:287–295

Zu Kap. 4.9

Ayyappan T, Chadha A (2002) Super sural neurofasciocutaneous flaps in acute traumatic heel reconstructions. Plast Reconstr Surg 109: 2307–2313

Benito-Ruiz J, Yoon T, Guisantes-Pintos E, Monner J, Serra-Renom JM (2004) Reconstruction of soft-tissue defects of the heel with local fasciocutaneous flaps. Ann Plast Surg 52: 380–384

Bostwick J (1976) Reconstruction of the heel pad by muscle transposition and split skin graft. Surg Gynecol Obstet 143: 973–974

Curtin JW (1977) Functional surgery for intractable conditions of the sole of the foot. Plast Reconstr Surg 59: 806–911

Emmett AJ (1976) The filleted toe flap. Br J Plast Surg 29: 19–21

Eren S, Ghofrani A, Reifenrath M (2001) The distally pedicled peroneus brevis muscle flap: a new flap for the lower leg. Plast Reconstr Surg 107: 1443–1448

Freeman BS (1968) Plantar flaps used for sole, heel lesions. Tex Med 64: 64–67

Ger R (1971) The technique of muscle transposition in the operative treatment of traumatic and ulcerative lesions of the leg. J Trauma 11: 502–510

Ger R (1975) The surgical management of ulcers of the heel. Surg Gynecol Obstet 140: 909–911

Grabb WC, Argenta LC (1981) The lateral calcaneal artery skin flap (the lateral calcaneal artery, lesser saphenous vein, and sural nerve skin flap). Plast Reconstr Surg 68: 723–730

Harrison DH, Morgan BD (1981) The instep island flap to resurface plantar defects. Br J Plast Surg 34: 315–318

Hartrampf CR, Scheflan M, Bostwick J (1980) The flexor digitorum brevis muscle island pedicle flap: a new dimension in heel reconstruction. Plast Reconstr Surg 66: 264–270

Kopp J, Bach AD, Kneser U et al. (2004a) Indication and clinical results of buried skin grafting to treat problematic wounds. Zentralbl Chir 129 (Suppl 1): 129–132

Kopp J, Kneser U, Bach AD, Horch RE (2004b) Buried chip skin grafting in neuropathic diabetic foot ulcers following vacuum assisted wound bed preparation – enhancing a classic surgical tool with novel technologies. Lower Extremity Wounds 3: 168–171

Kuntscher MV, Erdmann D, Homann HH et al. (2001) The concept of fillet flaps: classification, indications, and analysis of their clinical value. Plast Reconstr Surg 108: 885–896

Musharrafieh R, Saghieh S, Macari G, Atiyeh B (2003) Diabetic foot salvage with microsurgical free-tissue transfer. Microsurgery 23: 257–261

Reiffel RS, McCarthy JG (1980) Coverage of heel and sole defects: a new subfascial arterialized flap. Plast Reconstr Surg 66: 250–260

Shanahan RE, Gingrass RP (1979) Medial plantar sensory flap for coverage of heel defects. Plast Reconstr Surg 64: 295–298

Skef Z, Ecker HA, Graham WP (1983) Heel coverage by a plantar myocutaneous island pedicle flap. J Trauma 23: 466–472

Snyder GB, Edgerton MT (1965) The principle of the island neurovascular flap in the management of ulcerated anesthetic weightbearing areas of the lower extremity. Plast Reconstr Surg 36: 518–528

Strauch B, Vaconez LO, Hall-Findlay EJ (1990) Encyclopedia of flaps. Little Brown, Boston Toronto London, pp 1627–1675

Vasconez LO, Bostwick J, McCraw J (1974) Coverage of exposed bone by muscle transposition and skin grafting. Plast Reconstr Surg 53: 526–530

Walgenbach KJ, Horch RE, Voigt M et al. (1999) Free microsurgical flap-plasty in reconstructive therapy of diabetic foot ulcer. Zentralbl Chir 124 (Suppl 1):40–44

Walgenbach KJ, Voigt M, Andree C, Stark GB, Horch RE (2001) Management of hypovascularized wounds not responding to conventional therapy by means of free muscle transplantation. Vasa 30: 206–211

Yoshimura Y, Nakajima T, Kami T (1985) Distally based abductor digiti minimi muscle flap. Ann Plast Surg 14: 375–377

Diagnostik und Therapie bei diabetisch-neuropathischer Osteoarthropathie

S. Zimny, U. Waldecker, A. Eckardt

A. Eckardt, R. Lobmann (Hrsg.), *Der diabetische Fuß*,
DOI 10.1007/978-3-642-38425-7_5, © Springer-Verlag Berlin Heidelberg 2015

5.1 Epidemiologie und Diagnostik

S. Zimny

Die diabetisch-neuropathische Osteoarthropathie (DNOAP; Syn. Neuroosteoarthropathie, Charcot-Arthropathie), im klinischen Alltag meist »Charcot-Fuß« genannt, ist seit über 130 Jahren bekannt und ein Hauptfaktor der Diabetesmorbidität. Aufgrund des klinischen Verlaufs und der Komplexität ist die DNOAP eine Herausforderung für den klinisch und praktisch tätigen Arzt. Die DNOAP ist eine nichtinfektiöse Zerstörung von Knochen und Gelenken und stellt im Zusammenhang mit der Neuropathie eine Sonderform des diabetischen Fußsyndroms dar. Als auslösende Ursache wird ein Trauma im Bereich des neuropathischen Fußes angenommen, welches eine komplexe Serie an pathologischen Prozessen auslöst, die letztendlich zur Destruktion von Knochen und Gelenken führen und damit in einer meist sehr eindrucksvollen Fußdeformität enden.

Auch wenn die Diagnose »Charcot-Fuß« bereits im Anfangsstadium vermutet wird, sind die Ergebnisse der entsprechenden Untersuchungen nur hinweisend auf das Vorliegen einer akuten DNAOP – jedoch nicht beweisend. Gerade bei Patienten mit Diabetes mellitus und einem geschwollenen, geröteten und meist schmerzhaften Fuß und gleichzeitig vorliegender sensomotorischer und/oder autonomer Neuropathie sollte an einen akuten Charcot-Fuß gedacht werden.

Die Behandlung der *akuten DNOAP*, auch im Verdachtsfall, beinhaltet die konsequente Druckentlastung des Fußes mittels verschiedener Maßnahmen wie »total contact cast«, Entlastungsorthesen, »Pneumatic Walker« etc. sowie Unterstützung durch supportive Maßnahmen, z. B. Rollstuhlversorgung oder Unterarmgehstützen. Die Infusionstherapie mit Bisphosphonaten scheint den Verlauf der akuten DNOAP günstig zu beeinflussen.

Die Therapie des *chronischen Charcot-Fußes* setzt eine multidisziplinäre Versorgung voraus. Die Arbeit von Orthopädieschuhtechnikern zur Schuhversorgung wie auch Orthopädiemechanikern zur adäquaten Orthesenversorgung mit Vermeidung von Druckbelastungen des Fußes und dessen Gelenke steht dabei im Vordergrund. Im Falle von Gelenkinstabilitäten oder ausgeprägten Achsenabweichungen in den Fußgelenken ist eine chirurgische Intervention vor entsprechender Schuhversorgung sinnvoll.

5.1.1 Grundlagen

Die DNOAP ist eine chronische und progressiv verlaufende Erkrankung der Knochen und Gelenke und durch schmerzhafte oder schmerzlose Destruktion hautsächlich im Bereich des Fußes lokalisierter Knochen- und Gelenkstrukturen charakterisiert (Edmonds 1999). Betroffene Gelenke weisen vorwiegend eine Synovitis sowie Instabilitäten mit folgender Subluxation und Luxation und Destruktion auf (Armstrong u. Peters 2002). Eine Verletzung des Fußes als auslösender Mechanismus in der Entwicklung eines Charcot-Fußes wird oft von den Patienten nicht wahrgenommen (Gill et al. 1997; Slowman-Kovacs et al. 1990). Trotz der Tatsache, dass die DNOAP bereits vor 130 Jahren beschrieben wurde, ist das Wissen über die DNOAP begrenzt.

Die Hauptursache der DNOAP ist die diabetische periphere Polyneuropathie, wobei die Gelenke und Knochen des Fußes vornehmlich betroffen sind (Frykberg u. Kozak 1978; Stevens et al. 1992). Dadurch, dass wahrscheinlich viele Fälle der DNOAP unentdeckt bleiben, einerseits dadurch, dass die doch typischen Symptome bei Erkrankungsbeginn nicht wahrgenommen werden, andererseits auch ein gänzlich asymptomatischer Verlauf der Erkrankung vorliegen kann, ist die genaue Prävalenz der Charcot-Osteoarthropathie nicht bekannt (Foltz et al. 2004; Pakarinen et al. 2002). Bei Patienten mit bereits vorliegender chronischer DNAOP ist das Fußulkus mit allen Folgen wie Infektion, Osteomyelitis und Amputation die häufigste Präsentation (Larsen et al. 2001). Therapeutische Interventionen konzentrieren sich in diesem Fall auf die Abheilung des Plantarulkus und folgende orthopädische Maßschuhanfertigung zur Rezidivprophylaxe (Pinzur et al. 2000).

5.1.2 Epidemiologie

Die angegebene Inzidenz und Prävalenz der DNOAP variiert zwischen 0,1–0,4% der Patienten mit Diabetes mellitus. Bislang liegen keine speziellen

Untersuchungen in Form von populationsbasierten epidemiologischen Studien vor (Fabrin et al. 2000; Klenerman 1996; Larsen et al. 2001; McEwen et al. 2013). In einer der größten publizierten Serie im Untersuchungszeitraum von 1947 bis 1970 wurden 101 Patienten mit DNOAP in der konsekutiven Evaluation von 68.000 Patienten mit Diabetes mellitus identifiziert, entsprechend einer Inzidenz von 1:680 (Sinha et al. 1972). In einer neueren Studie wurde die Inzidenz mit 1:333 angegeben, was die These unterstützt, dass die DNOAP als Komplikation des Diabetes mellitus häufiger auftritt (Fabrin et al. 2000). In einer ähnlichen Untersuchung an 1001 Patienten mit Diabetes mellitus lag die Prävalenz der DNOAP bei 0,4% (Larsen et al. 2001).

In röntgenologischen Untersuchungen wurden bei 29% der Patienten mit Diabetes mellitus und Neuropathie radiologische Zeichen einer gestörten Knochentextur oder Desintegrität der Fußgelenke gefunden (Cofield et al. 1983; Larroque et al. 2006). In einer weiteren Studie wurden bei 456 Patienten mit Diabetes mellitus radiologische Zeichen einer DNOAP nur in 1,4% der Fälle beschrieben. Es ist darauf hinzuweisen, dass bislang kein Konsensus für radiologisch-diagnostische Kriterien der DNOAP besteht (Smith et al. 1997).

Bei einem Großteil der Patienten mit Diabetes mellitus manifestiert sich die DNOAP zwischen der 5. und 6. Lebensdekade. Sowohl Patienten mit einem Typ-1- als auch Typ-2-Diabetes mellitus können eine DNOAP entwickeln, zumeist nach einer Krankheitsdauer von mehr als 10 Jahren. In seltenen Fällen führt der Charcot-Fuß erst zur Diagnose des Diabetes mellitus (Armstrong u. Peters 2002; Fabrin et al. 2000; Sinha et al. 1972).

Die Diagnose der DNOAP erfolgt im Mittel erst 4,5 Monate nach Präsentation der Symptome, wobei 50% der akuten DNOAP nicht richtig diagnostiziert werden. Eine geschlechtsspezifische Häufung ist nicht vorhanden. Jüngste Beobachtungen zeigen, dass die DNOAP mit einer vorzeitigen Mortalität der Diabetespatienten assoziiert ist (Gazis et al. 2004; Sohn et al. 2009). Nach Studienlage ist von einem bilateralen Auftreten der DNOAP in 9–75% der Krankheitsfälle auszugehen. Diese erhebliche Schwankungsbreite erklärt sich sowohl durch variierende Definitionen der DNOAP, als auch durch die Methodik der Studien, wobei in den Untersuchungen mit Computertomographie meist eine höhere Inzidenz einer bilateralen DNOAP beschrieben wird (Armstrong et al. 1997; Clohisy u. Thompson 1988; Griffith et al. 1995).

5.1.3 Pathogenese

Für die Entstehung der DNOAP an den Füßen von Diabetikern mit Neuropathie gibt es 2 unterschiedliche Hypothesen, die bislang nicht definitiv verifiziert sind. Charcot und Mitchell favorisierten die sog. *neurovaskuläre Hypothese*: Diese nimmt eine lokale Hyperperfusion des erkrankten Fußes infolge einer autonomen Neuropathie an (Edmonds et al. 1982; Gough et al. 1997). Der verstärkte Blutstrom durch den Knochen führt entsprechend einem Auswaschphänomen zu einer Entmineralisierung und verminderten Belastbarkeit des Knochens. Hieraus folgen Frakturen und Deformitäten des betroffenen Fußes. Volkman und Virchow propagierten die sog. *neurotraumatische Hypothese*, welche eine durch die vorliegende sensomotorische Neuropathie kontinuierliche Fehlbelastung des Fußes mit repetitiven kleineren Traumata beinhaltet (Sanders 2004). Hierdurch wird eine chronische Destruktion von Weichteil- und Knochenstrukturen hervorgerufen, die zum Vollbild der DNOAP führt. Infolge der muskulären Dysbalancen der Fuß- und Unterschenkelmuskulatur, hervorgerufen durch die motorische Neuropathie, verstärkt sich die Fehlbelastung des Fußes (Chantelau et al. 2007).

Der Einfluss eines initialen Traumas als auslösendes Ereignis in der Pathogenese der DNOAP ist bislang nicht eindeutig geklärt. Es wurde jedoch beobachtet, dass sich die DNOAP insbesondere nach Traumata wie Frakturen rasch entwickelt und progressiv verläuft (Connolly u. Jacobsen 1985; Holmes u. Hill 1994; Slowman-Kovacs et al. 1990). Zu berücksichtigen ist jedoch, dass Patienten mit Diabetes mellitus kleinere Traumata, wie Frakturen der Phalangen oder Metatarsalia infolge der Neuropathie meist nicht bemerken (Gill et al. 1997; Luetters et al. 2004; Thompson u. Clohisy 1993). Das initiale Trauma scheint in der Pathogenese der DNOAP einen abnormalen vaskulären Reflex zu triggern, welcher einen gesteigerten Knochenblutfluss durch eine autonome Dysfunktion analog zur chronischsympathischen Reflexdystrophie (Sudeck-Dystrophie) bewirkt (Connolly u. Jacobsen 1985).

Die Entstehung und den Verlauf der DNOAP ungünstig zu beeinflussen scheint auch die Tatsache, dass Patienten mit Diabetes mellitus und DNOAP eine geringere Knochendichte aufweisen als Diabetespatienten mit alleiniger peripherer Polyneuropathie (Childs et al. 1998; Young et al. 1995). Untersuchungen der biochemischen Knochenparameter, welche die Aktivitäten der Osteoklasten als auch Osteoblasten widerspiegeln, zeigen, dass bei der DNOAP sowohl im akuten, als auch chronischen Verlauf die Osteoklastenaktivität gegenüber der Aktivität der Osteoblasten erhöht ist (Gough et al. 1997). Die vorliegende Osteopenie prädisponiert zu Frakturen, auch wenn kein oder nur ein geringes adäquates Trauma vorliegt. Zusätzlich bewirkt die periphere Neuropathie, dass der Verlust der protektiven Funktion zur inadäquaten Frakturheilung führt. Die Konsequenz daraus ist die Entwicklung von Pseudarthrosen, oft mit der Formation von Osteophyten (Wilson 1991). Das Endresultat aus der DNOAP ist eine Desintegrität der Knochen- und Gelenkstruktur.

Warum nur ein geringer Teil der Patienten mit Diabetes mellitus und peripherer Polyneuropathie eine DNOAP entwickelt, ist pathogenetisch ungeklärt. Es wird vermutet, dass Diabetespatienten mit DNOAP differente Formen der peripheren und autonomen Neuropathie aufweisen. Zumindest konnte eine Untersuchung zeigen, dass bei Patienten mit einer DNOAP zwar das Warmempfinden erhalten, jedoch das Kaltempfinden gestört war. Im Vergleich zu Diabetespatienten mit einem Fußulkus war bei den Patienten mit DNOAP das Druckempfinden nicht vermindert, jedoch fielen das Vibrationsempfinden wie auch die Tests zur Diagnostik der kardialen autonomen Neuropathie pathologisch aus (Stevens et al. 1992).

In wieweit die nichtenzymatische Glyzierung in der Pathogenese der DNOAP eine Rolle spielt, kann bislang nur durch experimentelle Daten beurteilt werden. Zumindest scheint eine Verdickung der Achillessehne durch vermehrte Ablagerungen von Kollagenfibrillen zu einer Verkürzung mit gestörter Biomechanik zu führen (Grant et al. 1997). Im Vergleich zu Patienten mit alleiniger peripherer Polyneuropathie weisen Diabetespatienten mit DNOAP höhere plantare Drücke, insbesondere im Bereich des Vorfußes und der Mittelfußköpfchen, auf. Zusätzlich sind auch im Mittelfußbereich die plantaren Drücke bei Patienten mit einer DNOAP erhöht. Die ungleiche plantare Druckverteilung führt durch die zusätzliche Einwirkung der peripheren und autonomen Neuropathie zu einem Zusammenbruch der Mittelfußstrukturen (Armstrong u. Lavery 1998; Armstrong u. Lavery 1998; ■ Abb. 5.1).

In der Pathogenese der DNOAP spielen verschiedene Einflüsse, insbesondere die periphere und autonome Neuropathie, eine Rolle. Auslösendes Ereignis: meist ein nicht-adäquates Trauma, wie eine nicht bemerkte Fraktur. Dieses Trauma ist Trigger für einen gestörten Vasomotorenreflex, welcher zur Hyperperfusion des Knochens und zu einer gesteigerten Osteoklastenaktivität führt. Die periphere Neuropathie mit Fehlinnervation der Extensoren- und Flexorenmuskulatur führt über eine abnormale Druckbelastung des Fußes zu einer weiteren Destruktion der Knochen- und Gelenkstrukturen mit dem Resultat einer sich progressiv entwickelnden Fußdeformität – Entwicklung im ungünstigen Fall in nur wenigen Wochen, aber auch langsam über Monate.

5.1.4 Klassifikation und Stadien der DNOAP

Die DNOAP tritt hauptsächlich im Bereich des Fußes, in seltenen Fällen auch an anderen Gelenkknochenstrukturen wie Hand-, Knie-, Hüft- und Wirbelsäulengelenken auf (Bayne u. Lu 1998; Berg 1997; Lambert u. Close 2002; Phillips et al. 1995). Je nach betroffener Fußregion lässt sich die DNOAP nach Sanders (Sanders u. Frykberg 1993) in 5 Verteilungsmuster klassifizieren (■ Abb. 5.2, ■ Tab. 5.1). Am häufigsten sind die Gelenke zwischen Fußwurzel- und Mittelfußknochen (Typ II nach Sanders) betroffen (60%), gefolgt von den Gelenken zwischen Zehen und Mittelfußknochen (20%) und den Sprunggelenken (10%). Die Klassifikation der DNOAP hat insofern Bedeutung, dass die im Bereich des Rückfußes lokalisierte DNOAP mit einer ungünstigen Prognose assoziiert ist.

Nach Eichenholtz (Eichenholtz 1966) wird der Verlauf der DNOAP in 3 Stadien unterteilt (■ Tab.

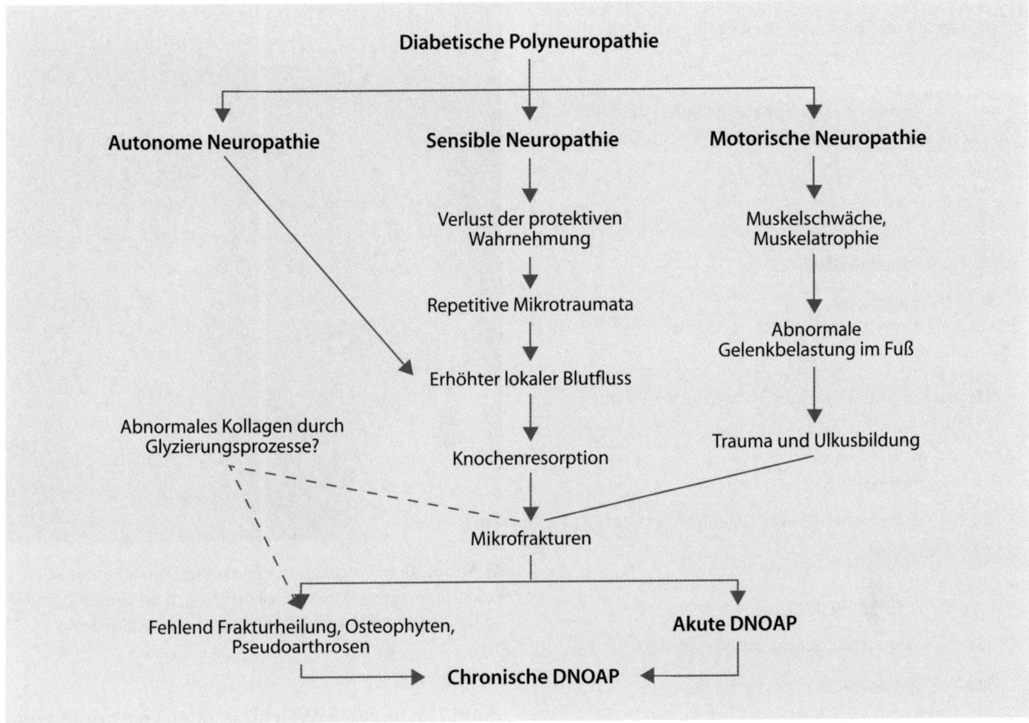

Abb. 5.1 Pathogenese der DNOAP

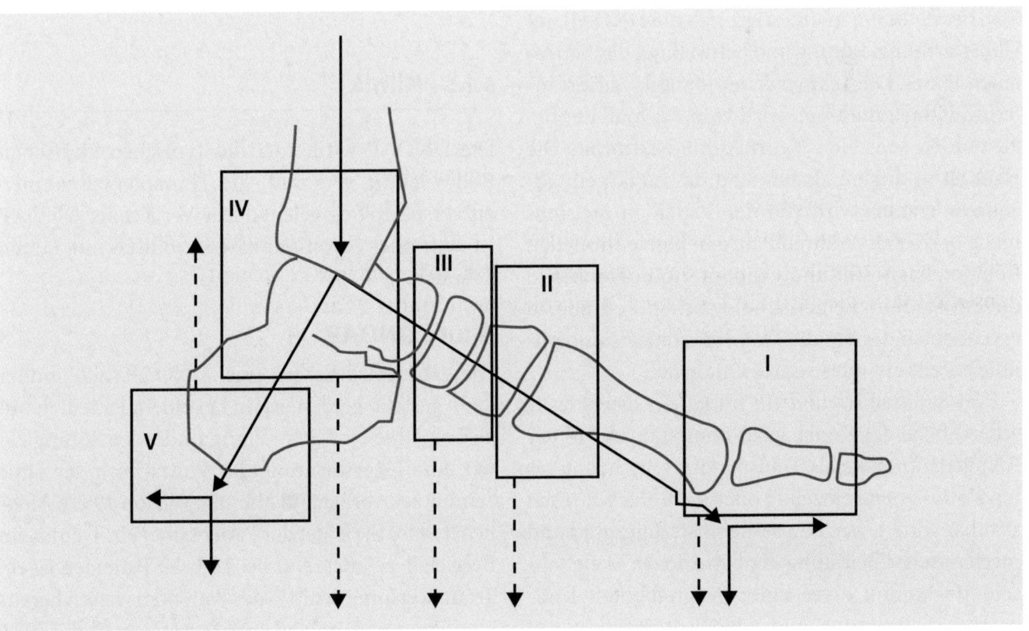

Abb. 5.2 Anatomische Klassifikation der DNOAP nach Sanders I–V

Tab. 5.1 Anatomische Klassifikation der DNOAP nach Sanders (Sanders u. Frykberg 1993)

I	Phalangen, Interphalangealgelenke, Metatarsophalangealgelenke, Mittelfußköpfchen
II	Tarsometatarsalgelenke
III	Fußwurzel
IV	Sprunggelenke
V	Kalkaneus

Tab. 5.2 Stadien der DNOAP nach Eichenholtz (1966)

I	Marködem
IIa	Entmineralisierung, Osteolyse
IIb	Entmineralisierung, Osteolyse
	Fragmentierung
IIIa	Remineralisierung, intaktes Skelett
IIIb	Remineralisierung, Fehlstellung
IIIc	Remineralisierung, Subluxation
	Luxation, Ulkus

5.2). Im *Stadium I* manifestiert sich die DNOAP mit Überwärmung, Rötung und Schwellung des betroffenen Fußes. Die Schmerzsymptomatik variiert interindividuell stark und wird vom Ausmaß der begleitenden sensiblen Neuropathie bestimmt. Die Haut ist in diesem akuten Stadium intakt, ein adäquates Trauma wird von den Patienten meistens nicht berichtet. Während in der konventionellen Röntgendiagnostik und Computertomographie in diesem Stadium keine pathologischen Befunde zu erkennen sind, zeigt die Magnetresonanztomographie bereits ein intraossäres Ödem auf.

Im *Stadium IIa und IIb* findet ein osteoklastischer Abbau der Knochensubstanz statt, der in der Röntgenaufnahme als Transparenzvermehrung bis hin zur Osteolyse einzelner oder mehrerer Knochen sichtbar wird. Je nach Entmineralisierungsgrad und mechanischer Belastung der betroffenen Skelettabschnitte kommt es zu einer progredienten Knochenfragmentierung und Gelenkdestruktion mit Subluxations- und Luxationsfehlstellungen im *Stadium IIIa und IIIb*. Weichteilödem, Hautrötung und Überwärmung sind im *Stadium IIIc* rückläufig. Eingetretene Knochendestruktionen sind irreversibel und ausgeprägte Fehlstellungen verändern die Makroanatomie und Statik des Fußskeletts.

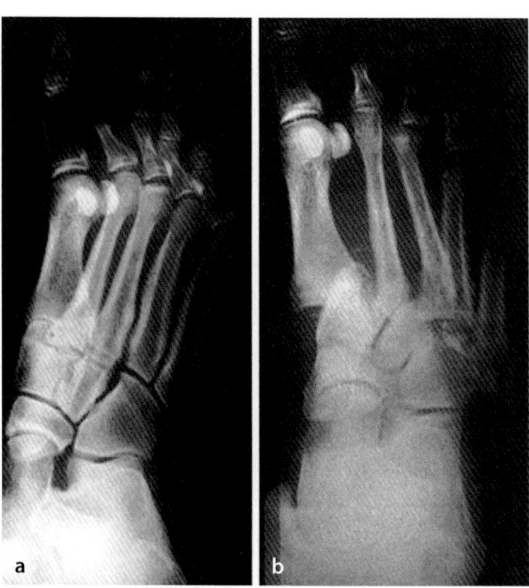

Abb. 5.3a,b Progression der akuten DNOAP. **a** Zunächst Lokalisation am 3. Metatarsalköpfchen. **b** Im Verlauf Progression der DNOAP mit Befall der Tarsometatarsalgelenke

5.1.5 Klinik

Die DNOAP wird trotz des typischen klinischen Bildes häufig verkannt, die Therapiemaßnahmen oft verspätetet eingeleitet. Der Verlauf der DNOAP ist akut oder chronisch bzw. chronisch mit akuten Schüben.

Akute DNOAP

Die Verdachtsdiagnose einer DNOAP sollte immer dann gestellt werden, wenn bei einem Patienten mit Neuropathie eine Schwellung und/oder Rötung sowie eine Überwärmung des Fußes mit oder ohne Schmerzen vorliegt (Abb. 5.3; Wilson 1991). Möglicherweise berichtet der Patient über ein Trauma im Bereich des Fußes. Nur bei 22% der Patienten ist ein Trauma erinnerlich; 4% der Patienten wiesen bereits eine Operation am Fuß auf (Armstrong et al. 1997). Durch Messung der Hauttemperatur des betroffenen Fußes mit einer Differenz >1°C zum gesunden Fuß lässt sich der Verdacht eines akuten Charcot-Fußes erhärten (Armstrong u. Lavery 1997; van Netten et al. 2014).

Klinische Hinweise auf das Vorliegen einer akuten DNOAP sind:

- Periphere oder autonome Neuropathie,
- Rötung,
- Überwärmung,
- Schwellung,
- Schmerzen (aufgrund der Neuropathie in nur 2/3 der Fälle vorhanden),
- Hauttemperaturdifferenz,
- Fußdeformitäten (meist erst nach Wochen bis Monaten),
- positives MRT-Knochenmarksignal in der Akutphase, später konventionelle Röntgendiagnostik positiv.

Differenzialdiagnose der akuten DNOAP: Osteomyelitis, Zellulitis, Erysipel, Arthritis, akuter Gichtanfall, Venenthrombose.

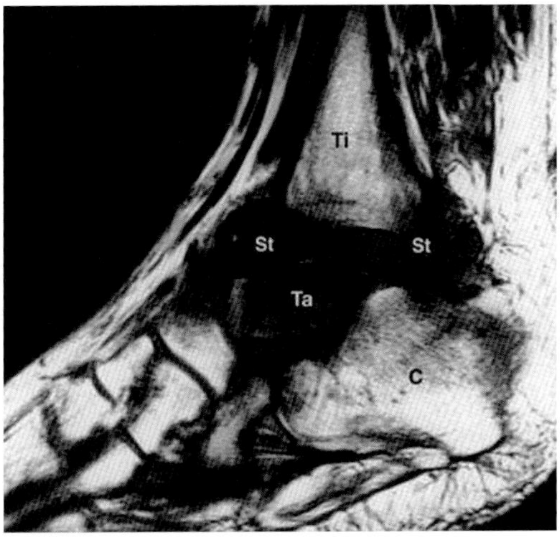

Abb. 5.4 Sagittales Kernspintomogramm (T1-Wichtung) mit Verlust des Knochenmarksignals des Talus (*Ta*) und fleckförmigen Signal in der Tibia (*Ti*) sowie Kalkaneus (*C*) hinweisend auf ein Knochenmarksödem. Zudem niedriges Spinsignal in der Umgebung des Talus mit Ödem des Weichteilgewebe (*St*)

Chronische DNOAP

Die Progression in die chronische Verlaufsform erfolgt meist innerhalb der folgenden 6 Monate nach Symptompräsentation der akuten Verlaufsform. Die chronische DNOAP ist durch die sich entwickelnde und zum Teil progredient verlaufende Fußdeformität mit der Komplikation eines Fußulkus charakterisiert. Durch den häufigen Befall des Mittelfußes kollabiert das Fußgewölbe und es entsteht ein sog. Tintenlöscherfuß mit folgender Kallusformation und dem Risiko eines plantaren Ulkus (Abb. 5.4; Sella u. Barrette 1999; Shaw et al. 1998; Wolfe et al. 1991).

5.1.6 Diagnose

Die Diagnose der DNOAP stützt sich in den meisten Fällen, insbesondere im akuten Verlauf, auf die typischen klinischen Charakteristika wie Schwellung, Überwärmung, Rötung und Schmerzhaftigkeit des Fußes. In der chronischen Verlaufsform der DNOAP wird die Diagnose durch eine zusätzlich vorliegende Osteomyelitis, insbesondere bei bestehenden Fußulzera erschwert.

Konventionelle Röntgendiagnostik

Die konventionelle Röntgendiagnostik des Fußes ist kosteneffektiv und erleichtert die Zuordnung der DNOAP zu anatomischen Strukturen wie Knochen und Gelenken. Aufgrund der geringen Sensitivität und Spezifität differenziert die konventionelle Röntgenaufnahme des Fußes nicht zwischen der akuten DNOAP und entzündlichen Prozessen der Knochen oder Gelenke (Knight et al. 1988; Seabold et al. 1990). Als klassische radiologische Zeichen der DNOAP sind die Demineralisation, Osteolysen, Periostreaktionen und Fragmentierung des Knochens im Stadium IIa nach Eichenholtz anzuführen. Differenzialdiagnostisch imponiert auch die Osteomyelitis mit diesen radiologischen Zeichen, sodass zur Diagnose zusätzlich die klinischen Zeichen der peripheren diabetischen Neuropathie und fehlende Infektionszeichen entscheidend sind.

Bei schweren Verlaufsformen der DNOAP kann radiologisch die charakteristische »pencil and cup«-Deformität der Metatarsophalangealgelenke oder Fragmentierung der Metatarsalköpfchen dargestellt werden (Gold et al. 1995). Im Mittelfuß imponieren bei der DNOAP Lisfranc-Frakturen nach initialer Gelenkschwellung und Destruktion der ligamentären Gelenkverbindungen. Fragmentierung der tarsometatarsalen Gelenke und Knochen führt zu einem Kollaps des Mittelfußgewölbes und zu einer klinisch imponierenden Fußdeformität.

Zusammenfassend charakterisieren die *5 D* die radiologische Manifestation der DNOAP:

1. *Distension* der Gelenke,
2. *Dislokation* der Gelenke und Knochen,
3. *Debris* des Knochens,
4. *Desorganisation* von Gelenken und Knochen,
5. *Dichteerhöhung* des Knochens.

Szintigraphie

Die Szintigraphie mittels Verwendung verschiedener Radionuklide ist zur Diagnostik der DNOAP in einem gewissen Grad einsetzbar. Die *3-Phasen-Knochenszintigraphie* unter Verwendung von *Technetium* (Tc-MDP) zeigt in allen 3 Phasen eine Anreicherung des Radionuklids und spiegelt den gesteigerten Knochenabbau der DNOAP wider. Für die aktive Charcot-Arthropathie ist die Tc-MDP-Szintigraphie somit hoch sensitiv, jedoch wenig spezifisch. Die 4. Phase nach 24 h (Spätaufnahme) weist gegenüber der regulären Technetium-Szintigraphie eine höhere Spezifität für die Erkennung einer DNOAP auf. Zu beachten ist jedoch, dass Frakturen, Tumoren und schwere degenerative Knochenprozesse zu falsch positiven Befunden in der 4-Phasen-Knochenszintigraphie führen können (Becker 1999; Tomas et al. 2000).

Mit *Indium markierte Leukozyten* (In-WBC) zeigen in der Szintigraphie eine erhöhte Aktivität im Bereich von Infektionsprozessen. Im Rahmen des Knochenumbaus der DNOAP kommt es in der IN-WBC-Szintigraphie zu keiner Anreicherung im Szintigramm, sodass die Kombination der Tc-MDP-Szintigraphie und In-WBC-Szintigraphie die Sensitivität und Spezifität zur Diagnose der DNOAP bis auf 80–90% steigern kann (Tomas et al. 2000). Ein rasch progressiver Verlauf der DNOAP kann jedoch auch bei der In-WBC-Szintigraphie zu falsch positiven Befunden führen, da sich die Leukozyten im Bereich von Frakturzonen, welche auf dem konventionellen Röntgenbild nicht zu sehen sind, anreichern.

In diesen Fall ist die *Technetium-Nanokolloid-Szintigraphie* zur Darstellung des Knochenmarks in Kombination mit der In-WBC-Szintigraphie hilfreich. Zeigen beide Szintigramme ein kongruentes Areal mit erhöhter Aktivität bei progressivem klinischen Verlauf, so ist von einer akuten DNOAP mit Fraktur und nicht von einer zusätzlich vorliegenden Infektion auszugehen (Palestro et al. 2003; Palestro et al. 1998; Remedios et al. 1998). Die Anwendung der In-WBC-Szintigraphie sollte im Hinblick modernerer Verfahren, wie LeucoScan mittels Technetium markierter Antikörper gegen Leukozyten, kritisch gesehen werden. In der Verfahrenstechnik ist die In-WBC-Szintigraphie nicht optimal definiert und beinhaltet den Umgang mit Blutprodukten. Der Markierungsprozess der Leukozyten ist in der IN-WBC-Szintigraphie aufwändig und kompliziert und im Vergleich zur Tc-Fab-Leukozytenszintigraphie ist die Auflösung des letzteren Verfahrens wesentlich besser, zumal Ergebnisse bereits nach 2 h vorliegen (Boc et al. 2001; Devendra et al. 2001; Palestro et al. 2003; Rubello et al. 2004).

Computertomographie und Magnetresonanztomographie

Mittels der Computertomographie (CT) können im Bereich des Fußes sowohl kortikale Destruktionen und Periostreaktionen, als auch Sequester und Gasformationen ausreichend dargestellt werden. In der Beurteilung der DNOAP ist die Kernspintomographie (MRT) durch Darstellung der anatomischen Strukturen des Fußes, insbesondere des Knochenmarks (Frühphase der akuten DNOAP) und der Weichteile überlegen (Deely u. Schweitzer 1997; Gold et al. 1995; Lipman et al. 1998): Sensitivität 100%, Spezifität bei 80% zum Nachweis oder Ausschluss einer Osteomyelitis (Craig et al. 1997). Routineuntersuchung mittels der MRT sollten T1-gewichtete als auch T2-fast-spin- sowie T2-fettsupprimierte Sequenzen enthalten.

> **Die DNOAP weist charakteristischerweise im MRT ein niedriges T1-Signal der Gelenke und ein niedriges T2-Signal des Knochenmarks auf. Bei einer akut und schnell progressiven DNOAP kann aber das T2-Signal verstärkt sein und somit eine akute Osteomyelitis vortäuschen.**

Zu beachten ist auch, dass nach Operationen das T2-Signal über 3–6 Monate verstärkt sein kann. Ein erhöhtes T2-Signal im Bereich der Gelenke weist eher auf eine Infektion der Gelenke, als auf eine Beteiligung der Gelenkstrukturen im Rahmen der DNOAP hin. Eine zusätzliche Applikation von Gadolinium als Kontrastmittel erbringt keine weiteren Informationen zur Differenzierung (Craig et al. 1997).

Weitere Untersuchungen

Zur Differenzierung einer chronischen DNOAP von der chronischen Osteomyelitis könnte neben den oben angeführten Untersuchungen die *hochauflösende Ultraschalluntersuchung* des plantaren Fußes sinnvoll sein. Eine Untersuchung konnte zeigen, dass Sensitivität und Spezifität zur Diagnose der Osteomyelitis bei der Ultrallschalldiagnostik mit den Ergebnissen der Szintigraphie vergleichbar war (Enderle et al. 1999).

Der Stellenwert der *Laserdoppler-Flowmetrie* zur DNOAP-Diagnostik ist nicht vollends geklärt. Es gibt Hinweise dafür, dass das Flussverhalten und die Vasomotion bei der DNOAP im Gegensatz zur alleinigen peripheren Neuropathie erhalten bleiben (Shapiro et al. 1998). Bislang sind dessen ungeachtet beide oben angeführten Untersuchungen noch als experimentell anzusehen und nicht in der Routine einsetzbar.

Biochemische Marker wie das C-reaktive Protein sind meist bei der akuten DNOAP erhöht, differenzieren nicht hinsichtlich einer zusätzlich vorliegend Infektion. In diesem Zusammenhang sind auch die Blutsenkung und die Leukozyten erhöht. Knochenumbauparameter wie die alkalische Phosphatase (AP), insbesondere die Knochen-AP sind bei der akuten und chronischen DNOAP erhöht (Gough et al. 1997). Das Osteocalcin und andere Knochenabbauprodukte wie Prokollagen-1-Telopeptide werden in beiden Verlaufsformen der DNOAP vermehrt im Urin nachgewiesen (Jude et al. 2001; Piaggesi et al. 2002).

5.2 Konservative Therapie

S. Zimny

In der Therapie der DNOAP werden verschiedene Strategien abhängig von der Ausprägung, dem Verlauf und der Lokalisation der Charcot-Arthropathie eingesetzt, wobei sich keine der bislang etablierten Therapien als die beste und kosteneffektivste herausgestellt hat. Aufgrund der Tatsache, dass die DNOAP in der charakteristischen Ausprägung nur selten auftritt, ist es zum Teil schwierig, die Effekivität der Therapie, insbesondere in vergleichenden Untersuchungen zu messen. Zu beachten ist, dass die Patienten mit Diabetes mellitus und einer DNOAP in den meisten Fällen weitere Komplikation des Diabetes mellitus aufweisen und somit in einem multidisziplinären Ansatz behandelt werden sollten (Dargis et al. 1999; Edwards 1998; Ghirlanda et al. 1997).

5.2.1 Konservative Therapie der akuten DNOAP

Das Ziel der Therapiestrategien in der akuten Phase der DNOAP ist, die Progression der DNOAP einzudämmen, um Komplikationen wie Fußdeformitäten und folgende Fußulzera zu vermeiden. Ein weiteres Ziel ist die Behandlung der schmerzhaften Verlaufsform der akuten DNOAP (◘ Abb. 5.5). Die Krankheitsaktivität wird anhand der klinischen Parameter wie Rötung und Schwellung sowie anhand der Messung der Hauttemperatur beurteilt (Armstrong u. Lavery 1997; ► Abschn. 5.1). Hilfreich zur Beurteilung der Schmerztherapie ist die visuelle Analogskala (VAS). Mittels Szintigraphie wie auch serieller konventioneller radiologischer Untersuchungen kann der Krankheitsverlauf der DNOAP adäquat beurteilt werden (Sinha et al. 1972). Die zusätzliche Bestimmung der biochemischen Knochenparameter kann hilfreich sein (Gough et al. 1997).

Entlastung

Therapieformen, welche hauptsächlich eine Druckentlastung der betroffenen Extremität beinhalten, gelten als »golden standard« in der Behandlung der akuten DNOAP. Bereits 1905 wurde von Henderson bei Patienten mit Tabes dorsalis beobachtet, dass mittels Bettruhe und durch Anwendung von Unterarmgehstützen die Fußdeformierung in einem wesentlich geringeren Grad auftrat (Henderson 1905). Erstmals 1931 wurden Patienten mit einer Charcot-Osteoarthropathie mittels Verwendung von Gipsapplikationen an der betroffenen Extremität versorgt (Stiendler 1931). Die Druckentlastung und Reduktion der Gewichteinwirkung auf die betroffene

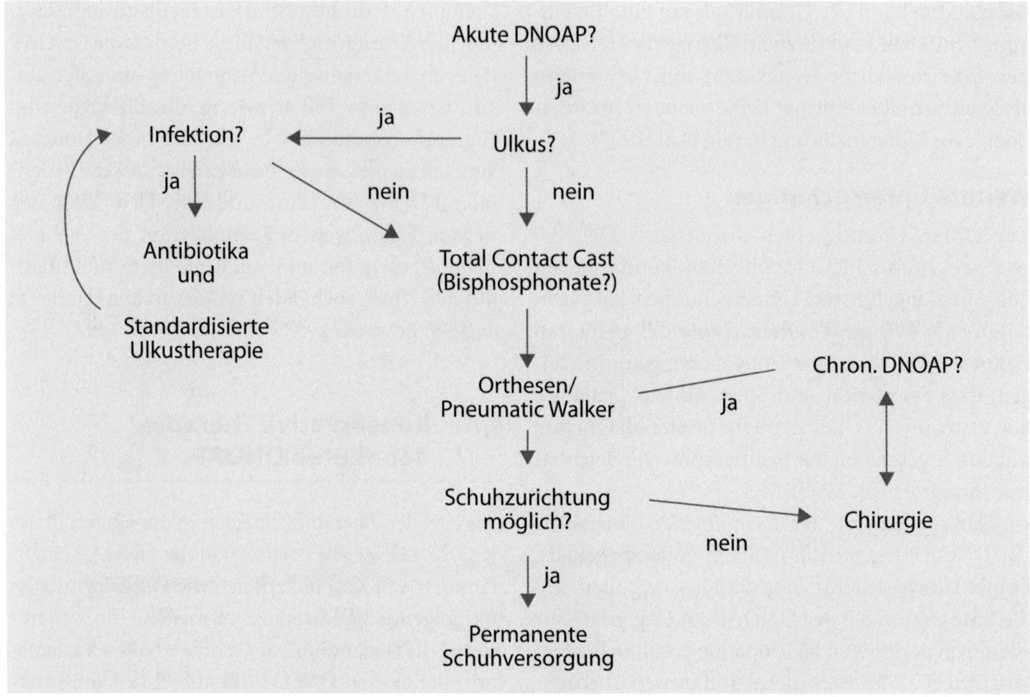

Abb. 5.5 Flussschema zur Therapie der akuten und chronischen DNOAP

Extremität oder des betroffenen Fußes mittels protektivem Gips zählt zu den Hauptsäulen in der Therapie der akuten DNOAP, wobei eine totale Immobilisierung des Patienten nicht notwendig erscheint (Clohisy u. Thompson 1988; McGill et al. 2000).

Entscheidungshilfe für den Übergang zur nächsten Therapiestufe ist die Temperaturmessung des betroffenen Fußes, wobei dieser im Vergleich zur gesunden Seite keinen höheren Temperaturunterschied als 1–2°C aufweisen sollte (Armstrong u. Lavery 1997; Armstrong et al. 1997). Die mittlere Heilungszeit der akuten DNOAP beträgt 86 Tage, wobei zu berücksichtigen ist, dass die Lokalisation am Vorfuß mit kurzen Heilungszeiten aufgrund des unkomplizierten Verlaufs assoziiert ist (Sinacore 1998). In der praktischen Betreuung des Patienten mittels einem Zweischalen-totalen-Kontaktgips (»total contact cast«) in Sandwichbauweise ist auf die genaue Passform und etwaige Druckstellen zu achten. Der Patient sollte zudem über das Ziel der Therapie mittels Druckentlastung und über die Therapiedauer ausreichend informiert sein (Conti 1999; McGill et al. 2000; Pollo et al. 2003).

Als alternative Entlastungsmöglichkeiten kommen im Therapieverlauf der akuten DNOAP Entlastungsorthesen z. B. mit Kondylenaufhängung in Betracht (Mehta et al. 1998; Morgan et al. 1993; Saltzman et al. 1992; Sobel et al. 1999; Wetz 1999). Alternativ können auch orthopädietechnisch angefertigte bikondyläre Sprunggelenk-Fußorthesen eingesetzt werden (Boninger u. Leonard 1996). Inwieweit konfektionierte Orthesen mit Luftkammersystemen (z. B. »pneumatic walker«, »diabetic walker«) in der akuten Phase der DNOAP einzusetzen sind, ist bislang in nur wenigen Studien untersucht (Baumhauer et al. 1997). In der Druckentlastung sind diese Systeme dem »total contact cast« ebenbürtig, jedoch fehlen Langzeitergebnisse. Der Vorteil der Luftkammersysteme ist die einfache Anwendung, das geringere Gewicht und der Tragekomfort (Christensen et al. 2012).

Bei akutem Charcot-Fuß ist die sofortige Druckentlastung mittels »total contact cast« oder entsprechenden Orthesen indiziert.

Bisphosphonate

Bisphosphonate als Osteoklasteninhibitoren, insbesondere das Pamidronat, wurden bereits vor 10 Jahren in der Therapie in einzelnen Fällen der akuten DNOAP eingesetzt. In den Fallberichten wurde eine Abnahme der Hauttemperatur, eine Schmerzreduktion sowie eine Abnahme der Hautperfusion beschrieben (Guis et al. 1999; Selby et al. 1994; Stansberry 1999). Auch bei nichtdiabetischen Charcot-Osteoarthropathien wurden Bisphosphonate erfolgreich eingesetzt. Bislang gibt es nur Daten zur Bisphonattherapie bei der akuten DNOAP mit Verläufen über 12 Monate. Nach einmaliger intravenöser Applikation vom Pamidronat in einer Dosis von 90 mg nahmen der Schmerzindex sowie die biochemischen Knochenparameter und die Hauttemperatur innerhalb von 12 Monaten nach Infusion signifikant ab (Jude et al. 2001; Richard et al. 2012).

> **Zur Anwendung von Bisphosphonaten existieren bislang keine Langzeitdaten. Sie sollten nur unter strenger Indikation eingesetzt werden, zumal für diese Indikation in Deutschland keine Anwendungszulassung besteht.**

Weitere Therapiemöglichkeiten

Im Rahmen der zusätzlichen Therapiestrategien existieren bislang nur einzelne kleine Untersuchungen oder Fallberichte, sodass diese Behandlungsmöglichkeiten z. Z. im Rahmen von Studien durchgeführt werden sollten. Hierzu zählt die Applikation von niedrigenergetischem Ultraschall und die Anwendung von Magnetfeldern, wobei beide Verfahren das Knochenwachstum in der akuten Phase der DNOAP anregen sollen (Hanft et al. 1998; Wetz 1999).

Nichtsteroidale Antiphlogistika können zur Schmerztherapie der akuten DNOAP eingesetzt werden, jedoch existieren bislang keine Daten, inwieweit die Medikamente den Verlauf der DNOAP beeinflussen können (Sequeira 1994).

Auch zur chirurgischen Intervention im akuten Stadium der DNOAP ist die Datenlage unklar, sodass hier keine definitiven Empfehlungen bestehen (Simon et al. 2000).

5.2.2 Konservative Therapie der chronischen DNOAP

Das Ziel in der Behandlung der chronischen Phase der DNOAP besteht in der Optimierung der biomechanischen Fußintegrität und Reduktion der plantaren Drücke, Erhaltung der intakten Haut sowie der Optimierung der Fußstabilität. Zu beachten ist, dass im Rahmen der chronischen DNOAP das Risiko für die Entwicklung eines Fußulkus 3,5-fach erhöht ist (Boyko et al. 1999). Nach Konsolidierung des Fußes kann entweder direkt ein Maßschuh gefertigt werden, oder es erfolgt eine Übergangsbehandlung mit einer dynamischen Unterschenkelorthese. Die Behandlung der chronischen Verlaufsform der DNOAP beinhaltet die Minderung der Fehlbelastung und dadurch bedingte Druckspitzen durch Umverteilung des Druckes auf die gesamte Fußsohle und den Unterschenkel. Hierzu werden Maßschuhe mit hohem Schaft und handgefertigte Weichbettungen genutzt. Es ist zu beachten, dass sowohl Orthopädieschuhmacher, als auch die Orthopädietechniker unter Berücksichtigung der biomechanischen Gegebenheiten des Fußes die entsprechenden Schuhzurichtungen oder Orthesen anfertigen (Caputo et al. 1998; Cavanagh et al. 2002; Cavanagh et al. 1996).

Falls eine Verletzung oder ein plantares Ulkus vorliegt, werden zunächst die stadiengerechte Wundbehandlung und wenn nötig eine antimikrobielle Therapie durchgeführt (Brem et al. 2004; Jeffcoate et al. 2004). Im Rahmen der Schuhzurichtung sollte eine entsprechende Adaptation der Weichbettung an den Fuß erfolgen, sodass der Fuß einerseits eine Druckentlastung erfährt, andererseits keine Möglichkeit zur Bewegung mit folgenden Scherkräften oder erhöhter Druckbelastung in dem Maßschuh hat (Dahmen et al. 2001; Inlow et al. 1999; Lavery et al. 1997).

5.3 Operative Maßnahmen

U. Waldecker, A. Eckardt

Die Charcot-Arthropathie des Fußes, die heute meist im Rahmen des Diabetes mellitus auftritt, ist ein schwerwiegendes Erkrankungsbild, dessen operative Therapie oft eine Herausforderung darstellt. Hohe perioperative Komplikationsraten bei oft multimorbiden Patienten, die bereits lange immobilisiert sind, kennzeichnen den Verlauf (Mendicino et al. 2003; Mihir et al. 2003). Dennoch stellt die chirurgische Rekonstruktion des Charcot-Fußes häufig die letzte Möglichkeit dar, eine Amputation zu vermeiden.

Die Operationsindikationen sind streng zu stellen und setzen eine sorgfältige Risiko-Nutzen-Analyse voraus.

5.3.1 Indikation

Die initiale Behandlung der Charcot-Arthropathie ist meist konservativ im Sinne von Druckentlastung und Stabilisation mittels Orthese oder Unterschenkelgips. Die Indikation zu einer chirurgischen Intervention stellt sich unter verschiedenen Konstellationen:

- Vorliegen einer Fußdeformität, die im orthopädischen Maßschuh nicht behandelbar ist und zu einer Immobilisierung des Patienten führt,
- Vorliegen einer progredienten Instabilität des Fußes, die eine sekundäre Ulkusentwicklung verursacht und eine Immobilität bewirkt,
- Vorliegen chronischer bzw. chronisch rezidivierender Ulzerationen auf dem Boden einer Fußdeformität,
- akute Frakturen,
- Vorliegen eines Infektgeschehens mit Osteomyelitis und/oder Abszedierung.

Das Ziel der chirurgischen Therapie ist die Wiederherstellung eines belastbaren, stabilen und plantigraden Fußes, der eine Schuhversorgung bzw. eine orthetische Versorgung möglich macht und dem Patienten Mobilität ermöglicht.

Die operative Therapie mit Korrektur bzw. Verbesserung der Deformität minimiert das Auftreten von Sekundärkomplikationen, wie Ulzeration und Amputation.

Es gibt keinen Konsens bezüglich des Operationszeitpunkts. Unstrittig ist sicher die akute chirurgische Interventionsmaßnahme beim Vorliegen eines Infektgeschehens. Beim Vorliegen einer Deformität oder Instabilität ohne floriden Infekt wird jedoch meist das Stadium der Konsolidierung (Assal et al. 2010) abgewartet. Allerdings gibt es zunehmend Studien, die die operative Korrektur im akuten Stadium favorisieren (Mittelmeier et al. 2010). Hier liegt der Vorteil für den Patienten in der insgesamt reduzierten Immobilisationsphase. Der Nachteil liegt allerdings in dem meist ausgedehnten Lymphödem, dem zunehmenden Risiko einer Wundheilungsstörung, der unterschiedlich stark ausgeprägten Osteopenie der knöchernen Strukturen und somit in der Problematik der Erzielung einer stabilen Osteosynthese.

5.3.2 Operative Verfahren

Die zur Anwendung kommenden operativen Verfahren, welche auch kombinativ eingesetzt werden, umfassen:

- Exostosenabtragung
- Arthrodese und Korrekturosteotomie
- Achillessehnenverlängerung
- Resektionsarthroplastik

Exostosenabtragung

Die Exostosenabtragung hat die plantare Druckreduktion und somit die Ulkustherapie oder Prävention zum Ziel. Die Exostosen betreffen meist das Chopartgelenk und die kuneiforme Gelenkreihe. Verschiedenste Studien weisen darauf hin, dass vor allem die Abtragung medial gelegener Exostosen erfolgreich ist, während die alleinige Resektion lateral gelegener Exostosen oft mit Rezidivulzerationen einhergeht. Lateral gelegene Exostosen gehen häufig mit Varus- und Rotationsfehlstellungen einher, die zusätzliche Korrekturosteotomien und Arthrodesen erfordern (Brodsky 2000). Auch werden lateral häufiger plastisch chirurgische Maßnahmen, wie freie Lappenplastiken notwendig (Cantanzariti et al. 2000; Laurinaviciene et al. 2008).

Die Exostosenabtragung sollte nach Möglichkeit nach Abheilen des Ulkus bei intakten Hautverhältnissen erfolgen (Aosenbium et al. 1997). Am medialen aber auch am lateralen Fußrand ist ggf. eine Sehnenreinsertion der Peroneus-brevis-Sehne bzw. der Tibialis-posterior- und -anterior-Sehne durchzuführen, um eine Imbalance und damit eine sekundäre Fehlstellung zu vermeiden. Ist eine Exostose mit einem instabilen Mittelfuß assoziiert, so ist die alleinige Exostosenabtragung meist ungenügend. Hier sollte eine zusätzliche Stabilisation im Sinne einer Arthrodese erfolgen. Die Exostosenabtragung beim rigiden und stabilen Fuß ist als alleinige Maßnahme meist ausreichend. Als weiterer Faktor ist das Ausmaß der Exostosenabtragung anzusehen. Führt eine ausgedehnte Exostosenabtragung zur Destabilisierung der Gelenke, ist der Arthrodese der Vorzug zu geben.

Die Hautinzisionen sollten bei der Exostosenabtragung außerhalb der Belastungszonen des Fußes liegen. Auch sollte kein direkter Zugang durch ein bestehendes Ulkus erfolgen. Die Hautinzision ist als »full thickness flap« bis auf den Knochen durchzuführen, um Wundheilungsstörungen vorzubeugen. Die Resektion selbst kann mit dem Meißel oder der Säge erfolgen.

! Zu ausgedehnte Resektionen bergen die Gefahr einer sekundären Destabilisierung des Fußes und sollten vermieden werden.

Arthrodese

Arthrodesen des Charcot-Fußes kommen bei schwerwiegenden Deformitäten mit Ulzerationen, bei Instabilitäten und sekundär nach Infektsanierungen des Fußes zur Anwendung. Der plantigrade, belastbare und mit einem Schuh bzw. einer Orthese versorgbare Fuß ist dabei das Ziel der Behandlung. In den meisten Fällen sind, aufgrund rezidivierender Ulzerationen und Immobilität, nur die partielle Fußamputation oder die Unterschenkelamputation die Alternative zur Arthrodese. Die *Indikation* zur Arthrodese muss in Anbetracht der hohen Komplikationsraten von durchschnittlich 25% (0–76%) streng gestellt werden.

Die Arthrodese des Charcot-Fußes stellt aufgrund der Multimorbidität der Patienten, der oft langen Operationsdauer und der Komplexität des Verfahrens einen Risikoeingriff dar, der nur durch eine dauerhafte Immobilität oder eine drohende Amputation zu rechtfertigen ist.

Die *präoperative Diagnostik* beinhaltet stets eine angiologische Beurteilung. Zunehmend werden relevante Gefäßstenosen auch bei der Charcot-Arthropathie diagnostiziert, die eine gefäßchirurgische bzw. radiologisch interventionelle Therapie erfordern. Desweiteren sollte beim Vorliegen eines Ulkus, auch bei einem anamnestisch vorliegenden pedalen Ulkus, eine MRT-Diagnostik erfolgen, um Hinweise auf avitale Nekrosen und Infektgeschehen wie Osteomyelitiden zu erhalten.

Betrachtet man die Literatur, so finden sich bei Arthrodesen der Charcot-Arthropathie des Fußes in Abhängigkeit vom Osteosyntheseverfahren unterschiedliche *Fusionsraten*. Bei Anwendung eines Fixateur externe liegen die Fusionsraten zwischen 36 und 96% mit einer Konsolidierungszeit von 4,5–26 Monaten. Bei Anwendung der Schraubenosteosynthese liegen die Fusionsraten zwischen 73 und 100% mit einer Konsolidierungszeit von 4–6 Monaten (Assal 2010; Sammarco u. Conti 1998; Sammarco et al. 2009).

Betrachtet man die kombinierten Platten- und Schraubenosteosynthesen, so zeigen sich Fusionsraten zwischen 27 und 100% mit einer Konsolidierungszeit von 2,5–5,1 Monaten (Ahmad et al. 2007; Early u. Hansen 1996; Pakarinen et al. 2002; Simon et al. 2000. Bei Anwendung des intramedullären Nagels werden Fusionsraten zwischen 71 und 100% mit einer Konsolidierungszeit von 2,6–Monaten erzielt (Dalla Paola et al. 2009; Caravaggi et al. 2006). Die hohen Konsolidierungszeiten bei Anwendung des intramedullären Nagels beziehen sich auf die tibiokalkanearen Fusionen. Eine Analyse von 43 Studien, die Arthrodesen beim Charcot-Fuß durchführten, ergab unabhängig von der Osteosynthesetechnik eine Fusionsrate von 76,4%, partielle Pseudarthrosen zeigten sich in 22,4%, und 1,2% der Patienten mussten sich einer Amputation unterziehen (Lowery et al. 2012). Insbesondere die partielle Pseudarthrose, die mit einem plantigraden und stabilen Fuß einhergeht, stellt unter dem Aspekt der vorliegenden Polyneuropathie und der häufig vorhandenen Schmerzfreiheit des Patienten eine akzeptable Situation dar. Eine radiologisch nachgewiesene Pseudarthrose ist bei einem plantigraden und stabilen neuropathischen Fuß ohne Relevanz (Koller et al. 2004).

Bei ausgedehnten Rück- und Mittelfußfusionen mit Osteopenie, ausgedehnten knöchernen Defekten kommt das so genannte »*superconstruct*« zum Tragen. Es handelt sich um kombinative Osteosynthesen im Sinne von plantaren Platten, winkelstabilen Platten und auch intramedullären Schrauben,

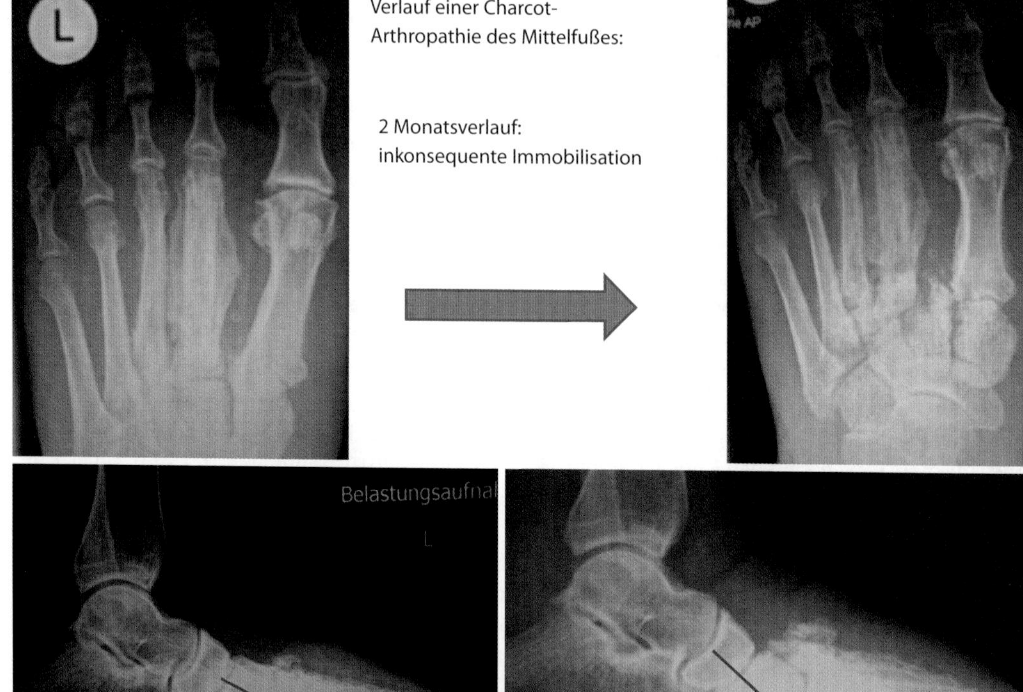

Abb. 5.6 Verlauf einer Charcot-Arthropathie des Mittelfußes unter inkonsequenter Immobilisation: Entwicklung eines sekundären Schaukelfußes mit Dissoziation und Luxation des TMT-2/3-Gelenks sowie Frakturierung der kuneiformen Gelenkreihe und des Os naviculare

die eine hohe Stabilität mit sich bringen. Mehrere Faktoren definieren das »superconstruct«:

- Die Fusion umschließt Gelenke, die primär vom Charcot-Prozess nicht betroffen sind, um größere Stabilität zu erzielen.
- Knochenresektionen, die eine Korrektur der Deformität ermöglichen, finden statt.
- Die stabilste Osteosynthese, die in Abhängigkeit von der Weichteilsituation toleriert wird, kommt zum Tragen (Lowery et al. 2012).

Neben den unterschiedlichen Osteosyntheseverfahren kommen meist die Achillessehnenverlängerung, eine ausgedehnte Spongiosaplastik, bzw. die Inkorporation von trikortikalem Beckenspan zum Tragen.

Bei den *Mittelfußarthrodesen* kommen sowohl Schrauben als auch winkelstabile Plattenosteosynthesen zum Einsatz. Kombinative Verfahren werden in Abhängigkeit von der Stabilität und dem Ausmaß der Knochenresektion eingesetzt. Liegt neben der Deformität des Mittelfußes auch eine Beteiligung des Rückfußes im Sinne eines Fersenhochstandes vor, so sollte eine kombinierte Triple- und Mittelfußarthrodese durchgeführt werden. Eine Kombination aus Mittelfußarthrodese und Achillessehnenverlängerung ist insuffizient und führt bei diesen Deformitäten meist zum sekundären Schaukelfuß (Abb. 5.6 und Abb. 5.7) auf Höhe des Chopart-Gelenks.

Bei den *Arthrodesen des Rückfußes* kommen meist Triple-, OSG-, Double- sowie tibiokalkaneare Fusionen zum Tragen. Die Osteosyntheseverfahren hängen vom Ausmaß der Deformität und der Stabilität ab. Schraubenosteosynthesen sind sowohl für die Triple- als auch die OSG-Fusionen geeignet. Die

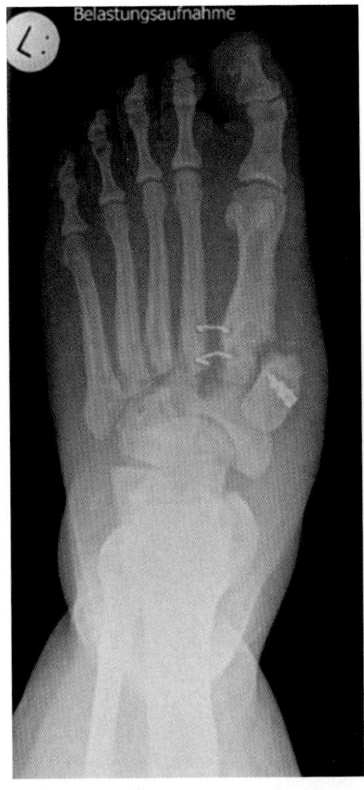

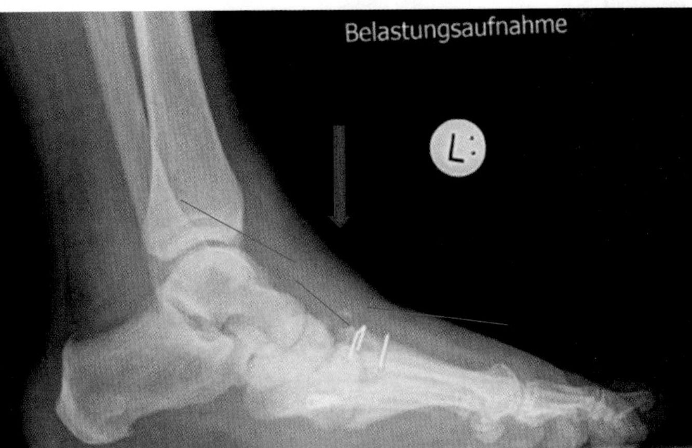

a praeoperativ

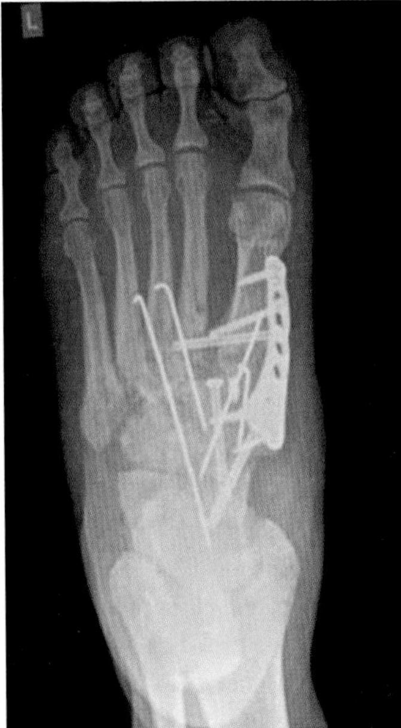

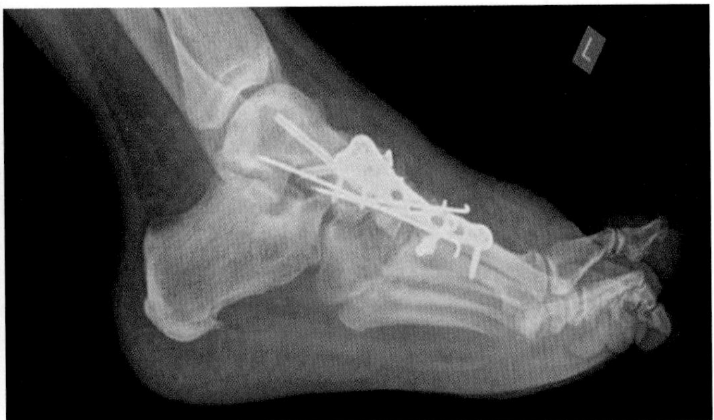

b postoperativ

Abb. 5.7a,b Sekundärer Schaukelfuß mit Dissoziation TMT-2,3-Gelenk, Luxation des Os cuneiforme med., Ausriss der Tibialis-anterior-Sehne. **a** Zustand vor Operation. **b** Postoperatives Ergebnis nach komplexer Mittelfußarthrodese mit Beckenspaninterposition und Wiederaufrichtung des Fußlängsgewölbes

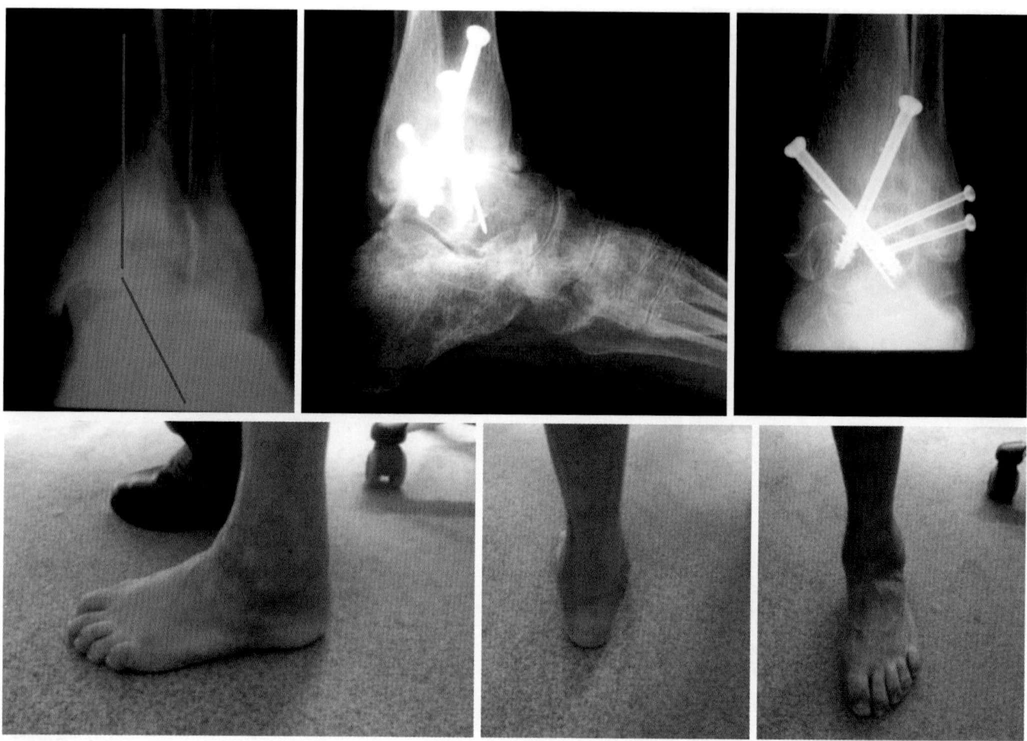

Abb. 5.8 Charcot-Arthropathie des OSG mit Instabilität und Valgusdeviation von 32°. Die konservative Therapie mit Orthese schlug fehl. Korrigierende OSG-Arthrodese mit Beckenspaninterposition. Unten klinisches Resultat

Double und tibiokalkanearen Fusionen werden häufig mit intramedullären Nägeln versorgt, und nur in Ausnahmefällen mit winkelstabilen Plattenosteosynthesen.

Liegen Infektgeschehen mit *Osteomyelitiden* vor so steht an erster Stelle die Infektsanierung. Hier ist neben der Weichteilsanierung die gezielte Resektion des osteomyelitischen Knochens notwendig. Oft kommen Vakuumversiegelungen zum Tragen. Mehrfache Revisionen mit Débridement, Jetlavage und resistenzgerechter antibiotischer Therapie sind notwendig. Erst nach dem Erzielen von Infektfreiheit kann die Rekonstruktion und Arthrodese erfolgen. Hierzu kommt dann meist der Fixateur externe zur Anwendung (Faber et al. 2002).

Achillessehnenverlängerung

Die Achillessehnenverlängerung ist eine additive Methode, die die Reposition der Gelenke und damit die Deformitätskorrektur oft erst ermöglicht. Als isoliertes Verfahren wird sie nur im Frühstadium des diabetischen Fußes zur Druckreduktion im Mittel und Vorfuß eingesetzt. Die Achillessehnenverlängerung kann entweder perkutan durch 2 bzw. 3 Inzisionen erfolgen, alternativ dazu kann die Sehnenverlängerung auch im Sehnenspiegel durchgeführt werden.

Postoperative Phase

Das postoperative Regime verlangt je nach Lokalisation und Ausmaß der Arthrodese eine mehrmonatige Immobilisationsphase. Diese Periode liegt bei mindestens 4 Monaten, sie kann jedoch auch deutlich länger sein. Stabile Mittelfuß- und auch Triple-Arthrodesen ohne Inkorporation eines trikortikalen Spans fusionieren oft nach 4–5 Monaten. OSG-Fusionen benötigen meist 6 Monate. Tibiokalkaneare Fusionen können auch eine Fusionszeit von 1 Jahr benötigen. Regelmäßige radiologische Kontrollen im Sinne der konventionellen Radiologie und des CT sind erforderlich. Arthrodesen des Rückfußes neigen zu wiederauftretenden Charcot-Veränderungen und sollten auch nach erfolgter Konsolidierung durch eine Orthese oder einen hohen Maßschuh geschützt werden (Johnson et al. 1996; Johnson et al. 1997; Sanders u. Frykberg 1991).

Frakturbehandlung des Charcot-Fußes

In der Frakturbehandlung des Charcot-Fußes muss initial zwischen einer akuten Fraktur eines Diabetikers mit begleitender Polyneuropathie und einer neuropathischen Fraktur im Eichenholtz-Stadium I unterschieden werden.

Dies gelingt meist an Hand der Anamnese. Das Eichenholtz-Stadium I ist durch eine Schwellung, Überwärmung und Rötung des Fußes charakterisiert. Das auslösende Trauma ist, falls es dem Patienten überhaupt erinnerlich ist, nicht geeignet, unter normalen Umständen eine Fraktur auszulösen. Die akute Fraktur des polyneuropathischen Diabetikers hingegen zeigt einen Verletzungsmechanismus, der auch beim Nichtdiabetiker frakturauslösend sein kann.

Das Eichenholtz-Stadium I wird konservativ mit einer Gipsruhigstellung therapiert. Die akute Fraktur wird entsprechend den bekannten Regeln der Frakturbehandlung therapiert.

Es gilt zu beachten, dass die operative, aber auch die konservative Frakturbehandlung des Diabetikers mit einer Charcot-Arthropathie mit deutlich erhöhten Komplikationsraten von bis zu 30% einhergeht. So konnte man bei den konservativ behandelten Frakturen Infektionsraten von bis zu 30% nachweisen. Diese hohe Infektionsrate begründete sich in schlechter Compliance, lokalen Schwellungen, Dermatosen etc. bei bestehender Polyneuropathie (Flynn et al. 2000).

Aber auch die operative Therapie ist komplikationsbehaftet. Vor allem Patienten mit Diabetes assoziierten Komplikationen, wie der Polyneuropathie, der Charcot-Arthropathie haben bei der Behandlung der Malleolarfrakturen hohe Komplikationsraten. Sie zeigen ein 3,8-fach erhöhtes Risiko für Komplikationen, ein 3,4-fach erhöhtes Risiko für das Auftreten von nicht-infektiösen Komplikationen, wie die Entwicklung einer Pseudarthrose, die Reaktivierung eines Charcot-Prozesses und eine 5-fach erhöhte Wahrscheinlichkeit für einen notwendigen Revisionseingriff. Insbesondere offene Frakturen wiesen ein 3,7-fach erhöhtes Infektrisiko im Vergleich zu Nichtdiabetikern auf (Wukich et al. 2011).

Die Indikation zur operative Therapie sollte daher in Abhängigkeit von der Art der Fraktur, dem Maß der Instabilität, der relevanten Begleiterkrankungen des diabetischen Patienten und der Compliance gestellt werden.

Es gilt zu beachten, dass die Osteosynthese standardisiert entsprechend den bekannten Regeln der Frakturversorgung, aber mit stabilerem Osteosynthesematerial durchgeführt werden sollte (Faber et al. 2002; Childress 1965; Mihir et al. 2003). Auch gilt in der Nachbehandlung eine doppelt so lange Immobilisierungsphase im Vergleich zum Nichtdiabetiker.

Frühfunktionelle Nachbehandlungen sind kontraindiziert.

Nach Konsolidierung der Fraktur wird zur Prävention einer Charcot-Arthropathie eine weitere mehrmonatige (6–12 Monate) Protektion des Fußes im Sinne einer Orthese oder eines Gehgipses empfohlen. Obwohl nicht jeder Diabetiker mit einer akuten Fraktur eine Aktivierung des Charcot-Prozesses erfährt, wird durch die lange Immobilisierung das Operationsergebnis bestmöglich gesichert.

Literatur

Literatur zu Kap. 5.1

Armstrong DG, Lavery LA (1997) Monitoring healing of acute Charcot's arthropathy with infrared dermal thermometry. J Rehabil Res Dev 34: 317–321

Armstrong DG, Lavery LA (1998) Acute Charcot's arthropathy of the foot and ankle. Phys Ther 78: 74–80

Armstrong DG, Lavery LA (1998) Elevated peak plantar pressures in patients who have Charcot arthropathy. J Bone Joint Surg Am 80: 365–369

Armstrong DG, Peters EJ (2002) Charcot's arthropathy of the foot. J Am Podiatr Med Assoc 92: 390–394

Armstrong DG, Todd WF, Lavery LA, Harkless LB, Bushman TR (1997) The natural history of acute Charcot's arthropathy in a diabetic foot specialty clinic. Diabet Med 14: 357–363

Armstrong DG, Todd WF, Lavery LA, Harkless LB, Bushman TR (1997) The natural history of acute Charcot's arthropathy in a diabetic foot specialty clinic. J Am Podiatr Med Assoc 87: 272–278

Bayne O, Lu EJ (1998) Diabetic Charcot's arthropathy of the wrist. Case report and literature review. Clin Orthop 357: 122–126

Becker W (1999) Imaging osteomyelitis and the diabetic foot. Q J Nucl Med 43: 9–20

Berg EE (1997) Charcot arthropathy after acetabular fracture. J Bone Joint Surg Br 79: 742–745

Boc SF, Brazzo K, Lavian D, Landino T (2001) Acute Charcot foot changes versus osteomyelitis: does Tc-99 m HMPAO labeled leukocytes scan differentiate? J Am Podiatr Med Assoc 91: 365–368

Chantelau E, Richter A, Ghassem-Zadeh N, Poll LW (2007) »Silent« bone stress injuries in the feet of diabetic patients with polyneuropathy: a report on 12 cases. Arch Orthop Trauma Surg 127(3):171–7

Childs M, Armstrong DG, Edelson GW (1998) Is Charcot arthropathy a late sequela of osteoporosis in patients with diabetes mellitus? J Foot Ankle Surg 37: 437–439

Clohisy DR, Thompson RC (1988) Fractures associated with neuropathic arthropathy in adults who have juvenile-onset diabeteS J Bone Joint Surg Am 70: 1192–1200

Cofield RH, Morrison MJ, Beabout JW (1983) Diabetic neuroarthropathy in the foot: patient characteristics and patterns of radiographic change. Foot Ankle 4: 15–22

Connolly JF,Jacobsen FS (1985) Rapid bone destruction after a stress fracture in a diabetic (Charcot) foot. Nebr Med J 70: 438–440

Craig JG, Amin MB, Wu K et al. (1997) Osteomyelitis of the diabetic foot: MR imaging-pathologic correlation. Radiology 203: 849–855

Deely DM, Schweitzer ME (1997) MR imaging of bone marrow disorders. Radiol Clin North Am 35: 193–212

Devendra D, Farmer K, Bruce G et al. (2001) Diagnosing osteomyelitis in patients with diabetic neuropathic osteoarthropathy. Diab Care 24: 2154–2155

Edmonds ME (1999) Progress in care of the diabetic foot. Lancet 354: 270–272

Edmonds ME, Roberts VC, Watkins PJ (1982) Blood flow in the diabetic neuropathic foot. Diabetologia 22: 9–15

Eichenholtz SN (1966) Charcot Joints. Charles Thomas, Springfield

Enderle MD, Coerper S, Schweizer HP et al. (1999) Correlation of imaging techniques to histopathology in patients with diabetic foot syndrome and clinical suspicion of chronic osteomyelitiS The role of high-resolution ultrasound. Diab Care 22: 294–299

Fabrin J, Larsen K, Holstein PE (2000) Long-term follow-up in diabetic Charcot feet with spontaneous onset. Diab Care 23: 796–800

Foltz KD, Fallat LM, Schwartz S (2004) Usefulness of a brief assessment battery for early detection of Charcot foot deformity in patients with diabetes. J Foot Ankle Surg 43: 87–92

Frykberg RG, Kozak GP (1978) Neuropathic arthropathy in the diabetic foot. Am Fam Physician 17: 105–113

Gazis A, Pound N, Macfarlane R et al. (2004) Mortality in patients with diabetic neuropathic osteoarthropathy (Charcot foot). Diabet Med 21: 1243–1246

Gill G, Benbow S, Tesfaye S, Kaczmarczyk E, Kaye L (1997) Painless stress fractures in diabetic neuropathic feet. Postgrad Med J 73: 241–242

Gold RH, Tong DJ, Crim JR, Seeger LL (1995) Imaging the diabetic foot. Skeletal Radiol 24: 563–571

Gough A, Abraha H, Li F et al. (1997) Measurement of markers of osteoclast and osteoblast activity in patients with acute and chronic diabetic Charcot neuroarthropathy. Diabet Med 14: 527–531

Grant WP, Sullivan R, Sonenshine DE et al. (1997) Electron microscopic investigation of the effects of diabetes mellitus on the Achilles tendon. J Foot Ankle Surg 36: 272–278

Griffith J, Davies AM, Close CF, Nattrass M (1995) Organized chaos? Computed tomographic evaluation of the neuropathic diabetic foot. Br J Radiol 68: 27–33

Holmes GB, Hill N (1994) Fractures and dislocations of the foot and ankle in diabetics associated with Charcot joint changes. Foot Ankle Int 15: 182–185

Jude EB, Selby PL, Burgess J et al. (2001) Bisphosphonates in the treatment of Charcot neuroarthropathy: a double-blind randomised controlled trial. Diabetologia 44: 2032–2037

Klenerman L (1996) The Charcot joint in diabetes. Diabet Med 13 (Suppl 1): S52–S54

Knight D, Gray HW, McKillop JH, Bessent RG (1988) Imaging for infection: caution required with the Charcot joint. Eur J Nucl Med 13: 523–526

Lambert AP, Close CF (2002) Charcot neuroarthropathy of the knee in Type 1 diabetes: treatment with total knee arthroplasty. Diabet Med 19: 338–341

Larroque G, Kamba C, Blin D, Lopez FM, Cyteval C (2006) Imaging of the diabetic foot. J Radiol 87(5):541–7

Larsen K, Fabrin J, Holstein PE (2001) Incidence and management of ulcers in diabetic Charcot feet. J Wound Care 10: 323–328

Lipman BT, Collier BD, Carrera GF et al. (1998) Detection of osteomyelitis in the neuropathic foot: nuclear medicine, MRI and conventional radiography. Clin Nucl Med 23: 77–82

Luetters CM, Keegan TH, Sidney S et al. (2004) Risk factors for foot fracture among individuals aged 45 years and older. Osteoporos Int 12: 957–963

McEwen LN et al. (2013) Prevalence and risk factors for diabetes-related foot complications in Translating Research Into Action for Diabetes (TRIAD). J Diabetes Complications 27(6): 588–92

Pakarinen TK, Laine HJ, Honkonen SE et al. (2002) Charcot arthropathy of the diabetic foot. Current concepts and review of 36 cases. Scand J Surg 91: 195–201

Palestro CJ, Caprioli R, Love C et al. (2003) Rapid diagnosis of pedal osteomyelitis in diabetics with a technetium-99m-labeled monoclonal antigranulocyte antibody. J Foot Ankle Surg 42: 2–8

Palestro CJ, Mehta HH, Patel M et al. (1998) Marrow versus infection in the Charcot joint: indium-111 leukocyte and technetium-99 m sulfur colloid scintigraphy. J Nucl Med 39: 346–350

Phillips S, Williams AL, Peters JR (1995) Neuropathic arthropathy of the spine in diabetes. Diab Care 18: 867–869

Piaggesi A, Rizzo L, Golia et al. (2002) Biochemical and ultrasound tests for early diagnosis of active neuro-osteoarthropathy (NOA) of the diabetic foot. Diabetes Res Clin Pract 58: 1

Pinzur MS, Shields N, Trepman E, Dawson P, Evans A (2000) Current practice patterns in the treatment of Charcot foot. Foot Ankle Int 21: 916–920

Remedios D, Valabhji J, Oelbaum R, Sharp P, Mitchell R (1998) 99mTc-nanocolloid scintigraphy for assessing osteomyelitis in diabetic neuropathic feet. Clin Radiol 53: 120–125

Rubello D, Casara D, Maran A et al. (2004) Role of anti-granulocyte Fab' fragment antibody scintigraphy (LeukoScan) in evaluating bone infection: acquisition protocol, interpretation criteria and clinical resultS Nucl Med Commun 25: 39–47

Sanders LJ (2004) The Charcot foot: historical perspective 1827–2003. Diabetes Metab Res Rev 20 (Suppl 1): S4–S8

Sanders LJ, Frykberg RG (1993) Charcot Foot. Mosby Year Book, St. Louis, pp 149–180

Seabold JE, Flickinger FW, Kao SC et al. (1990) Indium-111-leukocyte/technetium-99m-MDP bone and magnetic resonance imaging: difficulty of diagnosing osteomyelitis in patients with neuropathic osteoarthropathy. J Nucl Med 31: 549–556

Sella EJ, Barrette C (1999) Staging of Charcot neuroarthropathy along the medial column of the foot in the diabetic patient. J Foot Ankle Surg 38: 34–40

Shapiro SA, Stansberry KB, Hill MA et al. (1998) Normal blood flow response and vasomotion in the diabetic Charcot foot. J Diabetes Complic 12: 147–153

Shaw JE, van Schie CH, Carrington AL, Abbott CA, Boulton AJ (1998) An analysis of dynamic forces transmitted through the foot in diabetic neuropathy. Diab Care 21: 1955–1959

Sinha S, Munichoodappa CS, Kozak GP (1972) Neuro-arthropathy (Charcot joints) in diabetes mellitus (clinical study of 101 cases). Medicine 51: 191–210

Slowman-Kovacs SD, Braunstein EM, Brandt KD (1990) Rapidly progressive Charcot arthropathy following minor joint trauma in patients with diabetic neuropathy. Arthritis Rheum 33: 412–417

Smith DG, Barnes BC, Sands AK, Boyko EJ, Ahroni JH (1997) Prevalence of radiographic foot abnormalities in patients with diabetes. Foot Ankle Int 18: 342–346

Sohn MW et al. (2009) Mortality risk of Charcot arthropathy compared with that of diabetic foot ulcer and diabetes alone. Diabetes Care 32(5): 816–21

Stevens MJ, Edmonds ME, Foster AV, Watkins PJ (1992) Selective neuropathy and preserved vascular responses in the diabetic Charcot foot. Diabetologia 35: 148–154

Thompson RC, Clohisy DR (1993) Deformity following fracture in diabetic neuropathic osteoarthropathy. Operative management of adults who have type-I diabetes. J Bone Joint Surg Am 75: 1765–1773

Tomas MB, Patel M, Marwin SE, Palestro CJ (2000) The diabetic foot. Br J Radiol 73: 443–450

van Netten JJ, Prijs M, van Baal JG, Liu C, van der Heijden F, Bus SA (2014) Diagnostic Values for Skin Temperature Assessment to Detect Diabetes-Related Foot Complications. Diabetes Technology & Therapeutics. [Epub ahead of print]

Wilson M (1991) Charcot foot osteoarthropathy in diabetes mellitus. Mil Med 156: 563–569

Wolfe L, Stess RM, Graf PM (1991) Dynamic pressure analysis of the diabetic charcot foot. J Am Podiatr Med Assoc 81: 281–287

Young MJ, Marshall A, Adams JE, Selby PL, Boulton AJ (1995) Osteopenia, neurological dysfunction, and the development of Charcot neuroarthropathy. Diab Care 18: 34–38

Literatur zu Kap. 5.2

Armstrong DG, Lavery LA (1997) Monitoring healing of acute Charcot's arthropathy with infrared dermal thermometry. J Rehabil Res Dev 34: 317–321

Armstrong DG, Todd WF, Lavery LA, Harkless LB, Bushman TR (1997) The natural history of acute Charcot's arthropathy in a diabetic foot specialty clinic. Diabet Med 14: 357–363

Baumhauer JF, Wervey R, McWilliams J, Harris GF, Shereff MJ (1997) A comparison study of plantar foot pressure in a standardized shoe, total contact cast, and prefabricated pneumatic walking brace. Foot Ankle Int 18: 26–33

Boninger ML, Leonard JA (1996) Use of bivalved ankle-foot orthosis in neuropathic foot and ankle lesions. J Rehabil Res Dev 33: 16–22

Boyko EJ, Ahroni JH, Stensel V et al. (1999) A prospective study of risk factors for diabetic foot ulcer. The Seattle Diabetic Foot Study. Diabetes Care 22: 1036–1042

Brem H, Sheehan P, Boulton AJ (2004) Protocol for treatment of diabetic foot ulcers. Am J Surg 187: S1–S10

Caputo GM, Ulbrecht J, Cavanagh PR, Juliano P (1998) The Charcot foot in diabetes: six key points. Am Fam Physician 57:2705–2710

Cavanagh PR, Boulton AJ, Sheehan P et al. (2002) Therapeutic footwear in patients with diabetes. JAMA 288: 1231–1233

Cavanagh PR, Ulbrecht JS, Caputo GM (1996) Biomechanical aspects of diabetic foot disease: aetiology, treatment, and prevention. Diabet Med 13 (Suppl 1): S17–S22

Christensen TM, Gade-Rasmussen B, Pedersen LW, Hommel E, Holstein PE, Svendsen OL (2012) Duration of off-loading and recurrence rate in Charcot osteo-arthropathy treated with less restrictive regimen with removable walker. J Diabetes Complications 26(5):430–4

Clohisy DR,Thompson RC (1988) Fractures associated with neuropathic arthropathy in adults who have juvenile-onset diabetes. J Bone Joint Surg Am 70: 1192–1200

Conti SF (1999) Total contact casting. Instr Course Lect 48: 305–315

Dahmen R, Haspels R, Koomen B, Hoeksma AF (2001) Therapeutic footwear for the neuropathic foot: an algorithm. Diabetes Care 24: 705–709

Dargis V, Pantelejeva O, Jonushaite A, Vileikyte L, Boulton AJ (1999) Benefits of a multidisciplinary approach in the management of recurrent diabetic foot ulceration in

Lithuania: a prospective study. Diabetes Care 22: 1428–1431

Edwards V (1998) A multidisciplinary approach to foot care in diabetes. Community Nurse 4: 53–55

Ghirlanda G, Mancini L, Castagneto M et al. (1997) The foot clinic. Multidisciplinary management of the patient with diabetic foot. Rays 22: 638–643

Gough A, Abraha H, Li F et al. (1997) Measurement of markers of osteoclast and osteoblast activity in patients with acute and chronic diabetic Charcot neuroarthropathy. Diabet Med 14: 527–531

Guis S, Pellissier JF, Arniaud D et al. (1999) Healing of Charcot's joint by pamidronate infusion. J Rheumatol 26: 1843–1845

Hanft JR, Goggin JP, Landsman A, Surprenant M (1998) The role of combined magnetic field bone growth stimulation as an adjunct in the treatment of neuroarthropathy/ Charcot joint: an expanded pilot study. J Foot Ankle Surg 37: 510–515

Henderson VE (1905) Joint affection in tabes dorsalis. J Pathol 10: 211

Inlow S, Kalla TP, Rahman J (1999) Downloading plantar foot pressures in the diabetic patient. Ostomy Wound Manage 45: 28–34, 36, 38

Jeffcoate WJ, Price P, Harding KG (2004) Wound healing and treatments for people with diabetic foot ulcers. Diabetes Metab Res Rev 20 (Suppl 1): S78–S89

Jude EB, Selby PL, Burgess J et al. (2001) Bisphosphonates in the treatment of Charcot neuroarthropathy: a double-blind randomised controlled trial. Diabetologia 44: 2032–2037

Lavery LA, Vela SA, Fleischli JG, Armstrong DG, Lavery DC (1997) Reducing plantar pressure in the neuropathic foot. A comparison of footwear. Diabetes Care 20: 1706–1710

McGill M, Molyneaux L, Bolton T et al. (2000) Response of Charcot's arthropathy to contact casting: assessment by quantitative techniques. Diabetologia 43: 481–484

Mehta JA, Brown C, Sargeant N (1998) Charcot restraint orthotic walker. Foot Ankle Int 19: 619–623

Morgan JM, Biehl WC, Wagner FW (1993) Management of neuropathic arthropathy with the Charcot Restraint Orthotic Walker. Clin Orthop 296: 58–63

Pollo FE, Brodsky JW, Crenshaw SJ, Kirksey C (2003) Plantar pressures in fiberglass total contact casts vs. a new diabetic walking boot. Foot Ankle Int 24: 45–49

Richard JL, Almasri M, Schuldiner S (2012) Treatment of acute Charcot foot with bisphosphonates: a systematic review of the literature. Diabetologia 55(5):1258–64

Saltzman CL, Johnson KA, Goldstein RH, Donnelly RE (1992) The patellar tendon-bearing brace as treatment for neurotrophic arthropathy: a dynamic force monitoring study. Foot Ankle 13: 14–21

Selby PL, Young MJ, Boulton AJ (1994) Bisphosphonates: a new treatment for diabetic Charcot neuroarthropathy? Diabet Med 11: 28–31

Sequeira W (1994) The neuropathic joint. Clin Exp Rheumatol 12: 325–337

Simon SR, Tejwani SG, Wilson DL, Santner TJ, Denniston NL (2000) Arthrodesis as an early alternative to nonoperative management of charcot arthropathy of the diabetic foot [In Process Citation]. J Bone Joint Surg Am 82-A: 939–950

Sinacore DR (1998) Acute Charcot arthropathy in patients with diabetes mellitus: healing times by foot location. J Diabetes Complications 12: 287–293

Sinha S, Munichoodappa CS, Kozak GP (1972) Neuro-arthropathy (Charcot joints) in diabetes mellitus (clinical study of 101 cases). Medicine 51: 191–210

Sobel E, Levitz SJ, Caselli MA (1999) Orthoses in the treatment of rearfoot problems. J Am Podiatr Med Assoc 89: 220–233

Stansberry KB, Moss QE, Peppard HR, McNitt PM, Vinik AI (1999) Intravenous bisphosphonate rapidly reverses the paradoxical blood flow to the foot in charcot neuroarthropathy. Diabetes 48 (Suppl. 1): A92

Stiendler A (1931) The tabetic arthropathies. JAMA 96: 250

Strauss E,Gonya G (1998) Adjunct low intensity ultrasound in Charcot neuroarthropathy. Clin Orthop 349: 132–138

Valk GD, Kriegsman DM, Assendelft WJ (2002) Patient education for preventing diabetic foot ulceration. A systematic review. Endocrinol Metab Clin North Am 31: 633–658

Wetz HH (1999) Orthopedic aspects in diabetic neuropathic osteoarthropathy. Curr Probl Dermatol 27: 242–251

Literatur zu Kap. 5.3

Ahmad J, Pour AE, Raikin SM (2007) The modified use of a proximal humeral locking plate for tibiotalocalcaneal arthrodesis. Foot Ankle Int 28(9): 977–83

Aosenbium B et al. (1997) Neuropathic ulceration plantar to the lateral column in patients with Charcot foot deformity: a flexible approach to limb salvage. J Foot Ankle Surgery 36: 360–363

Assal M, Ray A, Stern R (2010) Realignment and extended fusion with use of a medial column screw for midfoot deformities secondary to diabetic neuropathy. Surgical technique. J Bone Joint Surg Am 1(92 Suppl. 1):20–31

Brodsky JW (2000) The diabetic foot. In: Mann RA, Coughlin MJ (eds) Surgery of the foot and ankle. Mosby, St. Louis, pp 924–925

Cantanzariti AR, Mendicino R, Haverstock B (2000) Ostectomy for diabetic neuroarthropathy involving the midfoot. J Foot Ankle Surgery 39:291–300

Caravaggi C, Cimmino M, Caruso S et al. (2006) Intramedullary compressive nail fixation for the treatment of severe Charcot deformity of the ankle and rear foot. J Foot Ankle Surg 45(1):20-4

Childress HM (1965) Vertical transarticular pin fixation for unstable ankle fractures. J Bone Joint Surg 47A: 1323–1334

Dalla Paola L, Brocco E, Ceccacci T et al. (2009) Limb salvage in Charcot foot and ankle osteomyelitis: combined use single stage/double stage of arthrodesis and external fixation. Foot Ankle Int 30(11):1065–70

Early JS, Hansen ST (1996) Surgical reconstruction of the diabetic foot: A salvage approach to midfoot collapse. Foot Ankle Int 17: 325–330

Faber DC et al. (2002) Single Stage Correction with external Fixation of the ulcerated foot in individuals with Charcot

Flynn JM, Rodriguez-del Rio F, Pizá PA (2000) Closed ankle fractures in the diabetic patient. Foot Ankle Int 21(4): 311–9

Johnson JE et al. (1996) Reconstruction of the Charcot foot and ankle: An outcome study of long term results. American Orthopedic Foot and Ankle Society 12th Annual Summer Meeting, Hilton Head, South Carolina

Johnson JE et al. (1997) Surgical reconstruction of the diabetic Charcot foot and ankle. Foot Ankle Clin 2: 37–55

Koller A et al. (2004) Rekonstruktive Fußchirurgie bei diabetisch-neuropathischer Osteoarthropathie. Orthopäde 33: 983–991

Laurinaviciene R, Kirketerp-Moeller K, Hollstein PE (2008) Exostectomy for chronic midfoot plantar ulcer in Charcot-deformity. J Wound Care 17:53–58

Lowery NJ et al. (2012) Surgical management of Charcot neuroarthropathy of the foot and ankle: A systematic review. Foot Ankle Int 33: 113–12

Mendicino RW et al. (2003) Tibiotalocalcaneal arthrodesis with retrograde intramedullary nailing. J Foot Ankle Surg 43: 82–86

Mihir MJ et al. (2003) A protocol for treatment of unstable ankle fractures using transarticular fixation in patients with diabetes mellitus and loss of protective sensibility. Foot Ankle Int 24: 838–844

Mittelmeier T, Klaue K, Haar P, Beck M (2010): Should one consider primary surgical reconstruction in charcot arthropathy of the feet? Clin Orthop Relat Res 468(4):1002–11

Pakarinen TK, Laine HJ, Honkonen SE (2002) Charcot arthropathy of the diabetic foot. Current concepts and review of 36 cases. Scand J Surg 91(2):195–201

Sammarco GJ, Conti SF (1998) Surgical treatment of neuroarthropathic foot deformity. Foot Ankle Int 19(2):102–9

Sammarco VJ, Sammarco GJ, Walker EW et al. (2009) Midtarsal arthrodesis in the treatment of Charcot midfoot arthropathy. Surgical technique. J Bone Joint Surg Am 91(1) 80–91

Sanders LJ, Frykberg RG (1991) Diabetic neuropathy osteoarthropathy: The Charcot foot. In: Frykberg RG (ed) The high risk foot in Diabetes mellitus. Churchill Livingstone, New York

Simon SR, Tejwani SG, Wilson DL et al. (2000) Arthrodesis as an early alternative to nonoperative management of Charcot arthropathy of the diabetic foot. J Bone Joint Surg; 226 82A:939–950

Wukich DK, Joseph A, Ryan M et al. (2011) Outcomes of ankle fractures in patients with uncomplicated versus complicated diabetes. Foot Ankle Int 32(2):120–30

Nachbehandlung und Prävention

W. Hanel, W. Beischer, H. Türck, B. Greitemann, F.X. Hierl, U. Betz

A. Eckardt, R. Lobmann (Hrsg.), *Der diabetische Fuß*,
DOI 10.1007/978-3-642-38425-7_6, © Springer-Verlag Berlin Heidelberg 2015

6.1 Internistische Sicht

W. Hanel, W. Beischer

Die Wichtigkeit der Nachbehandlung und Prävention illustriert die Tatsache, dass innerhalb von 5 Jahren nach einer Fußläsion bei 70% der Patienten ein Rezidiv aufgetreten ist und bei 12% eine Amputation erforderlich wurde (Apelqvist et al. 1993). Bei einer Prävalenz des diabetischen Fußsyndroms von 2–10%, je nach Patientengruppe (Morbach et al. 2004), kommt neben der sekundären auch der primären Prävention große Bedeutung zu. Erfolgreiche Prävention bedeutet sowohl Ersparnis von Leid und Behinderung für die Betroffenen als auch von Kosten für die teuerste Diabeteskomplikation für die Allgemeinheit. Erfolgreiche Prävention setzt das Kennen und Erkennen der vielfältigen Risikofaktoren und ihrer Wechselwirkungen voraus.

Die wichtigsten Maßnahmen der Prävention werden dargestellt und ihr Nutzen kritisch diskutiert. Abschließend wird die Wichtigkeit der intensiven Kooperation sowohl unterschiedlicher Berufsgruppen als auch der allgemeinen mit der spezialisierten ärztlichen Betreuung herausgestellt.

6.1.1 Ausgangssituation und Voraussetzungen

Typische Ausgangssituation ist z. B. der Fuß einer Patientin nach wiederholten Ulkusrezidiven und Minor-Amputationen (◻ Abb. 6.1). Die komplexe Kasuistik ist leider keineswegs eine Ausnahme und lässt die schwierige Ausgangssituation für die in diesem Fall sekundäre Prävention erahnen.

Das Verständnis des Vorgehens bei der Prävention setzt die Kenntnis der vielfältigen Risikofaktoren für das diabetische Fußsyndrom voraus. Sie sind in ◻ Tab. 6.1 zusammengefasst.

Die Polyneuropathie ist fraglos der wichtigste und grundlegendste Risikofaktor. Häufig kommt es erst durch das Zusammenwirken mehrerer Risikofaktoren zur Entstehung des diabetischen Fußsyndroms, dabei kommt dem Zusammenwirken von Faktoren, die vom Betroffenen ausgehen, mit Faktoren, die von außen einwirken eine besonders wichtige Rolle zu.

1999 erfolgte in einem internationalen Konsens eine Wichtung der wichtigsten Risikofaktoren für die Entstehung des diabetischen Fußsyndroms, sie ist in ◻ Tab. 6.2 dargestellt. In der Tabelle wird für jede der 4 Risikokategorien auch ein Intervall für die präventive ärztliche Untersuchung vorgeschlagen.

6.1.2 Ärztliche Untersuchung

Die regelmäßige ärztliche Untersuchung der Füße ist eine der wichtigsten präventiven Maßnahmen und sollte bei jedem Patientenkontakt oder mindestens einmal im Jahr bei Patienten mit Diabetes mellitus durchgeführt werden bzw. in Abhängigkeit des individuellen Risikos in kürzeren Zeitintervallen erfolgen. In der Anamnese und im Befund sollte ein besonderes Augenmerk auf die in ◻ Tab. 6.1 aufgeführten Risikofaktoren gelegt werden. Ferner sind bei der Anamnese dabei folgende Parameter zu erfassen:

- Art und Häufigkeit der Selbstkontrolle der Füße
- Pflege der Füße durch den Patienten
- Operationen (insbesondere mit Bezug zu Angiopathien und Fußdeformitäten)
- Neue oder veränderte
  - Fußläsionen (floride oder abgeheilt)
  - Neuropathiesymptome
  - Symptome einer peripheren arteriellen Verschlusskrankheit
  - Fuß- und Gelenkbeschwerden

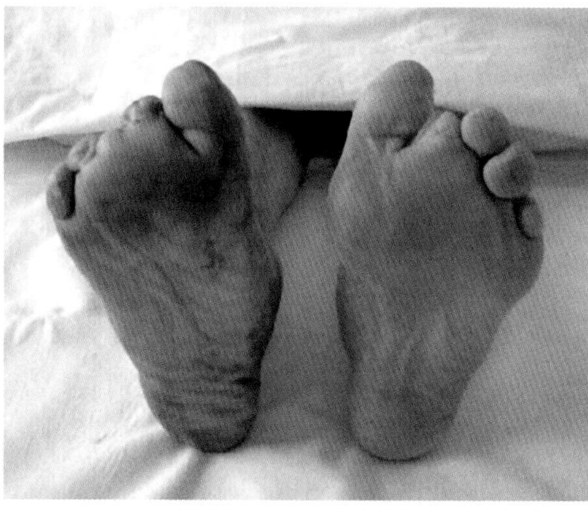

◻ **Abb. 6.1** Fuß einer Patientin nach wiederholten Ulkusrezidiven und Minor-Amputationen

Tab. 6.1 Wichtige Risikofaktoren für das diabetische Fußsyndrom

Vom Betroffenen ausgehend	Von außen einwirkend
Aus der Vorgeschichte zu erfahren	
Vorausgehende(s) Amputation/Fußgeschwür Lange Diabetesdauer Eingeschränktes Sehvermögen	Unangemessene Fußpflege Verletzung, Unfall oder Sturz Barfußgehen Fehlende Schulung Niedrige soziale Stellung
Beim Befund zu erheben	
Sensomotorische/autonome Polyneuropathie Hyperkeratosen Periphere arterielle Verschlusskrankheit Fußdeformitäten Hallux valgus, Krallen-/Hammerzehen, Knochenvorsprünge Generalisierte/lokale Ödeme, (Überwärmung?) Eingeschränkte Gelenkbeweglichkeit Vernachlässigung/fehlende Fußpflege Niedriger Bildungsgrad	Ungeeignetes Schuhwerk/Strümpfe Gegenstände in den Schuhen

Tab. 6.2 Risikokategorien für die Entstehung des diabetischen Fußsyndroms. (Modifiziert nach Morbach et al. 2004)

Kategorie	Risikoprofil	Untersuchungen
0	Keine sensorische Neuropathie	1× jährlich
1	Sensorische Neuropathie	1× alle 6 Monate
2	Sensorische Neuropathie und Zeichen einer peripheren arteriellen Verschlusskrankheit und/oder Fußdeformitäten	1× alle 3 Monate
3	Früheres Ulkus	1× alle 1–3 Monate

Wichtig ist, sich die Selbstkontrolle der Füße zeigen zu lassen, da viele, besonders ältere Patienten häufig nicht in der Lage sind, eine adäquate Selbstuntersuchung durchzuführen. Dabei verhindern häufig eine ausgeprägte Adipositas oder eine mangelnde Beweglichkeit sowie eine eingeschränkte Sehfähigkeit eine genaue Selbstuntersuchung der Füße.

Die ärztliche Untersuchung der Füße sollte Folgendes umfassen:

- Untersuchung der Füße in Bezug auf neuropathische Befunde mit dem 10 g Monofilament, des Vibrationsempfindens mittels Stimmgabel, des Warm-Kalt-Empfindens und des Schmerzempfinden
- Das Tasten der Fußpulse
- Die Untersuchung auf Fußdeformitäten
- Feststellung von Kallusbildung und Clavi
- Untersuchung auf punktuelle Hautrötungen als Folge von Druckpunkten
- Untersuchung auf Nagelerkrankungen
- Untersuchung der Haut auf Rhagaden, Turgor, Schuppung und Atrophie
- Orientierend sollte auch die Gelenkbeweglichkeit besonders der großen Zehe (eingeschränkte Beweglichkeit – Hallux ridigus) erfasst werden
- Abtasten der Metatarsalköpfe, um das Fehlen der dämpfenden Fettpolster zu erkennen
- Erkennen von Temperaturdifferenzen, Rötungen und Schwellungen

- Beurteilung eventueller Läsionen und Ulzera, nach vorausgehendem Débridement
- Beurteilung der Schuhe und eventuell vorhandener Einlagen, besonders auch Erfassung der häuslichen Situation (barfuß, Hausschuhe)

> **Bei der Erhebung der Befunde sollten besonders die Schuhe im Auge behalten werden. Häufig macht es auch Sinn, sich die häufig getragenen Schuhe mitbringen zu lassen, um einen konkreten Eindruck zu erhalten.**

Anamnese und Befund ergeben dann ein Bild, das zu entsprechenden Konsequenzen führen muss. Ziel dieser Konsequenzen ist es, das Verhalten des Patienten und die Umstände so zu beeinflussen, dass eine Ulkusentstehung verhindert wird. Dafür ist häufig eine Schulung nötig. Ferner können Hilfen in Form einer podologischen Behandlung verordnet werden. Oft ist eine Verbesserung der Schuhversorgung nötig, die in Zusammenarbeit mit einem orthopädischen Schuhmacher vorzunehmen ist.

Natürlich müssen entsprechende auffällige Befunde weiter abgeklärt werden. Dazu sind vielleicht Untersuchungen beim Orthopäden, Dermatologen, Neurologen oder Angiologen im Verlauf nötig. Neben der Fokussierung auf den Fuß sollte aber nicht die Behandlung und Einstellung des Diabetes mellitus aus dem Auge verloren werden.

6.1.3 Spezialversorgung

Patientenschulung

Die Vorbeugung gegen Fußulzera ist fester Bestandteil aller Schulungsprogramme für Diabetiker. In der Regel erfolgt dabei eine Unterweisung in der Fußselbstuntersuchung und in der alltäglich erforderlichen Pflege der Füße, am besten mit praktischen Übungen. In Einzelberichten werden die Schulungsmaßnahmen als erfolgreich beschrieben (Morbach et al. 2004). Eine 2002 erschienene systematische Übersichtsarbeit fand allerdings keinen Nutzen dieser Schulungen (Valk et al. 2002).

Die eigene Erfahrung lehrt, dass in der Gruppe und einzeln wiederholt geschulte und intelligente Patienten mit immer neuen Ulkusrezidiven unsere Behandlung aufsuchen. Offensichtlich ist es extrem schwierig, für einen ständig benutzten Teil des Körpers wie die eigenen Füße, die Einsicht der Rücksichtnahme und Vorsicht auch ohne das Auftreten von Schmerzen zu vermitteln! Außerdem können die an das Empfinden »Schmerz« gekoppelten Reaktionen, wie Abwehr, Schonung und Klage offensichtlich nicht oder nur sehr schwer an andere Sinneswahrnehmungen, wie z. B. den visuellen Eindruck gekoppelt werden. In diesem Zusammenhang ist auch der Begriff des »Leibesinselschwundes« zu nennen, der die Auskopplung der Füße aus dem Köperschema und eine fehlende Wahrnehmung der Füße und eventuell auch der Unterschenkel meint. Dieser Körperteil ist somit nicht mehr vorhanden. Man kann dann auch nicht mehr auf diesen aufpassen und Rücksicht nehmen.

Schließlich sind unsere Maßnahmen zur Schulung und Motivation möglicherweise trotz praktischer Übungen immer noch zu abstrakt. Bezüglich einer nachhaltigeren Vermittlung der angemessenen Rücksichtnahme auf die Bedürfnisse der Füße besteht seitens der Schulenden jedenfalls Lern- und Optimierungsbedarf.

> **Wichtig und hilfreich ist es häufig, Angehörige des/der Betroffenen in die Schulung einzubeziehen.**

Wünschenswert wäre auch eine größere Aufgeschlossenheit der Bevölkerung allgemein gegenüber Patienten mit Fußproblemen, die aus Furcht, in der Gesellschaft aufzufallen, die erforderliche Rücksichtnahme auf ihre Füße hintanstellen.

Fußpflege

Über die eigene Fußpflege hinaus sollten Patienten mit einer Häufung von Risikofaktoren und in einer höheren Risikokategorie (◘ Tab. 6.2) auch podologische Behandlung in Anspruch nehmen. Die podologische Komplexbehandlung kann beim Bestehen einer diabetischen Polyneuropathie und/oder einer arteriellen Durchblutungsstörung ärztlich verordnet werden. Die Leistung umfasst Hornhautabtragung und Nagelpflege. Durch die Einführung des Berufs des Podologen ist inzwischen die erforderliche Qualität der Fußpflege gewährleistet und das Risiko der Verletzung durch nicht sachgerechtes Vorgehen vermindert.

Zu den besonders wichtigen podologischen Maßnahmen zählt die fachgerechte Pflege von Hyperkeratosen, die einerseits erhöhte Fußdrucke bedingen (Young et al. 1992) und andererseits zum Ausgangspunkt von Fußinfektionen werden können, insbesondere nach vorausgegangener Einblutung, die sich in rötlich-violetter oder bräunlicher Verfärbung der Hyperkeratose äußert.

Bewusst wird nicht von der Entfernung, sondern von der Pflege der Hyperkeratosen gesprochen, um die Erfordernis einer regelmäßigen Wiederholung dieser Maßnahme, die für die Prophylaxe von Fußgeschwüren ganz besonders wichtig ist, zu betonen.

Zu den wichtigen podologischen Aufgaben gehört es auch, dem »Einwachsen« von Zehennägeln durch Nagelspangen vorzubeugen, die Behandlung von Fußulzera darf dagegen nicht durch den Podologen erfolgen.

Schuhversorgung

Es steht außer Frage, dass Druckbelastungen für die Entstehung von Fußulzera eine wichtige Rolle spielen. Besonders konsequent wurde dies von Boulton et al. (Boulton 2004) untersucht.

In Kenntnis dieses Umstands und nach der eigenen Erfahrung, dass konsequente Druckentlastungen für die Abheilung von Ulzera häufig von grundlegender Bedeutung sind, überraschte es, dass Untersuchungen zur Prävention von Ulkusrezidiven durch therapeutisches Schuhwerk uneinheitlich ausfielen (Maciejewski et al. 2004). Während z. B. Chantelau (Chantelau et al. 1990, 1994) in 2 Fallbeobachtungsstudien eine sehr erfolgreiche Prävention durch den Einsatz von handelsüblichen Schutzschuhen in Verbindung mit speziellen Einlagen erreichen konnte, blieben die beiden einzigen randomisierten und größeren Studien den Nachweis eines Therapieerfolgs schuldig (Reiber et al. 2002; Wooldridge et al. 1996).

Folgende Kriterien beeinflussen die Studienergebnisse zum präventiven Nutzen der Schuhversorgung und bedingen ihre Uneinheitlichkeit:

- Die Heterogenität des Studiendesigns,
- gleichzeitige Intervention durch Schuhversorgung und andere Maßnahmen,
- das unterschiedliche individuelle Risiko von Patienten für ein Ulkusrezidiv,
- Häufigkeit und Regelmäßigkeit, mit der die verordneten Schuhe und Einlagen getragen werden,
- Auswahl von Schuhwerk und Einlagen.

Auf die letzten 3 Punkte möchten wir kurz eingehen: Die Chance, einen Nutzen des Schuhwerks nachweisen zu können, steigt selbstverständlich mit zunehmendem Risiko des Fußes für eine Ulzeration. Im Fall von Fußdeformitäten kann die Wirksamkeit der Entlastung offensichtlich sein. Als Beispiel kann der ausreichend hohe Schuh bei Krallenzehen dienen.

Die schlechte Compliance des Patienten beim Tragen von Schuhen und Einlagen ist nach meiner Erfahrung ein ganz besonders wichtiger Punkt für den fehlenden Erfolgsnachweis von Interventionen. Englische Autoren (Armstrong et al. 2003) wiesen nach, dass eine in der Ulkustherapie eingesetzte auswechselbare Orthese »removable cast walker«, nur bei 28% der täglichen Aktivität im Einsatz war. Zur Verbesserung der Compliance bei einer Maßnahme, die in der Regel lebenslang erfolgen sollte, ist es wichtig, dass der Patient bei der Auswahl der Schuhe beteiligt wird. Idealerweise sollten ein Paar Schuhe für den Haus- und zumindest zwei für den Straßengebrauch zur Verfügung stehen, die Einlagen müssen gewechselt werden und sollten mindestens 2-mal, in der Regel 3- bis 4-mal im Jahr überprüft und erforderlichenfalls erneuert werden.

Ausreichender Platz für den Fuß und geeignete Fußbettung sind die wichtigsten Anforderungen an die Schuhversorgung. Die wichtigsten Einflussfaktoren auf die Auswahl des Schuhwerks sind das Ausmaß der Fußdeformität und der Bewegungsaktivität. Die Palette geeigneter Schuhe kann von üblichen Sportschuhen mit weichen Innensohlen, über handelsübliches schützendes Schuhwerk für die Diabetiker, bis hin zu Schuhen mit versteifter Rolle und Maßschuhen mit einer Orthese reichen (Morbach et al. 2004).

Bei der Auswahl der Schuhe sollte der Verordnende mit dem Hersteller, dem bezüglich der besonderen Bedürfnisse des Diabetespatienten speziell geschulten Orthopädieschuhmachermeister, eng zusammenarbeiten. Für weitere Einzelheiten sei auf ▶ Abschn. 6.2 verwiesen.

6.1.4 Multidisziplinäre Teambetreuung

Bei den komplexen Umständen und den dargestellten Bedürfnissen des diabetischen Fußsyndroms ergibt sich die Notwendigkeit der Teambetreuung. Dabei müssen 2 Aspekte unterschieden werden, einerseits die Vernetzung der ärztlichen mit der nichtärztlichen Betreuung insbesondere durch Diabetesberater/innen, Podologen/innen und orthopädische Schuhmachermeister/innen und andererseits eine Abstufung der ärztlichen Betreuung in eine Basis- und eine Spezialbetreuung, in der Regel durch den in der Fußversorgung besonders qualifizierten Diabetologen, der seinerseits eng mit dem sowohl orthopädisch als auch gefäßchirurgisch qualifizierten Chirurgen und mit dem interventionellen Radiologen zusammenarbeitet.

Edmonds (Edmonds et al. 1986) hat in der Betreuung von Patienten mit diabetischem Fußsyndrom besondere Pionierarbeit geleistet, nicht zuletzt durch die Einführung einer Fußklinik, die Patienten aus einem großen Einzugsgebiet im Süden von London betreut. Inzwischen gibt es weltweit entsprechende Einrichtungen – in Deutschland sind es die von der Arbeitsgemeinschaft »Diabetischer Fuß« der Deutschen Diabetesgesellschaft anerkannten Einrichtungen zur ambulanten oder/und stationären Versorgung von Patienten mit Diabetischem Fußsyndrom – die den multiprofessionellen Betreuungsansatz praktizieren und zum Teil über große Erfolge dieser Betreuung berichtet haben (Reiber u. Ledoux 2002).

Bei der sowohl ambulanten als auch stationären Betreuung unserer zahlreichen Patienten mit diabetischem Fußsyndrom wirken speziell qualifizierte Diabetologen/innen, Diabetesberater/innen, Podologen/innen und Orthopädieschuhmachermeister/innen unmittelbar vor Ort zusammen und es bestehen im eigenen Klinikum enge Verbindungen und regelmäßige Rückkopplungen mit den interventionellen Radiologen, den Gefäßchirurgen und den orthopädisch tätigen Chirurgen. Auch ohne Studienergebnisse lässt sich ein positiver Nutzen unserer Kooperation benennen: Uns bereits bekannte Fußpatienten nehmen bei Rezidivereignissen aus eigener Initiative oder durch podologische Vermittlung rascher unsere Hilfe in Anspruch.

Schwerpunkt der spezialisierten Fußeinrichtungen ist sicher die Therapie des diabetischen Fußsyndroms. In schwierigen Fällen, z. B. bei Patienten mit Osteoarthropathie bewährt und empfiehlt sich auch die Einbeziehung des Spezialteams im Rahmen der Prävention und Vorbeugung.

Eine gute Chance für die Kooperation zwischen Basis- und Spezialbetreuung bieten Disease-Management-Programme (DMP). In der Prävention und Nachsorge kommt ihnen eine besonders wichtige Rolle in Bezug auf das diabetische Fußsyndrom zu. Das DMP für Patienten mit Typ-2-Diabetes sieht für alle Patienten eine routinemäßige Inspektion der Füße einschließlich Prüfung auf Neuropathie, des Pulsstatus und der Schuhversorgung mindestens einmal jährlich durch den Hausarzt vor. Die tatsächliche Untersuchungsfrequenz sollte sich an der vorliegenden Risikokategorie orientieren. Der im DMP tätige Hausarzt ist aufgefordert, bei Hinweisen auf das Vorliegen eines Hochrisikofußes oder eines diabetischen Fußsyndroms an eine spezialisierte Einrichtung zu überweisen. Die Kooperation mit dem orthopädischen Schuhmachermeister und mit dem Podologen ist Voraussetzung für die Qualifizierung als spezialisierte Fußeinrichtung. Damit bestehen prinzipiell gute Voraussetzungen v. a. auch für eine erfolgreiche Präventionstätigkeit. Sollten sich diese Erwartungen nicht bestätigen, ist eine entsprechende Anpassung der Vorgaben der DMP unerlässlich.

6.2 Orthopädische Schuhversorgung beim diabetischen Fußsyndrom

W. Hanel, H. Türck

Der Fuß ist das Organ, das die Kräfte des Bewegungsapparates beim Gehen auf den Boden überträgt. Fehlstellungen, neuromuskuläre Veränderungen oder Veränderungen des Skelettsystems beeinflussen die Stellung und Belastung in der Stützphase sowie das Verhalten des Fußes in der gesamten Abrollphase. Die diabetische Polyneuropathie vom distalen symmetrischen Typ sowie die periphere arterielle Verschlusskrankheit als Folgeerkrankungen des Diabetes mellitus sind für das diabetische

Fußsyndrom ursächlich. Die Neuropathie führt zu Fußdeformitäten mit entsprechenden Fehlbelastungen und einer verminderten Schmerzwahrnehmung. Wird ein derart veränderter Fuß in ein nichtpassendes Schuhwerk gezwängt, so entstehen fast zwangsläufig Ulzerationen. Die arterielle Verschlusskrankheit ist dann häufig für die schlechte Abheilung der Ulzerationen mitverantwortlich. Die bevorzugte Lokalisation der Ulzera ist der Zehenbereich. Da die fehlende Schmerzwahrnehmung nicht und die Fußdeformitäten nur selten therapierbar sind, bleibt nur die Möglichkeit, die Schuh- und Einlagenversorgung zu optimieren, um diese Faktoren in der Entstehung von Verletzungen am Fuß auszuschalten. Diesem Ziel dient die orthopädische Schuhversorgung der Patienten.

Nach Einteilung in Risikogruppen kann anhand eines Schemas die entsprechende Versorgung zugeordnet werden. Besondere Bedingungen können durch spezielle Schuhzurichtungen berücksichtigt werden. Eine qualitativ hochwertige und fachlich fundierte Versorgung, die die unterschiedlichen Ausprägungen des diabetischen Fußsyndroms berücksichtigt, ist zwingend notwendig. Von außerordentlicher Wichtigkeit ist die Kontrolle der Versorgung durch den Arzt und die enge Zusammenarbeit mit dem Orthopädieschuhmachermeister. Nur dann können Probleme rechtzeitig erkannt und behoben werden. Die technische Möglichkeit der Pedographie erlaubt nach Fertigstellung einer Schuhversorgung eine objektive Beurteilung der Druckverhältnisse im Schuh und der Belastung bzw. Entlastung von kritischen Bereichen. Nur die regelmäßige Kontrolle der Versorgung sichert einen langfristigen Erfolg.

6.2.1 Notwendige Vorbereitungen für die Verordnung einer orthopädischen Schuh- und Einlagenversorgung

In der Praxis geht es darum, einem bestimmten Patienten die ihm passende und schützende Schuhversorgung zukommen zu lassen. Unerlässlich ist dabei – außer der Anamnese und anschließenden Untersuchung des Fußes – die Beurteilung der momentan getragenen Schuhe. Häufig zeichnen sich die gängigen Konfektionsschuhe durch eine schmale spitze Form aus, die der physiologischen Fußform fast immer widerspricht; hieraus resultiert die bevorzugte Entstehung der Ulzera im Zehenbereich. Für die Dokumentation dieser Untersuchung haben sich standardisierte Untersuchungsbögen bewährt, die den Vorteil haben, dass alle wichtigen Punkte erfasst werden. Einen solchen Bogen hat auch die Arbeitsgemeinschaft Diabetischer Fuß der DDG entwickelt. Abrufbar im Internet unter www.ag-fuss-ddg.de.

Da die Untersuchung des Fußes die Grundlage für die weitere Entscheidung in Bezug auf die Schuhversorgung darstellt, sind hier die wichtigsten Punkte, die Berücksichtigung im Entscheidungsprozess finden, nochmals aufgezählt:

- Grundkrankheit des diabetischen Fußsyndroms
  - diabetische Polyneuropathie vom peripher symmetrischen Typ,
  - periphere arterielle Verschlusskrankheit,
  - diabetische Osteoarthropathie (Charcot-Fuß).
- Beurteilung der Fußform
  - Hohlfuß,
  - Spreizfuß,
  - Platt-/Senkfuß,
  - Knickfuß.
- Beurteilung der Zehen
  - Hammer-/Krallenzehen,
  - Hallux valgus,
  - Hallux rigidus.
- Suche nach Schwielen, Hühneraugen und Rhagaden, die Zeichen einer erhöhten Druckbelastung darstellen.
- Reduzierte Gelenkbeweglichkeit, z. B. bei Hallux ridigus bzw. im oberen Sprunggelenk.
- Zustand nach Teilamputationen am Fuß

Bei der Beurteilung der Druckverteilung im Bereich der Fußsohle und der Zehen, die für die Gewebsschädigung eine entscheidende Rolle spielt, stehen technische Hilfsmittel zur Verfügung. Neben dem *statischen Fußabdruck* auf einem 2D-Scanner, steht auch die *Pedographie* zur Verfügung, die den Druck direkt beim Abrollvorgang dynamisch misst. Die Pedographie ist der statischen Messung (Blauabdruck) überlegen. Für die Anfertigung der Einlagen ist eine Pedographie nicht nötig. Sie ist aber ein gu-

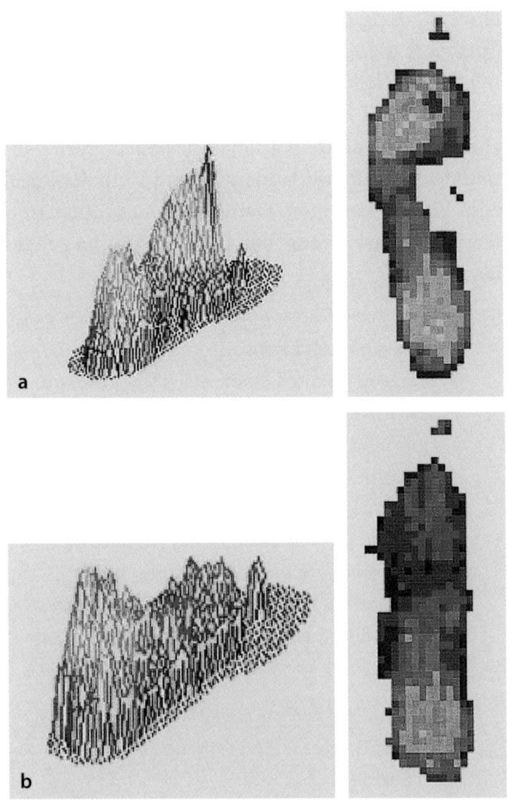

Abb. 6.2a,b Ergebnisse bei einem Patienten mit diabetischem Fußsyndrom **a** vor und **b** nach Einlagenversorgung

tes Instrument zur Beurteilung der Qualität der Einlagenversorgung (Abb. 6.2). Die Druckreduzierung kann dabei direkt gemessen und sichtbar gemacht werden. Bei Druckwerten >700 kP besteht die Gefahr eines Rezidives, bei einigen Patienten allerdings auch schon bei Werten >200 kP.

6.2.2 Wer bekommt welche Versorgung?

Nach Erhebung dieser grundsätzlichen Daten steht die Entscheidung der Schuhversorgung an. Nach langen Verhandlungen hat sich eine interdisziplinäre Arbeitsgruppe aus Orthopäden, Diabetologen und Orthopädieschuhmachermeistern 2005 auf ein Versorgungskonzept geeinigt, das den Entscheidungsprozess deutlich erleichtert und standardisiert. In den Praxisempfehlung der DDG in der aktualisierten Form von 2013 für das diabetische Fußsyndrom (Morbach et al. 2013) ist dieses Schema ebenfalls veröffentlich.

Darin werden Patienten mit einer bestimmten Risikokonstellation definiert und diesen Gruppen eine bestimmt Schuh- und Einlagenversorgung zugewiesen. Insgesamt gibt es 7 Risikogruppen.

- **Risikogruppe 0: Diabetes mellitus ohne Polyneuropathie (PNP)/arterielle Verschlusskrankheiten (PAVK)**

Versorgung Fußgerechte Konfektionsschuhe.

Erläuterung: Besondere Schuh- und Einlagenversorgung ist nicht notwendig. Allerdings sollten die Patienten auch in diesem Stadium dazu angehalten werden, fußgerechtes Schuhwerk zu tragen, um z. B. der Entwicklung von Fußdeformitäten vorzubeugen.

- **Risikogruppe I: Diabetes mellitus ohne PNP/PAVK mit Fußdeformität**

Versorgung: Fußgerechte Konfektionsschuhe je nach Ausmaß der Fußdeformität, ggf. orthopädische Einlagen, orthopädische Schuhzurichtungen oder orthopädische Maßschuhe.

Erläuterung: Eine spezielle diabetesadaptierte Schuhversorgung ist nicht erforderlich. Allerdings sollten vor Anfertigung durch ärztliche Untersuchung eine PNP und/oder PAVK ausgeschlossen werden und regelmäßige (z. B. jährliche) Nachuntersuchungen durch den Arzt erfolgen. In dieser Gruppe steht die orthopädische Indikation im Vordergrund.

- **Risikogruppe II: Diabetes mellitus mit nachgewiesener PNP/PAVK**

Versorgung: Diabetesschutzschuh mit herausnehmbarer Weichpolstersohle, ggf. mit orthopädischer Schuhzurichtung. Höherversorgung mit diabetesadaptierter Fußbettung oder orthopädischem Maßschuh bei Fußproportionen, die nach einem konfektionierten Leisten nicht zu versorgen sind, Fußdeformitäten, die zu lokaler Druckerhöhung führen/fehlgeschlagener adäquater Vorversorgung/ orthopädischer Indikation.

Erläuterung Der Sensibilitätsverlust muss durch die fehlende Wahrnehmung des Semmes-Weinstein-Monfilament nachgewiesen sein. Die Minimalkriterien für einen Schutzschuh sind genügend Zehenraum, ausreichende Breite, Fehlen von Nähten im Vorschuh, weiches Leder, keine harte Vorderkappe und herausnehmbare Fußbettung.

- **Risikogruppe III: Diabetes mellitus mit PNP/PAVK ohne Fußdeformität und Zustand nach plantarem Ulkus**

Versorgung Diabetesschutzschuh mit diabetesadaptierter Fußbettung, ggf. mit orthopädischer Zurichtung. Eine Höherversorgung mit diabetesadaptierter Fußbettung oder orthopädischen Maßschuhen ist dann gerechtfertigt, wenn Fußdeformitäten bestehen, die nach einem konfektionierten Leisten nicht zu versorgen sind, wenn die Vorversorgung fehlgeschlagen ist oder eine orthopädische Indikation besteht.

Erläuterung In dieser Gruppe besteht ein deutlich erhöhtes Risiko im Vergleich zur Gruppe II.

- **Risikogruppe IV: wie Risikogruppe III, jedoch mit Fußdeformität bzw. Dysproportionen**

Versorgung Orthopädische Maßschuhe, mit diabetesadaptierten Fußbettungen.

Erläuterung Eine Versorgung nach konfektioniertem Leisten ist in dieser Gruppe nicht mehr möglich.

- **Risikogruppe V: diabetische Neuroosteoarthropathie im stabilen Stadium (Levin-Stadium III)**

Versorgung Knöchelhohe orthopädische Maßschuhe, Innenschuhe und Orthesen. Orthesen sind nötig beim Befall des Sprunggelenkes bzw. des Kalkaneus, besonders dann, wenn Lotabweichungen vorliegen.

Erläuterung Im Levin Stadium III liegt durch Zerstörung des Fußgewölbes ein Platt- oder ein Wiegefuß vor. Die knöchelhohe Versorgung reduziert die Beweglichkeit im Sprunggelenk, führt zu einem besseren Halt des Fußes und reduziert beim Abrollen den plantaren Druck bei Vorliegen einer Sohlenversteifung und einer Ballenrolle. Eine Orthese optimiert diese Eigenschaften im Vergleich zu einem knöchelhohen Maßschuh und gibt dem Sprunggelenk besondere Stabilität bei Lotabweichungen und sollte bei Befall des Sprunggelenkes und des Kalkaneus (Sanders IV und V) in der Regel zum Einsatz kommen. Damit wird auch einer weiteren Lotabweichung bei Belastung entgegengewirkt.

Einteilung nach Levin

- Stadium I: akutes Stadium: Fuß gerötet, geschwollen, überwärmt (Röntgen evtl. noch normal)
- Stadium II: Knochen- und Gelenkveränderungen, Frakturen
- Stadium III: Fußdeformität: ggf. Plattfuß, später Wiegefuß durch Frakturen und Gelenkzerstörung
- Stadium IV: zusätzlich plantare Fußläsionen

Lokalisation der Osteoarthropathie nach Sanders

- I: Interphalangealgelenke, Phalangen, Metatarsophalangealgelenke, Metatarsalia
- II: Tarsometatarsalgelenke
- III: Navikulokuneiformgelenk, Talonavikulargelenk, Kalkaneokuboiddalgelenk
- IV: Sprunggelenk
- V: Kalkaneus

- **Risikogruppe VI: wie Risikogruppe II, jedoch mit Zustand nach Fußteilamputationen**

Versorgung Wie bei Risikogruppe IV: Versorgung mit orthopädischen Maßschuhen, mit diabetesadaptierten Fußbettungen und Prothesen.

Erläuterung Es sollte mindestens eine transmetatarsale Vorfußamputation (auch bei innerer transmetatarsaler Amputation) vorliegen. Insbesondere bei kleinen Teilamputationen, z. B. einzelnen Zehen, kann eine Versorgung mit geeigneten konfektionierten Schutzschuhen, diabetesadaptierter Fußbettung, Schuhbodenversteifung und Abrollsohle ausreichend sein.

- **Risikogruppe VII: akute Ulzera und Osteoarthropathie in instabilem, akutem Stadium**

Versorgung
Entlastungsschuh, Verbandsschuhe, Interimsschuhe und Orthesen. Alternativ »total contact cast«.

Erläuterung Vorfußentlastungsschuhe sind wegen der schwierigen Handhabung nicht sinnvoll einzusetzen. Die Versorgung ist nur temporär bis zur Abheilung bzw. Stabilisierung des Befundes vorgesehen. Instabile Osteoarthropathien sind entweder mit einer konfektionierten Orthese oder einer individuellen 2 Schalenorthese bzw. mit »total contact cast« zu versorgen. Eine Totalentlastung ist nur in Ausnahmefällen im Allgöwer-Apparat oder Thomas-Splint nötig.

Es wurden eine Reihe von Bedingungen definiert, die eine Höherversorgung, also die Verordnung eines Maßschuhes in Risikogruppen erlauben, die eigentlich mit einem Schutzschuh zu versorgen wären. Dazu gehören folgende Punkte:

- Kontralaterale Major-Amputation
- Arthropathie Hüfte/Knie/oberes Sprunggelenk, Gelenkimplantat mit Funktionseinschränkungen, Kontrakturen
- Resektion der Großzehe bzw Metatarsalköpfchen 1
- Motorische Funktionseinschränkung, Parese eines oder beider Beine
- Höhergradige Stand- und Gangunsicherheit
- Extreme Adipositas (BMI >35 kg/m^2)
- Dialysepflichte Niereninsuffizienz
- Beruf mit überwiegender Steh- und Gehbelastung
- Erhebliche Visuseinschränkung

Die AG-Fuß hat einen Schuhverordnungsbogen (◻ Abb. 6.3) entworfen, der es erlaubt, aus der Risikogruppe die Regelversorgung und optionale Versorgungen direkt abzulesen. Die Möglichkeiten der Schuhzurichtungen und schuhtechnischen Versorgungen sind ebenfalls ausführlich dargestellt. Außerdem sind die Gründe für eine Höherversorgung aufgelistet.

Zu betonen ist, dass eine ärztliche Abnahme des Hilfsmittels zusammen mit dem Patienten unbedingt erforderlich ist. Bei schwierigeren Versorgungen ist die Anwesenheit des orthopädischen Schuhmachers sinnvoll. Es sollte eine Einweisung in das Hilfsmittel durch die ausliefernde Person erfolgen. Bei der Überprüfung des Hilfsmittels muss darauf geachtet werden, dass die verordneten Komponenten enthalten sind, die Passform gewährleistet ist, Tritt-, Stand- und Gangsicherheit gegeben ist, die Funktion hinsichtlich Schutz des Fußes und Ausgleich funktioneller Einschränkungen gegeben ist und die Kriterien der Schuhversorgung bei diabetischen Fußsyndrom eingehalten wurden.

6.2.3 Schuh- und Einlagensorten

Schuharten

In dem aufgeführten Schema tauchen 3 Arten von Schuhen auf, die im Folgenden näher beschrieben werden sollen.

Diabetesschutzschuh

Diese Schuhversorgung wird auch als Diabetesspezialschuh, orthopädischer Aufbauschuh, konfektionierter Therapieschuh oder semiorthopädischer Schuh bezeichnet. Diese Versorgung bietet sich immer dann an, wenn keine größeren Deformitäten im Fußbereich vorliegen, der Fuß aber durch eine periphere arterielle Durchblutungsstörung und/oder eine Polyneuropathie gefährdet ist. Diese Schuhe erfüllen bestimmte Vorgaben und bieten auf jeden Fall genügend Platz, um eine Fußbettung aufnehmen zu können. Zu diesen Vorgaben gehören ferner eine fehlende Vorderkappe, weiches Leder und fehlende Nähte im Innenfutter. Durch eine Schuhzurichtung können die Schuhe noch individuell angepasst werden. Die Schuhe werden industriell hergestellt. Der Preis liegt bei ungefähr 200 €.

Orthopädischer Maßschuh

Diese Versorgung ist immer dann nötig, wenn der Fuß durch einen Konfektions- oder Schutzschuh nicht optimal zu versorgen ist. Es gibt orthopädische Straßen-, Haus-, Sport- und Badeschuhe. Die Erstversorgung besteht aus 2 Paar Straßen- und 1 Paar Hausschuhen. Der Hausschuh spielt dabei eine wichtige Rolle, da viele ältere Patienten die Wohnung nicht mehr so häufig verlassen und den Hausschuh die überwiegende Zeit tragen. Erst wenn

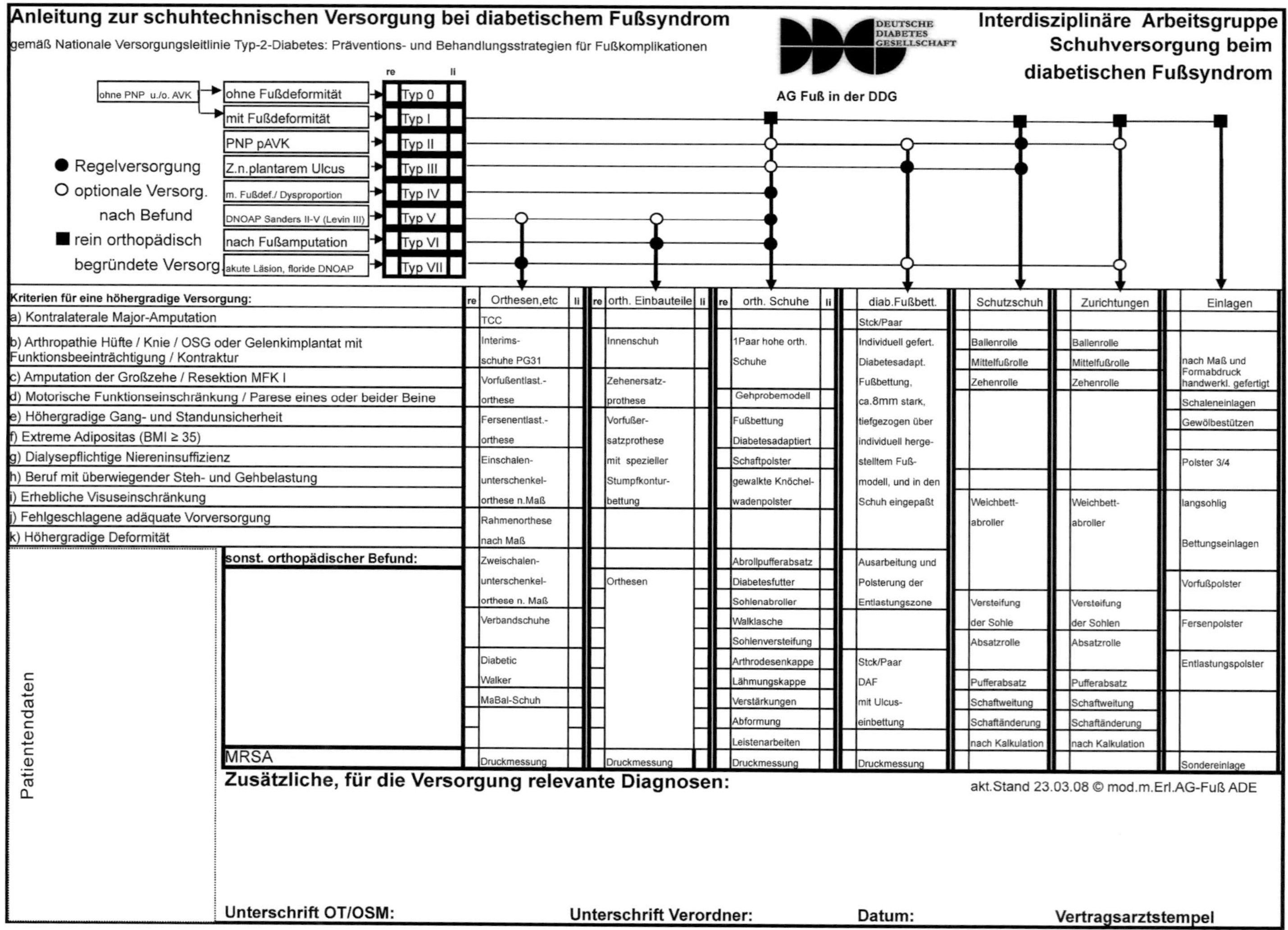

Anleitung zur schuhtechnischen Versorgung bei diabetischem Fußsyndrom

gemäß Nationale Versorgungsleitlinie Typ-2-Diabetes: Präventions- und Behandlungsstrategien für Fußkomplikationen

DEUTSCHE DIABETES GESELLSCHAFT

AG Fuß in der DDG

Interdisziplinäre Arbeitsgruppe Schuhversorgung beim diabetischen Fußsyndrom

● Regelversorgung
○ optionale Versorg. nach Befund
■ rein orthopädisch begründete Versorg.

ohne PNP u./o. AVK

	re		li
ohne Fußdeformität		Typ 0	
mit Fußdeformität		Typ I	
PNP pAVK		Typ II	
Z.n.plantarem Ulcus		Typ III	
m. Fußdef./ Dysproportion		Typ IV	
DNOAP Sanders II-V (Levin III)		Typ V	
nach Fußamputation		Typ VI	
akute Läsion, floride DNOAP		Typ VII	

Kriterien für eine höhergradige Versorgung:

a) Kontralaterale Major-Amputation
b) Arthropathie Hüfte / Knie / OSG oder Gelenkimplantat mit Funktionsbeeinträchtigung / Kontraktur
c) Amputation der Großzehe / Resektion MFK I
d) Motorische Funktionseinschränkung / Parese eines oder beider Beine
e) Höhergradige Gang- und Standunsicherheit
f) Extreme Adipositas (BMI ≥ 35)
g) Dialysepflichtige Niereninsuffizienz
h) Beruf mit überwiegender Steh- und Gehbelastung
i) Erhebliche Visuseinschränkung
j) Fehlgeschlagene adäquate Vorversorgung
k) Höhergradige Deformität

sonst. orthopädischer Befund:

MRSA

Orthesen,etc (re / li)	orth. Einbauteile (re / li)	orth. Schuhe (re / li)	diab.Fußbett.	Schutzschuh	Zurichtungen	Einlagen
TCC			Stck/Paar			
Interims-	Innenschuh	1Paar hohe orth.	Individuell gefert.	Ballenrolle	Ballenrolle	
schuhe PG31		Schuhe	Diabetesadapt.	Mittelfußrolle	Mittelfußrolle	nach Maß und Formabdruck handwerkl. gefertigt
Vorfußentlast.-	Zehenersatz-		Fußbettung,	Zehenrolle	Zehenrolle	
orthese	prothese	Gehprobemodell	ca.8mm stark,			Schaleneinlagen
Fersenentlast.-	Vorfußer-	Fußbettung	tiefgezogen über			Gewölbestützen
orthese	satzprothese	Diabetesadaptiert	individuell herge-			
Einschalen-	mit spezieller	Schaftpolster	stelltem Fuß-			Polster 3/4
unterschenkel-	Stumpfkontur-	gewalkte Knöchel-	modell, und in den			
orthese n.Maß	bettung	wadenpolster	Schuh eingepaßt	Weichbett-	Weichbett-	langsohlig
Rahmenorthese				abroller	abroller	
nach Maß						Bettungseinlagen
Zweischalen-		Abrollpufferabsatz	Ausarbeitung und			
unterschenkel-	Orthesen	Diabetesfutter	Polsterung der			Vorfußpolster
orthese n. Maß		Sohlenabroller	Entlastungszone	Versteifung	Versteifung	
Verbandschuhe		Walklasche		der Sohle	der Sohlen	Fersenpolster
		Sohlenversteifung		Absatzrolle	Absatzrolle	
Diabetic		Arthrodesenkappe	Stck/Paar			Entlastungspolster
Walker		Lähmungskappe	DAF	Pufferabsatz	Pufferabsatz	
MaBal-Schuh		Verstärkungen	mit Ulcus-	Schaftweitung	Schaftweitung	
		Abformung	einbettung	Schaftänderung	Schaftänderung	
		Leistenarbeiten		nach Kalkulation	nach Kalkulation	
Druckmessung	Druckmessung	Druckmessung	Druckmessung			Sondereinlage

Patientendaten

Zusätzliche, für die Versorgung relevante Diagnosen:

akt.Stand 23.03.08 © mod.m.Erl.AG-Fuß ADE

Unterschrift OT/OSM: **Unterschrift Verordner:** **Datum:** **Vertragsarztstempel**

■ **Abb. 6.3** Schuhverordnungsbogen

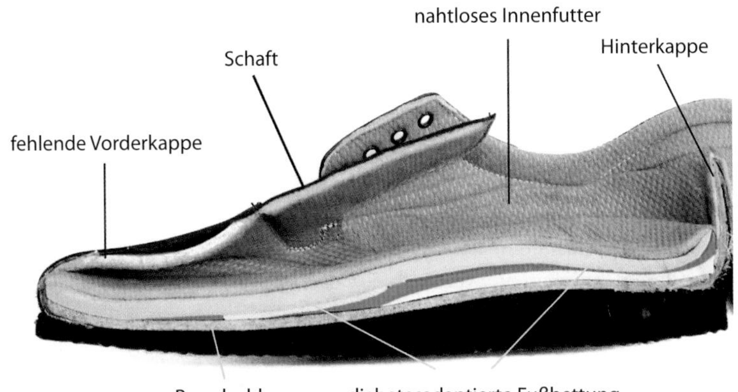

Abb. 6.4 Aufbau eines orthopädischen Schuhes

das erste Paar Straßenschuhe sich bewährt hat, sollte das Wechselpaar angefertigt werden.

> **Der diabetesadaptierte Maßschuh unterscheidet sich insbesondere im Hinblick auf die Materialauswahl von den üblichen orthopädischen Schuhen.**

Die anzufertigenden diabetesadaptierten Maßschuhe müssen dem geforderten Qualitätsstandard entsprechen. Bei der Herstellung werden nur Materialien verwendet, deren Unbedenklichkeit in Bezug auf Toxikologie und Karzinogenität durch einen Qualitätsnachweis bescheinigt wurden. Beim diabetischen Fuß sollte grundsätzlich weiches Nappaleder verwendet werden, andere Materialien finden nur Verwendung, wenn es berufsbedingt keine Alternative gibt und der Schuh von innen entsprechend gepolstert werden muss. Lederfutter sollte ganz vermieden werden, da bei entstandenen Läsionen das austretende Sekret das Leder bei Kontakt schnell hart werden lässt.

Die Sohlenkonstruktion kann je nach Anforderung entweder von leichter flexibler Eigenschaft sein oder muss versteifende und abrollentlastende Eigenschaften aufweisen. Ein weiter, bequemer Einschlupf erleichtert das Anziehen. Die Lederhinterkappe sowie nötige Verstärkungen im Bereich der Knöchelpartie müssen schon beim Leistenbau sorgfältig gearbeitet werden. Weitere Abpolsterungen sind trotz des Diabetesfutters unbedingt zusätzlich anzubringen. Wenn die Berufstätigkeit des Patienten es erlaubt, sollte nach Möglichkeit auf eine Vorderkappe verzichtet werden. Um jedoch eine Faltenbildung in der Längsrichtung des Schuhes mit weichem Oberleder zu vermeiden, könnte eine sog. kurze, elastische Vorderkappe eingearbeitet werden. Grundsätzlich ist der Leisten für die Passform des Schuhes verantwortlich. Er entscheidet über ausreichende Länge und Volumen (Abb. 6.4).

Die Ausführung des Schuhbodens ist so anzupassen, wie es die Indikation, die Größe, das Umfeld und insbesondere das Gewicht des Patienten vorgeben. Bei der Auslieferung der Schuhe wird nochmals die gesamte Passform genau überprüft. Ist eine Gehschulung notwendig, wird der Patient entsprechend instruiert. Wichtig ist außerdem der richtige Umgang mit den Schuhen und deren Pflege. Die Nachkontrollen sind sofort bei Auslieferung der Schuhe mit dem Patienten über einen Zeitraum von mindestens 1 Jahr festzulegen und in einem Schuhpass zu notieren.

Der Preis für ein Paar orthopädische Maßschuhe liegt bei rund 1300 €.

Verbandsschuh – orthopädischer Interimsschuh

Es gibt Therapie-, Verbands- und Teilentlastungsschuhe.

Verbandsschuhe sind für nicht plantare Ulzera geeignet. Schaft und Vorderkappe sind aus Textilien gefertigt, bieten genügend Raum für Verbände und können bei Bedarf entfernt werden, sodass entsprechend gelegene Ulzera vollständig entlastet werden und keinem Druck durch die Schuhe ausgesetzt sind.

Der *Interimsschuh* wird individuell angefertigt. Er dient zur Überbrückung einer längeren Zeitspanne bis zum endgültigen Anpassen der orthopädischen Schuhe. Er kommt dann zum Einsatz, wenn davon auszugehen ist, dass die endgültige Fußform sich erst in einigen Monaten ausbilden wird und kann auch bei besonderen Fußformen z. B. nach Fußteilamputationen verordnet werden.

Orthesen

Zweischalenorthese

Die vollständige Entlastung bei akuter Osteoarthropathie kann durch Bettruhe oder Rollstuhl erreicht werden. Will man die Mobilität des Patienten erhalten, so besteht die Möglichkeit der Versorgung mit einer Zweischalenorthese (◘ Abb. 6.5). Die Schalenorthese wird individuell angepasst und fängt das Körpergewicht am Tibiakopf ab. Regelmäßige Kontrollen sind besonders am Beginn der Behandlung nötig, um auftretende Druckstellen rechtzeitig zu erkennen und behandeln zu können.

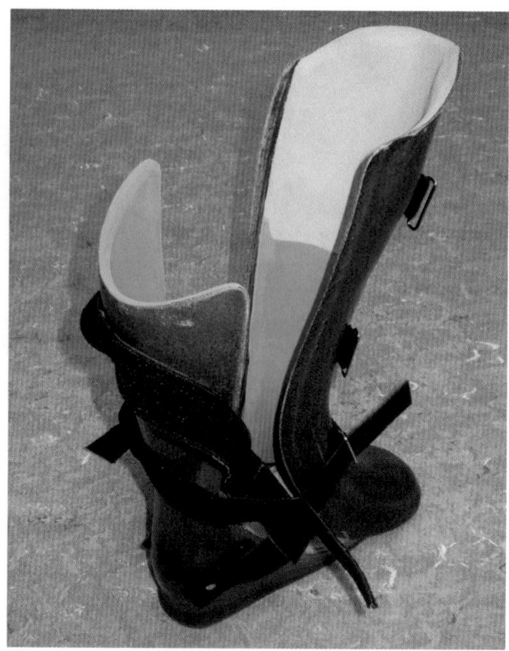

◘ **Abb. 6.5** Zweischalenorthese

Einlagensorten

Bei der Einlagenversorgung kommen entweder Weichschaumeinlagen oder diabetesadaptierte Fußbettungen zum Einsatz.

Weichschaumeinlagen

Diese Versorgung ist nur dann sinnvoll, wenn keine Fußdeformitäten vorliegen. Sie wird nach einem Formabdruck hergestellt und soll den Druck besonders im Mittelfußkopfbereich um mindestens 30% senken. Aber auch andere druckbelastete Areale, die sich durch Hornhaut- und Rhagadenbildung auszeichnen, können entlastet werden. In der Regel erfolgt auch hier ein Aufbau der Einlage aus Materialien mit 2 unterschiedlichen Shore-Stärken (Maß für die Elastizität des Materials).

Diabetesadaptierte Fußbettung

Bei vorliegenden Deformitäten ist eine Druckumverteilung von stark belasteten Zonen zu niedrigen Belastungszonen nötig. Dazu wird ebenfalls ein Formabdruck hergestellt. Die Fußbettung selber besteht aus bis zu 4 Schichten mit unterschiedlicher Elastizität (Shore-Stärken), die durch Anpassung an die Fußform und durch besondere Weichbettung kritischer Bereiche zu einer gleichmäßigen Druckverteilung führt. Der Einsatz der Pedographie für die Messung der Druckwerte nach Versorgung mit Fußbettungen ist empfehlenswert.

6.2.4 Schuhzurichtungen

Um die Versorgung weiter zu optimieren, gibt es die Möglichkeit, besondere Veränderungen an Schutz- und Konfektionsschuhen durchzuführen bzw. bei Maßschuhen schon während der Herstellung einige Besonderheiten zu berücksichtigen. Dies nennt man Schuhzurichtung. Zu diesen Schuhzurichtungen gehören nachfolgend beschriebene Veränderungen.

Veränderungen des Abrollpunktes

- Mittelfußrolle mit Absatzangleichung: Hierbei wird der Abrollpunkt hinter das vordere Fußquergewölbe versetzt. Dadurch werden die Fußwurzelgelenke beim Gehen entlastet. Der Absatz muss als Folge der Rolle angehoben werden. Insgesamt wird die Abrollung des Fußes deutlich erleichtert.

- Ballenrolle mit Absatzangleichung: Dadurch verschiebt sich der Abrollpunkt bis auf Ballenhöhe und die Zehengrundgelenke werden beim Gehen entlastet.
- Aufgesetzte Schmetterlingsrolle mit Absatzangleichung: Diese wirken wie eine Ballenrolle und mindern den Druck im Bereich des Mittelfußköpfchens (MTK) II, III und IV.
- Zehenrolle mit Absatzangleichung: Dabei wird der Abrollpunkt noch weiter nach distal verschoben und die Zehen beim Gehen weniger belastet.

Lokale Druckverminderung

- Fersenbettungen: Entlastung der Ferse durch muldenförmige Weichbettung auf der Brandsohle.
- Ballenpolster: Reduzierung des Druckes über MTK 1.
- Weichbettung der Mittelfußköpfchen: Durch Abschleifen der Brandsohle und Einfügen eines elastischen Materials können einzelne Punkte gezielt entlastet werden.
- Zehenpolster: werden bei plantaren Schwielenbildungen an den Zehen eingesetzt.
- Quergewölbestütze (Pelotte): dient zur Entlastung der Mittelfußköpfchen.
- Pufferabsätze: dämpfen den Auftritt.

Veränderungen an der Sohle

- Sohlenversteifung: Führt zu einer schnelleren Abrollung über den vorhandenen Scheitel und reduziert damit die Zeitdauer der Belastung.
- Außen- und Innenranderhöhungen der Laufsohle: Dadurch wird die Auftrittsebene verändert und zugleich eine Veränderung der Belastungszonen erreicht.

6.2.5 Schuhhöhe

Ein weiterer wichtiger Punkt ist die Schuhhöhe. Man unterscheidet 3 verschiedene Höhen:

- Halbschuhe mit einer Höhe von rund 6,5 cm,
- knöchelhohe Schuhe mit einer Höhe von rund 12,5 cm,
- hohe Schuhe mit einer Höhe von 16,5 cm.

Dabei gilt das Prinzip, je höher und je steifer der Fuß im Schuh versorgt ist, desto stärker übertragen sich die Kräfte des Unterschenkels auf den Fuß. Der Fuß wird sozusagen durch die Bewegung des Unterschenkels geführt. Dies ist immer dann von Bedeutung, wenn die Fußstatik im erheblichen Umfang zerstört ist und der Fuß selber wenig zur Gang- und Standstabilität beitragen kann, z. B. nach Vorfußamputation oder bei einem entsprechend deformierten Charcot-Fuß. ◘ Tab. 6.3 gibt einen Überblick über die notwendige Versorgung. Schon 2001 wurde diese Prinzipien von Dahmen et al. (Dahmen et al. 2001) beschrieben.

6.2.6 Evidenz der Versorgung mit orthopädischem Schuhwerk in Bezug auf die Entstehung von Ulzerationen

In den Nationalen Versorgungsleitlinien Typ-2-Diabetes Fußkomplikationen Langfassung Februar 2010, Vers. 2.8, die inzwischen allerdings überarbeitet wird und nicht mehr gültig ist, erhielt die Schuh- und Einlagenversorgung den Empfehlungsgrad B.

2011 erschien in Diabetes Care eine systematische Übersicht von Arad et al. (Arad et al. 2011) über randomisierte Studien zu Präventionsmaßnahmen, die das Auftreten von plantaren Fußulzera verhindern sollen. Medline und PubMed wurden auf entsprechende Artikel im Zeitraum von 1960 bis 2010 durchsucht. Die Studien wurden dann nach einer bestimmten Bewertungsskala beurteilt. Für das Thema Schuh- und Einlagenversorgung wurden 3 randomisierte Studien gefunden.

Ucciolo et al. (Uccioli et al. 1995) untersuchten in einer kleinen, prospektiven, randomisierten Multizenterstudie 69 Patienten, die zuvor ein Fußulkus hatten. Alternativ wurden Patienten entweder der Gruppe mit therapeutischen Schuhwerk oder der Gruppe, die ihre eigenen Schuhe tragen sollten, zugeordnet (nicht randomisiert). Nach einem Jahr war es zu einer signifikanten Reduktion des erneuten Auftretens von Ulzera gekommen (27,7 vs. 58,3%). Da das Design der Studie als schlecht beurteilt wurde und auch andere Mängel vorhanden waren, wurde die Studie mit nur wenigen Punkten bewertet.

6

Tab. 6.3 Überblick über die Schuhzurichtungen bei speziellen Fußcharakteristika des diabetischen Fußsyndroms. (Modifiziert nach Morbach et al. 2013)

Klinik	Einlagen	Schuh-höhe	Abroll-punkt	Lauf-sohle	Schaft	Lasche	Absatz
Neuropathie ohne Deformitäten	Weich-schaum	Halbschuh	Nein	Biegsam	Biegsam	Biegsam	Normal
Reduzierte Gelenk beweglichkeit	Adaptierte Fußbettung	Halbschuh	Normal?	Biegsam	Biegsam	Biegsam	Rück federnd
Krallenhohlfuß	Adaptierte Fußbettung	Knöchel-hoher Schuh	Mittelfuß-rolle	Zäh	Zäh	Zäh	Rück-federnd
Flexibler Plattfuß mit Hallux valgus	Adaptierte Fußbettung	Hoher Schuh	Normal	Zäh	Zäh	Zäh	Rück-federnd
Kontrakter Platt-fuß mit Hallux valgus	Adaptierte Fußbettung	Knöchel-hoher Schuh	Mittelfuß-rolle	Versteift	Starke me-diale Unter-stützung	Zäh	Rück-federnd
Charcot-Fuß	Adaptierte Fußbettung	Hoher Schuh	Mittelfuß-rolle	Versteift	Versteift	Zäh	Rück-federnd
Vorfußamputation	Adaptierte Fußbettung	Hoher Schuh	Mittelfuß-rolle	Versteift	Versteift	Versteift	Rück-federnd

Reiber et al. (Reiber et al. 2002) untersuchte in einer Studie 400 Patienten mit abgeheiltem Ulkus ohne schwere Fußdeformitäten über 2 Jahre in einer randomisierten Studie. Der Endpunkt war etwas ungewöhnlich in Form einer neuen Hautläsion, die bis in die Dermis oder tiefere Gewebe reicht oder andere Verletzungen, die nicht in 30 Tagen heilen, definiert. Es gab 3 Gruppen. 2 Gruppen erhielten jeweils unterschiedliche Einlagen. Die 3. Gruppe trug ihre eigenen Schuhe. Zwischen den Gruppen wurden keine Unterschiede im Auftreten der Ulzera gefunden. Die Studie hatte ein gutes Design und wurde relativ gut bewertet.

In einer Studie von Lavery et al. (Lavery et al. 2005) wurden verschiedene Einlagen untersucht. Eine dieser Einlagen sollte den Zug auf bestimmte Stellen der Fußsohle reduzieren. In der Gruppe mit vorhergehenden Ulzera kam es zu einer relativen Reduktion der Ulzera von 90% unter den speziellen Einlagen (13/38 vs. 1/40). Kein Vorteil wurde bei Patienten ohne vorhergehendes Ulkus gefunden. Die Studie wurde ähnlich klassifiziert, wie die vorhergehende von Reiber et al. 2002.

Die Studien von Ucciolo et al. und Reiber et al. waren bereits in einer Metaanalyse von 2004 von Maciejewski et al. (Maciejewski et al. 2004) berücksichtigt worden. Somit stellt sich heute im wesentliche eine weiterhin ungenügende Datenlage aus Sicht der evidenzbasierten Medizin für die Versorgung mit therapeutischem Schuhwerk und Einlagen dar. Es werden dringend qualitativ gute Studien benötigt, die die Evidenz der Schuh- und Einlagenversorgung klären.

6.3 Prothesenversorgung und Rehabilitation bei diabetischen Fußproblemen

B. Greitemann

6.3.1 Bedeutung der Rehabilitation

Beim Diabetes mellitus handelt es sich um eine chronische Systemerkrankung, die den Patienten als gesamtes Individuum stark beeinträchtigt. Der ganzheitliche Rehabilitationsansatz hat insbesondere seine Stärke bei chronischen Erkrankungen. Gerade beim Diabetes mellitus hat ein inter- und multidisziplinäres rehabilitatives Setting bereits auch in der primären Behandlung Vorteile, im primärpräventiven Ansatz und in der Vermeidung von Ulzerationen und Amputationen, aber auch im sekundärpräventiven und rehabilitativen Setting nach stattgehabten Eingriffen oder – wenn nicht anders zu vermeiden – nach Amputationen.

Sicher eine der wesentlichen Aufgaben in der Betreuung des Diabetikers ist die Schulung und Verhaltensmodulation, um Langzeitprobleme zu vermeiden. Dies beinhaltet ein modulartiges Vorgehen mit folgenden Bereichen:

- Diabeteseinstellung,
- Schulung im selbstständigen Umgang mit Medikamenten und Blutzuckerkontrollen,
- Diabetesfußschule,
- korrekte Versorgung mit entsprechenden Schutzschuhen, Informationen über korrektes Schuhwerk und dessen Handhabung,
- Stumpfpflegeschule, Gehschule, Umgang mit Prothesen.

Diabeteseinstellung, Schulung im Umgang mit Medikamenten und Blutzuckerkontrollen

Die Basis einer suffizienten Behandlung des Diabetikers ist eine sichere Stoffwechseleinstellung. Hierzu unabdingbar ist die Mobilität des Patienten. Lang dauernde Immobilisation und Ruhigstellung belasten die entsprechende Stoffwechselsituation des Diabetikers erheblich. Zielsetzung einer Rehabilitation nach operativen Eingriffen ist dementsprechend die schnellstmögliche Mobilisation des Patienten unter sicherer Schutzfunktion für die operierte bzw. betroffene Extremität.

Diabetesambulanz und Schulung

Sicher eine der wesentlichen Aufgaben in der prophylaktischen Behandlung des Diabetikers ist die regelmäßige Betreuung und Überwachung im Rahmen einer Diabetesfußambulanz. Der Patient kann durch die begleitende Retinopathie oftmals auch seinen Fuß nur sehr schlecht inspizieren, dies muss durch das betreuende Team und Angehörige mit übernommen werden. Des Weiteren sollte eine intensive Schulung des Patienten im Umgang mit der Erkrankung, gerade im Hinblick auf den Fuß erfolgen (► Abschn. 6.1). Hierzu sind leicht merkbare Maßregeln im Hinblick auf Schuhversorgung, Wäsche bzw. Hygiene unabdingbar und sollten häufig mit dem Patienten besprochen werden.

Eine besondere Bedeutung kommt hier allerdings einer vertrauensvollen interdisziplinären Zusammenarbeit zwischen konservativen Vorbehandlern und Chirurgen zu. Dies konnte in einer 2011 veröffentlichten Studie von van Battum (van Battum et al. 2011) eindrucksvoll bestätigt werden. Der Autor führte eine Multicenter-Untersuchung in Europa im Hinblick auf Amputationsraten bei Diabetikern durch und untersuchte die Prädiktoren für Amputationen und die Unterschiede zwischen den beteiligten Zentren und Staaten. Er konnte einen klaren Zusammenhang zwischen dem Zeitraum der Zuweisung zum Chirurgen und der Menge an Amputationen nachweisen insofern, als dass Länder mit einem »late refall« zum Chirurgen ein deutlich erhöhtes Amputationsrisiko für die Patienten aufwiesen.

Präventive Schuhversorgung

Viele Ulzerationen am diabetischen Fuß lassen sich durch eine prophylaktisch angepasste und stadienadaptiert verwendete korrekte Schuhversorgung vermeiden. Ich gehe soweit, dass sicher 50% aller Amputationen durch korrektes und frühzeitiges Anpassen entsprechend adaptierten Schuhwerkes nicht auftreten müssen. Je nach Stadium der Erkrankung gibt es verschiedene Möglichkeiten (► Abschn. 6.2):

- Schuhzurichtungen am Konfektionsschuh,
- industriell vorgefertigte Diabetikerschuhe mit Einlagen und Schuhzurichtungen am Schuh,
- orthopädischer Maßschuh.

Unabhängig von der Versorgungsmöglichkeit müssen Schuh und Einlage eine Einheit bilden. Folgende Forderungen zur Schuhversorgung sind von entscheidender Bedeutung:

Der Schuh muss über genügende Weite und Platz für Einlage und Fuß verfügen, es darf nicht zu Druckerscheinungen kommen. Es muss insbesondere im Zehenbereich genügend Reserveraum an der Vorderkappe bestehen, die Hinterkappe soll im Fersenbereich den Fuß fest, aber nicht zu fest fassen, um eine Rückfußstabilität und Halt zu gewährleisten. Auch im Oberleder muss genügend Aufbauhöhe vorhanden sein. Der Schuh selbst sollte aus weichem, aber witterungsbeständigem Material bestehen, im Innenschuh sollte ebenfalls eine Vollauskleidung mit weichem Leder ohne störende Nähte vorhanden sein. Die Atmungsaktivität des Schuhs ist Grundvoraussetzung.

Schuhzurichtungen am Konfektionsschuh

Im Hinblick auf die stadienadaptierte Versorgung reichen Versorgungen am Konfektionsschuh oftmals bei leichteren Veränderungen aus. Hierzu zählen insbesondere erkennbare Atrophien im Sohlenbereich mit Schwielenbildungen, sich im Frühstadium entwickelnde Fußdeformitäten wie Krallen- oder Hammerzehen, wenn sie nicht so weit fortgeschritten sind, dass in der Abrollphase Druckzonen durch das Oberleder auftreten. Üblicherweise erforderlich ist dann eine Weichbettungseinlage in Sandwichbauweise mit Materialien unterschiedlicher Shore-Härten. Hierdurch können belastbare Flächen des Fußes im Rahmen der Einlagenversorgung belastet werden und somit eine ausreichende Stabilität des Fußes erhalten bleiben, druckempfindliche Stellen können durch weichere Materialien entlastet werden.

Ziel ist eine Druckverteilung großflächig auf den Fuß, insbesondere im Bereich belastbarer Flächen sowie eine Entlastung druckempfindlicher Flächen.

Allein eine weiche Einlage reicht nicht aus. Hierbei schwimmt der Fuß ohne ausreichende Stabilität häufig und es treten wiederum Druckstellen auf. Dementsprechend ist auch der vollständige Verzicht auf evtl. Abstützungen im Sinne von queren Abstützungen oder kleineren Pelotten nicht unbedingt sinnvoll, da hierdurch dann zu entlastende Bereiche nicht genügend entlastet werden. Stützende Pelotten oder Abstützungen dürfen allerdings keinesfalls zu Druckerscheinungen führen.

! Eine allein weiche Einlage reicht zur Versorgung meist nicht aus!

Einlagen beim Diabetiker müssen/sollten langsohlig sein, um ein Verrutschen im Schuh zu verhindern (◻ Abb. 6.7). Besteht eine diabetische Neuropathie, bestehen osteoarthropathische Veränderungen oder eine deutliche Ausdünnung des Fußsohlenfettpolsters und eine Myoatrophie, so ist

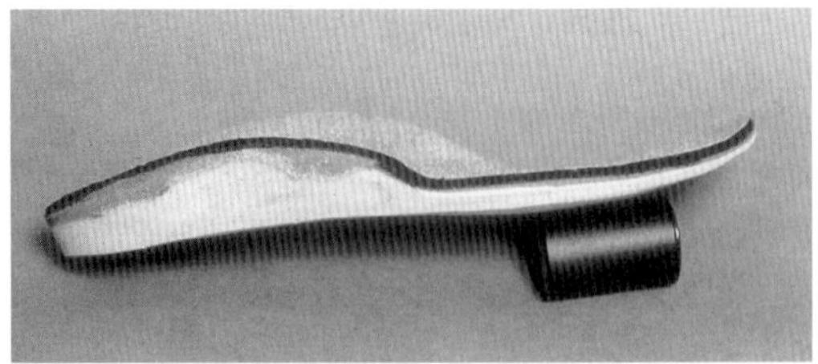

◻ **Abb. 6.6** Diabetesadaptierte Einlagenversorgung

eine Einlagenversorgung nicht mehr ausreichend, sondern es muss eine sog. »diabetesadaptierte Fußbettung« erstellt werden. Im Prinzip handelt es sich hierbei um eine »Einlage«, die allerdings nur in dem dazu passenden Schuh getragen werden kann und deshalb in diesem verbleibt. Das ist der Grund, warum man diese Schuhzurichtung als diabetesadaptierte Fußbettung bezeichnet und nicht als Einlage!

› Bei Neuropathien, Osteoarthropathien, stärkeren Fehlstellungen, Fett- oder Myoatrophien ist eine diabetesadaptierte Fußbettung indiziert.

Eine schöne Übersicht über entsprechende Verordnungsmöglichkeiten und stadiengerechte Versorgung von Diabetikerfüßen ist vom Bundesinnungsverband Orthopädietechnik und dem Beratungsausschuss der DGOOC für das Orthopädieschuhtechnikerhandwerk veröffentlicht worden (► Abschn. 6.2, Abschn. »Wer bekommt welche Versorgung?«).

Bei höhergradigen Veränderungen des Fußskelettes, insbesondere im Bereich der Mittelfußköpfchen, ist am Konfektionsschuh die Sohlenversteifung unverzichtbar, die immer mit einer Mittelfuß- oder Ballenrolle (je nach Lokalisation der Veränderungen) kombiniert werden muss, um den Fuß in der Abstoßphase vor Druckspitzen zu schützen. Auf die Angleichung der Höhe der Gegenseite ist zu achten. Um eine entsprechende Entlastung druckempfindlicher Stellen zu erreichen ist dem Orthopädieschuhmacher das Röntgenbild zu demonstrieren. Ggf. sind im Sohlenbereich ein Keilabsatz, eine Fersenrolle oder Absatzverbreiterungen sinnvoll (◻ Abb. 6.7).

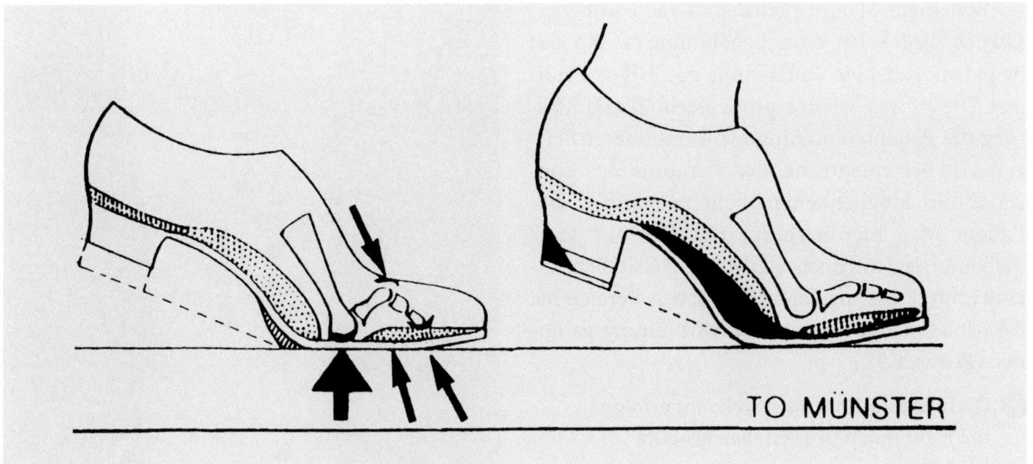

■ **Abb. 6.7** Mittelfußköpfchenbelastung in der Abstoßphase. (Adaptiert nach Rabl/Baumgartner)

Industriell vorgefertigter Diabetikerschuh

Von der Industrie werden unterschiedliche Schuhmodelle angeboten, die besonders für Diabetiker vorgefertigt sind. Diese werden, da sie nicht im Hilfsmittelverzeichnis enthalten sind, noch nicht generell von den Kassen erstattet: Bei entsprechender ärztlicher Begründung sind aber viele Kassen bereit, eine derartige Versorgung zu übernehmen, da hierdurch in aller Regel Folgekosten vermieden werden können. Diese Schuhe zeichnen sich dadurch aus, dass sie eine genügende Breite und Aufbauhöhe haben, in aller Regel eine flexible, weiche Vorderkappe und, dass die bereits genannten Anforderungen an entsprechendes Schuhwerk bereits erfüllt sind. Die Sohlen sind für Sohlenbearbeitungen vorbereitet (■ Abb. 6.8). In einem derartigen Schuhwerk besteht gegenüber Konfektionsschuhen noch ein erhöhter Sicherungsgrad, sodass sich eine derartige Versorgung bei stärkergradigen Deformitäten anbietet.

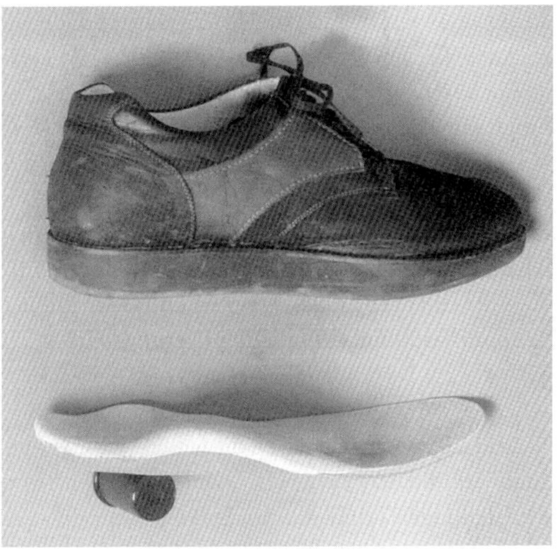

■ **Abb. 6.8** Industrieller Diabetikerschuh

Orthopädische Maßschuhe

Sind die Füße des Diabetikers mit normalem Konfektionsschuhwerk oder industriell vorgefertigten Schuhen aufgrund der Fehlstellungen und Deformitäten nicht mehr versorgbar, so bleibt die Versorgung mit orthopädischen Maßschuhen, in denen wiederum alle bereits angesprochenen Zurichtungen angebracht werden können. Dieser Schuh wird nach Gipsabdruck von einem entsprechenden versierten, zertifizierten orthopädischen Schuhmacher maßgefertigt.

6.3.2 Konservative Therapie/ Wundbehandlung

Bei auftretenden Ulzerationen unter der Fußsohle sollte primär zunächst die konservative stadienadaptierte Therapie erfolgen, wobei sich in der Praxis die Einteilung nach Wagner bewährt hat ► Kap. 1.1; ► Abb. 1.3).

Bei einem Malum perforans Grad I sollte zusätzlich zur lokalen Wundbehandlung (▶ Kap. 4.2) in jedem Fall eine Entlastung des Ulkus erfolgen. Die immer wieder propagierte Totalentlastung des Patienten im Sinne von stationärer Bettruhe ist bei entsprechender Kenntnis der konservativen Möglichkeiten nicht notwendig. Der Patient wird hierdurch im Hinblick auf seine diabetogene Stoffwechsellage nur zusätzlich beeinträchtigt. Im angloamerikanischen Bereich hat der »total contact cast« weite Verbreitung gefunden (◻ Abb. 6.9).

> **Diese Gipstechnik muss gekonnt erfolgen, um nicht durch Druckstellen erneute Schädigungen zu erzeugen.**

Sie ist daher nur sehr spezialisierten Zentren vorbehalten. Allerdings konnte Wu (Wu et al. 2006) feststellen, dass nur in 1,7% der spezialisierten Zentren in Amerika die Versorgung mit einem TCC auch letztlich durchgeführt wurde. Hierzu liegt eine Stellungnahme des Beratungsausschusses der DGOOC für die Orthopädieschuhtechnik vor, die in der Zeitung Orthopädie-Schuhtechnik veröffentlich wurde, und die die Möglichkeiten der Versorgung darstellt.

Oft einfacher und sicherer ist entweder die Behandlung mit einem Vorfußentlastungsschuh, bei dem nur im Fersenbereich – wenn hier keine Ulzeration besteht – belastet wird. Der Nachteil dieser Versorgung ist, dass es durch die fehlende Unterstützung des Vorfußes teilweise zur Entwicklung von Fehlstellungen kommt. Van de Weg (van de Weg 2008) untersuchte hierzu die Wundheilung bei Ulzerationen nach Versorgungen mit einem TCC gegenüber einer Versorgung mit einem diabetesadaptierten Schuh mit Einlagenversorgung und konnte hier keine Unterschiede in der Abheilungsrate feststellen.

Besser in dieser Hinsicht ist die Versorgung mit einem Zweischalengips oder einer Zweischalenorthese, auch evtl. einem Hansen-Schuh. Hierbei wird ein Rundgips entsprechend geschalt, die Schale wird mit Filz oder Neopren ausgepolstert, sodass keine Druckstellen entstehen können. Die Schale wird mit entsprechend angebrachten Klettverschlüssen so gestaltet, dass der vordere Teil jeweils abgenommen werden kann, um die Wunde leicht zu inspizieren. Mit einer derartigen Versorgung, bei der dann ein Abrollabsatz untergeschäumt wird, kann der Patient vollbelastend mobilisiert werden.

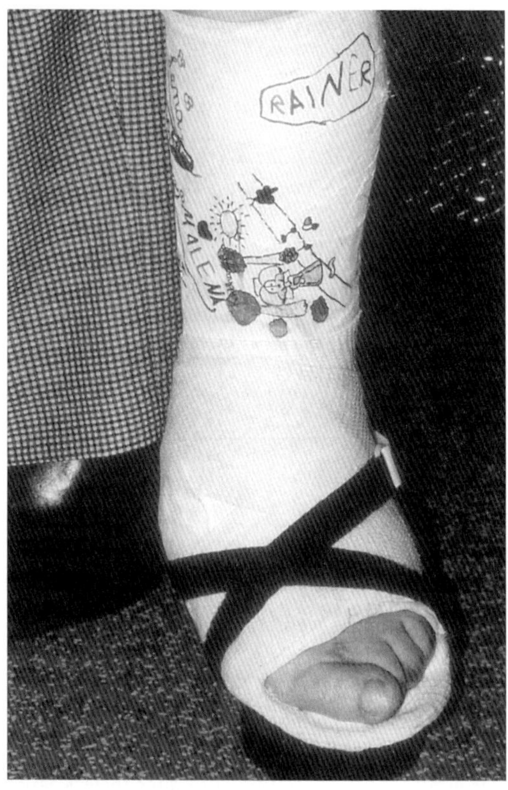

◻ **Abb. 6.9** »Total contact cast«

Versorgungsmöglichkeiten bei diabetischen Ulzerationen

- Total contact cast
- Zweischalenorthese
- Schuhzurichtung (Sohlenversteifung, Bettungseinlage)
- Hansen-Schuh (Arthrodesestiefel hoch)
- Verbands- oder Entlastungsschuh
- Chirurgische Techniken
- Generelle Entlastung in einem Walker

6.3.3 Operative Therapie und Nachsorge

Beim fortgeschrittenen Malum perforans Grad III und IV liegt immer ein fortschreitender Infekt, der oftmals bereits die tiefen Bursae, die Sehnenanteile oder die Knochenstrukturen mitbeteiligt, vor (▶ Kap. 4.2, 4.3, 4.7). Daher ist eine Röntgendiagnostik in diesen Fällen unerlässlich. Es wird systemisch antibiotisch behandelt. Um eine Abheilung des Ulkus zu erreichen, ist in diesen Fällen mindestens die operative Abtragung (Ostektomie) des ursächlich Druck ausübenden Knochenanteils indiziert (▶ Kap. 4.8).

Charcot-Gelenk

Die diabetisch-neuropathisch, osteoarthropathische Arthropathie wird mit einer Inzidenz von 0,1–0,4% der Diabetiker angegeben und erreicht ihren Altersgipfel in der 5. und 6. Lebensdekade, durchschnittlich nach 10 Jahre bestehender Erkrankung, insbesondere bei schlecht eingestelltem Diabetes.

Ätiopathogenese

Im Wesentlichen existieren zwei Theorien zur Entstehung der diabetischen Osteoarthropathie, einerseits die neuropathische Theorie, andererseits die vaskuläre Theorie.

Die *neuropathische Theorie* geht davon aus, dass durch die Polyneuropathie ein Verlust der Tiefen- und Gelenkstellungssensibilität resultiert und sich die Gelenke letztendlich »zerlaufen« durch Überdehnung auch der bindegewebigen Strukturen, die häufig im Rahmen der Glykolisierung beim Diabetes mellitus ebenfalls geschwächt sind. Die vaskuläre Theorie geht davon aus, dass durch die fehlende Gefäßregulation über die Polyneuropathie und Störung der nervalen Versorgung der Gefäße selbst ein »blood pooling« in den spongiösen Lakunen resultiert und hierdurch eine Schwächung des Trabekelnetzwerkes der Knochen resultiert. Aller Wahrscheinlichkeit nach liegt hier eine aus beiden Mechanismen bestehende Ätiologie vor.

In letzter Zeit werden auch *molekulare oder zellpathologische Therapien* in dieser Hinsicht zur Diskussion gestellt, da man festgestellt hat, dass Knochenabbaumarker im Akutstadium erhöht sind und letztendlich hierdurch vielleicht eine Osteopenie durch Überprojektion von molekularen Entzündungsmediatoren verursacht würde (RANKL).

Klassifikation

Die diabetisch-neuropathischen Osteoarthropathien bzw. Charcot-Veränderungen werden typischerweise nach *Sanders und Frykberg* in fünf Stadien klassifiziert, die entsprechend der Lokalisation eingeteilt sind.

- Stadium I betrifft die Interphalangeal- und Phalangealgelenke sowie die Metatarsophalangealgelenke und die Metatarsale-Knochen,
- Stadium II die tarsometatarsale Gelenklinie,
- Stadium III die Fußwurzel im Rückfuß,
- Stadium IV das eigentliche Knöchelgelenk,
- Stadium V den Kalkaneus.

Insbesondere dem Talonavikulargelenk als Schlüsselgelenk des Rückfußes kommt hierbei eine Schlüsselrolle in den Veränderungen zu. Durch das lastbedingte Tiefertreten des Talus ergibt sich ein Verlust der medialen Längswölbung, in der Folge kommt es zum Knick-/Plattfuß bis hin zum diabetischen Schaukelfuß.

Eine andere Stadieneinteilung geht auf *Eichenholz* (1966) zurück (zitiert nach Baumgartner 1986) und beschreibt ein Vorstadium, ein Nekrosestadium, ein Lysestadium und eine anschließende Restabilisierung.

Diagnostik

Primäre Zielsetzung muss es sein, neuropathische Ulzerationen zu verhindern und die knöcherne Situation durch Ruhigstellung zu behandeln. Zudem bedarf es einer intensiven, auch röntgenologischen Abklärung, um bei Ulzerationen eine Osteomyelitis zu detektieren und insbesondere im Rückfußbereich die wichtige Differenzialdiagnostik zwischen Charcot-Fuß und Infektion zu treffen. Weder die Röntgenuntersuchung noch das MRT sind beim Charcot-Fuß 100%ig verlässliche Methoden, das MRT überbetont den entzündlichen Reizzustand häufig und nicht selten werden Charcot-Gelenke als Infektsituationen missgedeutet. Baumgartner beschrieb Kriterien zur Differenzialdiagnostik des Charcot-Fußes gegenüber dem akuten Infekt und stellte fest, dass beim Charcot-Fuß sowohl eine

Schwellung, als auch Überwärmung, als auch Rötung und eine eingeschränkte Funktion vorliegen, allerdings nicht eine Lymphangitis oder Lymphadenitis. Auch der Allgemeinzustand, Temperatur und Laborwerte seien zumeist unauffällig.

Therapie

Die osteoarthropathischen Veränderungen im Vorfußbereich können typischerweise mit Schuhzurichtungen am Konfektionsschuh, diabetesadaptierten Schuhen bzw. orthopädischen Maßschuhen (je nach Fußveränderung) behandelt werden, wichtig ist in jedem Fall eine Bettungseinlage oder diabetesadaptierte Schuheinlage sowie eine Sohlenversteifung und Abrollhilfe, mit der man Scherkräfte bzw. weitere Überdehnungen unterbindet. Bei entsprechenden Veränderungen im Rückfußbereich sind entweder eine kürzerfristige Ruhigstellung über einen »total contact cast« oder mittel- bis langfristige Ruhigstellungen über die Zweischalenorthese oder Hansen-Schuhe Behandlungsmöglichkeiten.

> **Generell gelten folgende operative Empfehlungen: Operationen mit Arthrodesen oder Osteosynthesen prinzipiell nur präventiv in der frühen Phase oder in der »ruhigen« Phase der Osteoarthropathie, niemals bei entzündlich geschwollenen oder gereizten osteoarthropathischen Gelenken.**

Arthrodesen sind oft nicht erfolgreich (▣ Abb. 6.10), innere Osteosynthesen nur mit sehr stabiler Osteosynthesetechnik und längerer suffizienter Ruhigstellung und Nachbehandlung. Resektion aller zerstörten und nekrotischen Gewebeanteile, häufig resultieren Falschgelenke. Nicht selten führen Osteosynthesematerialbrüche zur Situationsverschlechterung.

Bei Osteoarthropathien im Fußwurzelbereich kommt es häufig zu Prominenzen unter vorstehenden Fußwurzelknochenanteilen bzw. im durchgetauchten Talus. Hier können sich Resektionen von einem seitlichen Zugang und ein plantares Abrunden der Knochenfläche anbieten. Damit derartige Veränderungen (Ostektomien) längerfristigen Erfolg bringen, bedürfen sie einer anschließenden Schuhversorgung mit Sohlenversteifung und einer entsprechend stützend-bettend gearbeiteten Einlage.

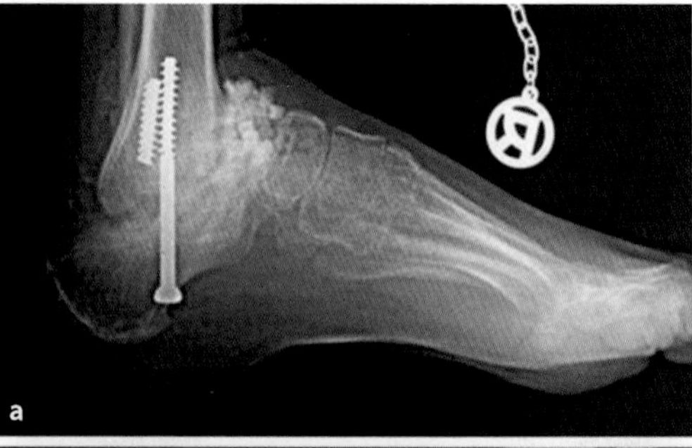

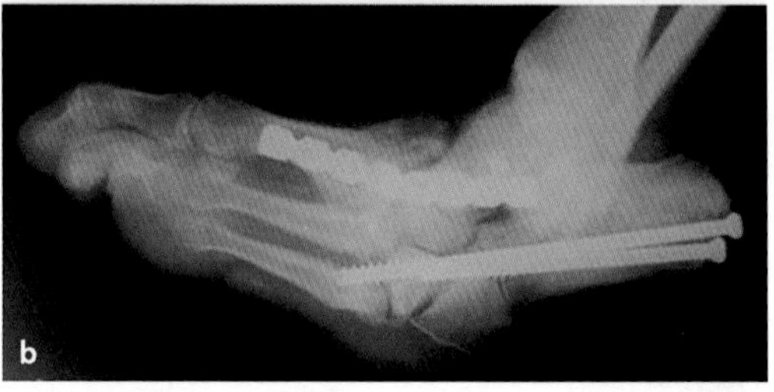

▣ **Abb. 6.10a,b** Fehlgeschlagene Arthrodese bei Charcot-Gelenk im OSG

Die osteoarthropathischen Veränderungen im Rückfußbereich führen insbesondere zu Destruktionen am Talus und Kalkaneus mit daraus resultierenden Rückfußfehlstellungen (▶ Kap. 5.2, 5.3). Es kommt gern zu Ulzerationen entweder an der Lateral- oder Medialseite des Rückfußes mit auftretendem Infekt bei der regelmäßig vorhandenen hochgradigen serösen Schwellung. Werden derartige Veränderungen nicht frühzeitig durch entsprechendes protektives knöchelübergreifendes Schuhwerk oder eine Innenschuhorthese versorgt, kommt es zu schnell fortschreitenden Fußdeformitäten. Hier hat sich die Resektion der nekrotischen Knochenareale im Sinne einer Ostektomie von Teilen des Talus bzw. Kalkaneus und anschließendes Aufeinanderstellen der Tibia auf den Kalkaneus bewährt (▣ Abb. 6.11). Der Versuch der Arthrodesierung zwischen Tibia und Kalkaneus ist mit einer hohen Pseudarthroserate belastet (Mann 1986).

Da häufig bei derartigen Veränderungen Infektsituationen mitspielen, hat sich bei uns die externe Fixation gegenüber einer internen Fixation bewährt. Ich persönlich bevorzuge hierbei einen unilateralen rigiden Fixateur. Innere Osteosynthesen haben den Nachteil, dass es insbesondere bei entstehenden Pseudarthrosen zu sekundären Druck-

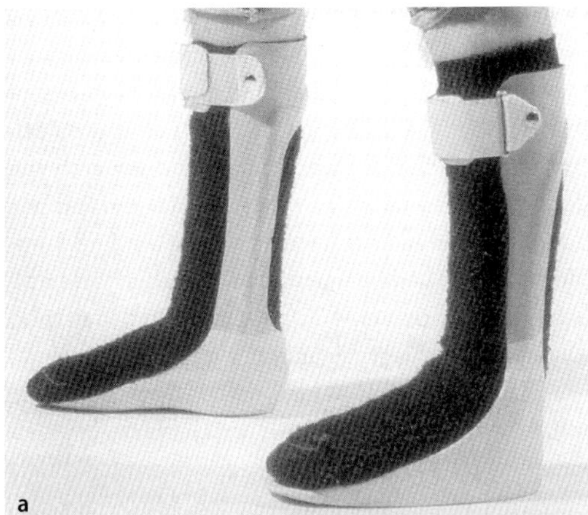

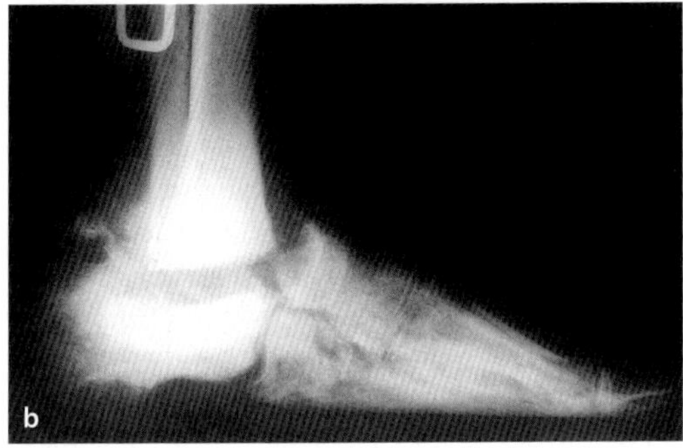

Abb. 6.11a,b Bild nach Talusresektion mit Orthesenversorgung, **a** klinisch, **b** radiologisch

ulzerationen durch Osteosynthesematerial auf der Fußsohle kommen kann. Um eine knöchern feste Arthrodese zu erreichen sind teilweise lange Ruhigstellungen (4–5 Monate) mit Fixateur externe erforderlich, was wiederum eine erhöhte Infektgefahr beinhaltet.

Baumgartner präferierte die Entfernung des Fixateurs bereits kurz nach dem Eingriff (2–3 Wochen) unter Inkaufnahme einer straffen Pseudarthrose. In der postoperativen Phase werden diese Patienten mit einer Innenschuhorthese versorgt und können mit der straffen Pseudarthrose vollbelastend laufen, sogar barfuß.

Amputationen

Amputationen sind trotz aller Vorsichtsmaßnahmen nicht immer zu umgehen. Vor Indikationsstellung zur Amputation sollte man zunächst ein gefäßchirurgisches Konsil einholen, um zuflussverbessernde Techniken nicht zu versäumen. Diese sind dann ggf. vor der Amputation durchzuführen, um so evtl. peripherer amputieren zu können. Bewährt hat sich hier insbesondere der In-situ-Bypass (Lo Gerfo 1992).

Gerade im Hinblick auf die Tatsache, dass es beim diabetischen Fuß häufig zu einem bilateralen Befall kommt, sollten Amputationen so sparsam und peripher wie eben möglich durchgeführt werden – im Sinne einer sog. Grenzzonenamputation. Dies ist beim diabetischen Patienten sogar besser möglich, als beim Makroangiopathiker, da die periphere Durchblutung beim Diabetiker wie bereits dargestellt teilweise im Sinne einer Hyperperfusion nicht so schlecht ist (▶ Kap. 4.8).

Im Hinblick auf die Grenzzonenamputationen muss man dennoch mit einer höheren Revisionsrate (in der Regel 20–30%) rechnen. Dennoch ist das Wort der »Salamitechnik« hier völlig fehl am Platze.

6.3.4 Nachsorge

Der Nachsorge kommt in der Rehabilitation nach operativen Eingriffen beim Diabetesfuß ganz besondere Bedeutung zu. Dabei steht insbesondere der nicht betroffene Fuß zunächst im Zentrum. Ihm gilt es, alle Zuwendung zu geben, um ihn zu erhalten. Es ist meist im wahrsten Sinne des Wortes für den Patienten »das Standbein«. Leider wird häufig das Hauptaugenmerk, insbesondere von pflegerischer Seite, dem operierten Fuß zugewandt, auch Ärzte kontrollieren selten »die Gegenseite«.

> **Eine der Hauptaufgaben in der primären Rehabilitationsnachsorge ist es allerdings, diesen verbliebenen Fuß zu schützen und »retten«, d. h. ihn mit einer korrekten präventiven, auf die Situation individuell angepassten Schuhversorgung auszustatten, um hier Verletzungen zu vermeiden.**

Im Rahmen der Schulungsprogramme wird der Patient ebenfalls im präventiven Umgang mit der verbliebenen Extremität beraten.

Auf der betroffenen Seite steht zunächst natürlich die suffiziente Wundbehandlung im Vordergrund. Hier bedarf es einer großen Erfahrung des pflegerischen Teams. Gerade in der Anfangsphase sind folgende wichtige Punkte zu beachten:

- Korrekte Lagerung des Patienten unter Vermeidung von Druck im Wundbereich und von Extremitätenkontrakturen,
- korrekte Lagerung zur Verhinderung von Dekubitalulzera an gefährdeten Stellen (Sakrum, Fußaußenrand, Ferse).

Üblicherweise sind beim Diabetiker aufgrund der meist nicht geringen Sekretionen die Verbandswechsel täglich durchzuführen. Gerade bei Grenzzoneneingriffen bzw. beim Versuch der Extremitäten erhaltenden Vorgehensweise ist oft der erste postoperative Verbandswechsel noch am Operationstag erforderlich.

> **Jede Schmerzäußerung seitens des Patienten unter dem Verband muss zur sofortigen Intervention und zum Öffnen des kompletten Verbandes führen. Ein Diabetiker merkt durch die Neuropathie per se weniger. Schmerzäußerungen sind meist Zeichen von Durchblutungsstörungen oder innerem Druck (verstopfter Redon oder Drainage!?).**

Eine Belastung der entsprechenden Wunde ist nach erfolgter Wundabheilung beim Diabetiker erst verzögert möglich, d. h. man muss nach erfolgter Wundbehandlung noch einige Tage warten, bevor man den Patienten zur Belastung »Laufen« freigibt. In der Zeit der Wundheilung sollte Folgendes von Seiten des physiotherapeutischen Therapieteams behandelt werden:

- Atemgymnastik,
- Kräftigung der oberen Extremitäten,
- Muskelkräftigung an den unteren Extremitäten, speziell des Gegenbeines, ggf. mit Einbeinstandtraining, Propriozeptionstraining.

In der Phase der Mobilisation wird dann insbesondere der hohe Wert auf eine sichere Mobilisation des Patienten gelegt. Bei Amputationsstümpfen schult das Team den Patienten im Umgang mit der Stumpfabhärtung, Stumpfpflege und -hygiene. Ein wesentlicher Baustein ist bei hohen Amputationen der Einbezug des psychologischen Teams zur Unterstützung der Verarbeitung des entsprechenden Ereignisses.

Frühmobilisation

Wie bereits dargestellt ist die schnellstmögliche Mobilisation des Patienten ein wesentlicher Faktor in der Möglichkeit der verbesserten Diabetesstoffwechseleinstellung. Dabei muss man generell mit der weit verbreiteten Fehlinformation aufräumen, dass ein Diabetiker mit einer Wunde am Fuß komplett entlastet gehört. Hierunter verstehen viele Kollegen leider noch eine Entlastung durch Bettruhe. Dies verschlechtert die Situation generell.

Zielsetzung muss es sein, den Patienten schnellstmöglich auch wieder ans Gehen zu bringen, dabei einen Zuckerstoffwechsel senkenden Effekt durch die Mobilisation zu erreichen, Muskelatrophien, die sonst sehr schnell entstehen, zu verhindern. Im anglo-amerikanischen Bereich hat sich für diese Methode in der frühen Behandlung nach operativen Eingriffen der »total contact cast« bewährt. Es handelt sich hierbei um einen Rundgips, der ggf. über dem eigentlichen Wundbereich gefenstert ist, mit dem der Patient aber unter voller Belastung mobilisiert werden kann. Die häufiger von Orthopädietechnikern verwendete Abstützung im Tibiakopfbereich oder an der Oberschenkelkondyle im Sinne eines Sarmiento-Gips-Konzeptes ist in aller Regel nicht notwendig, da über die entsprechende Fläche am Unterschenkel genügende Druckentlastung resultiert. Bedeutung kommt allerdings der korrekten Handhabung einer Fensterung über der Wunde zu. Ein Belassen eines reinen Fensters »ohne Deckel« verursacht immer ein Fensterödem und bedingt hierdurch eine erhebliche Gefährdung der Wunde, aber auch der Wundränder. Um ein entsprechend suffizientes Regime in dieser Hinsicht fahren zu können, muss die Wunde mit einem Gipsdeckel wieder verschlossen werden können, sodass äußerer Druck auf die Wunde einwirken kann.

Die Behandlung mit einem »total contact cast« ist allerdings nicht ungefährlich und bedarf folgender Voraussetzung:

- Hoch spezialisiertes, geschultes Team, das von der pflegerischen Seite auch sofort entsprechende Druckprobleme oder Schmerzen zum Anlass nimmt, den Gips zu entfernen,
- hoch qualifizierter Gipser, dem es gelingt, einen eng anliegenden Gips unter Vermeidung von Druckkanten und -falten zu produzieren.

Vermeiden jeglicher Druckstellen (im Zweifelsfall Öffnen des Gipses).

Die üblicherweise in Deutschland häufiger angewendete und sicherere Methode ist die Versorgung mit einer sog. Zweischalenorthese, entweder durch einen Orthopädietechniker, ein versiertes Team unter der Leitung eines Arztes oder eines Orthopädieschuhtechnikers. Letztendlich ist es unerheblich, welche der Berufsentitäten dieses Hilfsmittel anwendet bzw. erstellt, Hauptsache der Effekt ist erreicht. Zielsetzung ist es, mit einer entsprechenden Zweischalenorthese unter der Möglichkeit von Anlegen von Verbänden den Patienten zu mobilisieren

Die Zweischalenorthese ist bei einem gut zusammenarbeitenden Team auch durch die Anfertigung einer einfachen Scotchcast-Mobilisationsorthese erstellbar. Hierzu ist folgender Ablauf erforderlich:

- Anlage eines Unterschenkel-Scotchcast-Rundgipses,
- Schalen dieses Gipses (halbieren),
- Entfernen von in der Regel auftretenden Falten im Scotchcast-Rundgips mit einer Kugelfräse durch den Orthopädietechniker,
- Auslegen des entsprechenden Gipses mit Filzbettungsmaterialien,
- Anbringen von Klettverschlüssen.

Als Alternative zur Zweischalenorthese bieten sich je nach Wundsituation in der frühen Rehabilitation folgende Mobilisationshilfen an:

- Verbandsschuh,
- Entlastungsschuh,
- industriell konfektioniert angebotene »Walker«,
- Hansen-Schuh.

Verbandsschuh

Konfektioniert wird industriell eine große Anzahl von entsprechenden Verbandsschuhen angeboten. Zielsetzung ist es dabei, durch einen volumengroßen Schuh, in dem auch ein entsprechender Verband noch Platz hat, ohne dass Druckläsionen auftreten, den Patienten früh zu mobilisieren.

> **Zu bevorzugen sind Modelle, die eine steife Sohle und eine Abrollhilfe primär enthalten, da hiermit die Mobilisation einfacher unter dem Schutz der meist plantar vorhandenen Ulzerationen gelingt.**

Entlastungsschuh

Die Vorfußentlastungsschuhe sind teilweise hilfreiche, wichtige Mobilisationsmöglichkeiten, haben aber auch ihre Gefahren. Ein Vorfußentlastungsschuh, bei dem keine lange Sohle vorhanden ist, d. h. keine durchgehende Sohle, führt unweigerlich zu Druckbelastungen unter der Fußsohle etwa im Mittelfußbereich am Ende der Unterstützungsfläche.

> **Wenn ein Vorfußentlastungsschuh verwendet wird, ist unbedingt darauf zu achten, dass eine durchgehende lange Sohle zur Unterstützung des Fußes vorhanden ist, dass ggf. in diesen Schuh auch entsprechende Weichbettungseinlagen eingearbeitet werden können.**

Nachteil der Vorfußentlastungsschuhe generell ist, dass im Sprunggelenk eine unphysiologische Hackenfußposition eingenommen wird. Da der Diabetiker durch seine Polyneuropathie und Osteoarthropathie ggf. auch eine Beeinträchtigung der Propriozeption, aber evtl. auch der Knochensituation selbst im Sprunggelenk hat, resultiert hier eine unphysiologische Mehrbelastung, die ebenfalls Schaden anrichten kann.

Industrielle Walker

Industrielle Walker gibt es in unterschiedlichen Versionen als Unterschenkelorthesen. Teilweise werden diese über Vakuumfrotteepolsterungen, teilweise über andere schaumstoffartige Polsterungen angelegt. Zielsetzung ist eine Mobilisation unter Abpolsterung und möglichst Entlastung bzw. Ruhigstellung der betroffenen Extremität. Es liegen je nach individueller Kenntnis der entsprechenden Systeme unterschiedliche Ergebnisse vor. Wichtig ist, dass es nicht zu Faltenbildungen oder Druckstellen im Walker kommen kann. Ansonsten eignen sich derartige Systeme ebenfalls zur Mobilisation.

Prothesenversorgung

Generell ist es nicht möglich, durch eine noch so gute Prothese die verlorene Extremität zu ersetzen. Von daher muss jegliche Zielsetzung darauf verwandt werden, die Schädigung möglichst zu begrenzen: Möglichst peripher zu operieren und möglichst viel an Extremität zu erhalten. Häufig kommt es in der Folge der Grunderkrankung nach einiger Zeit auch zum Problem auf der Gegenseite, weshalb primär zu hoch durchgeführte Amputationen (zur besseren Wundheilung) die Rehabilitationschancen des Patienten oft fatal einschränken. Die besseren Rehabilitationsmöglichkeiten durch eine periphere Amputation rechtfertigen auch eine evtl. höhere Revisionsrate bei operativen Eingriffen am Diabetesfuß.

Grundprinzipien der Prothesenversorgung

- Am Fuß führt jede Verkürzung zu einer deutlichen Verringerung der Standfläche, eine Teilamputation in der Längsrichtung oder die Resektion einzelner Fußknochen unter Belassung von Zehen (innere Amputationen) verringert hingegen die Standfläche nur geringfügig (Baumgartner 1996).
- Der Stumpf muss zur Belastungsmöglichkeit voll schmerzfrei sein. Achsfehlstellungen sollten fehlen.
- Beim Diabetes mellitus ist durch die bestehende Polyneuropathie häufig eine erhebliche koordinative Problematik vorhanden, weshalb es dem Patienten bei der Mobilisation Probleme bereitet, zu gehen. Hierdurch sind Fehl- oder Überbelastungen vorprogrammiert. Eine suffiziente Rehabilitation hat somit ein intensives Koordinations- und Propriozeptionstraining mit durchzuführen.
- Generell ist die orthopädietechnische Versorgung am Fuß erheblich anspruchsvoller als bei Unterschenkelamputationen.
- Zielsetzung muss ein möglichst enger Kontakt zwischen Stumpf und Prothese sein, um die Stumpf-/Prothesenpseudarthrose möglichst gering zu halten. Vollkontakt muss angestrebt werden.
- Nur Rückfußstümpfe bedürfen einer zusätzlichen Stabilisierung und Führung über das obere Sprunggelenk hinaus.

Zehenprothesen

Zehenprothesen sind in aller Regel nicht erforderlich. Insbesondere kann es durch Zehenprothesen zu Problemen kommen, wenn diese die Durchblutung beeinträchtigen oder zu Druckerscheinungen führen. Eine Zehenprothese macht dann Sinn, wenn sie entweder als Platzhalter dient, um ein Herüberwandern verstärkten Ausmaßes der benachbarten Zehen zu verhindern, ggf. am ersten Strahl, wenn dieser weiter proximal reseziert werden musste zur Verbesserung der biomechanischen Voraussetzungen, oder bei entsprechenden psychischen Problemen als kosmetischer Ersatz. Bei Zehenamputationen empfiehlt es sich allerdings am Schuh Zurichtungen im Sinne einer Ballenrolle und einer Sohlenversteifung anzubringen.

Mittelfußknochenresektion

Die innere Amputation der Mittelfußknochenresektion verursacht einen sehr überbeweglichen weichen Fuß (»floppy foot«), da das knöcherne Traggerüst fehlt. Deshalb ist zum Schutz und auch zum besseren Gehen eine Schuhzurichtung am Konfektionsschuh mit Sohlenversteifung, Pufferabsatz und Mittelfußrolle rückversetzt anzubringen. Es bedarf von der Einlage her einer diabetesadaptierten Weichbettungseinlage mit einer leichten Abstützung hinter den Metatarsalebasen; retrokapitale Abstützungen machen bei entfernten Mittelfußknochen keinen Sinn.

Transmetatarsale Amputationen bis Lisfranc-Amputationen

Transmetatarsale Amputationen sind bei korrekter Durchführung und Abrunden der Knöchenränder sehr gut mit einem Konfektionsschuh mit entsprechender Zurichtung (Sohlenversteifung, Vorfußausgleich, Keilabsatz) versorgbar und bereiten dann in aller Regel keine Probleme. Je weiter proximal die Amputation durchgeführt wurde, umso mehr kommt es zu einer Dysbalance der Muskeln und Sehnen mit der Tendenz zur Supinationsspitzfußfehlstellung. Dieser ist durch frühzeitige Mobilisation und korrekte operative Technik möglichst entgegenzuwirken. Auch hier muss nicht gleich eine knöchelübergreifende Prothese im Sinne eines geschnürten Oberschaftes etc. eingeleitet werden, bewährt haben sich die Kurzprothesen nach Bellmann und Botta (■ Abb. 6.12) mit eng anliegender Schaftform in Kohlefaser-/Gießharztechnik und/oder Silikonkautschuk. Die Versorgung steht und fällt mit der exakt anatomisch angepassten Fersenklammer, beide Sprunggelenke bleiben hingegen frei beweg-

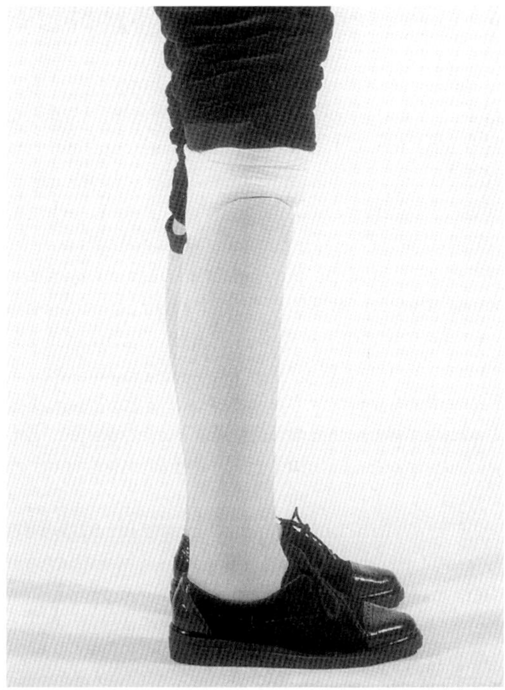

Abb. 6.12 Fußprothese nach Bellmann

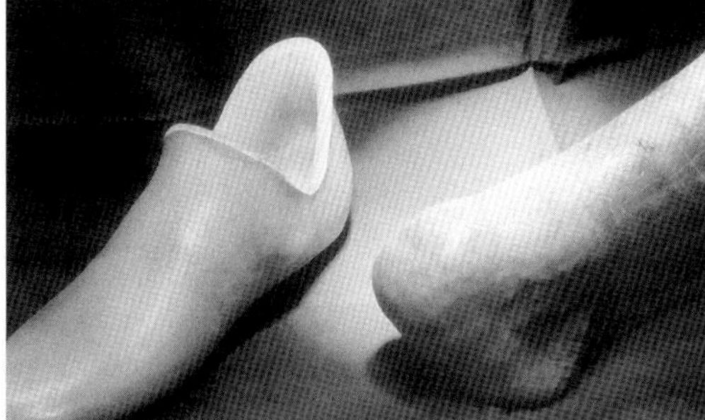

Abb. 6.13 Syme-Prothese

lich. Eine Mobilisation ist dann mit einem normalen Schuh, wiederum mit Mittelfußrolle möglich.

Rückfußstümpfe

Die Rückfußstümpfe bedürfen zur sicheren Stabilisierung einer seitlichen Führung, die deutlich oberhalb des Sprunggelenks endet (meist bis Mitte Unterschenkel), besser noch bis zur Tuberositas tibiae reicht. Wichtig ist dabei insbesondere ein einwandfreier Lotaufbau. Bereits beim Gips sollte der Lotaufbau dabei etwas überproniert und hackenfüßig erfolgen, um der Spitzfußsupinationstendenz entgegenzuwirken.

Beim Chopart-Stumpf kann das obere Sprunggelenk frei beweglich bleiben. Allerdings verursacht eine derartige Prothesenversorgung eine deutliche Beeinträchtigung des Gangbildes und der Abrollfunktion. Sie ist daher für kurzfristige Anwendungen und auch unter kosmetischen Aspekten für eher besondere Einsatzzeiten geeignet. Für die Alltagsversorgung, insbesondere Gehbelastungen besser geeignet ist eine Versorgung mit der gelenklosen Rahmenprothese nach Botta, bei der sich eine Bewegung im oberen Sprunggelenk von etwa 10–15° ermöglichen lässt. Bei geringer oder mittlerer Beanspruchung durch den Träger wird hingegen das Sprunggelenk ruhiggestellt, Prothesenversorgungen sind hierbei mit Weichwandschaft und von hinten möglichem Einstieg, aber auch mit seitlich verdeckten Reißverschlüssen möglich.

Die Pirogoff- und Syme-Amputation haben eine Beinverkürzung zur Folge, die aber meist durch den darunter gestellten Prothesenfuß ausgeglichen – nicht überausgeglichen – wird. Beide Stümpfe sind voll endbelastbar. Gerade beim Syme-Stumpf liegt in der Frühphase eine deutliche seitliche Weichteilschwellung (zipfelförmig) vor, die durch einen geschlitzten Weichwandschaft ausgeglichen wird. Nach entsprechender Atrophie der Weichteile ist dann letztendlich eine Versorgung mit einem geschlossenen Weichwandschaft, der in einen äußeren Gießharzschaft eingebracht werden kann, gut möglich (Abb. 6.13). Die kosmetischen Ergebnisse sind oft ideal, die Belastung in der Prothese ist mit voller Endbelastung möglich.

Spätere Mobilisation/Langzeitnachsorge

Aufgaben der interdisziplinären Rehabilitation nach Amputationen bei diabetischen Fußsyndromen ist in der späteren Rehabilitation die intensive Gangschulung inklusive Sturzprophylaxe für den Patienten. Dies beinhaltet u. a. auch »Fallübungen« und Demonstrationen, um dem Patienten auch das Aufstehen wieder zu ermöglichen, es beinhaltet die Kräftigung der gegenseitigen Extremität sowie der Stützkraft der Arme, im weiteren Verlauf ein intensives Terraintraining auf unterschiedlichen Bodenbelägen und unterschiedlichen Terrains, um auch

Hindernisse überwinden zu können, und ggf. die Beratung im Hinblick auf das Führen von Automobilen inklusive eventueller Fahrzeugumrüstungen, sportlicher Betätigungen, die gerade beim Diabetiker durchaus wünschenswert sind. Immer wieder wird diese unterstützt durch Diabetes-Schulungen und vor allem Diabetes-Fußschulungen, um Amputationen an der gegenseitigen verbliebenen Extremität zu vermeiden.

6.4 Fußpflege

F.X. Hierl, R. Lobmann

Die Reduktion von Amputationen bei Menschen mit diabetischem Fußsyndrom kann allein durch erhöhte Achtsamkeit im Umgang mit Fußpflegemitteln und Instrumenten und insbesondere mit Fußbekleidung (▶ Abschn. 6.2) erreicht werden, da in 80–90% dem Ulkus ein externes Trauma vorausgeht (Apelqvist 1990; Macfarlane u. Jeffcoate 1997). Leider wird der Prophylaxe sowie deren wissenschaftlicher Begleitung in der gesamten Medizin noch immer zu wenig Platz eingeräumt. Das hat sich zwar für das diabetische Fußsyndrom gebessert, jedoch bleiben einige Aspekte, wie die Fußpflege noch im Schatten. Eine wissenschaftlich begründete Auseinandersetzung ist, da kontrollierte Studien fehlen, somit weiterhin schwierig.

Es bestehen jedoch international anerkannte Empfehlungen zur Fußpflege für Menschen mit Diabetes (Apelqvist et al. 2000), des Weiteren haben kleinere Untersuchungen die Bedeutung von adäquater Fußpflege in der Rehabilitation und Rezidivreduktion angedeutet. Es besteht ein sehr großer Markt an Pflegeprodukten, die z. T. ohne indikationsorientierte Prüfung oder gar Studien angeboten werden und deren Fülle die Betroffenen überfordert und in falscher Sicherheit wiegt. Ein weiterer wichtiger Aspekt ist die kulturelle Stellung und Wertschätzung der Fußpflege bzw. der Füße, welche von vielen Einflussfaktoren abhängt, wie z. B. Religion, Mode und Tradition (Hirsch 2000).

6.4.1 Anatomie und Pathophysiologie

Die Anatomie des Fußes ist sehr komplex. Der Fuß besteht aus Knochen, Bändern, Fußmuskulatur, Sehnen der Unterschenkelmuskulatur, Nerven, Blutgefäßen, Zehennägel und der Haut. In all diesen Komponenten können die Diabeteserkrankung allein (Polyneuropathie, Makrooangiopathie) oder/und andere angeborene oder erworbene Störungen zu einem Ungleichgewicht und somit zur Gefährdung des Systems »Fuß« beitragen. Die Belastung der Füße wird durch Schutzmechanismen nicht oder nur selten wahrgenommen. Die Bedeutung erscheint erst bei Verletzungen, Immobilität oder Schmerzen in den Vordergrund zu treten.

Die Wahrnehmung hängt entscheidend von der Qualität der Nervenfunktion ab. Unbewusst vollzieht der Mensch Ausgleichsbewegungen, die erhöhte Druck- und Scherkräfte und damit Verletzungen vermeiden helfen (▶ Kap. 2).

Besonders wichtig ist die Trophik der Haut, die das System »Fuß« umgibt und maximaler Belastung ausgesetzt ist. Die Versorgung wird durch Blutgefäße, Nerven und das Lymphsystem gewährleistet. Treten hier Störungen auf, ist nicht nur die Haut selbst gefährdet sondern auch alle anderen Strukturen. Die Hautdicke am Fußrücken ist mit der an anderen Körperteilen vergleichbar. An der Sohle ist die Haut dicker und neigt bei erhöhtem Druck zur Hornhautbildung. Diese Areale werden bei Druckbelastung durch das spezielle subkutane Weichgewebe unterstützt; allerdings kann dieses Weichgewebe aber durch Proteinglykierung im Rahmen der Diabeteserkrankung Schaden nehmen.

Im Vordergrund steht dabei die Aufgabe des autonomen Nervensystems, welches die Steuerung der Talg- und Schweißsekretion (Sudomotoren) und der Gefäßweite (Vasomotoren) übernimmt. Die Sensorik schützt den Fuß vor physikalischen, thermischen und auch chemischen Einflüssen. Ist das Nervensystem gestört, ist die Integrität der Haut und damit des Fußes gefährdet (Barnett et al. 1995; Boulton 1996; Murray et al. 1996).

6.4.2 Fußpflege(mittel)

Gesunde Füße

Wie bei der Empfehlung zur allgemeinen Körperpflege reichen normale Pflegemaßnahmen und handelsübliche Produkte aus. Dabei ist bei der Körper- und Fußwäsche auf hautschonende Waschsubstanzen zu achten. Zum Schutz vor Mykosen, die auch Menschen ohne Diabetes bekommen können, sind beim Abtrocknen insbesondere die Interdigitalräume zu berücksichtigen. Die Hautpflege bzw. das Eincremen sollte mit Produkten auf Wasser-in-Öl-Basis durchgeführt werden, wobei wiederum interdigital kein feucht-warmes Medium für Mykosen entstehen darf.

Bei der Fußbekleidung ist ausschlaggebend, dass atmungsaktive Materialen benutzt werden (Baumwolle, spezielle Polyestergewebe), da viele Synthetikprodukte oftmals zu einem Wärme- und Feuchtigkeitsstau und damit zur Mykosen- und Mazerationsbildung führen. Die Wahl des entsprechenden Schuhwerks ist individuell, wobei auf genügend Platz geachtet werden sollte und der Schuhkauf am Nachmittag geplant werden sollte, da der Fuß dann entsprechend der schon geleisteten Belastung an Volumen zugenommen hat. Dies gilt insbesondere für den neuropathischen Fuß (Chantelau et al. 1999).

Menschen mit Diabetes – diabetisches Fußsyndrom

Das wichtigste ist für Menschen mit Diabetes, ihr individuelles Risiko zu kennen (Birke u. Rolfsen 1998; Malone et al. 1989). Die Diagnose wird oft Jahre nach Manifestation festgestellt, somit bestehen häufig bereits zum Zeitpunkt der Erstdiagnose Folgeerkrankungen und sind bei meist vorgeschrittenem Alter durch evtl. bestehende nicht-diabetesassoziierte Erkrankungen kompliziert. Die Glukosestoffwechselstörung ist dazu noch mit vermehrten Haut- und Nagelerkrankungen, wie Dermatosen und Mykosen vergesellschaftet (Kaufmann 2003). Deshalb sollten alle Menschen mit Diabetes entsprechende Informationen zur Pflege und den Risiken bekommen. Im Vordergrund der Informationsvermittlung steht die Eigenmotivation, die Füße zu beachten und zu begutachten, die Pflege, das Vorbeugen von Verletzungen durch regelmäßige Kontrolle auch der Fußbekleidung (Tab. 6.4).

Tab. 6.4 Fußpflegeempfehlungen. (Mod. nach Apelqvist et al. 2000; Lohr et al. 2003)

Inspektion		Tägliche Fußkontrolle Bei Sehstörungen oder Immobilität Partner, Familie miteinbeziehen Gute Lichtverhältnisse wählen (Vergrößerungs)spiegel zur Sohlenkontrolle
Kontrolle von »außen nach innen«		Alle Schuhe auf mögliche Druckstellen wie Ösen, Nähte, Innenfutterschäden, Einlagenschäden und vor dem Anziehen auf Fremdkörper untersuchen Strümpfe auf Sekret (unbemerkte Läsion), Defekte und Nahtmängel untersuchen Hautinspektion, auch interdigital: Trockenheit, Rissigkeit, Schuppung, Rötungen, Mazerationen, Läsionen Nägel auf Verfärbungen, Brüchigkeit, Trophik untersuchen
Waschen	Integration der Füße in die Körperpflege mit genügend Zeit und Aufmerksamkeit	Füße täglich waschen Wassertemperatur bis 35°C, optimal mit Thermometer Fußbäder max. 3–5 min, da ein Aufweichen der Haut die Keiminvasion begünstigt Milde Reinigungszusätze, Seifen ohne Parfümbeimengungen (mögliche Reizung, Sensibilisierung; pH-neutrale Produkte und Badesalze trocknen die Haut aus, Kräuterzusätze können allergisieren) Weiche Waschlappen benutzen, keine Bürsten Nach dem Waschen die Interdigitalräume vorsichtig trocknen. Bei verminderter Temperaturempfindung keinesfalls einen Fön benutzen Bei Vorliegen von Mykosen Handtücher nicht für andere Körperteile oder andere Personen benutzen

Tab. 6.4 (Fortsetzung)

Hautpflege	Veränderungen treten bei Neuropathie, Angiopathie, Lymphabflussstörungen und auch allein bei schlechter Einstellung durch verminderte Abwehrfähigkeit auf	Eincremen mit normaler Körpermilch (Wasser-in-Öl-Emulsion) Auf Konservierungs-, Duftstoffe und Emulgatoren verzichten Reine Fettcremes ziehen schlecht in die Haut ein bzw. okkludieren die Poren Bei trockener Haut Produkte mit Harnstoffzusatz (3–10%) verwenden (rückfettend)
Hornhaut	Hornhaut und Clavi entstehen nur an Stellen erhöhten Drucks (Fehlstellungen, unpassendes Schuhwerk) Reibungswärme (durch z. B. Fußpflegegeräte) begünstigt Hornhautwachstum	Vor dem Waschen eine feine Sandblatthornhautfeile benutzen Während des Bades eignet sich feiner Naturbimsstein oder ein feiner Hornhautweichschwamm Keinesfalls scharfe Gegenstände benutzen Fußpflegegeräte gehören nur in die Hände von geschultem Personal Abtragung bei erhöhtem Risiko (Sehstörungen, Immobilität, Ulkus) nur durch entsprechendes Personal
Nagelpflege	Diabetiker neigen zu Nagel- und Nagelbetterkrankungen; Verfärbungen, Verdickungen und Brüchigkeit zeigen dies an. Insbesondere frühzeitige Mykosenbehandlung verhindert ein Ausbreiten. Bei Neuropathie dürfen keine potenziell verletzenden Korrekturmittel (z. B. Spangen) eingesetzt werden	Scheren, Zangen, spitze Feilen u. ä. bedeuten erhöhte Verletzungsgefahr Eingewachsene Nägel sollten nur von diabetologisch geschultem Personal, Podologen oder kompetenten Chirurgen behandelt werden Einfaches Feilen mit abgerundeter Sandblatt- oder Diamantfeile reicht einmal pro Woche aus Nägel müssen gerade gefeilt werden; rund gefeilte Ecken begünstigen das Einwachsen und damit Entzündungen Nagel sollte mit der Zehenkuppe abschließen
Fußgymnastik		Täglich, mehrmals pro Woche Anleitung dazu im Rahmen der Diabetikerschulung Verbesserung der Beweglichkeit, der Durchblutung und von Polyneuropathiebeschwerden
Fußbekleidung		Generell gilt bequeme, nicht zu enge oder einschneidende Materialien Strümpfe täglich wechseln Atmungsaktive Materialien (Baumwolle, Seide, Wolle) Nylon, Kunstfasern erhöhen die Schweißbildung, Wärme- und Feuchtigkeitsstau, damit entstehen Mazerationen und Mykosen werden begünstigt Bei Mykosen müssen die Materialien bei mind. 65°C gewaschen werden
Fußpilz/Mykosen	Oft nicht ernst genommen, tabuisiert. Vermehrte Schuppenbildung und -ablösung (infektiös). Übertragung gehäuft in Schwimmbädern, Sauna, Sportstätten	Feuchtwarmes Milieu meiden, bzw. Füße, Sohlen, Interdigitalräume und Nagelregion trocken halten Bei Mykosen Handtücher nur für die Füße benutzen Ansteckungsgefahr mindern (keine feuchten Fußmatten oder Teppiche, Strümpfe nur einmal anziehen und entsprechend waschen, keine fremden Schuhe oder Strümpfe tragen) Frühzeitig Behandlung einleiten
Notfallmaßnahmen	In Abhängigkeit des individuellen Risikos	Auch vermeintliche Bagatellverletzungen beachten Hautverträgliche Desinfektionsmittel benutzen (z. B. octenisept®) Wunden steril mit Kompresse und Mullbinde versorgen Ärztliche Kontrolle

6.4.3 Schulung und Psychologie

Es gibt einige Untersuchungen, z. B. von Malone et al., die zeigen konnten, dass wenn man die Vermittlung von Informationen, deren adäquate Umsetzung im Hinblick auf Prophylaxe und damit Verhinderung von Folgeschäden, sprich Amputationsreduktion und in der Konsequenz Kostendämpfung betrachtet, sich die Schulung eindeutig als therapeutisch sinnvolles Prinzip erweist (Falkenberg 1990; Malone et al. 1989). Dies gilt insbesondere für die Effektivität der Instruktion zur Fußselbstuntersuchung und zur Fußpflege (Pieber et al. 1995; Spraul 1999). Verschiedene Faktoren sind als Risikofaktoren bekannt: Unwissenheit, Fehleinschätzung des eigenen Risikos, mangelhafte Schulung der Betroffenen und der Betreuer (Birke u. Rolfsen 1998; Cavanagh et al. 1998; Griffin et al. 1998). Dennoch sind in Deutschland laut dem Deutschen Diabetiker Bund lediglich 20–25% der Patienten geschult. Dies hat vielfache Gründe, die nicht allein in der mangelnden Diagnostik oder Überweisungsfrequenz zu suchen sind, sondern auch mit dem Patienten selbst zu tun haben. Es bestehen viele Ängste, sodass die Verdrängung oft eine wesentliche Rolle spielt. Dies bleibt ein Problem auch in der Schulung selbst. Das Konzept der modernen Schulung besteht in der strukturierten patientenorientierten Wissensvermittlung bzw. im Informationsangebot.

Der oft bemühte Begriff der Patientencompliance, durch den sich viele Therapeuten aus der Verantwortung nehmen, hat in einer modernen Schulung nichts zu suchen. Stattdessen werden Begriffe wie Adherence und Empowerment wichtig; der Patient soll möglichst umfassend entlang der individuellen Ängste und Probleme Informationen erhalten, um patienteneigene Kompetenz aufzubauen, und er soll motiviert werden, diese Informationen in einer konstruktiven Weise als dauerhafte Verhaltensänderung zu nutzen. Streng vorgegebene Regeln und Normen sowie Drohungen oder die Präsentation von Endorganschäden bewirken in der Regel eine Abkehr von der eigentlich gewünschten, erhofften konstruktiven und motivierten Patientenhaltung (Risse 1998).

Anerkannte Inhalte einer strukturierten Patientenschulung sind (Reike 1999; Standl et al. 2003):

- Grundlagen der Stoffwechselstörung, Ursachen und Behandlungsmöglichkeiten,
- Hyper- und Hypoglykämiesymptome und -therapie,
- Möglichkeiten und Durchführung der Selbstkontrolle,
- Ernährungstherapie,
- Bewegungstherapie und Lifestyleänderung,
- Therapie mit oralen Antidiabetika, Insulininjektion, Insulindosisanpassung,
- Soziale Probleme, z. B. Schwerbehinderung, Berufswahl,
- Ursachen und Behandlung der Hypertonie, allgemeine Risikofaktoren,
- Entstehung, Erkennung, Vorbeugung und Behandlung von Folgeerkrankungen und Fußproblemen.

Die Menschen mit Diabetes werden über die Anzeichen einer Polyneuropathie und einer arteriellen Durchblutungsstörung informiert und darüber, dass einfache Untersuchungsmöglichkeiten zur Verfügung stehen.

Ein besonderes Problem bei der Schulung stellt allerdings der Punkt Fußprobleme/Fußpflege dar. Die Füße werden oft nicht wertgeschätzt und demnach oft nicht genügend beachtet. Dazu kommt, dass in z. B. Deutschland kein kultureller Stellenwert der Fußpflege besteht. Die Füße in anderen Kulturen werden dagegen in der Pflege und Bedeutung hoch geachtet und haben den gleichen Stellenwert wie z. B. Zahn-, Haar-, oder Gesichtspflege. Zwar gibt es geschlechtliche Unterschiede, dennoch werden die orthopädischen Gesichtspunkte hinter das »Lackieren« der Nagel gedrängt (Hirsch 2000). Insbesondere Patienten mit neuropathischen Fußproblemen neigen zusätzlich dazu, aufgrund der Wahrnehmungsstörung ihre Füße zu vergessen. Im Rahmen der Projektgruppe »Barfuss« des VDBD wurde deshalb ein spezielles Schulungsprogramm für Fußrisikopatienten entwickelt und seit 2000 angeboten (BarFuss-Projekt des VDBD).

Die wesentlichen Prinzipien der »Barfußschulung« sind (Hirsch 2000):

- Positive Bilder und Modelle für die Füße anstatt Abschreckung regen Gefühle und Gedanken an, die Schutz und Pflege der Füße begleiten. Die Füße werden als leistungsfähig, ästhe-

tisch, genussspendend und empfindlich-schützenswert dargestellt.
- Neugier, Mut zum Risiko und aufmerksame Wahrnehmung anstatt Angst, Risikovermeidung und Wahrnehmungsabwehr.
- Empowerment anstatt Compliance: Fußpflege nach eigenen Zielen.
- Gesunde Schuhe, die schön sind, anstatt »Behindertenschuhe«.
- Positive assoziative Einbettung für die Schonung von erkrankten Füßen anstatt Bedrohung.

Der besondere Ansatz besteht also darin, die Füße, die ein Leben lang den Menschen die Bewegung ermöglichen, als wertvolles und beachtenswertes Körperteil zu sehen. Es ist eine gesellschaftliche Herausforderung, die Pflege der Füße von Kindheit an in das Bewusstsein mit zu integrieren. Besonders wichtig ist es, die Menschen mit neuropathischen Fußproblemen dabei zu unterstützen, Hilfen zu geben und nicht als noncompliant abzutun.

6.4.4 Medizinische Fußpflege/ Podologie

In Deutschland war die Fußpflegelandschaft lange Zeit unbeachtet, es praktizierten uneinheitlich ausgebildete medizinische Fußpfleger mit unterschiedlichen Ausbildungen und v. a. Ausbildungszeiten (14-tägiger Kurs bis 2 Jahre).

Die Deutsche Diabetesgesellschaft (DDG) und die Arbeitsgemeinschaft Diabetischer Fuß der DDG hatten 1999, um eine qualifizierte Versorgung von Patienten mit diabetischen Fußsyndrom zu gewährleisten, zusammen mit dem Zentralverband der Medizinischen Fußpfleger Deutschlands (ZFD) ein Curriculum zur Weiterbildung zum »Medizinischen Fußpfleger DDG« entwickelt. Diese Zwischenlösung wurde dann durch das Bundesgesetz zur Podologenausbildung vom 04.12.2001 ersetzt (Bundesgesetzblatt Teil I 2002). Nun steht eine vergütbare und v. a. geschützte qualifizierte Versorgung zur Verfügung. Den besonderen Ansprüchen in der Versorgung von Diabetikern mit Fußsyndrom wird dabei Rechnung getragen. Die Leistungsbeschreibung findet sich in der Anlage 1 zu den Rahmenempfehlungen nach §125 Abs. 1 SGB V vom 01.08.2002. Die Indikationen beinhalten die Hornhautabtragung und Nagelbearbeitung beim diabetischen Fußsyndrom mit Neuropathie und/oder Angiopathie im Stadium Wagner 0, welche sich in der sog. podologischen Komplexbehandlung ausdrückt und als verordnungsfähige Leistung gemäß den Heilmittelrichtlinien festgeschrieben ist.

6.5 Physiotherapie

U. Betz

Sicherlich ist Bewegung für den diabetischen Patienten besonders wichtig, schon weil Adipositas und Inaktivität bekanntermaßen beitragende Faktoren für die Erkrankung sind. Aber braucht der Patient mit einem diabetischen Fußsyndrom spezifische Physiotherapie? Ja, und das aus 2 Gründen. Zum Einen besteht für die Mehrzahl der Patienten durch verminderte sensomotorische Kontrolle ein erhöhtes Sturzrisiko. Zum Anderen vermindert die bekannte Einschränkung der Beweglichkeit des diabetischen Fußes die Leistungsfähigkeit des Fußes und sie kann als Kofaktor für eine Ulkusentstehung gesehen werden, wie bei einer fixierten Hammerzehe und dem hierbei erzeugten Druck über dem PIP-Gelenk durch den Schuh. Beides, Sturzprophylaxe und Mobilisation des Bewegungssystems sind ureigene Arbeitsaufträge an die Physiotherapie und sollten in der Behandlung des diabetischen Fußsyndroms, besonders zur Vermeidung von Komplikationen, nicht fehlen. Aufgrund der Chronizität des Problems steht das Erarbeiten eines Heimübungsprogramms im Mittelpunkt.

6.5.1 Mangelnde posturale Kontrolle

Die Hyperglykämie des Diabetespatienten kann zu Schädigungen der Vasa nervorum und zu Stoffwechselstörungen am Nerven führen und damit eine Polyneuropathie verursachen (Eckardt et al. 2003). Typische Folge ist der Verlust von Sensibilität für Schmerz, Temperatur, Vibration und Druck. Auch die Tiefensensibiliät ist reduziert. Dies erhöht nicht nur die Gefahr von Druckschäden an den Problemzonen des Fußes, sondern es ist auch die Grundlage für den Verlust der sog. *posturalen Kontrolle*. Der Begriff wurde bereits 1924 von Whitman als »das konstante Bemühen, sich gegen die Schwerkraft zu halten« eingeführt (Wulf 2004). Freivogel (Freivogel 1997) bezeichnet die posturale Kontrolle als »...eine äußerst dynamische, wechselnde Wirkung derjenigen Muskeln, die in Abhängigkeit von den physikalischen Bedingungen am Besten geeignet sind, die Störung der momentanen Gleichgewichtssituation zu kompensieren und zu antizipieren...«

Was sich etwas theoretisch anhört ist doch die Grundlage der menschlichen Selbstständigkeit im Alltag. Wer die vielen gelenkig verbundenen »Einzelteile« seines Körpers nicht auch in schwierigeren Haltungen oder Bewegungssituationen gegen die Schwerkraft kontrollieren und vor einem Herabstürzen schützen kann, ist in seinem Alltagsleben drastisch eingeschränkt, unsicher und sturzgefährdet (American Geriatrics Society 2001). Schon aus Angst vor Stürzen wird der Patient seine Alltagsaktivitäten reduzieren und er kann auf Hilfe und Hilfsmittel angewiesen sein (Murphy et al. 2002). Die International Classification of Functioning (ICF) der Weltgesundheitsorganisation (WHO) fordert alle Therapeuten auf, nicht nur die strukturellen Störungen eines Patienten zu beachten, sondern auch die Auswirkungen der Erkrankung auf die Selbstständigkeit im Alltag (Aktivität) und auf die soziale Rolle (Teilhabe) des Patienten. Was auf der strukturellen Ebene als Verlust an Sensibilität erfasst wird, schlägt sich für den Patienten auf den Ebenen Aktivität und Teilhabe als Verlust an Selbstständigkeit und erhöhter Sturzgefahr nieder.

Gerade der Verlust an posturaler Kontrolle imponiert in der allgemeinen Untersuchung des diabetischen Fußes wenig und doch hat er massive Auswirkung auf den Alltag des Patienten. Die Füße spielen für die posturale Kontrolle des ganzen Körpers verständlicherweise eine tragende Rolle, da sie nun mal die Basis des Stehens und Gehens sind.

> **Erhält das Gehirn durch ein geschädigtes Nervensystem keine ausreichende Stellungs-, Bewegungs- und Belastungsinformationen, so kann es auch die Muskulatur, als aktives Stabilisationssystem, nicht entsprechend mit Informationen versorgen und eine ausreichend koordinierte Antwort auf ein Ungleichgewicht bewirken.**

Das Anziehen der Hose im Stehen wird unmöglich, der Tritt auf die Leiter macht Angst. Ganz langsam schleicht sich das Defizit in den Alltag des Patienten ein, vielleicht ohne dass die Veränderungen bewusst werden. Zum Anziehen der Schuhe setzt er sich und beim Spaziergang im Wald hängt er sich bei seiner Ehefrau ein, um genügend Sicherheit zu haben. In kleinen unmerklichen Schritten reduziert sich die Leistungsfähigkeit durch zunehmende Unsicherheit. Es besteht ein deutlich erhöhtes Sturzrisiko, mit der Gefahr von Verletzungen als sekundäre Komplikation des diabetischen Fußsyndroms. Und: Ein Sturz ist für den diabetischen Patienten von besonderer Bedeutung, da das Frakturrisiko ebenfalls erhöht ist (Schaaf 2011).

Untersuchung der posturalen Kontrolle

Schon die ersten Eindrücke können deutliche Hinweise auf eine Störung der posturalen Kontrolle geben. So beginnt die Untersuchung bereits, wenn der Patient ins Untersuchungszimmer tritt. Wie sicher ist sein Gang? Benutzt der Patient Hilfsmittel? Hält sich der Patient beim Stehen fest. Setzt er sich hin, wenn er die Hose ausziehen will. Besonders diese vom Patienten unbewusst durchgeführten Bewegungen geben aufschlussreiche Hinweise, welche Einschränkungen der Patient im Alltag erfährt. Gezielte Nachfragen nach typischen problematischen Alltagssituationen ergänzen diese Beobachtungen.

Folgende standardisierte Assessments werden zur Objektivierung und Quantifizierung eines Sturzrisikos empfohlen: Berg Balance Scale Performance oriented Mobility Assessment, Dynamic-Gait-Index, modifizierter Romberg-Test, Maximum-Step-Length-Test, Functional-Reach-Test, Test der Gehgeschwindigkeit, (modified) Timed-up-and-go-Test, Five-Chair-Rising-Test (Jansenberger 2011).

Therapie bei mangelnder posturaler Kontrolle

Die physiotherapeutische Therapie der mangelnden posturalen Kontrolle ergibt sich direkt aus den Ergebnissen der Untersuchung. Die problematischen

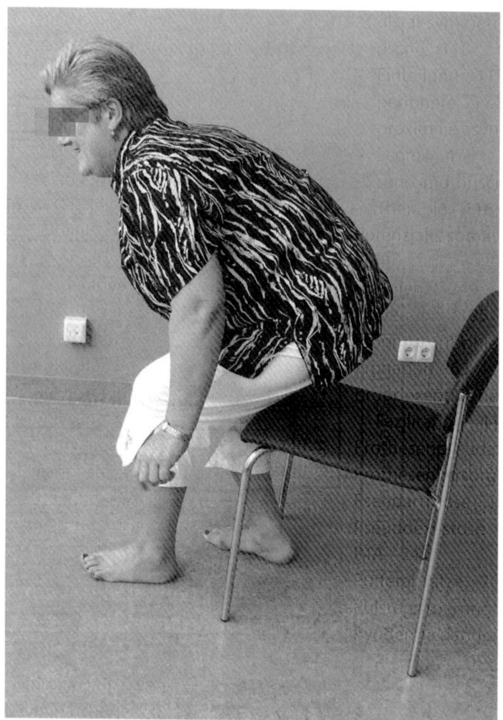

■ **Abb. 6.14** Freies Hinsetzen und Aufstehen

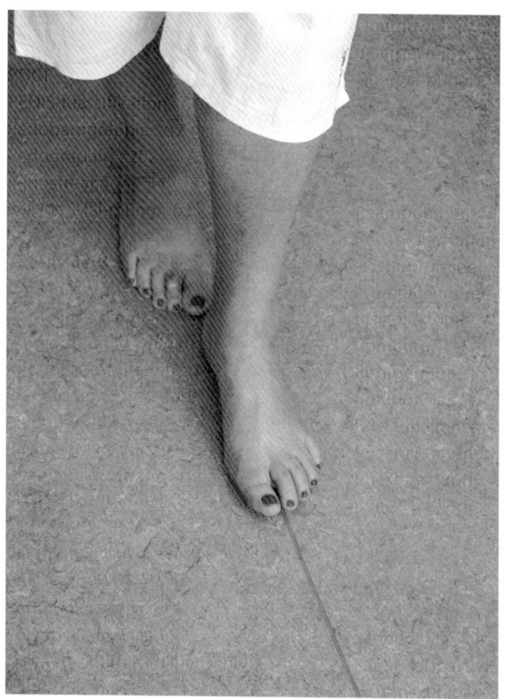

■ **Abb. 6.15** Freies Gehen »Fuß vor Fuß«

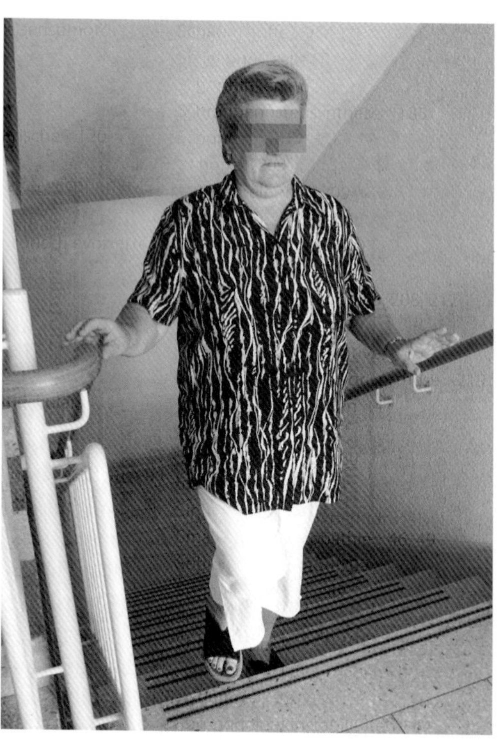

■ **Abb. 6.16** Freies, langsames Hochsetzen eines Fußes auf eine Treppenstufe, als Übung auch für die Standbeinphase des Gehens und den Ein-Bein-Stand

Alltagsaktivitäten werden als Übungen in ein Heimübungsprogramm integriert (■ Abb. 6.14, ■ Abb. 6.15, ■ Abb. 6.16). Zu Hause durchführbare Übungen, ohne spezielle Trainingsgeräte, machen unabhängig vom Behandler, sind besonders alltagskonform und können v. a. in ausreichendem Maße durchgeführt und wiederholt werden. Das *Dual-Tasking-Training*, bei dem Bewegungs- und Kognitionselemente verbunden werden, verspricht besonderen Therapieerfolg (Rogan et al. 2011).

Die Aufgabe des Therapeuten ist es, die Alltagssituation als Übung derart anzupassen, dass der Patient einerseits einer gewissen Unsicherheit ausgesetzt ist, es andererseits aber nicht zu Stürzen kommt. Es wird also auf einem Schwierigkeitsgrad geübt, der durchaus Gleichgewichtsreaktionen provoziert. Jeder »Wackler« ist eine kostbare Bewegungserfahrung, die hilft, die nächste unsichere Situation zu meistern. Um das Risiko eines Sturzes zu minimieren, sollte immer eine Festhaltemöglichkeit für den Patienten in Griffnähe sein. In ■ Abb. 6.17 sind die

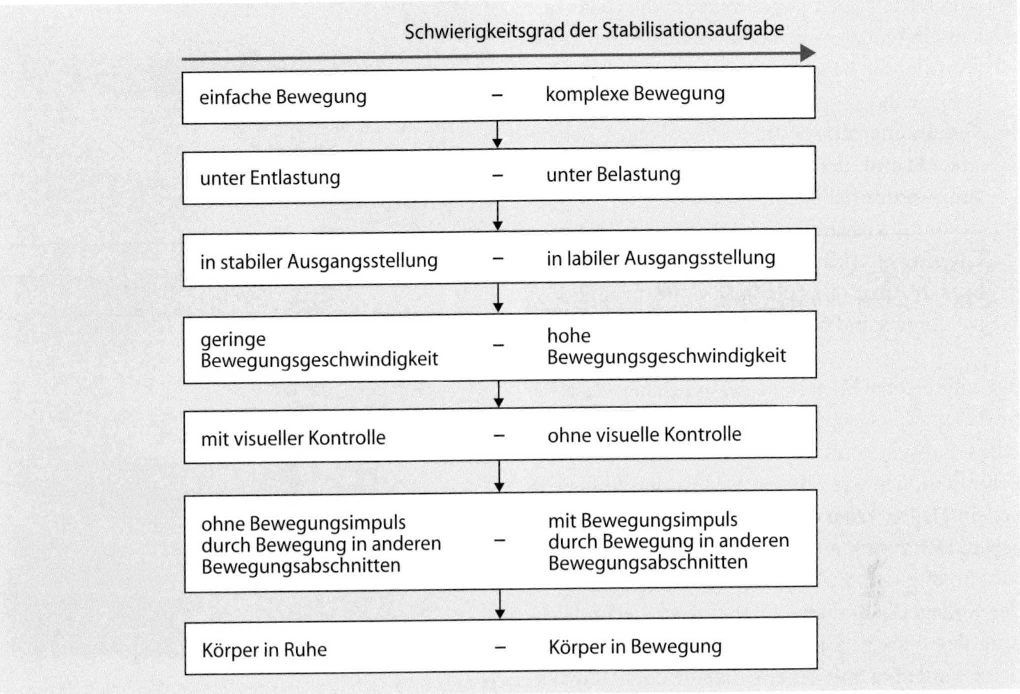

Abb. 6.17 Möglichkeiten der Anpassung einer Übung zur posturalen Kontrolle an das Leistungsniveau des Patienten. (Adaptiert nach Betz 2002)

Möglichkeiten dargestellt, mit denen die Übungen an das aktuelle Leistungsniveau des Patienten angepasst werden können.

> **Fußsensibilisierende Maßnahmen bei Patienten ohne Neuropathie wie Barfußgehen (nur dort wo keine Verletzungsgefahr besteht), Massagen durch den Partner, Nutzen eines Fußrollers oder Graben im Sand können ergänzend das Training der posturalen Kontrolle unterstützen. Vorsicht bei Verletzungen der Haut! Vorsicht bei Neuropathie!**

6.5.2 Mangelnde Beweglichkeit

In Anatomie und Funktion ähneln unsere Füße sehr stark den Händen. Die Leistungsfähigkeit beider Systeme beruht auf einer enormen Beweglichkeit. Während der Funktionsschwerpunkt an den Händen auf der feinmotorischen Tätigkeit der Finger liegt, sind die Füße maßgebliches Element der Fortbewegung, der posturalen Kontrolle und der Stoßdämpfung. Die oben beschriebene posturale Kontrolle ist natürlich insbesondere eine neuromuskuläre Koordinationsleistung, aber das Bewegungssystem kann nur dann leistungsfähige Gleichgewichtsreaktionen erzeugen, wenn die entsprechende Bewegung überhaupt möglich ist.

> **Beweglichkeit, insbesondere des Fußes, ist also eine Grundlage der posturalen Kontrolle.**

Zudem ermöglicht die freie Beweglichkeit eine druckspitzenarme Belastung der Füße. Das natürliche Abrollen des Fußes beim Gehen macht dies besonders deutlich. Wechselhaft werden große Teile der Fußsohle belastet. Bevor die Belastung an einer Stelle zu stark ansteigt, läuft die Belastung im Sinne einer weiterlaufenden Bewegung auf die distalen Anteile des Fußes über.

Drei typische Veränderungen am diabetischen Fuß schränken die Leistungsfähigkeit der Füße ein und verhindern eine gleichmäßige Belastung der Strukturen (Eckardt et al. 2003):

- Durch Kollageneinlagerungen in die Gelenkkapseln reduziert sich beim diabetischen Fußsyndrom die Beweglichkeit der verschiedenen Fußgelenke.
- Verkürzungen insbesondere der langen Zehenstrecker und -beuger sowie der Wadenmuskulatur werden beobachtet und
- es kommt zur Denervation der intrinsischen Fußmuskeln (Mm. interossei, M. abductor hallucis, M. quadratus plantae, M. flexor digitorum brevis und M. abductor minimi).

6

Bei zahlreichen Menschen der typischerweise betroffenen Altersgruppe bestehen auch ohne diabetisches Fußsyndrom vielerlei Fußfehlformen und Fehlfunktionen wie z. B. ein Verlust der Fußgewölbe, ein Hallux valgus oder Hammer- und Krallenzehen. Der Verlust an intrinsischer Muskelkraft, die Verkürzung der Muskulatur und die Verfestigung der Kollagenstrukturen unterstützen die Entwicklung der typischen Fußfehlformen und lassen sie beim Patienten mit einem diabetischen Fußsyndrom ungleich problematischer werden.

So steigt z. B. die Belastung auf einen bereits deformierten Vorfuß durch eine Verkürzung der Achillessehne. Eine durch die Schwäche der intrinsischen Muskulatur mit verursachte Krallenzehe wird durch die Verkürzung der langen Zehenbeuge- und -streckmuskulatur fixiert und verliert durch die Verfestigung der kollagenen Strukturen schneller an Korrekturfähigkeit. Besonders bei deformierten Füßen entstehen an verschiedenen Stellen (Zehengrundgelenke plantar, DIP und PIP dorsal) Belastungsspitzen, die dann aufgrund der diabetischen Stoffwechselstörung sehr leicht zum gefürchteten Ulkus führen können.

Untersuchung der Beweglichkeit

Der Ausgangspunkt jeder physiotherapeutischen Fußuntersuchung ist die Beurteilung der Fußstatik, insbesondere unter Belastung (Stand und Gang; Larsen 2003). Vielerlei Fußfehlformen und Fehlfunktionen sind so spontan erkennbar, was die Schwerpunkte der nachfolgenden lokalen Strukturprüfung festlegt.

Entsprechend der für das diabetische Fußsyndrom typischen Pathologie muss lokal insbesondere die Beweglichkeit der oberen Sprunggelenke (Dorsalextension) und der verschiedenen Zehengelenke überprüft werden. Neben der monoartikulären Beweglichkeit wird die polyartikuläre Beweglichkeit durch entsprechende Muskel/Sehnenlänge (Wadenmuskulatur, lange Zehenbeuger und -strecker) kontrolliert.

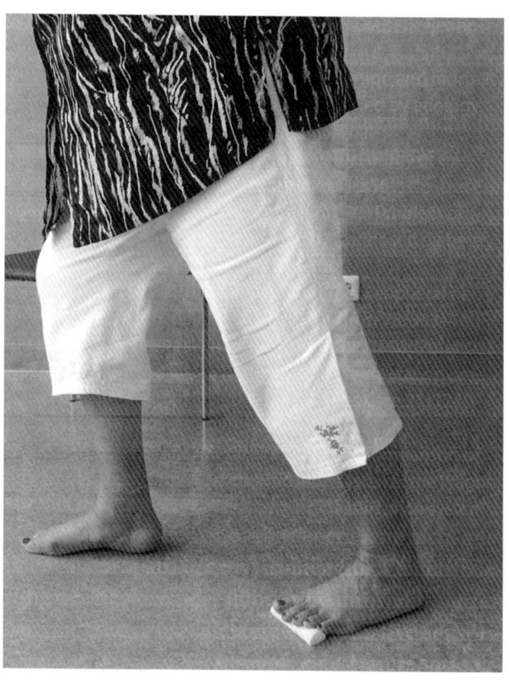

Abb. 6.18 Dehnstellung des M. gastrognemius, des M. flexor digitorum longus und des M. hallucis longus

Behandlung mangelnder Mobilität

Die Inhalte der Mobilisationstherapie ergeben sich direkt aus den Ergebnissen der Untersuchung. Je nach Befund, werden Gelenke mobilisiert und Muskeln und Sehnen gedehnt. Auch hier gilt, dass es aufgrund der Chronizität der Problematik notwendig ist, mit dem Patienten ein Heimübungsprogramm zu erarbeiten und einzuüben (Abb. 6.18, Abb. 6.19, Abb. 6.20).

Fußfehlstellungen des Rückfußes und eine mangelnde Verwringung des Fußes lassen sich (mit einigem Eifer des Patienten) auch beim Patienten mit diabetischem Fußsyndrom aktiv korrigieren. Eine dauerhafte aktive Korrektur der Fehlstellungen des Vorfußes ist beim diabetischen Fußsyndrom kaum zu erwarten.

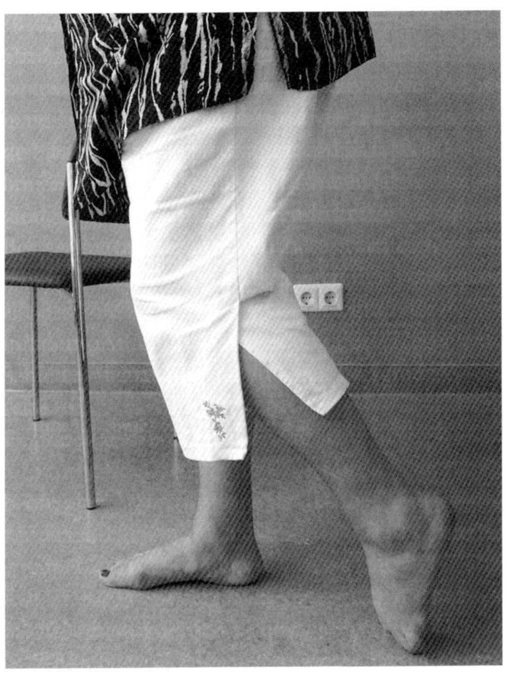

Abb. 6.19 Dehnstellung des M. tibialis anterior, des M. extensor hallucus longus und des M. extensor digitorum longus

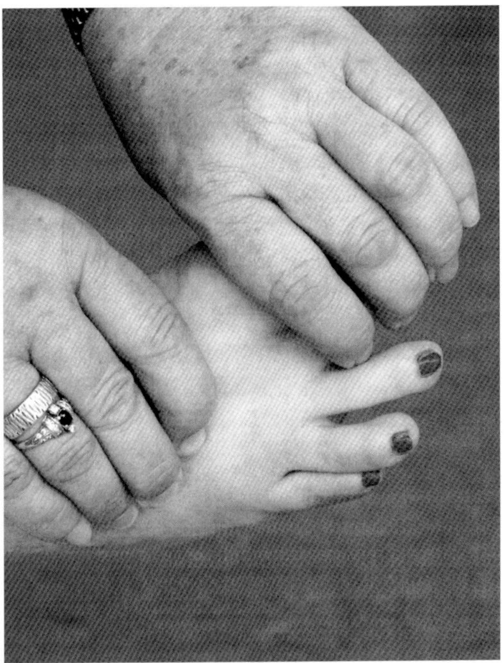

Abb. 6.20 Eigenmobilisation des Grundgelenkes D2 in die Plantarflexion

Literatur

Zu Kap. 6.1

Apelqvist J, Larsson J, Agardh CD (1993) Long-term prognosis for diabetic patients with foot ulcers. J Int Med 233: 485–491

Armstrong DG et al. (2003) Activity Patterns of patients with diabetic foot ulceration. Diabetes Care 26: 2595–2597

Boulton AJM (2004) The diabetic foot: from art to science. The 18th Camillo Golgi lecture. Diabetologia 47: 1343–1353

Chantelau E et al. (1990) How effective is cushioned therapeutic footwear in protecting diabetic feet: a clinical study. Diab Med 7: 355–359

Chantelau E et al. (1994) An audit of cushioned diabetic footwear: relation to patient compliance. Diab Med 11: 114–116

Edmonds ME et al. (1986) Improved survival of the diabetic foot: the role of al specialised foot clinic. Quarterly Journal of Medicine 232: 763–771

Maciejewski et al. (2004) Effectiveness of diabetic therapeutic footwear in preventing reulceration. Diabetes Care 27: 1774–1782

Morbach S, Müller E, Reike H, Risse A, Spraul M (2004) Diagnostik, Therapie, Verlaufskontrolle und Prävention des diabetischen Fußsyndroms, Evidenzbasierte Leitlinie, Diabetes und Stoffwechsel 13 (Suppl 2): 9–30

Reiber GE et al. (2002) Effect of therapeutic footwear on foot reulceration in patients with diabetes: a randomized clinical trail. JAMA 287: 2552–2558

Reiber GE, Ledoux WR (2002) Epidemiology of diabetic foot ulcers and amputations: Evidence for prevention. In: Williams R, Herman W, Kinmoth AL, Wareham NJ (eds) The evidence base for diabetes care. John Wiley & Sons, Chichester, England

Valk GD et al. (2002) Patient education for reducing diabetic foot ulceration: a systematic review. Endocrinol Metab Clin N Amer 31: 633–658

Wooldridge J et al. (1996) Preventing diabetic foot disease: lessons from the Medicare therapeutic shoe demonstration. Am J Public 87: 935–938

Young MJ et al. (1992) The effect of callus removal on dynamic plantar foot pressures in diabetic patients. Diabetic Med 9: 55–57

Zu Kap. 6.2

Arad Y, Fonseca F, Peters A, Vinik A (2011) Beyond the Monofilament for the Insensate Diabetic Foot. Diabetes Care 34: 1041–1046

Dahmen R, Koomen B, Haspels R, Hoeksma AF (2001) Therapeutic footwear for the neuropathic foot. Diabetes Care 24: 705–709

Lavery LA, Lanctot DR, Constantinides G, Zamorano RG, Athanasiou KA, Agrawal CM (2005) Wear and biomechanical characteristics of a novel shear-reducing insole with implications for high-risk persons with diabetes. Diabetes Technol Ther 7: 638–646

Maciejewski ML, Wallace C, Reiber GE et al. (2004) Effectiveness of diabetic therapeutic footwear in preventing reulceration. Diabetes Care 27: 1774–1782

Morbach S, Müller E, Reike H, Risse A, Rümenapf G, Spraul M (2013) Das Diabetische Fußsyndrom, Praxisempfehlung. Diabetologie 8: S180–S188

Reiber GE, Smith DG, Wallace C, et al. (2002) Effect of therapeutic footwear on foot reulceration in patients with diabetes: a randomized controlled trial. JAMA 287: 2552–2558

Uccioli LE, Faglia E, Monticone G, et al. (1995) Manufactured shoes in the prevention of diabetic foot ulcers. Diabetes Care 18:1376–1378

Zu Kap. 6.3

Baumgartner R (1988) Der diabetische Fuß. Orthopädietechnik 39: 519–525

Baumgartner R (1990) Die orthopädietechnische Versorgung des Diabetesfußes. Med Orthop Technik 110: 176–187

Baumgartner R, Greitemann B (1994) Resektion von Mittelfußknochen als Alternative zur Vorfußamputation. Op Orthop Traumatol 6: 119–131

Baumgartner R (1996) Amputation und Prothesenversorgung der unteren Extremität. 2 Aufl Enke, Stuttgart

Bischof F, Meyerhof C, Türk K (1996) Der diabetische Fuß. Maurer, Geislingen

Chantelau E, Kleinfeld H, Paetow P (1992) Das Syndrom des diabetischen Fußes. Neue diagnostische und therapeutische Aspekte. Diabetes Stoffwechsel 1: 18–23

Chantelau E, Jung V (1994) Qualitätskontrolle und Qualitätssicherung bei der Schuhversorgung des diabetischen Fußes. Rehabilitation 33: 35–38

Drescher H, Wetz HH (1990) Die Mittelfußknochenresektion zur Therapie des Malum perforans. Med Orthop Technik 110: 12–22

Flynn MD, Tooke JE (1992) Aetiology of diabetic foot ulceration – a role for the microcirculation? Diabet Med 9: 320–329

Greitemann B (1993) Ergebnisse der Mittelfußknochenresektion in der Therapie des diabetischen Malum perforans. Vortrag Süddeutscher Orthopädenkongress

Greitemann B, Baumgartner R (1994) Amputation bei arterieller Durchblutungsstörung. Akt Chir 29: 195–199

Greitemann B (1997) Das diabetische Fußsyndrom. Dt med Wschr 122: 243–244

Greitemann B, Grossheger G, Baumgartner R (1995) Die diabetische Osteoarthropathie des Fußes. Med Orthop Technik 115: 295–301

Greitemann B (1996) Besondere Verantwortung in der Orthopädieschuhtechnik. Orthop Schuhtechnik 5: 19

Greitemann B (1997) Extremitätenerhaltende Resektions- und Amputationstechniken. Diabetes Schulungsprofi 3: 34–40

Kleinfeld H (1991) Der diabetische Fuß – Senkung der Amputationsrate durch spezialisierte, ambulante Versorgung des praegangränösen diabetischen Fußes. Münch Med Wschr 133: 711–715

Larsson J, Apelquist J, Stenström A (1995) Decreasing incidence of major amputation in diabetic patients. Diab Med 12: 770–776

Lo Gerfo FW, Coffman JD (1984) Vascular and microvascular disease of the foot in diabetes. New Engl J Med 311: 1615–1619

Lo Gerfo FW, Gibbons GW, Pomposelli FB (1992) Trends in the care of the diabetic foot. Archs Surg 127: 617–621

Mann RA (1986) Surgery of the Foot, 5. Aufl. Mosby, St. Louis

McDermott JE (1995) The diabetic foot. Am Acad Orth Surg, Rosemont

Reike H (1995) Das diabetische Fußsyndrom. SMV-Verlag, Graefling

Reinhardt K (1983) Der diabetische Fuß. Bücherei des Orthopäden, Enke, Stuttgart

Schäfer M (2000) Individuelle Gestaltungskriterien von Fußprothesen aus Silikon nach Amputationen an der unteren Extremität. Orth Tech 8: 697–703

Schievink F (2000) Fußteilprothesen im Vergleich. Orthopädieschuhtechnik, 46–51

Schmidt A (1999) Einführung in die Jan de Cubber Verarbeitungstechnik für Silikone. Silicon House Fa Otto Bock, Duderstadt

Stuart MJ, Morrey BF (1990) Arthrodesis of the diabetic neuropathic ancle joint. Clin Orthop 253: 209–211

Trautner C et al. (1996) Geschätzte Zahl von Amputationen in Deutschland. Diab Stoffw 5: 163

van Battum P, Schaper N, Prompers L et al. (2011) Differences in minor amputation rate in diabetic foot disease throughout Europe are in part explained by differences in disease severity at presentation. Diabet Med 28: 199–205

van de Weg FB, van der Windt DA, Vahl AC (2008) Wound healing: total contact cast vs. custom-made temporary footware for patients with diabetic foot ulceration. Prosthetics and Orthotics International 32 (1): 3–11

Wu J, Qiu Y, Zhang L et al. (2006) Association of Estrogen Receptor Gene Polymorphisms with susceptibility to adolescent idiopathic scoliosis. Spine 31: 1131–1136

Zu Kap. 6.5

Apelqvist J, Larsson J, Agardh CD, Stenström A (1990) The influence of external precipitating factors and peripheral neuropathy on the developement and outcome of diabetic foot ulcers. J Diabetes Compl 4: 21–25

Apelqvist J, Bakker K, van Houtum WH, Nabuurs-Franssen MH, Schaper NC (2000) International consensus and practical guidelines on the management and the prevention of the diabetic foot. International Working Group on the Diabetic Foot. Diabetes Metab Res Rev.16 Suppl 1:S84–92

BarFuss-Projekt des VDBD (Verband der Diabetesberater/innen Deutschland e.V.) mit Unterstützung von Medisense, Abbott, Elli Lilly

Barnett SJ, Shield JPH, Potter MJ, Baum JD (1995) Foot pathology in insulin dependent diabetes. Arch Disease Child 73: 151–153

Birke JA, Rolfsen RJ (1998) Evaluation of a self-administered sensory testing tool to identify patients at risk of diabetes related foot problems. Diabetes Care 21:23–25

Boulton AJM (1996) The pathogenesis of diabetic foot problems: an overview. Diabet Med 13: 12–16

Bundesgesetzblatt Teil I, Nr. 1, G5702 herausgegeben zu Bonn am 04.01.2002, S 12–26

Cavanagh PR, Ulbrecht JS, Caputo GM (1998) The non-healing diabetic foot wound: Fact or fiction? Ostomy/Wound Management 44 (Suppl): 6–12

Chantelau E et al. (1999) Diabetische Füße sind breiter als normales Schuhwerk. Diabetes und Stoffwechsel 8 (Suppl 1):

Dargis V, Pantelejeva O, Jonushaite A (1999) Benefits of a multidisciplinary approach in the management of recurrent diabetic foot ulceration in lithuania. A prospective study. Diabetes Care 22:1428–1432

Edmonds ME, Blundell MP, Morris ME et al. (1986) Improved survival of the diabetic foot: the role of a specialised foot clinic. QJ Med New Series 60: 763–771

Falkenberg M (1990) Metabolic control and amputations among diabetics in primary health care – a population-based intensified program governed by patient education. Scand J Prim Health Care 8: 25–29

Griffin S, Kinmonth AL, Skinner C (1998) Educational and psychosocial interventions for adults with diabetes. A survey of the range and types of interventions, the extent to which they have been evaluated in controlled trials and a description of their relative effectiveness as reported in existing reviews. A British Diabetic Association Report. BDA, London

Hirsch A (2000) Diabetes und Fußprobleme eine Gefühlssache, Teil 3. Diabetesprofi, S 50–54

Kaufmann R (2003) Hautkrankheiten. In: Mehnert H, Standl E, Usadel KH, Häring HU (Hrsg.). Diabetologie in Klinik und Praxis. Thieme, Stuttgart New York pp 606–623

Larsson J, Apelqvist J, Agardh CD, Stenström A (1995) Decreasing incidence of major amputation in diabetic patients: a consequence of a multidisciplinary foot care team approach? Diabet Med 12: 770–776

Lohr R, Hierl FX, Landgraf R (2003) Fußschulung und Fußpflege. In: Haslbeck M, Renner R, Berkau HD (Hrsg.). Das diabetische Fußyndrom. Münchener Medizinische Taschenbücher. Urban & Vogel, München

Macfarlane RM, Jeffcoate WJ (1997) Factors contributing to the presentation of diabetic foot ulcers. Diabetic Med 14: 867–870

Malone JM, Snyder M, Anderson G et al. (1989) Prevention of amutation by diabetic education. Am J Surg 158: 520–524

Murray HJ, Young MJ, Hollis S, Boulton AJM (1996) The association between callus formation, high pressure and neuropathy in diabetic foot ulceration. Diabet Med 13: 979–982

Pieber TR, Holler A, Siebenhofer A et al. (1995) Evaluation of structured teaching and treatment programme for type II diabetes in general practice in a rural area of Austria. Diabetic Medicine 12: 349

Reike H (1999) Inhaltliche und formale Strukturen für eine erfolgreiche Betreuung von Patienten mit diabetischem Fußyndrom. In: Reike H (Hrsg.) Diabetisches Fußsyndrom. deGruyter, Berlin New York, pp 191–204

Risse A (1998) Phänomenologische und psychopathologische Aspekte in der Diabetologie. In: Risse A (Hrsg.) Diabetologie. deGruyter, Berlin New York

Spraul M (1999) Prävention des diabetischen Fußsyndroms. Internist 40: 1056–1066

Standl E, Usadel KH, Mehnert H (2003) Grundlagen des Diabetesmanagements. In: Mehnert H, Standl E, Usadel KH, Häring HU (Hrsg.). Diabetologie in Klinik und Praxis. Thieme, Stuttgart New York

Zu Kap. 6.5

American Geriatrics Society, British Geriatrics Society and American Academy of Orthopaedic Surgeons Panel on Falls Prevention (2001) Guidelines for prevention of falls in older people. J American Geriatric Society 5: 664–672

Betz U (2002) Hypermobilität und Instabilität. In Hüter-Becker A (Hrsg.) Lehrbuch zum Neuen Denkmodell der Physiotherapie Band 1: Das Bewegungssystem. Thieme, Stuttgart New York

Betz U, Eckardt A (1998) Propriozeptionstraining – ein Weg zur funktionellen Stabilität operierter Gelenke. Orthopädische Praxis 34: 67–69

Eckardt A, Kraus O, Küstner E et al. (2003) Die interdisziplinäre Therapie des diabetischen Fußsyndroms. Orthopäde 32: 190–198

Freivogel S (1997) Neurologisch-topische Rehabilitation nach Schädelhirntrauma. Pflaum, München

Jansenberger H (2011) Sturzprävention in Therapie und Training. Thieme, Stuttgart New York

Larsen C (2003) Füße in guten Händen. Thieme, Stuttgart New York

Murphy SL, Williams CS, Gill TM (2002) Characteristics associated with fear of falling and activity restriction in community living older persons. J Geriatr Soc 3: 516–520

Rogan S, Pichierri G, de Bruin E (2011) Denk-Sport- Dual-Tasking-Training mindert Sturzrisiko. Physiopraxis 10: 34–37

Schaaf L (2011) Erhöhtes Frakturrisiko bei Diabetikern MMW-Fortschr Med 4: 45–46

Wulf D (2004) Physiotherapeutische Untersuchung, Behandlungsprinzipien und Planung. In: Hüter-Becker A, Dölken M (Hrsg.) Physiotherapie in der Neurologie. Thieme, Stuttgart New York

Erfahrungen in der Umsetzung eines interdisziplinären Behandlungskonzeptes

O. Kraus, A. Eckardt

A. Eckardt, R. Lobmann (Hrsg.), *Der diabetische Fuß*,
DOI 10.1007/978-3-642-38425-7_7, © Springer-Verlag Berlin Heidelberg 2015

Das Prinzip eines interdisziplinär ausgerichteten Versorgungskonzepts für Patienten mit diabetischem Fußsyndrom (DFS) wird in der Literatur bereits 1986 thematisiert (Darling et al. 1995). In den auf die St.-Vincent-Deklaration von 1989 folgenden nationalen und internationalen Konsensusempfehlungen zum diabetischen Fuß fließt bereits die Empfehlung zur fachübergreifenden Strukturierung der Fußversorgung ein (WHO/IDF Europe 1990). Dennoch ist bislang die wissenschaftliche Datenlage zu fachübergreifenden Behandlungskonzepten für das DFS begrenzt. Aufgrund der sehr heterogenen Ausprägungsformen des DFS ist es schwierig, die Effektivität von Therapiekonzepten zu vergleichen. Eine präzise Charakterisierung der untersuchten Patientenkollektive hinsichtlich Wundschweregrad und der prognostisch relevanten Faktoren »Ischämie« und »Infektion« ist daher entscheidend. Insbesondere die Häufigkeit der hämodynamisch relevanten pAVK und der Osteomyelitis hat im Spontanverlauf oder bei eingleisigen Therapiekonzepten ohne Gefäßintervention entscheidenden Einfluss auf die Major-Amputationsrate.

Interdisziplinäre Behandlungsstrukturen und Therapiealgorithmen müssen sich hinsichtlich der erzielten Ergebnisqualität daher an der Höhe der Major-Amputationsrate in Bezug auf den initial vorliegenden Wundschweregrad mit besonderem Fokus auf dem Anteil der pAVK- und Osteomyelitis-Patienten im untersuchten Kollektiv messen lassen.

7.1 Die Anfänge interdisziplinärer Kooperationsmodelle

Mitte der 1990er Jahre publizierte die schwedische orthopädisch-diabetologische Arbeitsgruppe um Apelqvist die Ergebnisse einer retrospektiven Studie an 294 Patienten unter den Rahmenbedingungen einer interdisziplinären Versorgung durch Diabetologen, Orthopäden, Fußschwester und Podologen. Im Zuge des Wechsels auf einen interdisziplinär ausgerichteten Therapiealgorithmus war ein Rückgang der Major-Amputationsrate um über 78% im Einzugsgebiet der Behandlungseinrichtung ermittelt worden (Apelqvist et al. 1994). Es imponierte gemessen am relativ niedrigen Anteil von Patienten mit höhergradiger pAVK eine hohe Major-Amputationsrate von 18,2% (50/274). Revaskularisationen waren in diesem Kollektiv nur bei einem sehr geringen Teil der Patienten (5,1%) durchgeführt worden.

Die orthopädisch dominierte Arbeitsgruppe von Armstrong (Armstrong et al. 1998) untersuchte zwischen 1994 und 1996 unter den Rahmenbedingungen einer interdisziplinären Diabetesfußambulanz ein Kollektiv von 360 Patienten mit DFS. Diese wurden bezüglich Wundschweregrad, pAVK und Infektion charakterisiert. Eine Auswertung der 6-Monats-Verlaufsdaten differenziert nach Wundstadien durch die zweidimensionale University-of-Texas-Wound-Classification (»Armstrong-Klassifikation«) ergab eine klare Assoziation zwischen zunehmenden Wundschweregrad, Infektion, Ischämie und Minor- und Major-Amputationsraten. Das Patientenkollektiv war durch einen sehr niedrigem pAVK-Anteil von 10,8% gekennzeichnet und wies eine im Gesamtkollektiv niedrige Rate von höheren Amputationen (proximal des Vorfußes) von 6,9% und Major-Amputationen von 1,7% auf. Mit Zunahme des Wundschweregrades ergaben sich allerdings deutlich höhere Amputationsraten: Bei hämodynamisch relevanter pAVK (Stadien C und D) betrug die Rate höherer Amputationen 39,5%, im Wundstadium D (pAVK und Infektion) sogar 76,5% (Armstrong et al. 1998).

Ein zweiter Aspekt in der Behandlung des DFS wird durch die Gefäßchirurgie geprägt. Schon Ende der 1980er Jahre ist im amerikanischen Sprachraum die kniegelenküberschreitende Revaskularisation mittels Bypass, die gerade bei der meist unterschenkelzentrierten pAVK des Diabetespatienten erforderlich ist, als Therapieverfahren in spezialisierten Einrichtungen etabliert. Es ergaben sich bei Verwendung von autologem Venenmaterial exzellente sekundäre 5-Jahres-Bypassoffenheitsraten bei infrapoplitealen Bypässen zwischen 75 und 81% und bei pedalen Bypässen zwischen 67 und 82% (Edmonds et al. 1986; Pomposelli et al. 1995; Shah et al. 1995). Die damals schon verfügbaren klinischen Studiendaten bezogen sich allerdings im Wesentlichen auf gemischte (diabetische und nichtdiabetische) Kollektive mit und ohne Fußläsionen. Der Fokus dieser Studien lag demnach auf der Verlaufsuntersuchung der peripheren arteriellen Verschlusskrankheit und der Bypassfunktion, nicht aber auf den Heilungsverläufen und -raten der diabetischen Fußwunden.

Die Ergebnisse eines gefäßchirurgisch-podiatrischen Kooperationsmodells wurden 1999 publiziert: Bei 124 interdiziplinär behandelten Patienten wurde bei einem Anteil ischämischer Läsionen von 40% eine Major-Amputationsrate von 15% im Gesamtkollektiv ermittelt (Van Gils et al. 1999).

7.1.1 Integrative Versorgungskonzepte

Seit Anfang der 1990er Jahre existieren im angloamerikanischen und europäischen Sprachraum Kooperationsmodelle, in denen eine strukturierte Zusammenarbeit von Diabetologen, Orthopäden, Gefäßchirurgen und Radiologen erfolgt. In einer frühen Arbeit der italienischen Arbeitsgruppe um Faglia et al. (1998) wird an einem Kollektiv von 115 Patienten nach Etablierung eines interdisziplinären Therapiekonzepts im Vergleich zu einem historischen Kollektiv eine Reduktion der Major-Amputationsrate von 40,5% auf 23,5% beschrieben.

In einer französischen Kohortenstudie (Hartemann-Heurtier et al. 2002) eines multidisziplinären Zentrums mit diabetologisch geleiteter Fußambulanz wurde bei 118 Patienten nach im Mittel 16 Monaten eine Major-Amputationsrate im Gesamtkollektiv von 2,5% beschrieben. Bei 30 Patienten bestand eine schwere pAVK, definiert als Bein-Arm-Quotient in der Dopplerverschlussdruckmessung von <0,5 vor. In dieser Subgruppe lag bei einer Revaskularisationsquote durch Bypass von 80% die Major-Amputationsrate bei 10%.

Im deutschen Sprachraum ist die Versorgung von Patienten mit DFS durch internistisch-diabetologische Behandlungseinrichtungen geprägt. Die überwiegende Anzahl der in Deutschland existierenden ambulanten Fußbehandlungseinrichtungen für die diabetische Wundversorgung sind diabetologischen Schwerpunktpraxen oder stationären Schwerpunktabteilungen angegliedert. Auf der tertiären Versorgungsebene fungieren in der Regel internistisch-diabetologische Abteilungen als Organisationsplattform für die interdisziplinäre Versorgung höhergradiger Fußläsionen, die einer stationären Therapie bedürfen.

Das DIRAS-Konzept: Algorithmus für hohe Extremitätenerhaltungsraten

Das Mainzer Modell zur Therapie des DFS fußt auf der Bündelung diabetologischer, orthopädischer, gefäßchirurgischer, radiologisch-interventioneller und angiologischer Kompetenzen zu einem eng verzahnten, fachübergreifenden Therapiekonzept unter dem Dach eines Gefäßtherapie- und Forschungszentrums (Kraus et al. 2002). Alle an der Therapie des DFS-Beteiligten handeln konzertiert nach einem strikt sequenziellen Algorithmus, der sich im Gefäßtherapie- und Forschungszentrum Mainz als DIRAS-Konzept etabliert hat (◘ Abb. 7.1). Dieses Stufenkonzept stellt eine Erweiterung des durch den Gefäßchirurgen Vollmar in den 1960er Jahren vorgeschlagenen IRA-Konzepts dar. DIRAS steht für die therapeutischen Säulen:

- Druckentlastung,
- Infektionsbekämpfung,
- Revaskularisation,
- (Minor)amputation und
- Sekundärprophylaxe.

> **Die einzelnen Schritte dieses Konzepts müssen in der beschriebenen Reihenfolge und lückenlos umgesetzt werden!**

Zunächst werden Druckentlastung und Infektionsbekämpfung durch Antibiose und lokale Wundbehandlung sichergestellt. Diese werden primär im ambulanten Rahmen in der zentrumsinternen Diabetesfußambulanz durchgeführt. Mittels PTA oder Bypass muss bei erforderlichem knochenchirurgischem Eingriff die Perfusion im Fußbereich optimiert werden. Eine nahtlose Anschlussbehandlung von sekundär heilenden Wunden in einer spezialisierten Rehabilitationsklinik trägt zur Verkürzung von Liegezeiten bei.

> **In wöchentlichen Gefäßkonferenzen durch Diabetologen, Radiologen, Angiologen und Gefäßchirurgen wird auf Grundlage der nichtinvasiven angiologischen und angiographischen Ergebnisse das Procedere bezüglich revaskularisierender Maßnahmen festgelegt.**

Im Rahmen gemeinsamer Visiten wird zeitnah nach erfolgter Gefäßintervention durch Diabetologen und Orthopäden die Indikation bezüglich knochenchirurgischer Maßnahmen geprüft.

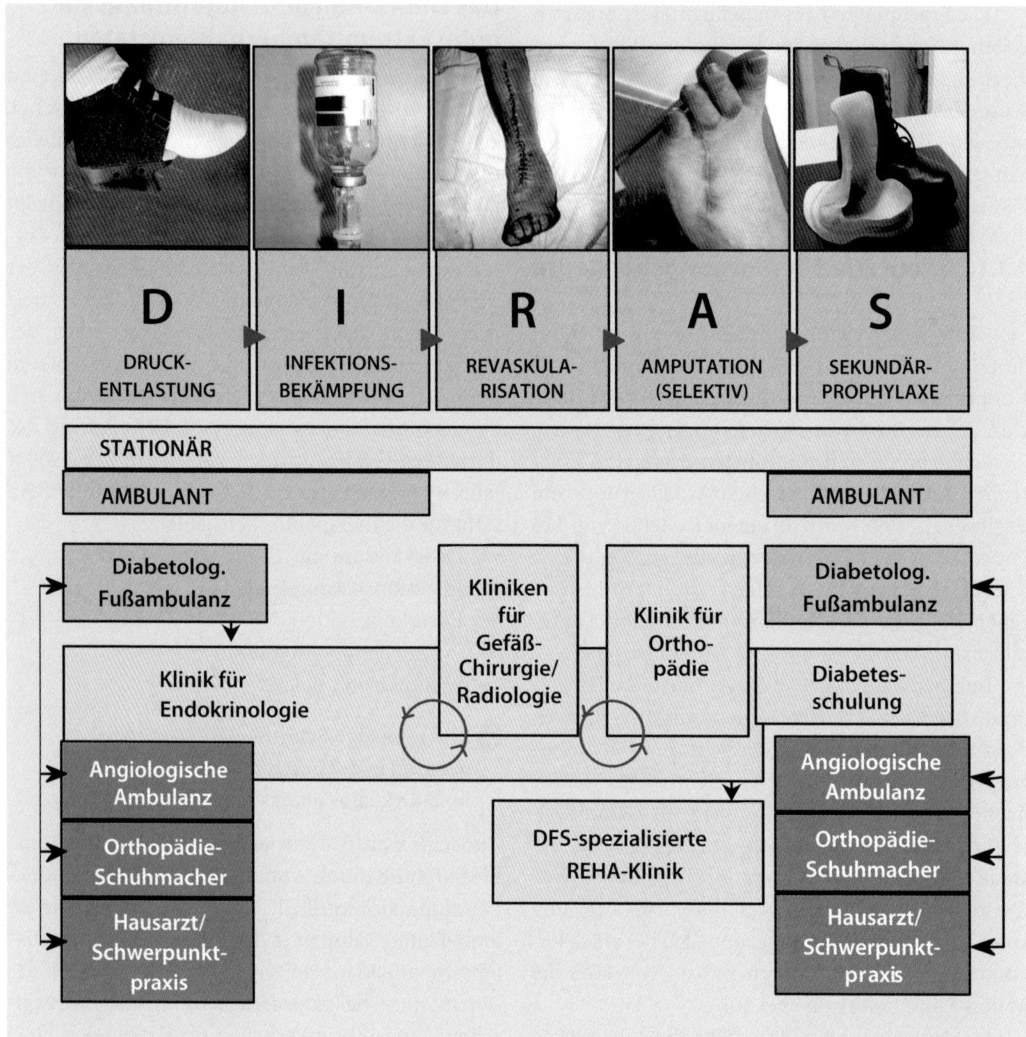

Abb. 7.1 Interdisziplinärer therapeutischer Algorithmus für das diabetische Fußsyndrom mit Organigramm der an der Therapie und Diagnostik beteiligten Kliniken und Ambulanzen: Prinzip der horizontalen und vertikalen Vernetzung

Die Lenkung der Patientenströme erfolgt dabei über die Funktionseinheit diabetologische Schwerpunktambulanz – diabetologische Schwerpunktstation für das DFS. Um den v. a. im stationären Bereich entstehenden Ressourcenverbrauch bei der Behandlung des DFS zu begrenzen, muss das Prinzip »ambulant vor stationär« im Kontext eines interdisziplinär kooperierenden Gefäßzentrums konsequent umgesetzt werden. Die Diabetesfußambulanz erfüllt an der Schnittstelle zwischen ambulanter und stationärer Versorgung eine wichtige Filterfunktion. In Kooperation mit den Ambulanzen der Angiologie und der Orthopädie wird eine differenzierte ambulante Vordiagnostik und Vorplanung interventioneller Maßnahmen ermöglicht. Die ambulante Weiterbehandlung sekundär heilender Wunden und die Einleitung und Kontrolle einer suffizienten diabetesspezifischen Maßschuhversorgung stellen die Nachhaltigkeit des Behandlungserfolges sicher und verkürzen die stationären Liegezeiten.

Tab. 7.1 Argumente für Knochenteilresektion bei Osteomyelitis

Prognostisch primär ungünstige lokale Wundverhältnisse	Kapseldurchbruch mit Gelenkeröffnung Größerflächige gangränöse Gewebsuntergänge unter Einbezug des Knochens in die Nekrose Größerflächig freiliegender Knochen
Fehlende Heilungstendenz im Behandlungsverlauf	Fehlende Tendenz zur Weichteilgewebsdeckung unter Ausschöpfung aller konservativer Therapieoptionen (Druckentlastung, Antibiose, adäquate Wundtherapie, Durchblutungsoptimierung) und/oder Persistierende Osteomyelitis im MRT/Röntgen nach ausreichend langer (>6 wöchiger) antibiotischer Dauertherapie
Anatomische Besonderheiten mit hohem Rezidivrisiko	Bereits teilamputierter Fuß mit Zustand nach Amputation mehrerer Zehen, schlecht akkommodierbar durch orthopädische Maßschuhe
Biomechanisch nicht/wenig relevante Skelettabschnitte betroffen	Einzelne Zehen (D2–5) betroffen Isolierte Affektion eines Metatarsaleköpfchens (MTK 2–4)
Begleiterkrankungen mit erhöhtem Sepsis-/Endokarditisrisiko	Immunsupprimierte Patienten (z. B. Transplantationspatienten) Patienten mit erhöhtem Endokarditisrisiko (Klappenträger/Vitien)

Infektions- und ischämiebedingte Knochen- und Weichteilschäden des Fußes

Für die Behandlung der Osteomyelitis bei DFS stehen die konservative antibiotische Therapie und die Resektion bakteriell entzündeten Knochens zur Verfügung. Bis Mitte der 1990er Jahre galt die Behandlung der Osteomyelitis im Wesentlichen als Domäne der chirurgischen Fächer. Seither hat aufgrund sich verdichtender Literaturdaten zur erfolgreichen konservativ-antibiotischen Therapie eine Verschiebung hin zu einem primär konservativ ausgerichteten Procedere stattgefunden. Heilungsraten unter antibiotischer Therapie bei Osteomyelitis zwischen 57 und 77% sind beschrieben (Bamberger et al. 1987; Eneroth et al. 1997; Ha Van et al. 1996; Lipsky et al. 1997; Pittet et al. 1999). Der wesentliche Vorteil der konservativen Therapievariante besteht im maximalen Erhalt der Fußfläche, der wesentliche Nachteil in einer höheren Rezidivrate und einer deutlich längeren Therapiedauer.

Prospektive randomisierte Studien zum Vergleich der antibiotischen Therapie mit der chirurgischen Resektion osteomyelitischen Knochens stehen bislang aus. Im Rahmen einer retrospektiven Studie an 67 Patienten mit nichtischämischen Fußwunden konnte der Effekt eines Wechsels von einem rein konservativ-antibiotischen Therapiekonzept auf ein interdisziplinäres Konzept unter Einbezug eines Orthopäden gezeigt werden (Ha Van et al. 1996): Die Wundheilungsrate stieg von 57 auf 78%, die Wundheilungsdauer konnte von 462 auf 181 Tage und die Rate knochenchirurgischer Sekundärinterventionen von 40 auf 11% gesenkt werden. Im Kontext interdisziplinär agierender Versorgungszentren ist bei sorgfältiger Indikationsstellung eine frühzeitige Minor-Amputation zur Verkürzung von Liegezeiten und zur rascheren Mobilisierung der Patienten zu rechtfertigen.

Die Behandlung der Osteomyelitis bei DFS bedarf einer individualisierten Entscheidungsfindung innerhalb der internistisch-orthopädischen Behandlungsachse. Da sowohl Abheilungswahrscheinlichkeit und Komorbiditäten als auch anatomisch-biomechanische Aspekte in die Entscheidung für oder gegen eine Knochenresektion einfließen, müssen am konkreten Fall die Vor- und Nachteile einer frühzeitigen Knochenresektion abgewogen werden. Tab. 7.1 zeigt prognostische Faktoren und Komorbiditäten, die nach den Erfahrungen unseres Behandlungszentrums bei konservativ-antibiotischer Therapie mit erniedrigten Abheilungsraten einhergehen bzw. ein erhöhtes Komplikationsrisiko beinhalten: Bei Gelenkkapseldurchbruch, Gelenkempyem und ausgeprägter Knochensequestrierung sowie bei gangränösen oder nekrotischen Gewebsuntergängen mit Knochenbeteiligung ist eine konservative Ausheilung nur selten möglich. Ähnliches gilt für nicht weichteilgedeckten, sehr breitflächig freiliegenden Knochen. In diesen Situationen ist unter dem Aspekt der schlechten Heilungsprognose eine frühzeitigere Knochenresektion angezeigt.

Diese Überlegungen bezüglich der Heilungsprognose müssen gegen die Auswirkungen eines Eingriffs auf die Funktionalität des Fußes und die Rezidivwahrscheinlichkeit abgewogen werden: Grundsätzlich sollte der Erhalt der maximalen Fußfläche angestrebt werden, da jede Verkleinerung der Auftrittsfläche zu einer Druckerhöhung in den verbleibenden Fußabschnitten und damit zu einem erhöhten Rezidivrisiko führt. Während das 1. Metatarsaleköpfchen und die Großzehe für die Druckverteilung im Abrollvorgang eine wichtige Rolle spielen, kommt den Strahlen 2–4 diesbezüglich eine weit untergeordnete Bedeutung zu. Bei prognostisch ungünstigen Wundverhältnissen ist im Bereich der Zehen 2–4 bei Osteomyelitis daher eher die operative Therapievariante, bei einer Osteomyelitis im Bereich des Metatarsale-1-Köpfchen insbesondere bei guter Granulationstendenz und guter Weichteildeckung eher ein konservativer Therapieversuch indiziert.

Bei begrenztem osteomyelitischem Befall spongiösen Knochens wie des Kalkaneus, bei dem ein Extremitätenverlust droht, kann eine selektive Knochenresektion mit anschließender plastischer Deckung erwogen werden. Bei ausgedehntem osteomyelitischen Befall des Fußwurzelskeletts, der unter chirurgischen Gesichtspunkten nur eine höhere Amputation ermöglicht, ist insbesondere bei sehr jungen Patienten ein initialer antibiotischer Therapieversuch unter engmaschiger Kontrolle der Entzündungswerte und der bildgebenden Verfahren geboten.

Eine persistierende Osteomyelitis birgt selbst unter antibiotischer Therapie grundsätzlich ein – wenn auch geringes – Risiko für einen lokalen Progress bzw. Komplikationen durch intermittierende Bakteriämien. Als gefährdete Patienten müssen immunsupprimierte Patienten, z. B. nach Organtransplantation gelten. Da bei diesem Kollektiv das Ansprechen der antibiotischen Therapie schlechter und eine Ausbreitung der Osteomyelitis wahrscheinlicher ist, ist die Indikation zur Knochenresektion eher großzügig zu stellen. Eine ähnliche Güterabwägung muss bei Patienten mit erhöhtem Endokarditisrisiko vorgenommen werden.

Zusammenfassend ist in Bezug auf das lokaltherapeutische Management des osteomyelitischen DFS eine enge diabetologisch-orthopädische Abstimmung mit regelmäßigen Visiten, gemeinsamer Planung der Therapiestrategie und abgestimmter postinterventioneller Nachbetreuung erforderlich.

Das Mainzer Modell zur Therapie des DFS – Ergebnisse eines interdisziplinären Therapiekonzepts

115 Patienten, die zwischen 08/1999 und 09/2000 zur Therapie des DFS stationär in die Klinik für Endokrinologie und Stoffwechselerkrankungen aufgenommen wurden, wurden nach dem oben beschriebenen Algorithmus fachübergreifend behandelt. Das 1999/2000 etablierte Kollektiv wurde bezüglich Wundschweregrad, pathogenetisch relevanter Faktoren, gefäßchirurgischer Interventionen und Minor-Amputationen im stationären Verlauf charakterisiert. In einer Nachuntersuchung nach im Mittel 38 Monaten wurden Major-Amputations- und Mortalitätsraten erfasst. Ziel der Studie war eine wundstadienstratifizierte Evaluation des interdisziplinären Behandlungskonzepts. Die Wundklassifikation erfolgte nach der University-of-Texas-Wound-Classification (Armstrong et al. 1998), die in einem zweidimensionalen System neben Wundtiefe (Grading) auch die prognostisch relevanten Faktoren Ischämie und Infektion (Staging) zur Wundcharakterisierung einbezieht.

Zur Beurteilung der hämodynamischen Relevanz der pAVK nahmen wir neben den von Armstrong herangezogenen Kriterien (Tastbarkeit der Fußpulse und Dopplerverschlussdruckmessung) die weniger störanfällige transkutane Sauerstoffpartialdruckmessung mit einem Schwellenwert von 20 mmHg im Liegen mit in die Definitionskriterien hinein. Die Infektion wurde über das Vorhandensein der entsprechenden klinischen Kriterien wie Rötung, Schwellung, purulente Sekretion oder Osteomyelitis, die Knochenbeteiligung im Sinne einer Grad-III-Läsion nach Armstrong durch Knochenkontakt und ein pathologisches Knochensignal in der MRT-Untersuchung definiert. ◘ Tab. 7.2 zeigt das Verteilungsmuster der unterschiedlichen Wundstadien.

Es zeigt sich bei diesem rein stationären Patientenkollektiv eine sehr starke Vorselektion bezüglich

Tab. 7.2 Verteilungsmuster der Fußläsionen bei 115 stationären Patienten im GTFZ Mainz 08/99 bis 09/00

Grade[a]	0	I	II	III
Stage	**Epithelisierte Läsion**	**Oberflächliche Läsion**	**Defekt bis Sehne ohne Gelenkkapsel**	**Knochen-/ Gelenkaffektion**
A: Reizlose Wunde	–	–	–	–
B: Infizierte Wunde	–	–	1,7%	23,5%
C: Ischämische Wunde	–	2,6%	5,2%	7,0%
D: Ischämische und infizierte Wunde	–	3,5%	4,3%	52,2%

[a] Einteilung nach der University of Texas Wound Classification nach Armstrong (Armstrong et al. 1998)

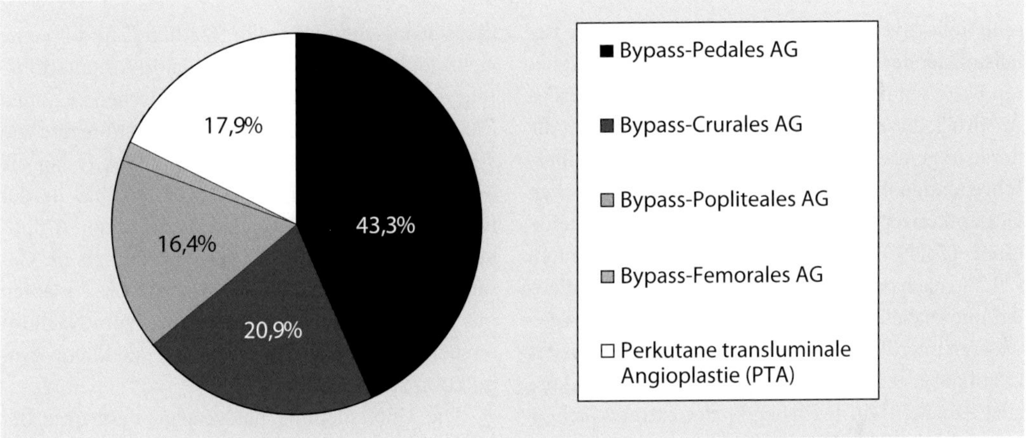

Abb. 7.2 Verteilung der Revaskularisationen bei 67 Patienten mit Gefäßinterventionen: Die peripheren Bypassoperationen sind nach der Lokalisation der distalen Anastomose/des Anschlussgefäßes (AG) unterteilt: Es dominieren die Bypässe mit distalem Anschlussgefäß im Bereich der Fußarterien. Dargestellt sind auch die isolierten PTA-Eingriffe ohne nachfolgenden Bypass

peripher arterieller Verschlusskrankheit und Osteomyelitis. Fast 3/4 der Patienten litten an einer hämodynamisch relevanten pAVK (Stadium C und D). Bei über 80% der Patienten lag eine klinisch evidente und/oder im MRT nachgewiesene Knochenbeteiligung vor (Schweregrad III). Über 50% der Patienten erfüllten mit Knochenbeteiligung, Infektion und hämodynamisch relevanter pAVK die Kriterien für den höchsten Wundschweregrad IIId. Das beschriebene Spektrum ist in seiner Komplexität charakteristisch für ein tertiäres Zentrum zur Behandlung der DFS und Ausdruck der Filterfunktion der zentrumsinternen Diabetesfußambulanz.

Von 67 Patienten, bei denen Revaskularisationen durchgeführt wurden, wurden 43,3% mit Bypass auf ein pedales Anschlussgefäß (femoropedal/popliteopedal/cruropedal) und 20,9% mit einem kruralen Gefäß als distales Anschlussgefäß versorgt. Der weitaus geringere Anteil wurde mit einer poplitealen oder femoralen distalen Anastomose versorgt (Abb. 7.2). 17,9% der Patienten wurden isoliert mittels PTA revaskularisiert. Bei weiteren 6 Patienten wurde nach PTA sekundär ein Bypass erforderlich.

Die Auswertung der angiographischen Daten zeigte bei der Mehrheit der Patienten das für diabeti-

Tab. 7.3 Verteilungsmuster der ipsilateralen mit der Zielläsion assoziierten Major-Amputationen bei einem Follow-up nach 38 Monaten bei 111 Patienten

Grade[a]	0	I	II	III
Stage	Epithelisierte Läsion	Oberflächliche Läsion	Defekt bis Sehne ohne Gelenkkapsel	Knochen-/ Gelenkaffektion
A: Reizlose Wunde	–	–	–	–
B: Infizierte Wunde	–	–	0% (0/1)	3,7% (1/27)
C: Ischämische Wunde	–	0% (0/3)	0% (0/5)	12,5% (1/8)
D: Ischämische und infizierte Wunde	–	0% (0/4)	20% (1/5)	12,1% (7/58)

[a] Einteilung nach der University of Texas Wound Classification nach Armstrong (Armstrong et al. 1998)

sche Kollektive typische unterschenkelzentrierte Befallsmuster der pAVK. Der hohe Anteil von peripheren Bypässen mit Anschluss distal der A. poplitea ist Ausdruck dieses Befallsmuster und unterstreicht die herausragende Bedeutung der kniegelenküberschreitenden Bypasschirurgie im therapeutischen Gesamtkonzept. Hohe 5-Jahres-Bypassoffenheitsraten (73,6%) und Extremitätenerhaltungsraten (79,2%) nach pedalem Bypass sind bei pAVK-Patienten mit Diabetes mellitus durch die Gefäßchirurgen unserer interdisziplinären Arbeitsgruppe publiziert (Neufang et al. 2002; Schmiedt et al. 2003). Bei 62,6% aller Patienten wurde ein begrenzter, extremitätenerhaltender knochenchirurgischer Eingriff durchgeführt. Die Mehrzahl der selektiven Knochenresektionen bzw. Minor-Amputationen erfolgte bei 27% aller Patienten isoliert im Zehenbereich, bei 22,6% wurde ein Eingriff im Metatarsalebereich mit oder ohne zusätzliche Zehenamputation durchgeführt. Vorfußamputationen nach Chopart oder Lisfranc waren in 7,8% der Fälle erforderlich. Bei weiteren 2 Patienten konnte durch eine Exartikulation nach Syme eine höhere Amputation vermieden werden. Die Rate der im Rahmen der primären Krankenhausbehandlung erforderlichen Major-Amputationen lag bei 6,1%.

Bei einem Follow-up nach im Mittel 38 Monaten konnte bei n=111 Patienten der Major-Amputationsstatus (transtibial/transfemoral) zum Zeitpunkt der Nachuntersuchung bzw. Todeszeitpunkt in Abhängigkeit von der ursprünglichen Wundkategorie ermittelt werden (Tab. 7.3). Es konnte für die ischämischen Läsionen (Stadien C und D) eine zielläsionbedingte ipsilaterale Major-Amputationsrate von 10,8%, für die nichtischämischen Läsionen (Stadien A und B) eine Major-Amputationsrate von 3,6% gezeigt werden. Im Gesamtkollektiv lag die Major-Amputationsrate bei 9,0%. Selbst in der höchsten Wundkategorie IIId lag die Major-Amputationsrate mit 12,1% nur gering höher als im Gesamtkollektiv. Im Subkollektiv der pAVK-Patienten mit peripherer Bypassoperation war zum Nachuntersuchungszeitpunkt keine ipsilaterale Major-Amputation zu verzeichnen.

Die Untersuchung hat gezeigt, dass trotz der hochgradigen Vorselektionierung in Richtung pAVK und Osteomyelitis durch ein fachübergreifendes Therapiekonzept die Major-Amputationsraten auch bei fortgeschrittenen Wundstadien gegenüber den aus der Literatur bekannten Daten drastisch gesenkt werden können. Die niedrige Major-Amputationsrate trotz der hohen Inzidenz ischämischer Läsionen unterstreicht die wichtige Rolle der Gefäßchirurgie innerhalb des fachübergreifenden Versorgungskonzepts. Durch die Revaskularisation mittels Bypass wird der prognostisch relevanteste Faktor, die unterschenkelzentrierte pAVK, weitgehend kompensiert.

7.1.2 Die Zukunft der Therapie des DFS

Die *horizontale Vernetzung* der verschiedenen Fachdisziplinen in tertiären Versorgungszentren hat die Ergebnisse bei Therapie, Primär- und Sekundärprophylaxe des DFS nachhaltig verbessert. Bislang besteht die spezialisierte diabetologische Versorgung von Patienten mit DFS allerdings mehrheitlich aus Insellösungen, an denen die Mehrheit der Betroffenen vorbeiläuft, da viele Einrichtungen noch in einem Umfeld wenig strukturierter Zuweisungspfade agieren. In Zusammenarbeit zwischen Gesundheitspolitik, Fachgesellschaften, Kostenträgern und Vertretern der Leistungserbringer im diabetologischen Bereich wurden in den letzten Jahren im Rahmen von Strukturverträgen und »Disease-Management-Programmen« die strukturellen Voraussetzungen für eine möglichst flächendeckende Versorgung von Patienten mit DFS geschaffen.

Wesentliche Grundlage dieser Konzepte ist die *vertikale Vernetzung* der verschiedenen Behandlungsebenen (Hausarzt – Diabetesschwerpunktpraxis/DFS-Spezialambulanz und stationäre, auf die Therapie des DFS spezialisierte Einrichtung) mit klaren Schnittstellen für die Weiterüberweisung. Dies eröffnet erstmals in breitem Umfang die Chance für eine suffiziente Primär- und Sekundärprophylaxe bei Hochrisikopatienten und für eine frühzeitigere Erkennung und fachgerechte Behandlung von Patienten mit diabetischem Fußsyndrom – der Schlüssel für eine kosteneffiziente Behandlung dieses Krankheitsbildes.

Literatur

Apelqvist J et al. (1994) Diabetic foot ulcers in a multidisciplinary setting. An economic analysis of primary healing and healing with amputation. J Intern Med 235: 463–471

Armstrong DG et al. (1998) Validation of a diabetic wound classification system – the contribution of depth, infection, and ischemia to risk of amputation. Diabetes Care 21: 855–859

Bamberger DM et al. (1987) Osteomyelitis in the feet of diabetic patients: long term results, prognostic factors, and the role of antimicrobial and surgical therapy. Am J Med 83: 653–660

Darling RC et al. (1995) Choice of peroneal or dorsalis pedis artery bypass for limb salvage. Am J Surg 1702: 109–112

Edmonds ME et al.(1986) Improved survival of the diabetic foot: the role of a specialized foot clinic. Q J Med 60: 763–771

Eneroth M et al. (1997) Clinical characteristics and outcome in 223 diabetic patients with deep foot infections. Foot Ankle Int 18: 716–722

Faglia E et al. (1998) Change in major amputation rate in a center dedicated to diabetic foot care during the 1980 s: prognostic determinants for major amputation. J Diabetes Complications 12: 96–102

Ha Van G et al. (1996) Treatment of osteomyelitis in the diabetic foot. Contribution of conservative surgery. Diabetes Care 19: 1257–1260

Hartemann-Heurtier A et al. (2002) Outcome of severe diabetic foot ulcers after standardised management in a specialised unit. Diabetes Metab 28: 477–484

Kersken J, Gröne C, Lobmann R, Müller E (2009) Die Fußbehandlungseinrichtung der Deutschen Diabetes-Gesellschaft. Die ersten fünf Jahre: Entstehung, Ergebnisse, Ausblick. Diabetologe 5:111–120

Kraus O et al. (2002) Interdisziplinäre Diagnostik und Therapie des ischämisch-osteomyelitischen diabetischen Fusssyndroms. Medizinische Klinik 97: 244–255

Lipsky BA et al. (1997) Antibiotic therapy for diabetic foot infections: comparison of two parenteral-to-oral regimens. Clin Infect Dis 24: 643–648

Lobmann R et al. (2014) The diabetic foot in Germany 2005–2012: Analysis of quality in specialized diabetic foot care centers. Wound Medicine 4: 27–29

Lobmann R, Müller E, Kersken J et al. (2007) Standards for specialization: Learnings from Germany. Diabetic Foot J 10:68–75

Nationale Versorgungsleitlinie Typ-2-Diabetes Präventions- und Behandlungsstrategien für Fußkomplikationen, Version 2.1, 2006

Neufang A et al. (2002) Pedale Bypasschirurgie beim diabetischen Fußsyndrom: Indikation, Technik und Ergebnisse. Med Klinik 97: 256–262

Pittet D et al. (1999) Outcome of diabetic foot infections treated conservatively: a retrospective cohort study with long-termfollow-up. Arch Intern Med 26: 851–856

Pomposelli FB et al. (1995) Dorsalis pedis arterial bypass: durable limb salvage for foot ischemia in patients with diabetes mellitus. J Vasc Surg 21: 375–384

Schmiedt W et al. (2003) Der kurze popliteodistale Venenbypass beim diabetischen Fußsyndrom. Zentrlbl Chirurgie 128: 720–725

Shah D et al. (1995) Long-term results of in situ saphenous vein bypass. Analysis of 2058 cases. Ann Surg 222: 438–448

Van Gils CC et al. (1999) Amputation prevention by vascular surgery and podiatry collaboration in high-risk diabetic and nondiabetic patients. The Operation Desert Foot experience. Diabetes Care 22: 678–683

WHO/IDF Europe (1990) Diabetes care and research in Europe – the Saint Vincent Declaration. Diabetic Med 7: 360

Versorgung und Strukturen

J. Kersken

A. Eckardt, R. Lobmann (Hrsg.), *Der diabetische Fuß*,
DOI 10.1007/978-3-642-38425-7_8,

8.1 Einführung

Sepsis, Amputation, Behinderung und Tod nach Amputation sind bekannt und gefürchtet von Menschen mit Diabetes und Fußläsionen. Dennoch sind sie vermutlich meist vermeidbare Komplikationen im Leben eines Menschen mit Diabetes.

Schulung, Information, Aufklärung und Behandlung durch Therapeuten im Allgemeinen (Hausärzte wie Pflegedienste) und Fußtherapeuten im Speziellen (wie Podologen, Wundassistenten, Diabetesberater, Diabetologen, orthopädische Chirurgen) können Wunden, Amputationsgefährdungen und Einschränkung der Lebensqualität reduzieren – aber nie ganz verhindern. Der komplexen, diabetesassoziierten Polyneuropathie können *Schulungsprogramme* zur Prophylaxe der Fußläsionen und letztlich der Amputationen nicht ausreichend entgegenwirken, da die Neuropathie nicht nur die periphere Nervenleitung der unteren Extremität betrifft, sondern zu einer Persönlichkeitsveränderung des ganzen Menschen bei partieller Nichtwahrnehmung der leiblichen Realität führt.

Deshalb werden aber Schulungsinterventionen generell nicht überflüssig, ja sie sind sinnvoll und notwendig, sie dürfen jedoch nur eingebettet in ein Gesamtkonzept ganzheitlicher Versorgung, mit dem individuell Betroffenen im Zentrum der Strategie, gesehen werden (gegenwärtig wird zunehmend auch in anderen medizinischen Bereichen die Begrifflichkeit von individualisierter, personalisierter Medizin aufgeworfen; auch als Gegenpol zur unkritischen Umsetzung von Standards und Leitlinien als einheitliches Kochrezept für alle).

Die Fußwunde im engeren Sinne entsteht überwiegend durch externe Faktoren wie Verletzungen oder Druck, auf dem Boden von Neuropathie, oftmals begleitet von einer progredient eingeschränkten Zehenbeweglichkeit, der so genannten »limited joint mobility« und Durchblutungsstörungen. Externe Faktoren beinhalten vornehmlich falsches oder nicht angemessenes Schuhwerk, unzureichende oder falsche Fußpflege, Akuttraumata, aber auch Immobilität und Bettlägrigkeit im Alter, bis hin zu physiologischen Alterungsprozessen, die sich durch minimale Traumata dramatisch entwickeln und verändern. Die eigentliche Fußwunde bei Menschen mit Diabetes mellitus und bestehenden Risikofaktoren ist somit ein Kristallisationspunkt für ein chronisches Krankheitsgeschehen. Er stellt sich dar über Jahre zunächst ohne weitere Risikofaktoren, dann oft unmerklich über die Entwicklung einer Neuropathie, einer komplexen AVK und Fußdeformierungen hin zu Wunden, Wundrezidiven, Amputationsgefährdung und Amputation. Hierdurch entsteht häufig eine erheblich eingeschränkte Lebensqualität. Der Verlauf dieser Kaskade ist allerdings kein Automatismus oder Schicksal, sondern kann vielfach, wenn auch nicht immer, auf verschiedenen Stufen, von Neuropathie und AVK über die Wunde bis zur Amputation, aufgehalten werden.

Eine erfolgreiche und gute Versorgung von Menschen mit diabetischer Fußerkrankung wird immer eingebettet sein in die gegebenen Lebensbedingungen der jeweiligen Gesellschaft und des konkreten Patienten (soziale Isolierung oder Integration, Krankenversicherung oder fehlender Zugang zum Gesundheitssystem, mobil oder immobil) und somit von diesen abhängig sein und abhängig von diesen seine Grenzen finden.

Eine anzustrebende, gute Versorgung stellt auf der Basis der gesundheitspolitischen und medizinischen Rahmenbedingungen die menschlichen wie psychosozialen Aspekte des individuell Kranken ins Zentrum der diagnostischen und therapeutischen Maßnahmen. Dabei kann jeder Behandler immer auch mit darauf hinwirken, Rahmenbedingungen zu schaffen und zu ändern, in welchen eine individuelle und patientenorientierte Medizin möglich wird. Nicht zuletzt wird diese Entwicklung dazu beitragen, dass auch eine wissenschaftlich fundierte Medizin mit dieser Prämisse eine breite gesellschaftliche Akzeptanz findet.

8.2 Gegenwart

8.2.1 Ambulante medizinische Versorgung

Die ambulante medizinische Versorgung ist in Deutschland ein Beziehungssystem und Wechselspiel zwischen Versichertem/Patient, Arzt, Angehörigen anderer Gesundheitsberufe, Krankenkassen und kassenärztlichen Vereinigungen sowie dem Staat im Allgemeinen. Der Staat als Zusammenschluss, Organisation und Instanz der Menschen, die hier leben, hat die gesetzlichen Grundlagen für die Krankenversicherung im Sozialgesetzbuch V festgelegt. Etwa 90% der Bevölkerung sind als Solidargemeinschaft der gesetzlich krankenversicherten Menschen in Deutschland in einer der zahlreichen, überwiegend regionalen aber auch bundesweit organisierten Krankenkassen versichert. Diese gesetzlichen Krankenkassen werden durch die Mitglieder und, in den letzten Jahren zu einem kleiner werdenden Anteil, durch die Arbeitgeber finanziert. Die Krankenkassen garantieren als Kostenträger den Patienten die Erfüllung des Anspruchs auf Behandlung und den Leistungserbringern, hier den ambulant tätigen Ärzten, eine Honorierung (über das richtige Ausmaß und die Verteilung dieser Honorierung wird seit Jahrzehnten und auch in Zukunft immer gestritten).

Das System der gesetzlichen Krankenversicherung finanziert darüber hinaus auch alle anderen Teilbereiche der ambulanten medizinischen Versorgung wie Pflege, Reha, Heil- und Hilfsmittelversorgung sowie Medikamente. Die regional gegliederten kassenärztlichen Vereinigungen wiederum garantieren den Krankenkassen und den bei ihnen Versicherten die Sicherstellung der ambulanten ärztlichen Versorgung durch Vertragsärzte. Das bedeutet, die Krankenkassen übernehmen bei akut oder chronisch erkrankten Menschen die Kosten für die ärztliche Leistung, wie für Medikamente und beim DFS (bei Vorliegen von Neuropathie und/oder pAVK) für Podologie oder spezielle Hilfsmittel (Heil- und Hilfsmittel) und ggf. auch für eine klinische Behandlung und Rehabilitation.

Der im SGB V garantierte Anspruch der Versicherten wird definiert durch die Eckfeiler »ausreichend, zweckmäßig und wirtschaftlich«. Konkret beim DFS sind diese Eckfeiler jedoch nicht weiter definiert. Grundsätzlich übernimmt der G-BA (der Gemeinsame Bundesausschuss, das oberste Beschlussgremium der gemeinsamen Selbstverwaltung der Ärzte, Zahnärzte, Psychotherapeuten, Krankenhäuser und Krankenkassen in Deutschland) die Aufgabe, Leistungen, Medikamente, diagnostische und therapeutische Interventionen zu definieren, die zu Lasten der gesetzlichen Krankenkassen erbracht oder verordnet werden können. Als aktuelles Beispiel im Bereich der ambulanten DFS-Versorgung sei hier der Disput genannt, ob die lokale Unterdruckbehandlung bei bestimmten Wundsituationen, zu Lasten der GKV erbracht bzw. in Rechnung gestellt werden darf. Es muss Aufgabe der Leistungserbringer, hier insbesondere der wissenschaftlichen Fachgesellschaft sein bzw. werden, sich kontinuierlich an solchen Diskussion zu beteiligen.

8.2.2 Aufgabe der Krankenkassen

Hieraus ergibt sich nun die Frage, ob es nicht auch Aufgabe der gesetzlichen Krankenkassen sein sollte, mehr wissenschaftlichen Input in das System der ambulanten und klinischen Medizin zu geben, sich aktiv an wissenschaftlicher Forschung zu beteiligen (Versorgungsforschung) und nicht nur das Fehlen wissenschaftlicher Evidenz zu beklagen. Dies könnte dann eine Wissenschaft mit sich bringen, die unabhängiger vom wirtschaftlichen Gewinn ist. Und es könnte dann eine Forschung möglich werden, die sonst nicht möglich wäre, da eine (industrielle) Finanzierung bei fehlendem wirtschaftlichen Interesse in der Regel nicht gegeben ist (Forschungsbias). Hier sei exemplarisch am Beispiel des DFS, auf die Erforschung der Sinnhaftigkeit und der Umsetzbarkeit einer Anwendung des *tcc* (»total contact cast«) hingewiesen, oftmals fälschlicherweise als Goldstandard in der Ruhigstellung und Entlastung des DFS bezeichnet, der aber mangels Honorierung in Deutschland noch nicht einmal ein Minimalstandard ist. Ein anderes Beispiel ist die weiterhin, auch nach Jahren der Anwendung, fehlende Evidenz beim Einsatz so genannter diabetesadaptierter Bettungen. Welches Bettungsmaterial, welche Dicke, welches Material, welche Zusammensetzung?

Die weiter unten vorgestellten und diskutierten *Strukturverträge* ermöglichen es erstmals in einigen Regionen, sonst nicht erbrachte, da nicht honorierte, Leistungen, wie die aufwändige Anfertigung eines tcc (Ruhigstellung bei akutem Charcot-Fuß, postoperativ oder einer Wunde) nun neu zu erlernen und anzuwenden und somit aus der (deutschen) Vergessenheit zu holen.

Allen Menschen eine umfassende, ambulante ärztliche Versorgung zu garantieren bedeutet auch immer, einen allgemein akzeptierten Weg zu finden zwischen einem »alles, was möglich ist und was es gibt, kann und soll generell gemacht und bezahlt werden« und den Prinzipen der evidenzbasierten Medizin. Es geht auch um den Weg, der die verfügbare wissenschaftliche Evidenz aus qualitativ hochwertigen Studien und der Patientensicht und Patientenpräferenz sowie der individuellen ärztlichen Erfahrung und Ethik zusammenführt. Die Diskussion hierzu und dieser Prozess finden statt in einer sich ständig wandelnden Welt hinsichtlich Anspruch, Möglichkeit, Innovation und Begrenztheit.

Der heutige EBM als Honorargrundlage: eine unzureichende Grundlage für den diabetischen Fuß.

Die niedergelassenen Ärzte werden nach dem so genannten *»einheitlichen Bewertungsmaßstab«* (EBM) vergütet, was aber dennoch monetär zu recht unterschiedlichen Vergütungen in den einzelnen Bundesländern führt (auch eine historische Entwicklung, die nur schwer zu ändern ist). In den letzten Jahren und Jahrzehnten hat es, immer wieder stark diskutiert, Änderungen von Bewertungen und auch mehr Pauschalisierungen ärztlicher Tätigkeit gegeben. Der diabetische Fuß findet bislang im EBM keine ausreichende Abbildung.

Innerhalb des EBM ist eine zukunftsfähige Weiterentwicklung und Aufrechterhaltung der Versorgung der betroffenen DFS-Patienten im Sinne einer ausreichenden, zweckmäßigen und wirtschaftlichen Versorgung nicht möglich, insbesondere auch dann nicht, wenn der Anspruch besteht, Amputationszahlen zu senken, den Menschen in den Mittelpunkt zu stellen und interdisziplinäre Versorgungsansätze zu entwickeln.

8.2.3 Multimodaler Therapieansatz

In der ambulanten Versorgung benötigt die akute wie chronische Versorgung des DFS-Patienten einen multimodalen Therapieansatz mit entsprechenden Strukturen, Personal und medizinischer Expertise – eine Notwendigkeit und ein Versorgungsauftrag, der bislang für viele Leistungserbringer und Beziehungen im Gesundheitssystem noch ungewohnt ist. Das ist auch unter dem Aspekt zu sehen, dass so viel wie möglich ohne Qualitätsabstriche in der Patientenversorgung unter ambulanten Betreuungsstrukturen erfolgen sollte.

Patienten mit einer diabetischen Fußwunde stellen sich deutlich häufiger pro Quartal in der Praxis vor, brauchen spezielle Hygienemaßnahmen, Abstriche, ggf. MRSA-Management, einen separaten Raum, Behandlungsliege, chirurgisches Instrumentarium, Wundassistenz, Kooperation mit Orthopädieschuhmacher, Podologin wie auch andere ärztliche Bereiche wie Chirurg/Orthopäde, Radiologie, Angiologe/Gefäßchirurg und spezialisierte Kliniken, eine spezielle Dokumentation und einen intensiveren interkollegialen Austausch.

Der Patient mit DFS wird im Regelfall als ersten Ansprechpartner seinen Hausarzt aufsuchen. Von dort wird er dann wegen der oft schmerzlosen Wunde oder des dicken Fußes, nach einer unterschiedlichen Behandlungszeit, entweder zum Chirurgen, evtl. in eine Klinik (in der Regel ist das Auswahlkriterium Zufall und/oder Wohnortnähe) oder in eine Fußbehandlungseinrichtung weitergeschickt. In der großen EURODIALE-Studie mit der Erfassung und Nachverfolgung von 1088 DFS-Patienten in spezialisierten Fußzentren in ganz Europa (Teilnahme von zwei deutschen Zentren) dauerte die Zeit bis zur Vorstellung in einem Zentrum bei aufgetretener Fußwunde bei 17% bis zu einer Woche und bei 24,9% dauerte sie länger als 3 Monate; bei 58,1% war die vorbestehende Ulkusdauer zwischen einer Woche und 3 Monaten (Prompers 2008). Der diabetische Fuß mit seiner Wunde wird auch heute noch zu selten als ein dringlich und strukturiert zu behandelnder Krankheitskomplex angesehen. Je später eine Behandlung beginnt, umso eher führen Neuropathie, AVK, Infekt und bestehender Druck zu einer Prognoseverschlechterung der Wundheilung.

8.2.4 Interdisziplinäre Versorgung

Während heute die Grundprinzipien der Diagnostik und Behandlung des diabetischen Fußsyndroms be- und erkannt sind (hierüber handelt das ganze vorliegende Lehrbuch) und sich unser Wissen und Krankheitsverstehen in den letzten Jahren und Jahrzehnten deutlich weiterentwickelt hat, sind die Versorgungsstrukturen in Deutschland im Regelfall dieser Entwicklung nur unzureichend nachgekommen. Interdisziplinäre ambulante und klinische Fußbehandlungszentren entwickeln sich erst nach und nach und sind noch nicht flächendeckend vorhanden. Anders ausgedrückt, von all dem was heute Stand des Wissens ist, kommt vieles aus unterschiedlichen Gründen nicht, oft nur vereinzelt oder zufällig zur Anwendung (wie ausreichend frühzeitige Gefäßdiagnostik, sichere Druckentlastung, Neuropathiediagnostik mit hieraus erst möglichem Verständnis des DFS, Schuhversorgung, Podologie). Es bleibt die *St.-Vincent-Deklaration* von 1989 mit ihrer Forderung der Reduzierung diabetesassoziierter Folgeerkrankungen und hier insbesondere der Senkung der Amputationsrate bei Menschen mit Diabetes um 50% – ein (nicht) erreichbarer Wunsch?

Die Versorgung von Menschen mit diabetischer Fußerkrankung ist aber mehr als »nur« die Senkung der Amputationsrate, diese kann nur ein Kriterium sein. Erste Erfolge hinsichtlich der Senkung der Major-Amputationen sind feststellbar, ohne die Ursache dafür klar benennen zu können (Santosa 2013). Die Versorgung umfasst die Langzeitbetreuung, die Rezidiverfassung und -behandlung sowie die chronische Wundbetreuung, aber auch die Zurückhaltung bzw. Unterlassung fraglicher bis nicht-indizierter Diagnostik- und Therapiemöglichkeiten (so genannte wie rheologische Infusionstherapien, bildgebende Gefäßdiagnostik ohne Konsequenz, Maximaldiagnostik/-therapie beim dementen Patienten oder palliativem Therapieansatz).

8.2.5 Der diabetische Fuß in DMP-Berichten

Aus den aktuell vorliegenden DMP-Berichten zum Typ-2-Diabetes mellitus von 2011 aus Westfalen-Lippe und von 2012 aus Nordrhein (insgesamt 857.000 Diabetiker) sind Prävalenzen über alle Altersstufen für die Neuropathie zwischen 21 und 25% der erfassten Diabetiker, eine pAVK-Prävalenz zwischen 9–10% und eine Amputationsprävalenz zwischen 0,7–0,8% dokumentiert. Alle drei Parameter (Neuropathie, pAVK, Amputation) sind deutlich häufiger ab dem 66. Lebensjahr (Diabetesdauer, Alter) und somit deutlich seltener bei Menschen unter 65 Jahren.

Nehmen wir eine durchschnittliche große hausärztliche Praxis mit etwa 1000 betreuten Patienten. Dort werden etwa 120 Patienten mit Diabetes betreut. Von diesen haben etwa 24–30 Patienten eine PNP, und 12 Patienten eine pAVK und 1 Patient eine Amputation. Im Rahmen des seit über 10 Jahren gut etablierten DMP für Diabetes werden diese Patienten primär hausärztlich in definierten Abständen untersucht und sollen, wenn ein Befund am Fuß auffällig ist (Schnittstelle), weiter in einer hierzu qualifizierten Einrichtung vorgestellt werden. Diese Schnittstelle ist somit hinsichtlich der Indikation gut definiert. Aber wie kann sie gelebt werden?

Definiert ist nicht, wo und bei wem diese DFS-Patienten vom Hausarzt vorgestellt werden. So wie auch nicht definiert ist, wer die koordinierende sowie diagnostische und therapeutische Führung des DFS-Patienten übernimmt. Die Patienten sollten jedoch qualifiziert angenommen werden können (Fußbehandlungseinrichtung) und auf eine entsprechend strukturierte, erreichbare und erfahrene, interdisziplinär arbeitende Einrichtung treffen. Und das kann in der Regel nicht die im EBM-System abgebildete chirurgische Praxis oder nicht generell eine Diabetesschwerpunktpraxis sein. Von diesen haben sich nur einige dem interdisziplinären Therapiekonzept zur Betreuung von Patienten mit Diabetischem Fußsyndrom mit entsprechender Zertifizierung gestellt. Die zertifizierten ambulanten Fußbehandlungseinrichtungen sind aktuell überwiegend Diabetespraxen, aber auch chirurgische Praxen, Klinikambulanzen. Flächendeckend sind sie heute nur in Regionen mit entsprechenden Verträgen außerhalb des EBM vertreten.

8.3 Entwicklung und Veränderung

8.3.1 Diabetesschwerpunktpraxen

In den 1990er Jahren sind nahezu flächendeckend (leider noch nicht in allen Bundesländern) so genannte Diabetesschwerpunktpraxen entstanden. Grundlage und Ausgang der Entstehung dieser ambulanten, überwiegend hausärztlichen und internistischen Arztpraxen war die Erkenntnis, dass zu einer besseren ambulant diabetologischen Behand-

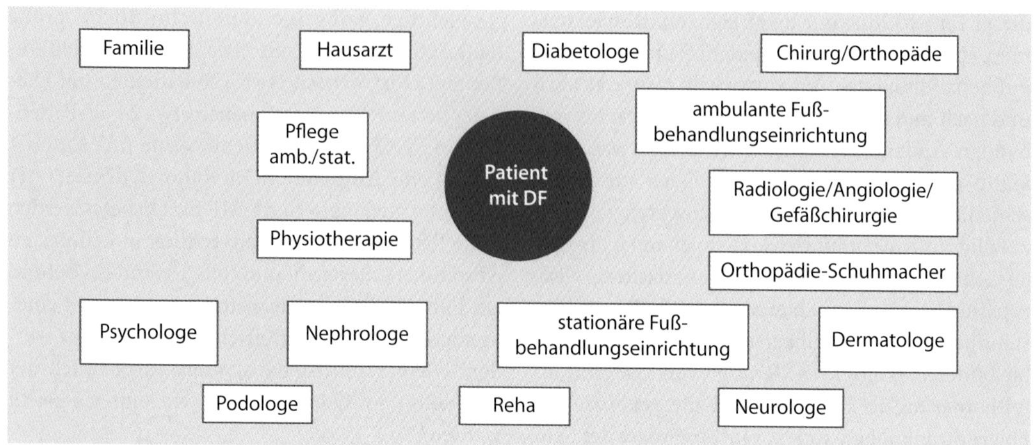

Abb. 8.1 Das Foot Care Team in der Übersicht. Es ist generell eine vertikale, horizontale und diagonale Zusammenarbeit bzw. Vernetzung erforderlich

lung spezielle Qualifikationen, Strukturen und Prozesse erforderlich sind, die sich in der allgemeinärztlichen Ausbildung und Tätigkeit (bislang) nicht widerspiegeln. Abgesichert und gegründet werden diese Schwerpunktpraxen durch Strukturverträge nach § 73 a SGB V. Die Honorierung und die vor diesem Hintergrund realisierte ambulante Medizin erfährt also auf dem Boden des EBM eine Ergänzung, Erweiterung und Veränderung im diabetologischen Bereich. Die Politik und Krankenkassen haben erkannt, dass ausschließlich auf dem Boden des EBM Änderungen und Anpassungen, auch von Strukturen, kurzfristig nicht möglich sind.

Während bis in die 80er und frühen 90er Jahre Patienten mit Diabetes allein und zur strukturierten Therapieeinstellung (»Schulung«) stationär aufgenommen wurden, hat sich dies in den folgenden Jahren radikal verändert. Durch die Diabetesschwerpunktpraxen werden Diabetespatienten in einem wesentlich höheren Ausmaß ausschließlich ambulant gut versorgt. Die ambulante Diabetologie gründet sich also zum einen auf den EBM (nur mit diesem gäbe es aber die ambulante Diabetologie nicht!) und zum anderen auf ergänzende Verträge, deren Möglichkeit im SGB V geschaffen wurde, um eine Entwicklung und Änderung in der ambulanten Medizin zu ermöglichen (■ Abb. 8.1).

Die beschriebene Entwicklung, welche die allgemeine, ambulante Diabetologie genommen hat, ist auch eine Option zur Entwicklung der ambulanten und grundsätzlich auch der klinischen DFS-Versorgung in spezialisierten, zertifizierten Einrichtungen. Zu bedenken ist hierbei, dass nur ein kleiner Teil der Diabetesschwerpunktpraxen an der Spezialisierung und Zertifizierung zur Fußbehandlungseinrichtung teilnimmt; auf der anderen Seite können sicher auch nicht-diabetologische Praxen die Spezialisierung zur Fußbehandlungseinrichtung anstreben.

8.3.2 Strukturverträge

Strukturverträge nach SGB V werden zwischen den Kostenträgern (gesetzliche Krankenkassen) für die Patienten und den kassenärztlichen Vereinigungen (überwiegend regional und nicht bundeseinheitlich) für die Ärzte geschlossen. Sie bestehen neben der Regelversorgung und ermöglichen Vereinbarungen zu neuen Versorgungsformen und eigener Honorierung. Strukturverträge können sich auf Indikationen oder Diagnosen (Beispiel: Diabetes mellitus allgemein oder DFS) beziehen oder weitreichender ein Indikationsgebiet in einer Region mit der gesamten medizinischen Versorgung umfassen. Vertragsabschluss und Teilnahme an einem Strukturvertrag ist für Patienten, Krankenkassen und Ärzte grundsätzlich freiwillig, die Vergütung erfolgt außerhalb der Gesamtvergütung des EBM und wird zwischen den Vertragspartnern verhandelt. Die Mittel können von den Kostenträgern hierbei gezielt definierten Arztgruppen (hier Diabetologen allgemein oder Fußbehandlungseinrichtungen) für eine nicht im EBM abgebildete Leistung und zur Strukturerhaltung (ambulante Versorgung des DFS in regionalen spezialisierten Einrichtungen) eingesetzt werden (Steuerungssystem). Aber: die Verträge können grundsätzlich jederzeit gekündigt werden; es fehlt für die teilnehmenden Ärzte eine planbare Verlässlichkeit (Planungssicherheit). Viele Bestrebungen haben dementsprechend das Ziel, die spezialisierten Leistungen im Bereich Diabetologie oder DFS-Versorgung in den EBM zu integrieren – ein Weg über lange Jahre, mit viel Geduld und Umwegen.

Vertragsformen im SGB V

- Modellvorhaben: § 63–65 SBG V
- Strukturverträge: § 73a SBG V
- Verträge zur hausarztzentrierten Versorgung § 73b SGB V (Hausarztverträge)
- Verträge zur besonderen ambulanten fachärztlichen Versorgung: § 73c SGB V (Facharztverträge)
- Verträge zur integrierten Versorgung: § 140a–d SGB V
- Disease-Management-Programme: § 137f SGB V

Erkennen wir den interdisziplinären Behandlungsansatz in zertifizierten Behandlungseinrichtungen an, kann das DFS nur unter koordinierender Leitung eines erfahrenen Arztes mit zahlreichen Optionen zur Kooperation und Delegation spezieller Leistungen, jedoch nie durch Substitution der ärztlichen Tätigkeit, strukturiert diagnostiziert und behandelt werden. Ein Beispiel ist die immer wieder diskutierte Substitution (vollständiger Ersatz der bislang ärztlichen Tätigkeiten durch nichtärztliche Leistungserbringer) der Wundbehandlung aus einer ganzheitlichen und ärztlich geleiteten Behandlung des DFS.

Dieser Weg führt in eine Parzellierung eines komplexen, interdisziplinär und nur ganzheitlich zu verstehenden und zu behandelnden, chronisch rezidivierenden Krankheitsbildes. Stellt man jedoch die Wundbehandlung beim DFS in das Zentrum des Therapieansatzes und reduziert diese komplexe Erkrankung auf eine chronische Wunde wird die Gesamtsicht auf das DFS aufgegeben und ein unbedingt notwendiger, ganzheitlicher wie auch leitliniengerechter Therapieansatz unmöglich.

8.3.3 Die AG Fuß in der DDG

Seit 2003 gibt es in Deutschland, ausgehend von der Deutschen Diabetes Gesellschaft (DDG), die Etablierung so genannter *Fußbehandlungseinrichtungen* – für ambulante wie stationäre Versorgung. In den von der AG Fuß in der DDG hierzu formulierten Qualitätsstandards sind Grundprinzipien der Struktur-/Prozess- und Ergebnisqualität eingeflossen. Das Ziel hierbei ist Fußbehandlungsteams zu beschreiben, anerkannte Qualitätsstandards umzusetzen, Kooperationen mit ärztlichen wie nichtärztlichen Partnern aufzubauen und zu erhalten, sich gegenseitig kollegial regelmäßig zu hospitieren, Dokumentationsstrukturen zu etablieren und die Ergebnisse und den Verlauf der eigenen Arbeit zu verfolgen und bereit zu sein, die eigene Arbeit zu reflektieren und öffentlich zu diskutieren. Dabei ist es von entscheidender Bedeutung, dass die Qualitätsstandards für Fußbehandlungsteams flächenhaft realisierbare Kriterien umfassen, da sie sonst einer für die Patienten wohnortnahen und flächendeckenden Versorgung entgegenstünden. Ähnlich den Diabetesschwerpunktpraxen mit ihren Strukturen und den hierzu abgeschlossenen Strukturverträgen, können diese Fußbehandlungseinrichtungen Vertragspartner für Krankenkassen und kassenärztliche Vereinigungen zum Abschluss von Strukturverträgen zum diabetischen Fuß sein. Sie können somit jederzeit und kurzfristig die Versorgungsstruktur für die betroffenen Patienten verbessern.

8.3.4 Fußbehandlungseinrichtung/ Foot Care Team

Die Arbeitsgemeinschaft Diabetischer Fuß in der DDG setzt seit Anfang dieses Jahrhunderts (Beginn 2003) die definierten Kriterien von ambulanten und stationären Fußbehandlungseinrichtungen um.

Kern dieser Kriterien ist die Intensivierung der Kooperation zwischen unterschiedlichen Berufsgruppen und die Überwindung bestehender Barrieren bei gegebener Spezialisierung der unterschiedlichen Berufsgruppen, also konkret zwischen Leistungserbringern wie den beteiligten ärztlichen Disziplinen, aber auch zwischen Ärzten und anderen Berufsgruppen und unterschiedlichen Versorgungsebenen. Hierunter ist insbesondere auch das Gespräch und die Kooperation zwischen ärztlichen wie nicht-ärztlichen Berufsgruppen aber auch die Kooperation, Arbeitsteilung und Abgabe von Behandlungskompetenz zu verstehen.

Foot Care Team/Fußbehandlungsteam
- Wundassistent
- Diabetesberater
- Arzt: Diabetologe, Chirurg/Orthopäde, Radiologe, Angiologe, Gefäßchirurg, Dermatologe
- Podologe
- Orthopädieschuhmacher/-techniker
- Psychologe
- Ambulante Pflege

Konstruktive und kollegiale Teambildung ist nur möglich, wenn eingefahrene Denk- und Arbeitsstile überwunden, bzw. auf einer anderen, gemeinsamen Ebene weiterentwickelt und gelebt werden können. Im Jahr 2014 gibt es bundesweit über 200 ambulante und über 80 klinische Fußbehandlungseinrichtungen und rückblickend über die Jahre mit einer stabilen und noch leicht ansteigenden Entwicklung. Die Gründung und Weiterentwicklung von interdisziplinären Behandlungsteams mit respektvoller Kompetenzverteilung ist ein Schlüssel zur erfolgreichen Veränderung der Versorgung chronischer kranker Menschen. Im interdisziplinärem Therapieansatz gibt es aber noch viele Mauern und Schlösser, die überwunden bzw. geöffnet werden müssen. Die Überwindung von Standesdünkel und das Erlernen von Teamarbeit sind hierzu eine Voraussetzung.

Qualitätsmarker zur strukturierten Versorgung des diabetischen Fußsyndroms
- **Qualitätsmanagement**
  - Struktur
    - Personal
    - Shared Care Team
    - Ressourcen
    - Instrumente zur Prozessgestaltung: Dokumentationsbögen, Leitlinien, Kommunikationsstruktur, Kooperationsvereinbarungen
  - Prozesse
    - Gelebte Kooperation
    - Handlungsleitlinien
    - Kommunikation
  - Ergebnisse
    - Dokumentation
    - Benchmarking
    - Qualitätssicherung
  - Sonstiges
    - Fortbildung
    - Weiterentwicklung
    - Ökonomie
- **Zertifizierung**

Auf diesem Weg bewegen sich verschiedene Berufsgruppen unterschiedlich schnell. Auch wenn dieses Ziel, eine interdisziplinär gemeinsame Teamarbeit mit Überwindung zwischenmenschlicher und struktureller Barrieren, eine wichtige Voraussetzung für die gemeinsame Arbeit sein wird, ist es doch erforderlich, dass eine koordinierende Leitung vorhanden ist.

Ambulante Fußbehandlungseinrichtung

Nach der Erstvorstellung beim Hausarzt erfolgt die Weiterleitung an die Fußbehandlungseinrichtung. Der überweisende Hausarzt erwartet, dass dort alle erforderlichen, interdisziplinären Interventionen eingeleitet, durchgeführt und koordiniert werden: Podologie, Schuhversorgung, Gefäßdiagnostik und Therapie, Stoffwechseltherapie, Schulung und Wundbehandlung und das alles, nach Möglichkeit, ohne dem Patienten im diagnostischen und therapeutischen Dschungel und zwischen den unterschiedlichen Ebenen der ambulanten wie stationären Medizin Schaden zuzufügen. In der Fußbehandlungseinrichtung wird der Patient primär vom einen Arzt gesehen, gesprochen, untersucht und es werden diagnostische und therapeutische Maßnahmen eingeleitet und die Behandlung mit anderen Ärzten koordiniert. Dieser koordinierende, aber auch untersuchende und behandelnde Arzt ist in der Regel (aber nicht zwingend) ein Diabetologe. Chronische und komplexe Erkrankungen mit häufigen Rezidiven wie das diabetische Fußsyndrom erfordern generell eine Steuerung und Koordinierung der durchgeführten wie nicht-durchgeführten Diagnostik und Therapie einschließlich der Absprache mit den übrigen Behandlern, insbesondere aber auch mit dem betroffenen Patienten selber und seinem Umfeld.

> **Die Sorge um den Patienten und die Behandlung des diabetischen Fußes unter Berücksichtigung des Patienten in seiner unterschiedlichen Vielfältigkeit wird in diesem Modell somit geteilt (»shared care«) und so sicher effektiver, patientenorientierter als eine hochspezialisierte Versorgung allein ohne strukturierte Kooperation zwischen den Beteiligten.**

Das Fußbehandlungsteam braucht um koordiniert, sicher, patientenorientiert und erfolgreich arbeiten zu können und um diesen Standard halten und weiterentwickeln zu können, inhaltliche und formale Vorgaben (Leitlinien) sowie anerkannte Prozesse innerhalb der Arbeitsabläufe. Nationale wie internationale Leitlinien (Literaturanhang) spiegeln den grundsätzlich anerkannten wissenschaftlichen Kenntnisstand zur Diagnostik und Behandlung wider, sie sind aber immer nur eine fundierte, fachliche Richtschnur. Sie können jedoch nie als konkreter, individueller Handlungsleitfaden bei der Behandlung einzelner Patienten dienen. Sie dienen lediglich als wissenschaftlich fundierter Korridor für diagnostische und therapeutische Entscheidungen in Einklang mit der Patientenpräferenz (Patientenwille).

Diese Fußbehandlungsteams, die regional durchaus unterschiedlich definiert sein können, leben und entwickeln sich weiter an praktizierten Schnittstellen zwischen den Leistungserbringern. Der Patient mit seinem Anliegen zur Schuhversorgung, Nagelbehandlung oder Gefäßdiagnostik, Stoffwechseltherapie, Wundbehandlung oder Operation wird von dem Therapeuten versorgt, der für diese Versorgung steht. Es ist sinnvoll und hilfreich Schnittstellen schriftlich zu formulieren (Patienten auch rechtzeitig »abzugeben«), entscheidend ist aber, dass diese Schnittstellen aggressionsfrei zwischen den Beteiligten gelebt werden.

Klinische Fußbehandlungseinrichtung

Die Implementierung spezieller Fußbehandlungseinrichtungen in den Kliniken ist nicht weniger durch Umwege und Eitelkeiten belastet als in der ambulanten Medizin. Sie ist zusätzlich belastet durch ökonomische Barrieren zwischen einzelnen Abteilungen und zur betriebswirtschaftlichen Leitung einer Klinik. Patienten mit diabetischer Fußerkrankung in stationärer Behandlung benötigen – verglichen mit anderen internistischen oder chirurgischen Patienten – eine deutliche längere Aufenthaltsdauer. Betriebswirtschaftliche Logik in der Klinik enthält aber wesentlich die Grundsätze schneller (Prozesse, Heilung), kürzer (höherer Patientendurchsatz) und mehr Prozeduren/Interventionen (höhere finanzielle Bewertung). Diese Logik steht häufig im Widerspruch zum realen Patienten mit DFS, der mehr Zeit als andere benötigt.

Wird der diabetische Fuß gegenwärtig innerhalb des seit 10 Jahren bestehenden *DRG-System* (»diagnosis related groups«) recht »hoch« bewertet, ändert sich dies nahezu jährlich, mal mehr, mal weniger. Jedes Jahr führt dies zu neuen wirtschaftlichen und finanziellen Bewertungen des gleichen Krankheitsbildes und somit zu einem geänderten Umgang zwischen betriebswirtschaftlicher Leitung, den klinischen Medizinern und dem realen, kranken Menschen. Und eine gute DRG-Bewertung, sprich Honorierung, des stationär behandelten Fußpatienten erhält nicht zwingend die Klinik, die leitlinienkonform, patientenorientiert den Patienten gut versorgt, sondern zunächst einmal die Klinik, die besser dokumentiert (hohe PCCL-Werte: durch Erfassung von Nebendiagnosen wird die Gesamtvergütung gesteigert) und mehr dokumentierte Interventionen am Patienten durchführt. Führt eine Klinik weniger dokumentierte Interventionen am Patienten durch, ist die Vergütung geringer. Das kann nur durch einen höheren Patientenumsatz (teilweise) ausgeglichen werden.

Leider unterstützen weder Politik, noch Patientenverbände, noch Krankenkassen die medizinisch notwendige Entwicklung, Patienten mit diabetischer Fußerkrankung vornehmlich in klinischen Einrichtungen behandeln zu lassen, die sich dem »team approach«, der Fußzertifizierung und somit einem Qualitätsmanagement gestellt haben. Auch heute werden zu viele DFS-Patienten in einem klinischen Setting versorgt, das hierfür nicht ausgerichtet ist. Aber dies kann und sollte für die Angesprochenen – Politik, Patientenverbände wie Krankenkassen – ein wichtiges Aufgabengebiet in der Zukunft sein.

8.4 Zukunft

Die wesentlichen Elemente einer erfolgreichen Behandlung der diabetischen Fußerkrankung sind bekannt:

- Neuropathie- und Gefäßdiagnostik
- Entlastung und Ruhigstellung
- Infekterkennung und Therapie
- Perfusionverbesserung – interventionell, chirurgisch oder kombiniert
- Stoffwechseleinstellung
- Wundbehandlung
- Operative Therapie (Infektrevision/Weichteileingriff, Resektion, Amputation, Reposition)
- Interprofessionelle Teamarbeit

In einzelnen dieser Bereiche hat es und wird es immer wieder kleinere und größere Innovationen geben. Problem wird aber immer wieder das Verstehen der die ganze Persönlichkeit verändernden Polyneuropathie sowie die flächendeckende Umsetzung der Behandlungsprinzipien in gesicherten Strukturen sein. Grundvoraussetzung einer wissenschaftlich fundierten und patientenorientierten Behandlung des Diabetischen Fuß-Syndroms ist die rechtzeitige Diagnostik und Behandlung in einem erfahrenen Fußbehandlungsteam mit Anerkennung und Realisierung der Schnittstellen zwischen den Therapeuten, die respektvoll miteinander kommunizieren.

Bei allem Bemühen, den Patienten mit DFS immer besser oder gar optimal zu versorgen, dürfen wir heute und in der Zukunft nicht übersehen, dass wir auf individuelle Situationen der Krankheit und des Menschen treffen, in denen es keine Wundheilung gibt, oder in welchen der Patient einen anderen Weg gehen möchte als der Therapeut oder die Leitlinie. Dieser oftmals palliative Versorgungsansatz betrifft Diagnostik wie Therapie. Patienten entscheiden sich, ja wünschen sich zum Beispiel nach monatelangen, leitlinienkonformen Therapieversuchen, eine Amputation (ganz unterschiedlicher Ausdehnung); auch wenn dies aktuell und auch in Zukunft sicher immer die Ausnahme ist. Unter Berücksichtigung der individuellen Patientensicht und dem aktuellen Wissensstand, begründet in den nationalen wie internationalen wissenschaftlichen Leitlinien, ist die erfolgte oder verhinderte Amputation somit auch immer nur ein, aber nicht das entscheidende Kriterium für die Beurteilung einer Versorgungssituation oder der realisierten Behandlungsqualität. Es gibt Wundsituationen, die unter Berücksichtigung des Alters, der zahlreichen Begleiterkrankungen (wie Nephropathie oder Herzinsuffizienz) und der gegebenen Versorgungsmöglichkeit, nicht heilen können. Dies zu beurteilen und nicht in eine Unter- wie Überversorgung zu kommen, erfordert, auch bei Kenntnis der Leitlinien, spezielle ärztliche Erfahrung und »team approach«, gemeinsame Erörterung unterschiedlicher Wege und individueller Zielformulierung. Diese Thematik wird die zukünftige DFS-Therapiestrategien zunehmend beschäftigen.

Programme, welche seit Jahren als *Disease-management-Programme* (DMP) für Typ 1 und Typ 2 Diabetiker etabliert sind, können als Beispiele für die Etablierung von Schnittstellen angesehen werden.

Patienten werden vom Hausarzt bei auffälligem Fußbefund weiterverwiesen. Aber wohin? Diese Schnittstellen implizieren aber neben dem »wohin« auch den uneingeschränkten Zugang und Erreichbarkeit für Patienten mit DFS. Oftmals gibt es aktuell leider noch Hemmnisse, die ausschließlich juristisch und nicht medizinisch begründet sind. Der Hausarzt darf dabei z. B. seinen DFS-Patienten nicht unmittelbar, sondern nur über zwischengeschaltete Umwege, einer Fußbehandlungseinrichtung vorstellen. Diese Hemmnisse bestehen auch aufgrund erlernter und ökonomisch bedingte Eitelkeiten zwischen einzelnen Ebenen und Leistungserbringern. Es bleibt zu hoffen, dass diese Hemmnisse in der Zukunft überwunden werden können.

In einigen Regionen sind durch abgeschlossene Strukturverträge zwischen einzelnen Krankenkassen und kassenärztlichen Vereinigungen die Fußbehandlungseinrichtungen auf eine Basis gestellt worden, dass ansatzweise bis umfassend ihre Tätigkeit honoriert wird. Dies gilt insbesondere für die Regionen Nordrhein, Westfalen-Lippe, Hamburg, Berlin aber auch Baden-Württemberg oder Sachsen. In diesen Regionen arbeiten auffallend mehr, aber noch nicht ausreichend zahlreiche Fußbehandlungseinrichtungen (bezogen auf die Bevölkerungszahl) verglichen mit Regionen, die keine spezifischen DFS-Verträge haben. Dies ist aber in allen Regionen erst ein Anfang zum Schritt in die Zukunft und zum Erhalt und Ausbau regionaler Fußbehandlungseinrichtungen.

Neben den vertraglichen Strukturen wird entscheidend für die Entwicklung des Systems der geteilten Verantwortung und Versorgung die gelebte und respektvolle Kommunikation sowie eine konsequente Orientierung an anerkannten Leitlinien und Prozessen sein. Notwendig wird sein, organisatorische Barrieren zwischen den Versorgungsebenen und Leistungserbringern zu überwinden.

Neben dem Screening beim Primärarzt, der spezialisierten Betreuung durch das interdisziplinäre Fußbehandlungsteam wird der Primärprophylaxe einer Fußläsion oder Amputation bei bestehendem Diabetes mit PNP und/oder AVK sowie der Rezidivprophylaxe nach stattgehabtem Ulkus oder Amputation in der Fußbehandlungseinrichtung eine herausragende Bedeutung zukommen. Die hierfür notwendigen Strukturen mit Hausarzt und Fußbehandlungsteam sind grundsätzlich, wenn auch noch nicht flächendeckend, vorhanden und umsetzbar. Denkbar für die Zukunft sind aber auch andere, neue Leistungserbringer wie Arztassistenten oder Pflegeberufe, die aber grundsätzlich immer auch Teil des Fußbehandlungsteams sein müssen.

In einer älter werdenden Bevölkerung wird nicht nur häufiger Diabetes mit Neuropathie und Durchblutungsstörungen, sondern auch das diabetische Fußsyndrom diagnostiziert werden. Da die Therapeuten, seien sie Hausarzt oder Fußbehandlungseinrichtung, nie den »idealen« DFS-Patienten vorfinden, sondern immer einen konkreten Patienten mit seinen individuellen Vorerkrankungen, Problemen, Wünschen und Behandlungszielen, wird die zukünftige Medizin und Politik immer mehr die Aufgabe haben, sich dieser Realität zu stellen und den realen Patienten zu verstehen und anzunehmen und die Strukturen für seine Versorgung vorzuhalten. Das bedeutet neben der Sicherstellung einer flächendeckenden, dezentralen Primärarztversorgung (Hausarzt) die Notwendigkeit, spezialisierte ambulante Diagnostik/Therapie wie beispielhaft Radiologie, Onkologie, Kardiologie aber auch spezialisierte, interdisziplinären Strukturen wie am Beispiel DFS mit multiprofessionellem Therapieansatz zu entwickeln und zu erhalten.

Auch wenn es heute noch nicht sichtbar ist, wird bei dieser Aufgabe neben den Krankenkassen, ganz besonders eine stärker werdende Interessenvertretung der Patienten (wie Selbsthilfeverbände oder diabetesDE) eine zunehmend wichtigere Bedeutung bekommen, die Entwicklung der Medizin für die Menschen mit zu gestalten. Ein respektvoller, wertschätzender Umgang zwischen Therapeuten im Behandlungsteam wie auch im Verhältnis zum Patienten ist Voraussetzung einer Umsetzung einer wissenschaftlichen, patientenorientierten Medizin mit menschlicherem Gesicht und daraus resultierender gesellschaftlicher Anerkennung und bleibt ein Wunsch, aber auch erreichbares Ziel für die Zukunft.

Literatur

Bundesärztekammer, Kassenärztliche Bundesvereinigung, Arbeitsgemeinschaft der Wissenschaftlichen Medizinischen Fachgesellschaften (2010) Nationale Versorgungs-Leitlinie, Typ-2-Diabetes, Präventions- und Behandlungsstrategien für Fußkomplikationen, Langfassung, Version 2.8

Hagen B et al. (2013) Zentralinstitut für die kassenärztliche Versorgung in Deutschland, Qualitätssicherungsbericht 2011 Disease Management Programme in Westfalen-Lippe, Köln

Hochlenert D, Engels G, Altenhofen L (2006) Integrierte Versorgung: Ergebnisse des Netzwerks Diabetischer Fuß Köln und Umgebung. Dtsch Arztebl 103(22):A 1680–3

International Working Group on the Diabetic Foot (2011) Consensus on the Diabetic Foot & Practical and Specific Guidelines on the Management and Prevention of the Diabetic foot

Lobmann R, Achwerdov O, Brunk-Loch S et al. (2014) The diabetic foot in Germany 2005–2012: Analysis of quality in specialized diabetic foot care centers, Wound Medicine 4: 27–29

Lobmann R, Müller E, Kersken J, et al. (2007) The diabetic foot in Germany: Analysis of quality in specialized diabetic footcare centres. The Diabetic Foot Journal 10 (2): 68–72

Morbach S, Müller E, Reike H et al. (2013) Diabetisches Fußsyndrom, Praxisempfehlungen der DDG, Aktualisierte Version, 2013. Diabetologie 8: 180–188

Nordrheinische Gemeinsame Einrichtung DMP (2013) Qualitätssicherungsbericht 2012, Düsseldorf

Prompers L, Huijberts M, Apelqvist J et al. (2007) High prevalence of ischaemia, infection and serious comorbidity in patients with diabetic foot disease in Europe. Baseline results from the Eurodiale study. Diabetologia 50:18–25

Prompers L, Schaper N, Apelqvist J et al. (2008) Prediction of outcome in individuals with diabetic foot ulcers: focus on the differences between individuals with and without peripheral arterial disease. The EURODIALE Study. Diabetologia 51: 747–755

Risse A (2006) Das diabetische Fuß-Syndrom – klassische Behandlungsverfahren der infizierten Problemwunde. GMS Krankenhaus Hyg Interdiszip 1(1): 1–9

Risse A (2007) Diabetische Neuropathie: Wenn die Füße »verloren« gehen. Diabetes-Journal 8

Rümenapf G et al. (2012) Neue Konzepte zur interdisziplinären Versorgung von Patienten mit neuroischämischem diabetischem Fußsyndrom (DFS). Disease Management, integrierte Versorgung, Case Management. Gefässchirurgie 17:327–333

Sanders LJ, et al. (2010) History of the team approach to amputation prevention: Pioneers and milestones. Journal of Vascular Surgery, Supplement, 3S–16S

Santosa F et al. (2013) Decrease in Major Amputations in Germany. Int W Journal 1–4

Schaper NC, et al. (2012) Reducing lower leg amputations in diabetes: a challenge for patients, healthcare providers and the healthcare system. Diabetologia 55: 1869–1872

Spraul M (2009) Interdisziplinäre Behandlung des diabetischen Fußsyndroms. Der Diabetologe 1–11

Tajiyeva O (2003) Evaluation einer strukturierten Fußschulung für Risikopatienten mit Diabetes mellitus. Inau-g-Diss., Hamburg

Watkins PJ (2003) The diabetic foot. BMJ 326: 977–979

www.ag-fuss-ddg.de

www.diabetesde.org; www.ddg.org

Printing: Ten Brink, Meppel, The Netherlands
Binding: Ten Brink, Meppel, The Netherlands

Serviceteil

A. Eckardt, R. Lobmann (Hrsg.), *Der diabetische Fuß*,
DOI 10.1007/978-3-642-38425-7,

Anhang

Fachgesellschaften/Initiativen in Deutschland

- Deutsche Diabetesgesellschaft (DDG): ▶ http://www.deutsche-diabetes-gesellschaft.de
- AG Fuß der Deutschen Diabetesgesellschaft (AG Fuß): ▶ http://www.ag-fuss-ddg.de
- Regionale Netzwerke: ▶ http://www.fussnetz-koeln.de, ▶ http://www.fussnetz-bayern.de, ▶ http://www.fussnetzleipzig.de, ▶ http://www.fussnetz-muenchen.de, ▶ http://www.fussnetz-essen.de, ▶ http://www.fussnetz-weiden.de, ▶ http://www.ade-rlp.de; ▶ http://www.fussnetz-deutschland.de
- Deutsche Gesellschaft für Gefäßchirurgie und Gefäßmedizin (DGG): ▶ http://www.gefaesschirurgie.de
- Kommission Diabetischer Fuß der DGG: gerhard.ruemenapf@diakonissen-speyer.de
- Gesellschaft für Fuß- und Sprunggelenkchirurgie e. V. (GFFC): ▶ http://www.gesellschaft-fuer-fusschirurgie.de
- Initiative Chronische Wunde (ICW): ▶ http://www.icwunden.de
- Deutsche Gesellschaft für Wundheilung und Wundbehandlung e. V. (DGFW): ▶ http://www.dgfw.de
- Deutsche Gesellschaft für Dermatologie: ▶ http://www.derma.de

Private Initiativen

- Centrum für Integrierte Diabetesversorgung (CID GmbH): ▶ http://www.cid-direct.de
- Aktion »Amputation verhindern«: ▶ http://www.amputation-verhindern.de
- Deutsches Institut für Wundheilung (DIW): ▶ http://www.deutsches-wundinstitut.de

Internationale Fachgesellschaften/ Initiativen

- International Diabetes Federation (IDF): ▶ http://www.idf.org
- European Association for the Study of Diabetes (EASD): ▶ http://www.easd.org
- Diabetic Foot Study Group (DFSG): ▶ http://www.dfsg.org
- European Wound Management Association (EWMA): ▶ http://www.ewma.org
- International Working Group on the Diabetic Foot (IWGDF): ▶ http://www.iwgdf.org
- American Diabetes Association (ADA): ▶ http://www.diabetes.org

The Society for Vascular Surgery Lower Extremity Threatened Limb Classification System: risk stratification based on wound, ischemia, and foot infection (WIFi)

- **WIFi-Score**

I. Wound [Tab. A1]
II. Ischemia [Tab. A2]
III. Foot infection [Tab. A3]

Tab. A1 W: Wound/clinical category. SVS grades for rest pain and wounds/tissue loss (ulcers and gangrene): 0 (ischemic rest pain, ischemia grade 3; no ulcer) 1 (mild) 2 (moderate) 3 (severe)

GRADE		ULCER	GANGRENE
0	Clinical description: ischemic rest pain (requires typical symptoms + ischemia grade 3); no wound.	No ulcer	No gangrene
1	Clinical description: minor tissue loss. Salvageable with simple digital amputation (1 or 2 digits) or skin coverage.	Small, shallow ulcer(s) on distal leg or foot; no exposed bone, unless limited to distal phalanx	No gangrene
2	Clinical description: major tissue loss salvageable with multiple (≥3) digital amputations or standard TMA (trans metatarsal) ± skin coverage.	Deeper ulcer with exposed bone, joint or tendon; generally not involving the heel; shallow heel ulcer, without calcaneal involvement	Gangrenous changes limited to digits
3	Clinical description: extensive tissue loss salvageable only with a complex foot reconstruction or nontraditional TMA (Chopart or Lisfranc); flap coverage or complex wound management needed for large soft tissue defect	Extensive, deep ulcer involving forefoot and/or midfoot; deep, full thickness heel ulcer ± calcaneal involvement	Extensive gangrene involving forefoot and / or midfoot; full thickness heel necrosis ± calcaneal involvement

Tab. A2 I: Ischemia. Hemodynamics/perfusion: Measure TP or $TcPO_2$ if ABI incompressible (>1.3); SVS grades 0 (none), 1 (mild), 2 (moderate), and 3 (severe).

GRADE	ABI	Ankle systolic pressure	TP, $TcPO_2$
0	≥0.80	>100 mm Hg	≥60 mm Hg
1	0.6–0.79	70-100 mm Hg	40–59 mm Hg
2	0.4–0.59	50-70 mm Hg	30–39 mm Hg
3	≤0.39	<50 mm Hg	<30 mm Hg

ABI, Ankle-brachial index; PVR, pulse volume recording; SPP, skin perfusion pressure; TP, toe pressure; $TcPO_2$, transcutaneous oximetry.
Patients with diabetes should have TP measurements. If arterial calcification precludes reliable ABI or TP measurements, ischemia should be documented by $TcPO_2$, SPP, or PVR. If TP and ABI measurements result in different grades, TP will be the primary determinant of ischemia grade. Flat or minimally pulsatile forefoot PVR = grade 3.

Tab. A3 Fi: Foot infection. SVS grades 0 (none), 1 (mild), 2 (moderate), and 3 (severe: limb and/or life-threatening); SVS adaptation of Infectious Diseases Society of America (IDSA) and International Working Group on the Diabetic Foot (IWGDF) perfusion, extent/size, depth/tissue loss, infection, sensation (PEDIS) classifications of diabetic foot infection

Clinical manifestation of infection	SVS	IDSA/PEDIS infection severity
No symptoms or signs of infection	0	Uninfected
Infection present, as defined by the presence of at least 2 of the following items: – Local swelling or induration – Erythema >0.5 to ≤2 cm around the ulcer – Local tenderness or pain – Local warmth – Purulent discharge (thick, opaque to white, or sanguineous secretion)	1	Mild
Local infection (as described above) with erythema >2 cm, or involving structures deeper than skin and subcutaneous tissues (eg, abscess,osteomyelitis, septic arthritis, fasciitis), and no systemic inflammatory response signs (as described below)	2	Moderate
Local infection (as described above) with the signs of SIRS, as manifested by two or more of the following: – Temperature >38 ° or <36 °C – Heart rate >90 beats/min – Respiratory rate >20 breaths/min or PaCO2 <32 mm Hg – White blood cell count >12,000 or <4000 cu/mm or 10 % immature (band) forms	3	Severe
PACO2, Partial pressure of arterial carbon dioxide; SIRS, systemic inflammatory response syndrome. Ischemia may complicate and increase the severity of any infection. Systemic infection may sometimes manifest with other clinical findings, such as hypotension, hypotension, confusion, vomiting, or evidence of metabolic disturbances, such as acidosis, severe hyperglycemia, new-onset azotemia.		

Stichwortverzeichnis

A

B

C

D

E

F

G

H

I

K

L

M

N

O

P

Q

R

S

T

U

V

W

Z